画像診断別冊 KEY BOOKシリーズ

A Key to Head and Neck Imaging

頭頸部の画像診断

改訂第2版

編著
酒井 修（ボストン大学医学部放射線科）

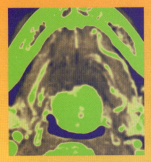
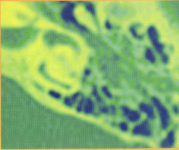
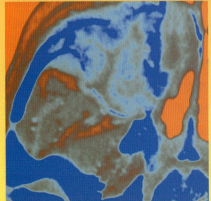
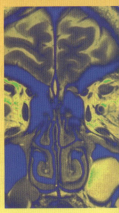

秀潤社

編者

酒井 修	Osamu Sakai	ボストン大学医学部放射線科 Department of Radiology, Boston Medical Center, Boston University School of Medicine

執筆者

大澤 威一郎	Iichiro Osawa	埼玉医科大学病院放射線科
齋藤 尚子	Naoko Saito	埼玉医科大学国際医療センター画像診断科
内匠 浩二	Koji Takumi	鹿児島大学大学院医歯学総合研究科放射線診断治療学／ボストン大学医学部放射線科 Department of Radiology, Boston Medical Center, Boston University School of Medicine
牛見 尚史	Takashi Ushimi	埼玉医科大学病院放射線科
藤田 晃史	Akifumi Fujita	自治医科大学放射線医学講座
檜山 貴志	Takashi Hiyama	国立がん研究センター東病院放射線診断科
尾上 慶太	Keita Onoue	ボストン大学医学部放射線科 Department of Radiology, Boston Medical Center, Boston University School of Medicine
坂本 敦子	Atsuko Sakamoto	自治医科大学放射線医学講座／[現] 東京都立神経病院神経放射線科
小野澤 裕昌	Hiroaki Onozawa	自治医科大学放射線医学講座
久野 博文	Hirofumi Kuno	国立がん研究センター東病院放射線診断科
小屋敷 洋平	Youhei Koyashiki	自治医科大学放射線医学講座
木島 茂喜	Shigeki Kijima	自治医科大学放射線医学講座
寺内 弥穂	Miho Terauchi	自治医科大学放射線医学講座
藤井 裕之	Hiroyuki Fujii	自治医科大学放射線医学講座
菊地 智博	Tomohiro Kikuchi	自治医科大学放射線医学講座
小川 一成	Kazunari Ogawa	自治医科大学放射線医学講座
加藤 博基	Hiroki Kato	岐阜大学医学部放射線科
河原 悠一郎	Yuichiro Kawahara	自治医科大学放射線医学講座
馬場 亮	Akira Baba	東京慈恵会医科大学放射線医学講座／東京歯科大学市川総合病院放射線科
小田 昌史	Masafumi Oda	九州歯科大学歯科放射線学分野
森本 泰宏	Yasuhiro Morimoto	九州歯科大学歯科放射線学分野
小林 遼真	Ryoma Kobayashi	自治医科大学放射線医学講座
藤井 奈々	Nana Fujii	自治医科大学放射線医学講座
宇賀神 敦	Atsushi Ugajin	自治医科大学放射線医学講座
伊東 典子	Noriko Ito	自治医科大学放射線医学講座
福田 友紀子	Yukiko Fukuda	自治医科大学放射線医学講座
國友 直樹	Naoki Kunitomo	自治医科大学放射線医学講座
松浦 紘一郎	Koichiro Matsuura	埼玉医科大学国際医療センター画像診断科
古川 理恵子	Rieko Furukawa	自治医科大学とちぎ子ども医療センター小児画像診断部

(執筆順)

第2版の序

　初版の発行から16年が経ち，この間にCT，MRIの撮像技術の進歩，PET/CTの普及など，画像診断において大きな変化があった．HPV（human papillomavirus）やEBV（Epstein-Barr virus）の頭頸部癌への関与が明らかになり，遺伝子診断が進んだ．頭頸部領域でも疾患概念の変化が起こり，また病期分類の改訂が行われた．

　このような流れに対応すべく，刊行以来，好評をいただいていた『画像診断別冊KEY BOOKシリーズ 頭頸部の画像診断』を全面改訂することとなった．初版出版時には頭頸部の教科書は少なかったが，近年，国内外で様々な頭頸部画像診断の教科書が出版され，さらに最近はWebベースのものも増えている．そのように時は流れても，正確な局所解剖の理解を基本とする頭頸部画像診断の本質は変わらない．しかし，撮像技術の進歩によって，より有用な画像が得られるようになった現在，その恩恵を最大に活用するべく画像診断を進めていくことが一層重要となった．医療や学問に近道はないが，情報量が膨大な今日においては効率の良い学習が求められる．この改訂第2版でも初版と同様，読者が頭頸部画像診断をより身近なものに感じられるよう，そして苦手科目を得意科目に変えられるよう，企画・編集を行った．

　改訂第2版でも，編者がよく存じ上げている頭頸部画像診断の第一線でご活躍の先生方に執筆をお願いした．単なる情報や知識の羅列ではなく，臨床に直結する重要な内容が，限られた誌面に凝縮されている．放射線科，耳鼻咽喉科，頭頸部外科，歯科・口腔外科，眼科，脳神経外科，形成外科，研修医，一般臨床医，開業医を主な読者対象としているが，長年頭頸部疾患の診療に従事している先生方にとっても，画像診断の知識の整理に役立つものになったと自負している．また，放射線科や耳鼻咽喉科の専門医試験の準備にも最適な1冊である．

　学研メディカル秀潤社 画像診断編集室のご尽力により，初版よりも多くの症例と画像を掲載することができ，大変充実した内容に仕上がった．頭頸部画像診断が多くの人々にとって学びやすいものとなり，本書で得た知識が日々の診療に大いに役立つことを願っている．

2018年9月

酒井　修

◆ 初版の序

「頭頸部画像診断は苦手だ」ということをよく耳にする．頭頸部は耳鼻咽喉科・頭頸部外科，眼科，歯科・口腔外科，脳神経外科，形成外科，内分泌外科などの多くの専門外科によって診療が行われていることからもわかるよう，小さな領域ながら非常に複雑な解剖，機能，そして多彩な病理を有し，多くの放射線科医および臨床医にとってこの領域の画像診断を難しく感じさせる原因となっている．一方，「頭頸部では臨床所見，理学所見から診断可能なことが多く，画像診断の役割は大きくないのではないか」というような質問をされることもある．多くは前述したような複雑，難解な解剖を避けるべき，逃げ口上のようだが，実際にも，画像によって何がどこまで診断可能か，そしてそれが治療計画にどう影響するかが理解されていないことが，原因のひとつのようである．他の領域にも増して，頭頸部領域で重要なことは単に診断名を当てることではなく，治療方針の決定に必要な情報を得ることで，画像診断を通して患者ケアの向上に寄与することである．

この本は日常よく遭遇する疾患を網羅し，これまでやや難解に感じられていたかもしれない頭頸部画像診断をより身近なものに感じられるよう，そして画像診断で何がどこまでわかるか，どのような疾患でより役に立つかを理解することを目的として書かれている．解剖別の項目に分け，それぞれの領域で撮像方法とポイントとなる正常解剖について述べたのち，代表的疾患の典型的な画像と診断のポイント，画像診断時に知っておくべき知識を記した．使いやすさを考慮し，小児は別項目とし，小児特有な疾患をまとめて記載した．

この本は放射線科および頭頸部診療に携わる診療科の研修医を主な対象として企画されたが，頭頸部診療に携わるすべての人に役立つ本に仕上がったと自負している．頭頸部画像診断の機会がそれほど多くない一般放射線科医，あるいは長年頭頸部領域の診療に携わってきた各専門外科医にとっても，近年の著しい画像診断の進歩を理解し，代表的な疾患の画像所見を整理するのに丁度良いと思われる．日常診療での簡便な参照資料として，専門医試験前の参考書としても使える．

執筆者は，編者が個人的によく存じ上げている頭頸部画像診断の臨床と研究の第一線で活躍している先生方にお願いした．編集にあたっては，最新の知識，情報を含みながらも学術的興味に偏らず，今日からの診療にすぐ役立つよう，注意した．

この本により，一人でも多くの人が頭頸部画像診断を身近に感じ，さらなる診断能力の向上により，画像診断を通し，患者さんに貢献できるよう祈ってやまない．

2002年7月

酒井　修

CONTENTS

画像診断別冊 KEY BOOKシリーズ

頭頸部の画像診断 改訂第2版
A Key to Head and Neck Imaging

1	側頭骨
2	頭蓋底
3	眼窩
4	鼻腔・副鼻腔
5	唾液腺
6	咽頭・喉頭
7	口腔
8	顎骨
9	舌骨上頸部間隙
10	甲状腺・副甲状腺
11	リンパ節
12	小児

序 ……………………………………………………………………………… 3
構成と凡例 …………………………………………………………………… 12

1章 側頭骨

側頭骨総論 ……………………………………………………… (大澤, 齋藤) 16

【中耳】
耳小骨奇形　ossicular malformation ……………………………… (大澤, 齋藤) 30
異所性内頸動脈，内頸動脈部分欠損　aberrant internal carotid artery,
　　partial absence of internal carotid artery ……………………… (大澤, 齋藤) 34
頸静脈球変異　jugular bulb variants ……………………………… (大澤, 齋藤) 36
急性中耳炎と合併症（Bezold膿瘍，S状静脈洞血栓症）
　　acute otitis media with Bezold's abscess and thrombosis of sigmoid sinus … (内匠, 齋藤) 38
鼓室硬化症　tympanosclerosis …………………………………… (牛見, 大澤, 齋藤) 40
先天性真珠腫　congenital cholesteatoma ………………………… (大澤, 齋藤) 42
後天性真珠腫　acquired cholesteatoma …………………………… (大澤, 齋藤) 44
真珠腫の合併症　complications of cholesteatoma ……………… (大澤, 齋藤) 46
コレステリン肉芽腫　cholesterol granuloma …………………… (牛見, 大澤, 齋藤) 48
耳硬化症　otosclerosis ……………………………………………… (大澤, 齋藤) 50
鼓室型Glomus腫瘍　Glomus tympanicum tumor ……………… (大澤, 齋藤) 52
Langerhans細胞組織球症　Langerhans cell histiocytosis (LCH) … (内匠, 藤田, 齋藤) 56
側頭骨骨折　temporal bone fracture ……………………………… (齋藤, 大澤) 58
耳小骨脱臼　dislocation of ossicles ……………………………… (内匠, 齋藤) 60

【内耳・脳神経】
前庭水管拡張症　enlarged vestibular aqueduct syndrome …… (大澤, 齋藤) 62
Mondini奇形　Mondini malformation …………………………… (大澤, 齋藤) 64
迷路炎　labyrinthitis ……………………………………………… (牛見, 大澤, 齋藤) 66
迷路内神経鞘腫　intralabyrinthine schwannoma ……………… (牛見, 大澤, 齋藤) 68
聴神経腫瘍　acoustic schwannoma ……………………………… (大澤, 齋藤) 70
小脳橋角部髄膜腫　cerebellopontine angle meningioma ……… (牛見, 大澤, 齋藤) 72
末梢性顔面神経麻痺　peripheral facial nerve palsy …………… (大澤, 齋藤) 74
顔面神経鞘腫　facial nerve schwannoma ………………………… (大澤, 齋藤) 76
類上皮腫　epidermoid cyst ………………………………………… (牛見, 大澤, 齋藤) 78

頸静脈球型 Glomus 腫瘍　Glomus jugulare tumor ……………………………………………（齋藤, 大澤）80
上半規管裂隙症候群　superior canal dehiscence syndrome ………………………………（大澤, 齋藤）82
Ménière 病　Ménière's disease ………………………………………………………………（大澤, 齋藤）84

> ▶NOTE
>
> malleus bar（ツチ骨骨性固着）32／遺残アブミ骨動脈　34／髄膜瘤・脳瘤・髄膜脳瘤　37／cochlear cleft　50／傍神経節腫にまつわる混同しやすい用語　53／蝸牛水管　65／dural tail sign　72／vestibulofacial anastomosis　上前庭神経－顔面神経吻合　75／"white"が示すもの　79／内リンパ水腫のMRI撮像条件　85

2章　頭蓋底

頭蓋底総論 …………………………………………………………………………………………（檜山）88
頭瘤（髄膜瘤，脳瘤）　cephalocele (meningocele, encephalocele) ……………………………（檜山）94
軟骨肉腫　chondrosarcoma ………………………………………………………………………（檜山）96
脊索腫　chordoma …………………………………………………………………………………（檜山）98
錐体尖炎　petrous apicitis ………………………………………………………………………（檜山）100
神経周囲進展　perineural spread（PNS）………………………………………………………（檜山）102
線維性骨異形成症　fibrous dysplasia ……………………………………………………………（檜山）104
骨 Paget 病　Paget disease of bone ………………………………………………………（檜山, 尾上）106
血液疾患などに伴う骨髄の異常信号　abnormal bone marrow signal associated
　　with hematologic disorders ……………………………………………………………………（檜山）108
Kallmann 症候群　Kallmann syndrome …………………………………………………………（檜山）110

> ▶NOTE
>
> 頭蓋底の発生　93／注意すべき正常変異，解剖構造　93／頭蓋底頭瘤の発生部位　94／内軟骨腫症　96／脊索由来の腫瘍　98／錐体尖のleave me alone lesion　101／頭蓋骨肥厚病変の鑑別疾患　104／びまん性骨髄の高信号（T1強調像）消失の鑑別疾患　109

3章　眼窩

眼窩総論 ……………………………………………………………………………………………（檜山）114
甲状腺眼症　thyroid-associated orbitopathy ……………………………………………………（檜山）120
特発性眼窩炎症　idiopathic orbital inflammation ……………………………………………（檜山）122
IgG4 関連眼疾患　IgG4-related ophthalmic disease …………………………………………（檜山）124
視神経周囲炎　optic perineuritis ………………………………………………………………（檜山）126
視神経炎　optic neuritis …………………………………………………………………………（檜山）128
視神経膠腫　optic nerve glioma …………………………………………………………………（檜山）130
視神経鞘髄膜腫　optic nerve sheath meningioma ……………………………………………（檜山）132
神経鞘腫　schwannoma …………………………………………………………………………（檜山）134
悪性リンパ腫　malignant lymphoma ……………………………………………………………（檜山）136
海綿状血管腫　cavernous hemangioma …………………………………………………………（檜山）138
類皮嚢胞　dermoid cyst …………………………………………………………………………（檜山）140
涙腺腫瘍　lacrimal gland tumor …………………………………………………………………（檜山）142
悪性黒色腫　malignant melanoma ………………………………………………………………（檜山）144
転移性脈絡膜腫瘍　choroidal metastasis ………………………………………………………（檜山）146
転移性眼窩腫瘍　orbital metastasis ……………………………………………………………（檜山）148
頸動脈海綿静脈洞瘻　carotid-cavernous sinus fistula (CCF) …………………………………（檜山）150
眼窩吹き抜け骨折　blowout fracture ……………………………………………………………（檜山）152

▶NOTE

外眼筋肥大，眼球突出の目安　121／Tolosa-Hunt症候群　123／視神経鞘のtram-track signを呈する疾患　127／視神経腫瘍の鑑別疾患　133／その他の眼窩神経原性腫瘍　135／眼内リンパ腫　137／ISSVA分類　139／眼窩囊胞性病変　141／涙腺周囲の神経　142／虹彩毛様体転移　147／びまん性眼窩骨壁異常を来す疾患　149／上眼静脈（正常＜3mm）が拡張する疾患　151

4章　鼻腔・副鼻腔

鼻腔・副鼻腔総論	（藤田）	156
鼻副鼻腔炎　rhinosinusitis	（坂本，藤田）	162
好酸球性副鼻腔炎　eosinophilic sinusitis	（坂本，藤田）	166
粘液囊胞　mucocele	（小野澤，藤田）	168
真菌性鼻副鼻腔炎　fungal rhinosinusitis	（坂本，藤田）	170
後鼻孔ポリープ　antrochoanal polyp	（藤田）	172
扁平上皮癌（鼻腔癌・副鼻腔癌）　squamous cell carcinoma（nasal cavity and paranasal sinus cancers）	（久野）	174
腺様囊胞癌　adenoid cystic carcinoma	（久野）	178
悪性リンパ腫　malignant lymphoma	（久野）	180
悪性黒色腫　malignant melanoma	（久野）	182
嗅神経芽細胞腫　olfactory neuroblastoma（esthesioneuroblastoma）	（久野）	184
横紋筋肉腫　rhabdomyosarcoma	（久野）	186
内反性乳頭腫　sinonasal inverted papilloma	（久野）	188
若年性鼻咽腔血管線維腫　juvenile nasopharyngeal angiofibroma	（小屋敷，藤田）	190
血瘤腫　sinonasal organized hematoma	（木島，藤田）	192
骨腫　osteoma	（寺内，藤田）	194
線維性骨異形成　fibrous dysplasia	（寺内，藤田）	196
骨化性線維腫　ossifying fibroma	（寺内，藤田）	198

▶NOTE

副鼻腔CT　160／術後性上顎囊胞（postoperative maxillary cyst：POMC）　169／sinonasal angiomatous polyp　173／腺様囊胞癌の特徴をもつHPV関連鼻副鼻腔癌　179／軟部肉腫（頭頸部領域）の病期分類　187

5章　唾液腺

唾液腺総論	（藤井）	202
多形腺腫　pleomorphic adenoma	（藤井，藤田）	208
顎下腺腫瘍－多形腺腫－　submandibular gland tumor：pleomorphic adenoma	（藤井，藤田）	212
Warthin 腫瘍　Warthin's tumor	（藤井，藤田）	214
腺様囊胞癌　adenoid cystic carcinoma	（藤井，藤田）	218
腺房細胞癌　acinic cell carcinoma	（藤井，藤田）	220
粘表皮癌　mucoepidermoid carcinoma	（藤井，藤田）	222
唾液腺導管癌　salivary duct carcinoma	（藤井，藤田）	224
悪性リンパ腫　malignant lymphoma	（藤井，藤田）	226
耳下腺内転移性リンパ節　parotid gland in the metastatic lymph nodes	（藤井，藤田）	228
耳下腺内顔面神経鞘腫　intraparotid facial nerve schwannoma	（藤井，藤田）	230
非上皮性腫瘍－血管奇形，脂肪腫－　nonepithelial tumor：vascular malformation, lipoma	（藤井，藤田）	232

唾石症　sialolithiasis ……………………………………………………………（小野澤，藤井，藤田）234
木村病　Kimura disease ……………………………………………………………………（藤井，藤田）236
Sjögren症候群　Sjögren syndrome …………………………………………………………（藤井，藤田）238
IgG4関連疾患　IgG4-related disease …………………………………………………（藤井，藤田）240
サルコイドーシス　sarcoidosis ……………………………………………………（菊地，藤井，藤田）242
HIVに関連する耳下腺リンパ上皮性病変　HIV-related parotid lymphoepithelial lesion
　　　　　　　　　　　　　　　　　　　　　　　　　　　　　　　　　　　　　（小川，藤井，藤田）244

▶NOTE
耳下腺内顔面神経の描出　206／唾液腺腫瘍の梗塞　213／神経周囲進展　219／分泌癌（secretory carcinoma）221／唾液腺腫瘍における良悪性の鑑別ポイント　223／HER2（human epidermal growth factor receptor 2；c-erbB-2）　225／唾液腺の発生　229／唾石症におけるMRIの役割　234／ALHE（angiolymphoid hyperplasia with eosinophilia）　237／Heerfordt症候群　243／HIV脳症　245／免疫再構築症候群　245

6章　咽頭・喉頭

咽頭・喉頭総論 ……………………………………………………………………………………（久野）248
上咽頭癌　nasopharyngeal carcinoma ……………………………………………………………（久野）256
上咽頭悪性リンパ腫　nasopharyngeal malignant lymphoma ……………………………………（久野）260
HPV関連（p16陽性）中咽頭癌　HPV-related oropharyngeal cancer (p16 positive) ……………（久野）262
中咽頭扁平上皮癌（p16陰性）　squamous cell carcinoma of oropharynx (p16 negative) ……（久野）266
中咽頭悪性リンパ腫　malignant lymphoma of oropharynx ……………………………………（久野）268
下咽頭癌　－梨状陥凹癌T1，T2－　hypopharyngeal cancer (pyriform sinus cancer T1, T2)…（久野）270
下咽頭癌　－梨状陥凹癌T3，T4－　hypopharyngeal cancer (pyriform sinus cancer T3, T4)…（久野）272
下咽頭癌　－輪状後部・後壁癌－　hypopharyngeal cancer
　　(postcricoid and posterior wall cancer) ……………………………………………………（久野）276
喉頭癌　－声門上癌－　laryngeal cancer (supraglottic cancer) ……………………………（久野）278
喉頭癌　－声門癌－　laryngeal cancer (glottic cancer) ………………………………………（久野）280
喉頭癌　－声門下癌，声門下進展－　laryngeal cancer (subglottic cancer, subglottic extension)…（久野）282
喉頭軟骨肉腫　laryngeal chondrosarcoma ………………………………………………………（藤田）284
声帯麻痺　vocal cord paralysis ……………………………………………………………………（久野）286
喉頭瘤　laryngocele …………………………………………………………………………………（藤田）288
喉頭外傷　laryngeal trauma …………………………………………………………………………（藤田）290
放射線治療後の変化　post-irradiation changes …………………………………………………（久野）292
咽後膿瘍　retropharyngeal abscess …………………………………………………………………（藤田）294
アデノイド増殖症　adenoid hyperplasia …………………………………………………………（久野）296
Tornwaldt囊胞　Tornwaldt's cyst …………………………………………………………………（久野）298
Zenker憩室　Zenker's diverticulum ……………………………………………………（小屋敷，藤田）300
アミロイドーシス　amyloidosis ……………………………………………………………………（藤田）302
喉頭神経鞘腫　Schwannoma of the larynx ……………………………………………………（藤田，加藤）304
咽頭血管腫・喉頭血管腫　pharynx hemangioma・larynx hemangioma …………………（藤田，河原）306

▶NOTE
舌根の組織層構造　253／病期分類（AJCC第8版）の変更点　258／原発不明頸部リンパ節転移とp16　264／dual energy imagingを用いた喉頭軟骨浸潤　275／甲状軟骨浸潤の画像評価　275／切除不能因子：椎前筋膜浸潤（prevertebral fascia invasion）　277／声帯麻痺の画像所見　287／甲状軟骨のdystrophic ossification　291／化学放射線療法後の最適な効果判定の時期　293／川崎病の咽頭後間隙浮腫　295／Killian-Jamieson憩室　301

7章　口腔

- 口腔総論 ………………………………………………………………（馬場）310
- 舌扁平上皮癌　oral tongue squamous cell carcinoma ………………（馬場）314
- 下歯肉扁平上皮癌　squamous cell carcinoma of the lower gingiva …（馬場）316
- 口腔底腺様囊胞癌　adenoid cystic carcinoma of the floor of the mouth …（馬場）318
- 頰粘膜粘表皮癌　mucoepidermoid carcinoma of buccal mucosa …（馬場）320
- 舌の脱神経萎縮　denervation atrophy of the tongue ………………（馬場）322
- 舌リンパ管腫／リンパ管奇形　lymphangioma / lymphatic malformation of the tongue ……………………………………………（馬場）324
- 舌甲状腺　lingual thyroid …………………………………………（馬場）326
- がま腫　ranula ………………………………………………………（馬場）328
- 口腔底類皮囊胞　dermoid cyst in the floor of the mouths …………（馬場）330
- 歯原性膿瘍　odontogenic abscess …………………………………（馬場）332

▶NOTE
CTおよびMRIにおける造影剤使用の意義　312／神経周囲進展（perineural spread）　319／OK-432（ピシバニール®；picibanil®）　328

8章　顎骨

- 顎骨総論 ……………………………………………………（小田, 森本）336
- 歯根囊胞　radicular cyst ……………………………………………（小田）342
- 歯原性角化囊胞　odontogenic keratocyst …………………………（小田）344
- 含歯性囊胞　dentigerous cyst ………………………………………（小田）346
- エナメル上皮腫　ameloblastoma ……………………………………（小田）348
- 巨細胞肉芽腫　giant cell granuloma …………………………………（小田）350
- 静止性骨空洞（Stafne 骨空洞）　static bone cavity (Stafne bone cavity) …（小田）352
- 歯牙腫　odontoma ……………………………………………………（小田）354
- セメント質骨性異形成症　cemento-osseous dysplasia ………………（小田）356
- 骨腫　osteoma ………………………………………………………（小田）358
- 放射線性顎骨壊死　osteoradionecrosis ………………………………（小田）360
- 下顎骨骨髄炎（慢性化膿性）　mandibular osteomyelitis (chronic suppurative) …（小田）362
- 顎関節症（1）復位性顎関節円板障害（Ⅲ型a）　temporomandibular joint disorder, temporomandibular joint disc derangement with reduction type IIIa …（小田）364
- 顎関節症（2）非復位性顎関節円板障害（Ⅲ型b）　temporomandibular joint disorder, temporomandibular joint disc derangement with reduction type IIIb …（小田）366
- 顎関節症（3）変形性顎関節症（Ⅳ型）　temporomandibular joint disorder, type IV …（小田）368
- リウマチ性顎関節炎　rheumatoid arthritis of the temporomandibular joint …（小田）370
- 滑膜性軟骨腫症　synovial chondromatosis …………………………（小田）372
- ピロリン酸カルシウム結晶沈着症（偽痛風）　calcium pyrophosphate dihydrate crystal deposition (CPPD) disease, pseudogout …（小田）374
- 痛風　gout ……………………………………………………………（小田）376
- 骨吸収抑制薬関連顎骨壊死（薬剤関連顎骨壊死）　anti-resorptive agents-related osteonecrosis of the jaw (ARONJ) …（小田）378
- 下顎骨骨折　mandibular fracture …………………………………（小田）382

1	側頭骨
2	頭蓋底
3	眼窩
4	鼻腔・副鼻腔
5	唾液腺
6	咽頭・喉頭
7	口腔
8	顎骨
9	舌骨上頸部間隙
10	甲状腺・副甲状腺
11	リンパ節
12	小児

> **NOTE**
>
> 歯根膜から病変が拡大したことを示す画像診断的根拠　342／PTCHと基底細胞母斑症候群　344／その他の巨細胞性病変　350／萌出遅延の原因「導帯管」　355／Gardner症候群　359／歯性感染の有無の診断　362／関節液貯留（joint effusion）　367／骨変形と顎関節円板転位　370／ARONJの経過　381

9章　舌骨上頸部間隙

舌骨上頸部間隙総論 （藤田）386
神経原性腫瘍　neurogenic tumor （小林，藤田）390
傍神経節腫　－頸動脈小体腫瘍－　paraganglioma (carotid body tumor) （藤井，藤田）394
傍神経節腫　－迷走神経糸球－　paraganglioma (glomus vagale) （藤井，藤田）396
頸動脈瘤　carotid artery aneurysm （宇賀神，藤田）398
傍咽頭間隙腫瘍　－多形腺腫－　parapharyngeal space tumor (pleomorphic adenoma) （藤井，藤田）400
静脈奇形・リンパ管奇形　venous malformation・lymphatic malformation （河原，藤田）402
良性咬筋肥大　benign masseteric hypertrophy （宇賀神，藤田）406
鰓裂嚢胞　branchial cleft cyst （伊東，藤田）408
甲状舌管嚢胞　thyroglossal duct cyst （福田，藤田）410
血栓性静脈炎　thrombotic phlebitis （藤田）412
脂肪腫および脂肪含有病変　lipoma and fat-containing lesions （藤田）414
石灰沈着性頸長筋腱炎　calcific retropharyngeal tendinitis （國友，藤田）416

> **NOTE**
>
> black geode sign　391／腫瘍の由来神経の推定　392／salt and pepper appearance　395／家族性傍神経節腫瘍　397／茎突下顎トンネル（stylomandibular tunnel）　401／ISSVA分類　403／Lemierre症候群　413／Madelung病（Madelung's disease）　415

10章　甲状腺・副甲状腺

甲状腺・副甲状腺総論 （齋藤）420
びまん性甲状腺腫　－Basedow病（Graves病），橋本病（慢性甲状腺炎），無痛性甲状腺炎－
　diffuse goiter (Basedow disease, Hashimoto disease, silent thyroiditis) （松浦，齋藤）424
亜急性甲状腺炎　subacute thyroiditis （松浦，齋藤）428
急性化膿性甲状腺炎　acute suppurative thyroiditis （齋藤）430
腺腫様甲状腺腫　adenomatous goiter （齋藤）432
機能性甲状腺結節　autonomously functioning thyroid nodule （齋藤）434
甲状腺癌　－TNM分類－　thyroid cancer : TNM classification （齋藤）436
甲状腺乳頭癌　papillary carcinoma （齋藤）438
濾胞性腫瘍（濾胞腺腫，濾胞癌）　follicular tumor (follicular adenoma, follicular carcinoma) （齋藤）440
髄様癌　medullary carcinoma （齋藤）442
甲状腺未分化癌　undifferentiated (anaplastic) carcinoma （齋藤）444
甲状腺原発悪性リンパ腫　primary thyroid lymphoma （齋藤）446
転移性甲状腺腫瘍　metastatic thyroid gland tumors （齋藤）448
副甲状腺腺腫　primary parathyroid adenoma （齋藤）450
副甲状腺過形成　parathyroid hyperplasia （齋藤）452
副甲状腺嚢胞　parathyroid cyst （齋藤）454

▶NOTE
Zuckerkandl結節（Zuckerkandl tubercle） 423／甲状腺機能亢進症と胸腺過形成 426／甲状腺腫瘍が悪性である可能性を高める因子 438／多発性内分泌腫瘍症（MEN）と髄様癌 443

11章　リンパ節

リンパ節総論	（加藤）	458
転移リンパ節　metastatic lymph node	（加藤）	462
転移リンパ節（扁平上皮癌 HPV 陰性）　metastatic lymph node （squamous cell carcinoma HPV-negative）	（加藤）	464
転移リンパ節（扁平上皮癌 HPV 陽性）　metastatic lymph node （squamous cell carcinoma HPV-positive）	（加藤）	466
転移リンパ節（甲状腺癌）　metastatic lymph node (thyroid cancer)	（加藤）	468
悪性リンパ腫　malignant lymphoma	（加藤）	470
ウイルス性リンパ節炎　viral lymphadenitis	（加藤）	472
化膿性リンパ節炎　purulent lymphadenitis	（加藤）	474
結核性リンパ節炎　tuberculous lymphadenitis	（加藤）	476
組織球性壊死性リンパ節炎（菊池病）　histiocytic necrotizing lymphadenitis （Kikuchi's disease）	（加藤）	478
サルコイドーシス　sarcoidosis	（加藤）	480
Castleman病　Castleman disease	（加藤，藤田）	482
猫ひっかき病　cat scratch disease	（加藤）	484

12章　小児

小児総論	（古川）	488
コロボーマ，朝顔症候群　coloboma, morning glory syndrome	（古川）	492
網膜芽細胞腫　retinoblastoma	（古川）	494
横紋筋肉腫　rhabdomyosarcoma	（古川）	496
第1次硝子体過形成遺残　persistent hyperplastic primary vitreous (PHPV) / persistent fetal vasculature (PFV)	（坂本，古川）	498
Langerhans細胞組織球症　Langerhans cell histiocytosis (LCH)	（古川）	500
血管腫　hemangioma	（古川）	502
血管奇形　vascular malformation	（古川）	504
リンパ管奇形　lymphatic malformation	（古川）	506
梨状窩瘻　pyriform sinus fistula	（古川）	508
クループ，急性喉頭蓋炎　croup, acute epiglottitis	（古川）	510
頸部線維腫症　fibromatosis colli	（古川）	512
神経芽腫の転移　metastases of neuroblastoma	（古川）	514
白血病　leukemia	（古川）	516
悪性リンパ腫　malignant lymphoma	（古川）	518
川崎病　Kawasaki disease / mucocutaneous lymph node syndrome (MCLS)	（古川）	520

▶NOTE
CHARGE症候群 492／2ヒット説 495／血管奇形を合併する症候群 505／croupの語源 511／神経芽腫の主な症状 515

索　引 522

本書の構成と凡例

- 本書は，12の章で構成されています．
- 初学者にも読みやすいよう，1疾患につき見開き2ページで解説しています．また，特に重要な疾患については，3ページ以上で解説しています．

症例解説ページの構成

読影のポイントとなるKEY FILMには を付けています．

244　5. 唾液腺

HIVに関連する耳下腺リンパ上皮性病変
HIV-related parotid lymphoepithelial lesion

小川一成，藤井裕之，藤田晃史

症例 60歳代，男性．3年前から両側耳下部腫脹を自覚．良性病変として経過観察されていたが，徐々に増大傾向があり精査．

図1-A　T2強調像 KEY　　図1-B　T2強調像 KEY

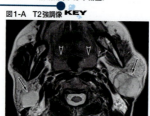
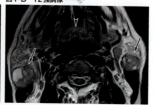

図1-C　脂肪抑制造影T1強調像

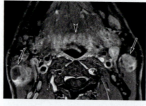

単純X線写真，CT，MRIなど，さまざまな撮像法の写真を掲載しています．

参考症例として，疾患と関連する症例写真を掲載しています．

参考症例
① 40歳代，男性　HIV感染症による多発リンパ節腫大
② 30歳代，女性　結核性リンパ節炎を契機に発見されたHIV感染症

図2　造影CT　　図3　造影CT

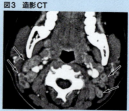

参考症例①および②は，ともに頸部リンパ節腫大を契機に受診し，腫瘍性のリンパ節腫大が疑われたが，精査でHIV陽性が確認され，①は反応性リンパ節腫大（図2；→），②は結核性リンパ節炎（図3；→）と診断された．

特に参考にすべき文献を挙げています．

参考文献
1) Greaves WO, Wang SA: Selected topics on lymphoid lesions in the head and neck regions. Head Neck Pathol 5: 41-50, 2011.
2) Kirshenbaum KJ, Nadimpalli SR, Friedman M, et al: Benign lymphoepithelial parotid tumors in AIDS patients: CT and MR findings in nine cases. AJNR 12: 271-274, 1991.
3) Ablanedo-Terrazas Y, Alvarado-de la Barrera C, Ormsby CE, et al: Head and neck manifestations of the immune reconstitution syndrome in HIV-infected patients: a cohort study. Otolaryngol Head Neck Surg 147: 52-56, 2012.

- 診断のポイントとなる画像には"KEY FILM"のマーク（**KEY**）を，読影や鑑別診断のポイントについての解説では"ポイント"のマーク（）を付けています．
- 各章には代表的な疾患と参考症例も含め，多数の症例・写真を提示しています．また，シェーマや囲み記事（NOTE）を適宜入れていますので，知識の整理に役立ちます．

HIVに関連する耳下腺リンパ上皮性病変　245

■画像の読影■
　両側耳下腺内に多発する結節状腫瘤を認め，T2強調像では高〜中等度信号であり（図1-A, B；→），高信号の部分は造影後の増強効果がない（図1-C；→）．充実成分と囊胞成分が混在した病変である．咽頭扁桃や口蓋扁桃の腫大（図1-A〜C；▶）および頸部の小リンパ節腫大が散見される．精査にてHIV陽性が確認され，HIV感染によるリンパ上皮性病変を診断された．

※左ページの症例写真の読影と診断を記載しています．が目印です．

■一般的知識と画像所見■
HIV（human immunodeficiency virus）感染症は，感染症法に基づき発生報告が義務づけられている第5類感染症である．厚生労働省エイズ発生動向委員会によると，新規HIV感染者報告数は2000年代から横ばい傾向にあり，現在わが国では年間1000件程度である（▶NOTE①）．

HIV感染症患者のうち，耳下腺リンパ上皮性病変を生じる頻度は10%程度であり，感染後比較的早期に認められることが多い．初期では囊胞性病変が特徴的であることからリンパ上皮囊胞とされていたが，充実性結節も認められるため，リンパ上皮性病変と呼ばれている．病理学的には薄い重層扁平上皮で裏打ちされ，上皮下にリンパ性組織を認める．成因は腺内導管の閉塞や，耳下腺内リンパ節の囊胞状拡大といった機序が考えられている．耳下腺のリンパ上皮性病変はAIDS（acquired immune deficiency syndrome）を発症していなくとも認められるため，上記の所見を伴っている場合には，問診などでHIV感染を疑うことが重要である（参考症例）．

病変は，HAART療法（highly active anti-retroviral therapy）の導入とともに縮小することが多い（▶NOTE②）[1]．

画像所見　MRIでは，囊胞部分がT1強調像で低〜中等度信号，T2強調像で高信号を呈し，充実性部分はT2強調像で低〜中等度信号を呈する[2]．両側，多発性に生じることが多く，アデノイドや扁桃腫大，頸部リンパ節腫大を伴うことが多い．

※疾患に関する一般的知識と画像所見について解説しています．

■鑑別診断のポイント■
　[Sjögren症候群]　耳下腺病変のみでの鑑別は困難であるが，Sjögren症候群の耳下腺病変では囊胞が比較的小さく，数が多い傾向がある．
[Warthin腫瘍]　形態的には鑑別は困難であるが，Warthin腫瘍では充実部がダイナミック造影で早期濃染－著明な洗い出しを示すことが，鑑別の一助となる．

※鑑別診断のポイントを解説しています．が目印です．

> **NOTE** ① HIV脳症
> HIV脳症とは，HIVの脳への感染そのものによる見当識障害，運動障害，行動障害のことで，本項の耳下腺病変と異なり，HIV感染末期に生じる．画像所見上，進行性びまん性脳萎縮，造影効果を伴わない白質病変を認め，皮質下が保たれることを特徴とする．
>
> ② 免疫再構築症候群
> 免疫不全が進行した状態でHAART療法を開始した後に，日和見感染症などが発症，再発，再増悪することがある．これは，HAART療法により，機能不全に陥っていた単球・マクロファージ・NK細胞などの機能が回復し，体内の病原微生物に対する免疫応答が過剰に誘導されるためと考えられている．このような症候を"免疫再構築症候群（immune reconstitution inflammatory syndrome；IRIS）"と呼び，頭頸部領域でもKaposi肉腫，結核，非結核性抗酸菌症やヘルペスウイルス感染症などの報告がある[3]．

※知っておくと役立つ知識は囲み記事NOTEで，簡潔に解説しています．

1章

側頭骨

側頭骨総論

検査法のポイント／ルーチンの撮像法／正常解剖と解剖のKey

大澤威一郎，齋藤尚子

● ● ● 検査法のポイント

側頭骨領域の画像診断において，主軸をなすのはCTとMRIである．中耳領域では主にCT，内耳領域ではCTとMRI，脳神経領域では主にMRIが利用される．ただし，CTとMRIは相補的な関係にあり，画像検査の目的に応じて使い分ける必要がある．画像検査の目的は様々だが，ここでは臨床症状の精査，耳鏡所見の精査，術前後の評価の3つに分けて解説し，鑑別疾患と画像検査の選択について述べる．また，CTとMRIにおける検査法のポイントについても解説する．

臨床症状の精査

画像検査の対象となる臨床症状は，蝸牛・前庭症状と顔面神経麻痺が主なものである．さらに，蝸牛症状には伝音・感音難聴と耳鳴，前庭症状にはめまいがある．

1．蝸牛・前庭症状
(1) 蝸牛症状
1) 難聴
　a) 伝音難聴

伝音難聴を来す疾患は，鼓膜が正常と異常の場合に分けると理解しやすい．鼓膜正常の病変部位は，耳小骨・卵円窓，内耳，顔面神経の3つに大別される．耳小骨・卵円窓の病変には耳小骨奇形，耳硬化症，先天性真珠腫，耳小骨外傷が挙げられる．内耳の病変には半規管裂隙症候群，前庭水管拡張症が含まれ，顔面神経の病変には，顔面神経鞘腫，顔面神経走行異常がある．検査の中心はCTである．

一方，鼓膜異常の場合は，後述するように鼓膜の色調が鑑別診断に有用である．ただし，ここで述べる鼓膜の色調とは，厳密には鼓膜自体の異常ではなく，鼓膜を通して透見される病変の色調を指している．

　b) 感音難聴

感音難聴を来す疾患は，迷路性と後迷路性に分けられる．迷路性の病変には，内耳奇形，迷路炎，耳硬化症，半規管裂隙症候群，迷路内神経鞘腫，Ménière病が含まれる．一方，後迷路性の病変には，聴神経の形成不全，聴神経の炎症，内耳道～小脳橋角部の腫瘤（聴神経腫瘍，髄膜腫，類上皮腫など）が挙げられる．

2) 耳鳴

耳鳴は，非拍動性と拍動性に大別される．非拍動性耳鳴は画像検査で異常がみられないことがほとんどである．一方，拍動性耳鳴は57～100％の頻度で画像所見で異常がみつかる[1]．重篤もしくは治療可能な疾患が原因であることがあり，画像診断の果たす役割は大きい．拍動性耳鳴の画像検査の第1選択は，造影CTである．また，CTで異常がない場合，追加の検査（超音波検査や血管造影など）により30～40％の患者で異常が発見される[1]．

拍動性耳鳴の原因疾患は，血管性（動脈性，静脈性，動静脈性）と非血管性に大別できる．また，病変の部位も頭頸部の広い範囲に及ぶが，側頭骨領域に限定した場合，血管性は内頸動脈由来（異

所性内頸動脈，遺残アブミ骨動脈）と内頸静脈由来（頸静脈球変異），S状静脈洞由来（S状静脈洞壁の骨欠損）である[2)3)]．一方，非血管性は腫瘍性（頸静脈球鼓室型Glomus腫瘍，血管腫など），内耳性（半規管裂隙症候群，迷路瘻孔），その他（コレステリン肉芽腫，髄膜腫・髄膜脳瘤など）に分類される．

(2) 前庭症状

めまいを来す疾患は，迷路性と後迷路性に分けられる．迷路性の疾患には，Ménière病，迷路炎，半規管裂隙症候群，迷路内神経鞘腫が含まれ，CTやMRIが有用である．これに対し，後迷路性の中でも内耳道〜小脳橋角部の疾患には，前庭神経炎や腫瘍（聴神経腫瘍，髄膜腫など）が挙げられる．MRIが主たる検査となる．

2. 顔面神経麻痺

末梢性顔面神経麻痺は，原因の不明な1次性（特発性）と，原因の明らかな2次性に大きく分けられる．1次性の麻痺はBell麻痺と呼ばれ，2次性の麻痺よりも頻度が高い．一方，2次性の麻痺で最も頻度の高いものはRamsay Hunt症候群であり，外傷性，耳炎性がそれに続く．頻度は低いが腫瘍性病変もあり，顔面神経鞘腫や顔面神経血管腫などが含まれる．また，顔面神経麻痺には片側性と両側性があり，両側性の原因は様々だが，全身疾患の1症状として現れることがある．中でもGuillain-Barré症候群やサルコイドーシスが有名である．画像検査の中心はMRIである．

耳鏡所見の精査

耳鏡所見の中でも鼓膜の色調は，鑑別疾患を絞る上で有用な所見である．色調は赤色，青色，白色の3つに分けることができる．特に，赤色・青色鼓膜は，血管や脳脊髄液を含む疾患が原因であることが多く，拍動性の耳鳴や鼓膜の拍動を認める場合がある．

1. 赤色鼓膜

赤色鼓膜を来す病変は，頸静脈球鼓室型Glomus腫瘍，異所性内頸動脈，遺残アブミ骨動脈，内頸動脈外方偏位，耳硬化症が主なものであり，いずれも動脈それ自体や血管に富む病変である．耳硬化症の鼓膜は正常なことが一般的だが，時に赤色にみえる場合がある．これは鼓室岬の粘膜血管が拡張していることが原因とされ，Schwartze徴候と呼ばれる．いずれの病変にもCTが有用である．

2. 青色鼓膜

青色鼓膜を来す病変には，頸静脈球変異，コレステリン肉芽腫，髄膜腫・髄膜脳瘤の3つが主なものである．頸静脈球変異の診断にはCT，コレステリン肉芽腫，髄膜腫・髄膜脳瘤の診断にはMRIが有用である．

3. 白色鼓膜

白色鼓膜を来す病変の代表は，先天性真珠腫である．画像検査の第1選択はCTだが，MRIの中でも拡散強調像が鑑別診断に有用である．その他，中耳の良性腫瘍として，腺腫，神経鞘腫，神経線維腫，髄膜腫が含まれる．

手術前後の評価

側頭骨領域の術前後の評価において，画像診断は重要な役割を果たす．ここでは，中耳，内耳，小脳橋角部〜内耳道の3領域における術式を取り上げ，各々に対する画像診断の役割を解説する．

1. 中耳手術

中耳手術で頻度の高い鼓室形成術とアブミ骨手術を取り上げる．また，鼓室形成術に併用される伝音再建術についても解説する．

(1) 鼓室形成術

鼓室形成術（tympanoplasty）とは，鼓室の病変を除去し，鼓膜や耳小骨に異常があれば伝音再建を行う手術のことをいう．病変が乳突部にも存在する場合は，同部を開放する必要がある．このための手術を乳突削開術と呼ぶ．鼓室形成術は，非乳突削開型と乳突削開型に分類されるが，乳突削開型はさらに，外耳道後壁の削除の有無で，外耳道後壁削除鼓室形成術（canal wall down tympanoplasty）と外耳道後壁保存鼓室形成術（canal wall up tympanoplasty）に分けられる．前者は，乳突部と外耳道との交通の有無で，乳突非開放型と乳突開放型に分類される．乳突非開放型では，"外耳道後壁再建術"を併用するなどして，乳突部と外耳道に交通がない状態にしている．

乳突部を開放した際の問題点としては，病変の再発とcavity problemがある．cavity problemとは乳突削開術後の乳突腔内に肉芽や痂皮が形成され，耳垢や耳漏などが生じることをいう．これらの問題を解決するための術式として，"乳突腔充填術"がある．

伝音再建術にはいくつかの方法があるが，Wullsteinの分類が基本となっている．わが国では日本耳科学会による分類（2010年）が広く用いられ，どの耳小骨の上で再建を行うかで，Ⅰ～Ⅳ型の4つに大別される．このうち"耳小骨再建術"としてⅢ型とⅣ型があり，再建材料の使い方でさらに3～4に細かく分類される．

先述した"外耳道後壁再建術""乳突腔充填術""耳小骨再建術"の3つには，様々な素材が用いられる．骨などの硬い素材はCTで性状が推定できる場合がある．

1) 術前の評価

鼓室形成術の適応疾患には，慢性中耳炎，鼓室硬化症，真珠腫性中耳炎，耳小骨奇形，外傷性耳小骨連鎖離断が含まれる．術前の画像診断の目的には，病変の評価と合併症・難易度の予測が挙げられる．耳小骨破壊や耳小骨奇形といった耳小骨の病変を評価する際，CTによる耳小骨に沿ったMPR（multi planar recontstruction）像が有用である（図1）．またMRIの拡散強調像は，真珠腫の評価に有用である．

一方，合併症・難易度の予測で重要なのが，①顔面神経（管），②危険側頭骨，③高位頸静脈球，④乳突導出静脈の4つを評価することであり，CTが有用である．①顔面神経（管）の走行異常は，耳小骨奇形に伴うことがあり，手術時に顔面神経損傷のリスクを上昇させる．特に鼓室部の走行異常は，第2鰓弓由来の中耳奇形（キヌタ骨長脚およびアブミ骨奇形，卵円窓欠損）に合併することが多い．この場合，顔面神経（管）は下垂して卵円窓やアブミ骨に重なるように走行するため，術野が制限される．②危険側頭骨とは，乳突削開術で合併症を生じる危険性の高い側頭骨をいい，S状静脈洞の高度の前方偏位と中頭蓋窩の下垂を含む．S状静脈洞や中頭蓋窩が乳突腔に突出するため，硬膜損傷のリスクが高い．③④高位頸静脈球や乳突導出静脈では，乳突削開術で静脈を損傷

図1 耳小骨に沿った正常解剖（MPR像）

図1-A ツチ骨に沿ったMPR像

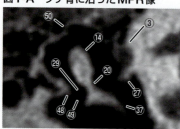

図1-B キヌタ骨に沿ったMPR像

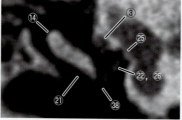

図1-C アブミ骨に沿ったMPR像

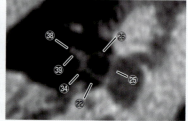

する危険性が高い．

2）術後の評価

術後の評価ポイントとしては，①代用耳小骨の異常，②病変の再発・遺残，③髄膜瘤・脳瘤・髄膜脳瘤の3つが挙げられる．①代用耳小骨の異常は，耳小骨再建術を施行した場合に問題となり，位置の異常（排出，脱臼・亜脱臼，離断），形態の異常（吸収，壊死，骨折，屈曲），周囲との癒着の3つがあり，これらはCTで評価する．②病変の再発・遺残の中でも，真珠腫に関してはMRIの拡散強調像が特に有用である．③髄膜瘤・脳瘤・髄膜脳瘤は，稀ではあるが中耳手術後に合併する場合がある．真珠腫の再発・遺残と鑑別が必要となる場合があり，それにはMRIが有用である．

(2) アブミ骨手術

アブミ骨手術には，アブミ骨摘出術，アブミ骨底開窓術，アブミ骨開窓術，前庭開窓術の4つがある．アブミ骨手術の適応疾患には，耳硬化症やアブミ骨固着症などがある．耳硬化症に対する術式で広く用いられるのがアブミ骨底開窓術である．これは，アブミ骨底板に小孔を開け，キヌタ骨長脚に代用アブミ骨としてピストンを固定する方法で，小開窓アブミ骨手術とも呼ばれる．ピストンには様々な種類が存在するが，代表的なものにテフロンワイヤーピストンがある．

1）術前の評価

アブミ骨手術前の評価ポイントとしては，①病変の大きさと位置，②卵円窓，③正円窓，④顔面神経（管），⑤頸静脈球の5つが挙げられ，CTで評価する．②については，耳硬化症の2％で卵円窓の完全閉塞がみられるが，この場合ドリリングが必要となるため，指摘することは重要である．③については，耳硬化症では正円窓の閉鎖は治療効果を低下させるため，レポートに記載する必要がある．④については，顔面神経の下垂があるとアブミ骨底板がみえず，手術に難渋する．⑤については，頸静脈球変異は内頸静脈の損傷により出血を来す危険因子となる．

2）術後の評価

術後の評価ポイントとしては，①代用アブミ骨の異常，②外リンパ瘻，③キヌタ骨の異常の3つが重要であり，主にCTで評価する．これらは術後の難聴やめまいの原因となる．①には偏位や変形があり，聴力の悪化や改善不良の原因となる．②は代用アブミ骨が前庭に脱臼することで生じ，めまいの原因となる．CTで，前庭にガスを認める所見が外リンパ瘻を示唆する．③については，キヌタ骨の壊死は難聴の原因となる．

2. 内耳手術

内耳手術にはいくつか種類が存在するが，ここでは人工内耳手術を取り上げる．標準的な術式は顔面神経窩アプローチである．これは，乳突削開術後に顔面神経窩を開放し，続いて，正円窓を同定した後，その近傍から蝸牛を開窓し，鼓室階に向けて電極を挿入する方法である．

1）術前の評価

術前の評価に有用なモダリティは，CTとMRIである．単純X線写真は得られる情報が少ないため用いられない．人工内耳手術の対象疾患は様々だが，内耳奇形，迷路炎，頭部外傷，耳硬化症，突発性難聴，薬剤性難聴などが含まれる．また画像診断の目的には，治療の適応や効果予測と，合併症・難易度の予測がある．

特に重要なのが，電極挿入の空間があるかどうかを評価することである．具体的には，内耳奇形の分類はCTを用いたSennaroglu分類が一般的だが，中でもcochlear aplasiaとMichel deformityは電極を挿入できる空間がないため，手術の適応外である．また，髄膜炎や中耳炎後の迷路炎や頭部外傷では，蝸牛内に線維化・骨化が生じる頻度が高い．線維化・骨化は電極挿入に支障

を来すため，指摘することは重要である．線維化・骨化はともにT2強調像で低信号を示すため，両者の鑑別にはCTが必要である．内耳奇形では，らせん神経節〜蝸牛にわたる神経の状態を評価することも重要である．内耳奇形には蝸牛軸や蝸牛神経の形成不全を合併することがあり，聴力の改善不良の原因となる．よって，術前に指摘することは重要であり，それにはMRIが有用である．また，蝸牛神経の形成不全は，内耳道や蝸牛神経管の狭窄を伴うことが多く，これらの評価にCTが有用である．

合併症・難易度の予測で重要なのが，顔面神経走行異常とgusher（脳脊髄液漏出）であり，両者は内耳奇形に合併しやすい．顔面神経の走行異常は，顔面神経の損傷リスクを増加させ，術野の妨げとなる．一方，gusherは髄膜炎の原因となり，gusherを起こしやすい内耳奇形が存在するとの報告がある．蝸牛型耳硬化症では，顔面神経刺激の頻度が他の疾患に比べて高い．また，電極が逸脱する可能性もあり，脱灰の程度はデバイス選択に有用な情報である．

2）術後の評価

術後の評価に有用なモダリティは，単純X線写真とCTである．画像診断の目的は，電極の位置と深さの評価であり，誤留置の有無が聴力改善に重要である．単純X線写真は，被ばく量の少なさや簡便性により最も汎用されている．様々な撮影法が開発されており，主なものにStenvers view, modified Stenvers view, cochlear viewがある．個々の電極を分別できる利点がある一方，蝸牛内における電極の正確な位置が不明であり，また電極の3次元的な構造が把握できない欠点がある．これに対し，CTは単純X線写真よりも正確に電極の位置と深さを把握できる．欠点は，被ばく量が多いこと以外に，金属アーチファクトにより画像が劣化すること，1断面に電極が収まらないことである．ただし，マルチスライスCT（multislice CT；MSCT）の進歩により，金属アーチファクトが低減され個々の電極が分別できるようになった．また，等方性データを用いたMPR像により，1断面で電極全体を視覚化できるようにもなった．

MRIは，人工内耳の金属アーチファクトのため，内耳の評価には用いられない．また，デバイスの偏位や過熱の危険性があり，従来人工内耳はMRIの禁忌事項であった．しかし，近年ではMRI対応の人工内耳が開発され，内耳以外の評価目的にMRIは施行可能となっている．ただし，体内磁石が逸脱する可能性があり，インプラント部を強固に固定する前処置が必要である．

3. 小脳橋角部〜内耳道手術

様々な術式の分類法があるが，ここでは経錐体骨法と後頭蓋窩法の術式に大別する．対象疾患は腫瘍性病変が多く，聴神経腫瘍，髄膜腫，類上皮腫が含まれる．経錐体骨法は側頭骨錐体部を削除する術式で，前方経錐体骨法と後方経錐体骨法に分けられる．前方経錐体骨法は中頭蓋窩を経由する術式である．これに対し，後方経錐体骨法は乳突洞を経由するため，乳突削開術が必要になる．また，S状静脈洞の前方からアプローチするという意味で，presigmoid法とも呼ばれ，さらに後迷路法と経迷路法に分類される．後迷路法は迷路を削開しないため聴力が温存されるのに対し，経迷路法は迷路を削開するため聴力が失われる．一方，後頭蓋窩法は後頭骨を開頭する術式で，後頭下到達法とも呼ばれる．また，S状静脈洞の後方からアプローチするという意味で，retrosigmoid法とも称される．

1）術前の評価

評価ポイントの大部分は，中耳手術のそれと重複する．前方経錐体骨法は中頭蓋窩を経由するため，顔面神経管膝神経節部に裂開の有無を評価することが，顔面神経損傷を防ぐ上で重要である．

2）術後の評価

術後の比較的早期（数日以内）に生じるものは血管障害であり，出血や脳梗塞，静脈洞血栓症などがある．術後の比較的後期（数日以降）に生じるものに，炎症や脳脊髄液漏がある．炎症には感染（細菌性髄膜炎や創部感染など）が含まれる．これに対し，水頭症は早期〜後期のいずれの時期にも生じうる．いずれの合併症においても，CTやMRIが評価に有用である．

1. CTにおける検査法のポイント

CTにおける検査法のポイントは，①いかに高分解能の画像を取得できるか，②みたい部位を適切に評価できる3次元像を作成できるか，である．①には，側頭骨領域の構造は微細であり，分解能の高い画像でないと評価が難しいことが関係している．②には，耳小骨や内耳の構造は複雑であり，1断面からでは評価が難しいことが関係している．

側頭骨領域の画像診断は高分解能CT（high resolution CT；HRCT）が基本となり，①と②の達成に，ヘリカルCTとマルチスライスCTの果たした役割は大きい．ヘリカルCTでは体軸方向に連続した画像，つまり3次元データ（ボリュームデータ）が得られるため，3次元像を簡便に取得できるようになった．一方，マルチスライスCT（MSCT）は，マルチディテクター・ロウCT（multidetector-row CT；MDCT）とも呼ばれ，従来1列しかなかった検出器を複数列備えたものである．これにより体軸方向の空間分解能が向上し，等方性ボリュームデータ（isotropic volume data）が得られるようになった．このため部分容積効果は低減し，形状再現性の高い，より高画質な3次元像が取得できるようになっている．

側頭骨領域で使用される3次元像は，多断面再構成（MPR）像，VR（volume rendering）像，virtual endoscopy（VE）である．中でも最も多用されるのがMPR像であり，任意の断面像を作成することができる．これにより撮影は一度で済み，目的とする断面ごとに撮影する必要がなくなったため，被ばく量の低減につながった．また，複雑な空間分布を示す耳小骨連鎖において，最も評価しやすい断面を描出することが可能となった（図1）．また，VR像も全体像の把握に有用であり（図2），内耳奇形や耳小骨奇形などの評価に用いられている．

2. MRIにおける検査法のポイント

MRIにおける検査法のポイントは，CTで述べた①②に加え，③いかにして質的診断に迫るか，の3点である．①②に関しては，後述するように3D撮像法の発展が大きく寄与している．MRIの撮像法は，データ収集を2次元的に行うか，3次元的に行うかで，2D撮像と3D撮像に大別される．2D撮像が1枚の2次元データを複数収集するのに対し，3D撮像では3次元データ（ボリュームデータ）として収集できるようになった．これにより3D撮像では，2D撮像よりも空間分解能が向上した．つまり，2D撮像では困難な1mm以下の薄いスライス厚で，スライスギャップなしの連続的な画像を取得できるようになった．さらに，CTと同じように等方性ボリュームデータも取得できるため，高画質なMPR像を作成できるようになった．

③質的診断に関し，MRIはCTよりも優れている．CTでみられる側頭骨領域の構造物は，空気，軟部組織，骨の3つの濃度を主に示す．軟部濃度を示すものの中には，真珠腫，肉芽腫，腫瘍など様々なものが含まれるが，CTはこれらを区別できない．こ

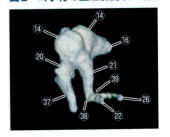

図2　耳小骨の正常解剖（VR像）

れに対し，MRIは軟部組織の鑑別に優れ，条件を細かく変えて撮像することで，組織のもつ多様な性質を反映した多様な画像を生み出す．同じ被写体でも撮影する角度やスポットライトによってみえ方が変わるように，組織の持つ性質のどこを"強調"するかで，同じ組織に対して複数の画像を取得することができる．

画像は造影剤の使用の有無により，単純と造影に大別される．単純には，T1強調像，T2強調像，heavily T2強調像，拡散強調像，FLAIR像がある．一方，造影後には，T1強調像で撮像されるのが一般的だが，heavily T2強調像やFLAIR像が有用な場合もある．

●●● ルーチンの撮像法

CT

側頭骨領域は微細な構造であるため，高分解能CTが基本となる．ルーチンの撮影において特に重要なのが，①スライス厚，②撮影断面，③3次元像の3つである．①スライス厚は1mm以下の薄さが必要だが，実際は0.5mm程度のより薄いスライス厚が望ましい．②撮影断面は，orbitomeatal base line, Reid's base lineなどが一般的に用いられる．orbitomeatal base lineは，眼窩中心と外耳孔中心を結ぶ線であり，OM line, OML, 眼窩外耳孔線とも呼ばれる．Reid's base lineは，眼窩下縁と外耳孔上縁を結ぶ線であり，RB line, RBL, Reid（リード／ライド）基準線，ドイツ水平線，人類学的基準線（anthropological base line, AB line, ABL）とも称される．これらは眼窩と外耳孔を結ぶ線だが，水晶体の被ばくが避けられない．被ばく回避のために，上記の基準線を足側に傾ける方法もある．この場合でも，MPRにより上記の基準線に平行な断面像を作成することが可能である．③3次元像は，MPR像，VR像，virtual endoscopyが主に利用される．横断像と冠状断像の再構成が基本である．また斜冠状断像も有用であり，Stenver像（上半規管に垂直な像）やPöschl像（上半規管に平行な像）が主に使用される．矢状断像も，前庭水管拡張症の診断に有用である．

MRI

側頭骨領域で有用な画像は，単純MRIには，T1強調像，T2強調像，heavily T2強調像，拡散強調像，FLAIR像がある．一方，造影MRIには，T1強調像，heavily T2強調像やFLAIR像がある．

1. T1強調像・T2強調像

T1強調像およびT2強調像は横断像が基本である．必要に応じて冠状断像を追加する．また脂肪の有無を評価したい場合は，脂肪抑制の併用も必要になる．シーケンスはFSE（fast spin echo）系とGRE（gradient echo）系に大別される．さらに，おのおのに2D撮像と3D撮像がある．中耳領域の診断においては，一般的には2D FSE系が使用されると思われるが，FSE系とGRE系，または2D撮像と3D撮像でみえ方が異なるので注意が必要である．

2. heavily T2強調像

heavily T2強調像とは，自由水のみを強調した画像である．そのため自由水は高信号を示す一方，軟部組織ではT2コントラストがつかず，低信号域として描出される．MR hydrographyとも呼ばれ，撮像対象によって様々な名称で呼ばれている．頭頸部領域では，撮像対象が内耳の場合はMR labyrinthography, 脳槽の場合はMR cisternographyと呼ばれる．MR cisternographyは，聴神経（前庭蝸牛神経）や顔面神経の描出，内耳道〜小脳橋角部腫瘍の評価に利用される．横断像が基本だが，冠状断像や矢状断像が有用な場合もある．特に聴神経や顔面神経の評価には，内耳道に垂直な斜矢状断像が必須である（図3）．

MRIの撮像法は，2D撮像と3D撮像に大別される．heavily T2強調像の場合，主に高分解能の3D撮像が使用されている．高分解能3D heavily T2強調像のシーケンスは，GRE系とFSE系に大きく分けられる．近年，FSE系の臨床応用が増えているが，以前から用いられているのがGRE系である．GRE系は，残留横磁化を消すか，消さずに利用するかで，非コヒーレント型（スポイラー型）とコヒーレント型（リワインダー型）に大別されるが，高分解能3D heavily T2強調像で使用されるのはコヒーレント型の方である．さらに，コヒーレント型の中でも，balanced SSFP

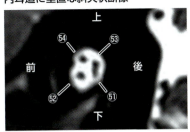

図3　内耳道内を走行する脳神経の正常解剖［3D T2強調像（SPACE）］
内耳道に垂直な斜矢状断像

(steady state free precession) とCISS (constructive interference in steady state) が主に使用される．balanced SSFPのシーケンスはメーカーにより名称が異なり，true FISP (fast imaging with steady precession), FIESTA (fast imaging employing steady state acquisition), balanced FFE (fast field echo) などがある．画像の信号強度はT2/T1に依存するのが特徴的で，長いT2値だけでなく，低いT1値でも高信号となる．そのため，造影剤投与により増強効果が得られる．

コヒーレント型3D GRE系の問題点はいくつかあるが，画像診断で特に重要なのが，バンディング・アーチファクトと血液信号の不安定性である．バンディング・アーチファクトとは縞状のアーチファクトで磁場の不均一性に由来し，高磁場で生じやすい．特に内耳はアーチファクトが発生しやすく，詳細な評価は困難となる．また，3D GRE系では血液信号は一般的に高信号を示すが，一定しないことも多く，評価が難しくなる．

一方，3D FSE系は，3D GRE系と異なり磁場の不均一性に強く，バンディング・アーチファクトが生じない．また，血管も原則的にflow voidを示すため，低信号を呈する．しかし，従来の3D FSE系では，高速化のために，大きなflip angle（フリップ角）を用いて同一のrefocusing pulse（再収束パルス）を複数照射している．これにより，blurring effect（ボケ効果）と比吸収率 (specific absorption rate；SAR) が大きな問題となっていた．

この問題を克服するため，近年，variable flip angle（可変フリップ角）と呼ばれる技術が開発された．flip angleを変化させることで，画像のボケは少なくなり，SARの低減にも成功している．variable flip angle 3D FSEシーケンスは各メーカーで名称が異なり，SPACE (sampling perfection with application optimized contrast using different flip angle evolution), Cube, VISTA (volume isotropic T2W acquisition) などがある．このシーケンスでは，3D heavily T2強調像だけでなく，T1強調像，T2強調像，プロトン密度強調像，FLAIR像が撮像可能である．特に，3D FLAIR像が側頭骨領域の画像診断に重要な役割を果たしている．FLAIR像ではT1値の軽微な変化をとらえることができるため，通常のT1強調像ではとらえられない蛋白濃度上昇や造影効果を検出することが可能である．

3. FLAIR像

FLAIR像も2D撮像と3D撮像に大別される．内耳や脳神経などの微細な構造の評価には，2Dよりも分解能の高い3D FLAIR像が適している．内耳ではリンパ液の性状変化，脳神経では末梢性顔面神経麻痺の評価に有用である．また3D撮像では，脳槽における脳脊髄液のフローアーチファクトが軽減されるという利点がある．

4. 拡散強調像

　拡散強調像は，中耳領域では真珠腫，脳神経領域では類上皮腫の診断に有用である．両者は病理学的には同一の疾患であり，拡散強調像で高信号を示す．中耳真珠腫では，特に術後の遺残・再発の評価に有用で，CTでは鑑別困難なコレステロール肉芽腫，肉芽組織などとの鑑別に威力を発揮する．横断像が一般的だが，中耳真珠腫では冠状断像を採用する場合もある．拡散強調像には，以前はEPI（echo planar imaging）が使用されていたが，後述するように現在ではnon-EPIが主流である．

　拡散強調像は，高速撮像法であるEPIを使用するか否かで，EPIとnon-EPIに分けることができる．これとは別に，照射する励起パルスが1回か複数かで，single shotとmulti shotに分類される．これらの組み合わせの中で，single shot EPIは従来から広く使用されていた拡散強調像であるが，様々なアーチファクトにより，ことに中耳真珠腫の診断において偽陽性が問題となっていた．また空間分解能も高くなく，スライス厚にも限界があった．そのため，微小な真珠腫の同定は困難であり，偽陰性が問題であった．その後に開発されたsingle shot non-EPIは，EPIでみられたアーチファクトと空間分解能の問題を改善し，診断能の向上に寄与した．またmulti shot EPIも，readout方向（読み出し方向）を分割したreadout segmented EPIの登場により，single shot EPIよりも診断率が上昇したとの報告がある．

5. 造影MRI

　造影T1強調像が一般的であり，横断像と冠状断像が基本となる．3D撮像を用いると，高分解能の画像が得られるだけでなく，任意の断面で再構成が可能となる．造影T1強調像は腫瘍や炎症，肉芽組織の診断に有用で，増強効果を示す．これに対し，真珠腫は造影効果を示さないのが特徴である．ダイナミックMRIは，Glomus腫瘍の診断に有用である．この腫瘍は多血性であるため，早期濃染するのが特徴である．

　コヒーレント型の高分解能3D heavily T2強調像では，画像の信号強度はT2/T1に依存するため，造影剤投与により増強効果が得られる．これは，内耳道～小脳橋角部に発生した腫瘍の術前精査に有用である．例えば，聴神経腫瘍と顔面神経の位置関係が手術の難易度とも関連するため評価が必要だが，造影heavily T2強調像では，腫瘍が顔面神経よりも強い増強効果を示すため，分離が可能となる．

　造影3D FLAIR像は，内耳や脳神経の評価に有用である．内耳では内リンパ水腫や血液リンパ関門の透過性亢進を来す疾患，脳神経では末梢性顔面神経麻痺の評価に使用される．

●●● 正常解剖と解剖のKey

　医学の世界において正常と異常の境界は曖昧なことがあり，多くの研究者がその境界により客観的な線引きをしようと努力してきた．側頭骨領域の画像診断においても例外ではないが，それでもなお不明瞭な部分は多い．報告者によるばらつきがあり，それには測定対象や測定方法の違いなど様々な要因が絡んでいると思われる．ここでは可能な限り，正常と異常を数値として表現する．また側頭骨領域を，中耳，内耳，内耳道～小脳橋角部の3つに分けて解説する．中耳・内耳の正常CT（図1, 2, 4）と内耳・脳神経の正常MRI（図3, 5, 6）を示す．

中耳

　中耳は，鼓室と鼓室壁からなり，鼓室内部や鼓室壁外側には構造物を伴う．鼓室は外耳道を基準に，上・中・下鼓室および前・後鼓室に区分される．特に，上鼓室外側の空間はPrussak腔と呼

図4 中耳・内耳の正常解剖（HRCT；頭側→尾側）

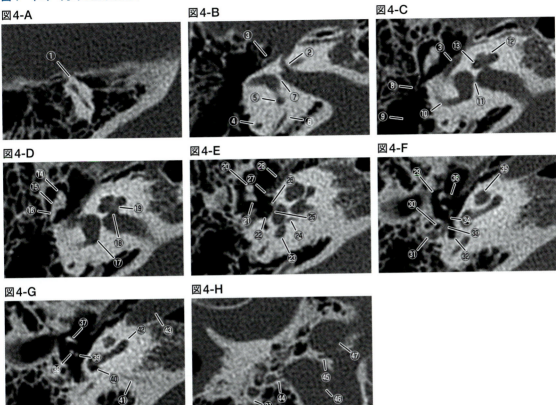

解剖名（図1〜6）

1	上（前）半規管　superior (anterior) semicircular canal	28	筋耳管管　musculotubal canal
2	顔面神経管迷路部　labyrinthine segment of facial nerve canal	29	Prussak 腔　Prussak's space
3	顔面神経管鼓室部　tympanic segment of facial nerve canal	30	顔面神経陥凹　facial recess
4	後半規管　posterior semicircular canal	31	顔面神経管乳突部　mastoid segment of facial nerve canal
5	総脚　common crus	32	鼓室洞　tympanic sinus
6	前庭水管　vestibular aqueduct	33	錐体隆起　pyramidal eminence
7	上前庭神経管　superior vestibular nerve canal	34	アブミ骨筋　stapedius muscle
8	乳突洞口　aditus to mastoid antrum	35	頂回転　apical turn
9	乳突洞　mastoid antrum	36	鼓膜張筋　tensor tympani muscle
10	外側半規管　lateral semicircular canal	37	ツチ骨柄　malleus handle
11	下前庭神経管　inferior vestibular nerve canal	38	キヌタ骨豆状突起　incus lenticular process
12	中回転　middle turn	39	アブミ骨頭　stapes head
13	骨らせん板　osseous spiral lamina	40	正円窓　round window
14	ツチ骨頭　malleus head	41	蝸牛水管　cochlear aqueduct
15	キヌタ骨体　incus body	42	基底回転　basal turn
16	キヌタ骨短脚　incus short process	43	頸動脈管　carotid canal
17	前庭　vestibule	44	乳突小管　mastoid canaliculus
18	蝸牛神経管　cochlear nerve canal	45	下鼓室小管　inferior tympanic canaliculus
19	蝸牛軸　modiolus	46	頸静脈孔血管部　pars vascularis of jugular foramen
20	ツチ骨頸　malleus neck	47	頸静脈孔神経部　pars nervosa of jugular foramen
21	キヌタ骨長脚　incus long process	48	鼓膜被蓋　scutum
22	アブミ骨後脚　stapes posterior crus	49	鼓膜　tympanum
23	後半規管膨大部　ampulla of posterior semicircular canal	50	鼓室天蓋　tympanic tegmen
24	単孔（管）　singular nerve canal	51	下前庭神経　inferior vestibular nerve
25	卵円窓　oval window	52	蝸牛神経　cochlear nerve
26	アブミ骨前脚　stapes anterior crus	53	上前庭神経　superior vestibular nerve
27	匙状突起　cochleariform process	54	顔面神経　facial nerve

図5　内耳・脳神経の正常解剖［3D T2強調像（SPACE）］

図6　内耳の正常解剖［VR像（3D T2強調像より作成）］

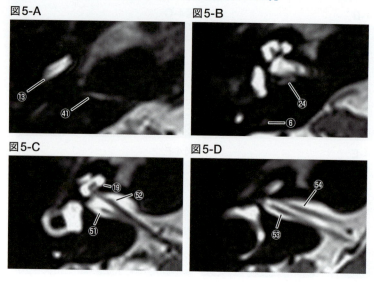
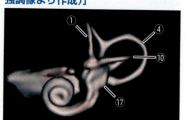

ばれ，弛緩部型真珠腫の発生部位として重要である．鼓室内の構造物には，耳小骨とそれに付着する軟部組織，神経，血管がある．耳小骨に付着する軟部組織には，5つの靱帯（3つのツチ骨靱帯と2つのキヌタ骨靱帯）と2つの筋腱（鼓膜張筋腱とアブミ骨筋腱）がある．これら軟部組織を，異常な構造物と誤って認識しないことが大切である．

鼓室壁は，上・下・前・後・内側・外側の6面から構成され，凹凸がみられる．この凹凸は，鼓室壁外側に存在する構造物と密接に関係している．鼓室壁外側の構造物は，上壁では中頭蓋窩の硬膜，下壁で頸静脈球，前壁では内頸動脈，後壁ではアブミ骨筋神経や顔面神経，内側壁では蝸牛である．つまり，鼓室は四方を脳や動静脈，神経など重要な構造物に囲まれていることになる．

内耳

内耳は，蝸牛，前庭，三半規管に大別されるが，蝸牛に絞って解説する．また，蝸牛を評価する上で重要な構造がいくつかあるが，ここでは蝸牛管，蝸牛軸，蝸牛篩状野の3つについて述べる．

1. 蝸牛管

蝸牛管は，カタツムリ状の管状構造で蝸牛軸を中心に回転している．蝸牛管で重要なものは回転数と長さである．正常の回転数は，2.5～2.75回転である．内耳奇形では，蝸牛管が形成されない場合や回転数が少ない場合がある．一方，蝸牛管の長さは蝸牛長（蝸牛管長）と呼ばれ，正円窓正中から蝸牛孔までを指す．正常の長さは25～45mmである．人工内耳術前におけるCTによる蝸牛長の計測は，電極長の選択に有用である．

2. 蝸牛軸

蝸牛軸は円錐形の海綿状骨組織で，蝸牛の中心に位置する．内部にらせん神経節細胞が存在し，蝸牛篩状野～蝸牛神経管を経て，内耳道内の蝸牛神経に連続する．MRIによる正常蝸牛軸の大きさは約4.0mm^{2}との報告がある．蝸牛軸の評価は，CTよりもMRIが有用である．CTでは淡いすりガラス影，MRIではT2強調像低信号として描出される．蝸牛軸の形成不全は難聴の原因となるため，評価が重要である．

3. 蝸牛篩状野

蝸牛篩状野とは，蝸牛軸で蝸牛内腔と内耳道底部を分ける構造物である．内耳奇形では菲薄化もしくは欠損していることが多く，人工内耳手術時のgusher（脳脊髄液漏出）の原因とされ，髄膜炎を引き起こす．common cavityやcochlear hypoplasiaで特に認めるとの報告がある．一方，incomplete partition type IIでは基底回転が正常であるため，蝸牛篩状野の脆弱性が認められず，gusherの頻度は低いとされる．

内耳道～小脳橋角部

内耳道～小脳橋角部では，聴神経と顔面神経が走行している．聴神経は，内耳道内で蝸牛神経と上・下前庭神経の3本に分かれる．さらに，下前庭神経からはsingular nerveが別に走行し，膨大部神経として後半規管へ分布する．これらの神経の太さを比較するために，内耳道に垂直な斜矢状断像が有用であり，前上方を顔面神経，前下方を蝸牛神経，後上方を上前庭神経，後下方を下前庭神経が走行する（図3）．さらに，下前庭神経の後方をsingular nerveが走行する．内耳道からは，これらの神経を容する管状構造が連続し，それぞれ顔面神経管，蝸牛神経管，superior・inferior vestibular/singular nerve canalと称される．

1. 内耳道

内耳道の形態において，個体内の左右差は小さい．内耳道は一般的に左右対称であり，径の左右差は99％の症例で1mm，1％の症例で1～2mmである．また，長さの左右差も2mmを超えることはない．これに対し，個体間の差は大きく，内耳道の径は2～8mm（平均4mm），長さは4～15mm（平均8mm）と幅がある．

内耳道の径の異常には狭窄と拡大があり，それぞれに先天性と後天性がある．先天性の内耳道狭窄は一般的に中間部の径が2mm未満と定義され，蝸牛神経の形成不全を合併することが多い．一方，径が大きくても臨床症状を伴わない場合は拡大と判断しない．内耳道拡大を来す疾患として，先天性ではX-linked stapes gusher，後天性では聴神経腫瘍が挙げられる．

2. 蝸牛神経管と蝸牛神経

(1) 蝸牛神経管

蝸牛神経管は，蝸牛軸底部と内耳道底部をつなぐ管状構造である．内部を蝸牛神経線維が走行し，蝸牛軸内のらせん神経節から内耳道内の蝸牛神経に連続している．蝸牛神経管の評価はCTで行われる．CTを用いた2つの研究[4]では，正常の蝸牛神経管の幅（平均±標準偏差）はそれぞれ2.13±0.44mm，1.91±0.24mmと報告されている．蝸牛神経管狭窄は，蝸牛神経形成不全を合併する頻度が高い．

よって，CTで蝸牛神経管狭窄を認めた場合，MRIで蝸牛神経の形成不全を評価する契機となる．ただし，蝸牛神経管の大きさがどのくらいで狭窄とするのか，その閾値については論文によって異なり，統一されていないのが現状である．閾値は報告により1.4mm，1.5mm，1.7mm，1.8mm，2mmと様々だが[5]，1.4mmや1.5mmが用いられることが多い．

(2) 蝸牛神経

蝸牛神経の評価に最も有用なモダリティはMRIである．一般にheavily T2強調像が用いられ，内耳道に垂直な斜矢状断での評価が必要である．蝸牛神経の異常には形成不全があり，低形成と無形成（欠損）に分けられる．3T MRIのCISS像を用いた研究では，正常の蝸牛神経（平均±標準偏差）は，長径1.35±0.16mm，短径0.99±0.18mm，断面積1.07±0.30mm^{2}である[6]．

ただし，蝸牛神経の径は絶対比較ではなく，同側もしくは対側の神経との相対比較で評価される

のが一般的である．正常の蝸牛神経は64％の症例で，顔面神経と同じかそれよりも大きい．また，88％の症例で上・下前庭神経よりも大きい．70％の症例では，4本の神経は対側と等しい．

　これらの相対比較を基に，蝸牛神経形成不全の診断には様々なクライテリア（基準）が存在する．低形成のクライテリアでよく用いられるのが，「蝸牛神経が顔面神経より小さい」とするものである．また，偽陽性を下げるために，「蝸牛神経が顔面神経の50％未満の大きさ」というクライテリアを用いた報告がある．さらに，「蝸牛神経が他の3本の神経よりも小さい」，もしくは「対側の蝸牛神経よりも小さい」とするクライテリアがある．これは，比較対象に同側の顔面神経以外の神経，対側の蝸牛神経を加えている点で，先述の2つのクライテリアとは異なる．一方，無形成のクライテリアは「蝸牛神経が同定できない」とするのが一般的である．

　しかし，これらのクライテリアにはいくつかの問題が存在する．相対比較に起因する問題点としては，①同側の顔面神経に形成不全がある場合，蝸牛神経を正確に評価できない．この場合は，対側の顔面神経と比較する必要がある．②蝸牛神経が顔面神経よりも小さい場合でも，聴力が正常のことがある．その他の問題点として，以下のものが挙げられる．③蝸牛神経周囲の脳脊髄液が乏しい場合，蝸牛神経と周囲構造物（他の神経や内耳道壁）との分離が困難である．特に内耳道が小さい場合に生じやすく，heavily T2強調像の限界である．④common cavityでは，正常な蝸牛神経が聴神経（前庭蝸牛神経）内を走行する場合があり，蝸牛神経を正確に評価できない．⑤蝸牛神経が非常に細い場合，低形成を無形成と判断してしまう．よって，蝸牛神経の評価はMRIのみではなく，他の検査と組み合わせ総合的に行う．

3. vestibular/singular nerve canalと前庭神経

　前庭神経を容れる管状骨構造canalは，内耳道底部から前庭半規管に向かって3つ存在する．つまり，上前庭神経，下前庭神経，singular nerveを容れるcanalをそれぞれ，superior vestibular nerve canal, inferior vestibular nerve canal, singular nerve canal（単孔）と呼ぶ．

　正常側頭骨の病理組織を用いた研究[7]では，canalの長さ（平均）は，superior vestibular nerve canal 1.944mm, inferior vestibular nerve canal 0.277mm, singular nerve canal 0.598mmであり，superior vestibular nerve canalが最も長い．これに対し，前庭神経の長さ（平均）は，上前庭神経3.8mm，下前庭神経0.51mm，singular nerve 3.18mmで，下前庭神経が最も短い．

　別の研究では，1.5T MRIのCISS像を用いて，前庭神経炎の患者における上・下前庭神経を評価している[8]．患側と健側の上・下前庭神経において，高さ，幅，断面積（平均±標準偏差）をそれぞれ算出している．健側の上前庭神経において，高さ0.99±0.28mm，幅0.89±0.13mm，断面積0.71±0.25mm^{2}である．一方，健側の下前庭神経においては，高さ0.88±0.32mm，幅0.86±0.20mm，断面積0.62±0.33mm^{2}である．

4. 顔面神経管と顔面神経

(1) 顔面神経管

　HRCTを用いた顔面神経管の正常径（平均±標準偏差）の研究では，迷路部0.801±0.138mm，鼓室部1.201±0.187mm，乳突部1.375±0.178mmである[9]．HRCTを用いた顔面神経管の正常の長さ（平均±標準偏差）の研究では，膝神経節部－第2膝部：右0.7830±0.07357cm，左0.7881±0.07287cm，第2膝部－茎乳突孔：右1.4382±0.15765cm，左1.4550±0.16165cmである[10]．

(2) 顔面神経

　3T MRIのCISS像を用いた研究では，正常の顔面神経は，長径1.18±0.17mm，短径0.87±0.16mm，断面積0.83±0.27mm^{2}である[6]．顔面神経（管）の異常には先天性と後天性がある．

先天性の異常には，骨壁の欠損（神経の露出），走行異常，分岐異常（2分岐，3分岐），形成不全などが含まれる．最も頻度の高いものは骨壁の欠損であり，顔面神経管裂開と称され，鼓室部で最も多い．正常側頭骨の55％に認めることから，正常変異と考えられている．

　これに対し，手術の際に大きな問題となるのが，走行異常である．手術時の問題点としては，通常と異なる走行であるため顔面神経損傷のリスクが高い，内耳窓・顔面神経窩・アブミ骨を覆うように走行するため，外耳・中耳・内耳手術の妨げになることが挙げられる．また，走行異常は，外耳・中耳・内耳奇形を合併しやすいため，これらの奇形の手術で時に問題となる．顔面神経（管）迷路部の走行異常で合併しやすい奇形は蝸牛奇形であり，特に非Mondini奇形でみられる．前内側や前下方への偏位が報告されている．

　一方，鼓室部（水平部）や乳突部（垂直部）の走行異常では，外耳・中耳奇形を合併しやすく，前方へ偏位する．特に鼓室部の走行異常では，第2鰓弓由来の中耳奇形（キヌタ骨長脚およびアブミ骨奇形，卵円窓欠損）を合併する頻度が高い．これは，顔面神経（管）が第2鰓弓より発生することと深く関係している．顔面神経（管）は下垂して卵円窓やアブミ骨に重なるように走行するため，中耳手術で術野が制限される．

参考文献

1) Vattoth S, Shah R, Curé JK, et al: A compartment-based approach for the imaging evaluation of tinnitus. AJNR 31: 211-218, 2010.
2) Krishnan A, Mattox DE, Fountain AJ, et al: CT arteriography and venography in pulsatile tinnitus: preliminary results. AJNR 27: 1635-1638, 2006.
3) Zhao P, Lv H, Dong C, et al: CT evaluation of sigmoid plate dehiscence causing pulsatile tinnitus. Eur Radiol 26: 9-14, 2016.
4) Wilkins A, Prabhu SP, Huang L, et al: Frequent association of cochlear nerve canal stenosis with pediatric sensorineural hearing loss. Arch Otolaryngol Head Neck Surg 138: 383-388, 2012.
5) Yan F, Li J, Xian J, et al: The cochlear nerve canal and internal auditory canal in children with normal cochlea but cochlear nerve deficiency. Acta Radiol 54: 292-298, 2013.
6) Nakamichi R, Yamazaki M, Ikeda M, et al: Establishing normal diameter range of the cochlear and facial nerves with 3D-CISS at 3T. Magn Reson Med Sci 12: 241-247, 2013.
7) Gianoli G, Goebel J, Mowry S, et al: Anatomic differences in the lateral vestibular nerve channels and their implications in vestibular neuritis. Otol Neurotol 26: 489-494, 2005.
8) Fundakowski CE, Anderson J, Angeli S: Cross-sectional vestibular nerve analysis in vestibular neuritis. Ann Otol Rhinol Laryngol 121: 466-470, 2012.
9) Watanabe Y, Sugai Y, Hosoya T, et al: High-resolution computed tomography using multiplanar reconstruction for the facial nerve canal. Acta Otolaryngol Suppl 542: 44-48, 2000.
10) Li T, Lai ZC, Wang XD, et al: Measurement and analysis of facial nerve on fully displayed multislice computed tomographic multiplanar reconstruction image. J Craniofac Surg 24: 1411-1413, 2013.

中耳 耳小骨奇形
ossicular malformation

大澤威一郎, 齋藤尚子

症例1: 20歳代，女性．小児期より左側の伝音難聴を指摘されていた．就職後に仕事に支障を来すようになり，精査加療目的にCTを施行．

図1-A　HRCT（上鼓室レベル，右）

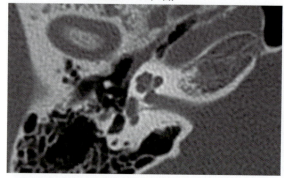

図1-B　HRCT（上鼓室レベル，左）

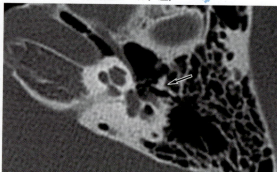

図1-C　HRCT（中鼓室レベル，右）

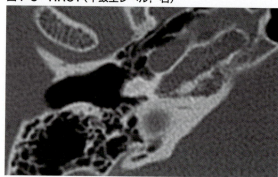

図1-D　HRCT（中鼓室レベル，左）

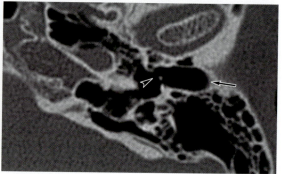

画像の読影

症例1：HRCTにて，左側のツチ骨とキヌタ骨は変形し，ツチ骨・キヌタ骨関節は癒合している（図1-B；→）．耳小骨奇形の所見である．右側（図1-A，C）は正常である．左側の外耳道は軽度狭窄し（図1-D；→），鼓膜も小さい（図1-D；▶）．鼓室形成術・耳小骨再建術が施行され，聴力は改善した．

症例2：HRCTにて，右側ではキヌタ骨長脚は同定できず，欠損している（図2-A；→）．左側ではキヌタ骨長脚は同定可能である（図2-B；→）．右側では，アブミ骨上部構造が同定されず，欠損している（図2-C；→）．耳小骨奇形の所見である．左側ではアブミ骨上部構造は確認できる（図2-D；→）．鼓室形成術・耳小骨再建術により聴力は改善した．

一般的知識と画像所見

耳小骨奇形は中耳奇形の1種であり，耳小骨3つと関連する卵円窓・正円窓の奇形が含まれる．耳小骨奇形は多様であり，①耳小骨の形態・位置の異常，②耳小骨連鎖の癒合・離断，③耳小骨の周囲構造との固着，④卵円窓欠損（閉鎖）などがある．

まず耳小骨の形態異常には低形成や欠損が含まれ，キヌタ骨長脚欠損の頻度が高い．耳小骨連

症例2 6歳，女児．就学前後の聴力検査で右難聴を指摘．鼓膜は正常である．精査目的にCTを施行．

図2-A　HRCT（キヌタ骨長脚レベル，右）
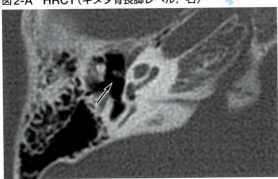

図2-B　HRCT（キヌタ骨長脚レベル，左）
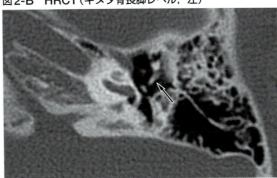

図2-C　HRCT（アブミ骨レベル，右）
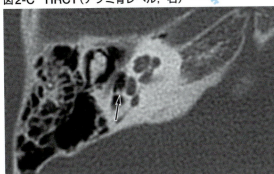

図2-D　HRCT（アブミ骨レベル，左）
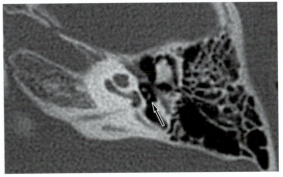

鎖の癒合は，ツチ骨・キヌタ骨関節でよくみられる．一方，耳小骨連鎖の離断は，キヌタ骨・アブミ骨関節が好発部位である．この骨欠損部が線維組織で連結されている場合もある．耳小骨の固着は，ツチ骨およびキヌタ骨上部と周囲骨壁，アブミ骨底板と輪状靱帯の間で認める頻度が高い．

このように耳小骨奇形は複雑だが，発生から考えると理解しやすい．耳小骨はおおまかに上部と下部で発生が異なる．上部は第1鰓弓（咽頭弓）由来であるため，外耳奇形などを伴いやすい．上部には，ツチ骨頭とキヌタ骨体・短脚が含まれる．ツチ骨頭とキヌタ骨体の原基は胎生7週で周囲組織から分離されるため，この時期の分離障害がツチ骨およびキヌタ骨固着を引き起こすと考えられている．

一方，下部は第2鰓弓由来と神経外胚葉由来である．第2鰓弓由来にはツチ骨柄，キヌタ骨長脚，アブミ骨上部構造・底板の鼓室部が含まれる．これに対し，神経外胚葉由来はアブミ骨底板の前庭部と輪状靱帯である．

胎生5～6週に，キヌタ骨長脚とアブミ骨の原基が癒合するが，この過程の阻害がキヌタ骨・アブミ骨関節離断の原因となる．また胎生8～9週には，アブミ骨原基が耳胞に接着し，その後，耳胞由来の細胞群がアブミ骨底板前庭部と輪状靱帯に分化する．輪状靱帯の形成が阻害され，不完全な輪状靱帯が形成された場合は，アブミ骨底板の固着が生じる．これに対し，アブミ骨原基が耳胞に接着する過程が阻害されると，輪状靱帯が形成されず卵円窓欠損が生じる．つまり，アブミ骨底板の先天性固着と卵円窓の先天性欠損は，発生学的には同一のスペクトラムにあるが，CTでは異なる所見を示す．アブミ骨底板固着はCTで異常を指摘するのが難しいのに対し，卵円窓欠損は

完全に，もしくは部分的に骨性閉鎖するため厚い骨板が同定できる．部分的な閉鎖の場合は，中央部に陥凹を伴う狭窄がみられる（dimple-like depression）[1]．

顔面神経の発生は第2鰓弓由来であるため，同じ第2鰓弓由来である下部の耳小骨や卵円窓の発生と深く関連している．そのため，顔面神経（管）の走行異常は，アブミ骨奇形や卵円窓の先天性欠損に合併することが多い．よって，耳小骨奇形をみた場合は，顔面神経の走行にも注意する必要がある．

耳小骨奇形の分類には様々なものがあるが[2]，外耳奇形を合併するmajor malformationと外耳奇形のないminor malformationに大きく分けられる．わが国では，minor malformationに対し，船坂の分類（1979年）が広く用いられる[3)4)]．この分類は，先の発生学的見地に基づき，固着と離断の観点から，奇形をI群：キヌタ骨・アブミ骨関節形成不全，II群：ツチ骨もしくはキヌタ骨の固着，III群：アブミ骨固着，の3群に分ける．I群は第2鰓弓由来，II群は第1鰓弓由来，III群は神経外胚葉由来の発生障害に起因する．そして発生障害が単独の場合をmonofocal型，複数に及ぶ場合をmultifocal型とした．monofocal型はmultifocal型よりも多く，I群が最多である．ただし，この分類に当てはまらない奇形も多く存在し，malleus bar（▶NOTE）がそのひとつである．一方，海外ではTeunissen-Cremersの分類（1993年）がよく使用される[5]．これは外科的アプローチに基づき，奇形をClass I：先天性アブミ骨固着，Class II：他の耳小骨奇形を合併したアブミ骨固着，Class III：耳小骨奇形はあるが，アブミ骨底板に可動性があるもの，Class IV：卵円窓もしくは正円窓の先天性欠損/重度の異形成，の4つに分類している．

耳小骨奇形には先天性真珠腫が合併することが知られており（3%），中でもopen型の真珠腫に多い．その正確な機序は不明だが，第1鰓弓と第2鰓弓の接合部における発生異常が考えられている．つまり，キヌタ骨・アブミ骨関節の欠損部に外胚葉組織が迷入しやすくなるため，両疾患が合併しやすくなると推察されている．

画像所見 画像診断の主体はCTである．耳小骨は微細な構造であるため，撮像条件の工夫が重要である．特に"スライス厚の設定"と"3D像の作成"が診断に有用である．スライス厚は0.5〜1.0mmの薄さが望ましい．特にアブミ骨は小さいため，0.5mmのスライス厚が必要とされる．3D像には，多断面再構成（multi planar reconstruction；MPR），volume rendering（VR），virtual endoscopy（VE）がある．MPRでは，各耳小骨連鎖がみやすい断面で像を作成する．VR像では，耳小骨全体の把握が容易となる．

船坂の分類I群およびII群の奇形は，CTで比較的診断しやすい．これに対し，III群はCTで形態的異常をとらえることができないため，診断は困難である．一方，卵円窓や正円窓欠損は骨性の閉鎖部が厚い骨板として同定できれば，診断可能である．

アブミ骨奇形や卵円窓欠損に顔面神経（管）鼓室部の走行異常が合併することが多く，手術時に顔面神経損傷のリスクを上昇させる[6]．この場合，顔面神経（管）鼓室部は下垂して卵円窓やアブミ骨

> **NOTE** **malleus bar（ツチ骨骨性固着）**
> malleus barとは，ツチ骨と骨性鼓膜輪をつなぐ骨の棒のことであり，Nomuraらにより1988年に初めて報告された耳小骨奇形である．malleus barが発生する正確な機序は不明であるが，間葉系組織が吸収されずにツチ骨と鼓膜輪の間に架橋を形成し，その後骨化して生じたとする説がある．また，malleus barと先天性外耳道閉鎖症の関連を示唆する報告もある．malleus barの診断にはCTの有用性が指摘されている．

に重なるように走行するため，術野が制限される．よって，耳小骨奇形をみた場合は，顔面神経の走行にも注意する．また，耳小骨奇形には先天性真珠腫が合併する場合があるため，耳小骨周囲に軟部濃度をみたら真珠腫の可能性を考える．

鑑別診断のポイント

鑑別疾患には，耳硬化症と鼓室硬化症が含まれる．耳硬化症は，先天性のアブミ骨底板固着や卵円窓欠損との鑑別に重要である．耳硬化症には，脱灰所見があることと，成人で発症することが多いことが鑑別点となる．また，卵円窓欠損は，顔面神経管鼓室部（水平部）の走行異常を合併することが多いため，その所見も鑑別点となる．鼓室硬化症は，先天性の耳小骨固着との鑑別を要する疾患である．鼓室硬化症は慢性中耳炎が原因となることが多いため，慢性中耳炎の有無が鑑別点となる．

参考文献

1) Zeifer B, Sabini P, Sonne J: Congenital absence of the oval window: radiologic diagnosis and associated anomalies. AJNR 21: 322-327, 2000.
2) Park K, Choung YH: Isolated congenital ossicular anomalies. Acta Otolaryngol 129: 419-422, 2009.
3) 船坂宗太郎，牛島達次郎，矢野 純：先天性キヌタ・アブミ関節離断症（仮称）−発生学的ならびに臨床的考察による新名称の提唱−．日耳鼻 82: 476-482, 1979.
4) 船坂宗太郎，牛島達次郎，矢野 純：外耳奇形を伴わない先天性耳小骨固着−その分類に関する1提案−．日耳鼻 82: 793-798, 1979.
5) Teunissen EB, Cremers WR: Classification of congenital middle ear anomalies. Report on 144 ears. Ann Otol Rhinol Laryngol: 102: 606-612, 1993.
6) 山本 裕：耳小骨奇形の病態と連鎖再建術．日耳鼻 116: 69-76, 2013.

中耳 異所性内頸動脈，内頸動脈部分欠損
aberrant internal carotid artery, partial absence of internal carotid artery　　大澤威一郎，齋藤尚子

症例 50歳代，女性．拍動性耳鳴で受診．耳鏡検査では，右鼓膜を通して赤色の腫瘤が透見された．精査目的に造影CTAと単純MRAを施行．

図1-A　造影CTA（鼓室レベル）KEY　　図1-B　造影CTA（Aの上方レベル）

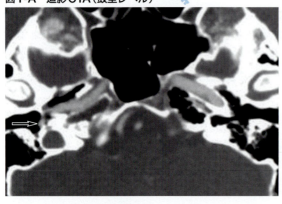

図1-C　造影CTA冠状断像　　図1-D　MRA KEY

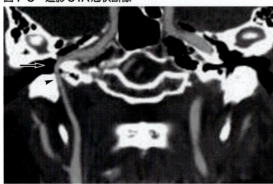 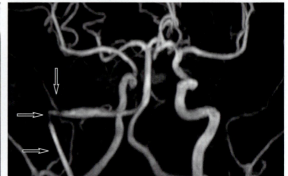

> **NOTE　遺残アブミ骨動脈**
> 遺残アブミ骨動脈とは，胎生期のアブミ骨動脈が遺残したものであり，胎生期の舌骨動脈の分枝である．アブミ骨前後脚の間は閉鎖孔と呼ばれるが，遺残アブミ骨動脈は同部を走行し，顔面神経管鼓室部に入る．また，遺残アブミ骨動脈が存在すると中硬膜動脈はそこから分岐する．そのため，中硬膜動脈は正常では通過するはずの棘孔を通らず，棘孔は欠損する．CTでは，顔面神経管鼓室部の突出と棘孔の欠損が認められる．

■画像の読影■

　造影CTAでは，右内頸動脈は対側よりも細く，鼓室内を走行している（図1-A～C；→）．造影CTA冠状断像では，頸動脈管の垂直部ははっきりせず，内頸動脈は拡大した下鼓室小管を走行していると思われる（図1-C；▶）．異所性内頸動脈の所見である．MRAでは，右内頸動脈は対側よりも細く，走行も異なることがわかる（図1-D；→）．症状の増悪なく，経過観察中である．

■一般的知識と画像所見■

　内頸動脈は，側頭骨の頸動脈管内（垂直部～水平部）を走行する．その際，鼓室の内側を通過するが，鼓室とは薄い骨板により隔てられている．この骨板が消失し，内頸動脈が鼓室内を走行するものを異所性内頸動脈と呼ぶ．通常は無症状だが，拍動性耳鳴や難聴などを来す場合がある．鼓膜所見では，赤色の腫瘤が透見され，拍動を認める場合もある．

　正確な発生機序は不明だが，先天的と後天的機序が提唱されている．先天的機序の中でも，内頸動脈近位部（垂直部）の部分欠損に伴い，側副血行路が発達したものとする説が，最も受け入れられている．内頸動脈の欠損には完全欠損と部分欠損があるが，部分欠損が総頸動脈分岐部直後で生じた場合，外頸動脈から内頸動脈にかけて側副血行路が生じる．

　側副血行路には，外頸動脈由来と内頸動脈由来の2つがある．外頸動脈由来のものは，下鼓室動脈である．これは上行咽頭動脈から分岐し，側頭骨内の下鼓室小管を走行する．一方，内頸動脈由来のものは，舌骨動脈である．これは胎生動脈の1種であり，欠損部より遠位の内頸動脈に連続している．正常では退縮して頸鼓動脈になる．そして，外頸動脈由来の下鼓室動脈と，内頸動脈由来の舌骨動脈は鼓室内で吻合し，側副血行路を形成する[1)～3)]．これが，異所性内頸動脈として認められる．異所性内頸動脈では，動脈だけでなく側頭骨にも異常所見がみられる．具体的には，頸動脈管垂直部は欠損もしくは低形成を示す．これに対し，下鼓室動脈の通る下鼓室小管は拡大する．また，異所性内頸動脈は，遺残アブミ骨動脈を合併する場合がある[1)2)]（▶NOTE）．

　画像所見　異所性内頸動脈の画像診断には，CT，MRI，血管造影が有用である．CTでは，以下の4つの所見がみられれば，血管造影をしなくても診断可能である（内頸動脈垂直部の欠損，下鼓室小管の拡大，下鼓室を通過する動脈の走行異常，頸動脈管壁の欠損と同部を通過する内頸動脈水平部）．また造影CTAやMRAでは，動脈の走行を3次元的に把握できる．

■鑑別診断のポイント■

　中耳腔内に血管性腫瘤をみた場合，内頸動脈外方偏位，頸静脈球変異，動脈瘤，Glomus腫瘍が鑑別に挙げられる．これらは，CTやMRIで血管の走行や腫瘍の有無を確認することで，異所性内頸動脈と鑑別可能である．内頸動脈外方偏位とは，内頸動脈錐体部が外方に偏位する正常変異である．錐体部の外側壁が離開・菲薄化し，内頸動脈が中耳腔に突出する．しばしば異所性内頸動脈と混同される．

参考文献

1) Yilmaz T, Bilgen C, Savas R, et al: Persistent stapedial artery: MR angiographic and CT findings. AJNR 24: 1133-1135, 2003.
2) Thiers FA, Sakai O, Poe DS, et al: Persistent stapedial artery: CT findings. AJNR 21: 1551-1554, 2000.
3) Lo WW, Solti-Bohman LG, McElveen JT Jr: Aberrant carotid artery: radiologic diagnosis with emphasis on high-resolution computed tomography. RadioGraphics 5: 985-993, 1985.

中耳 頸静脈球変異
jugular bulb variants

大澤威一郎, 齋藤尚子

症例1 40歳代, 女性. 右難聴で受診. 精査目的にCTが施行された. 左側に症状はなく, 検査所見も正常.

図1-A　HRCT（右）

図1-B　HRCT（左）　KEY

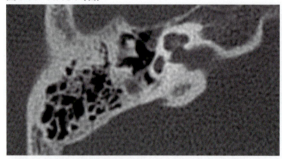
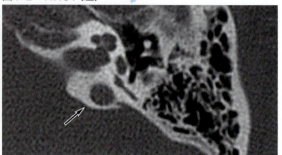

図1-C　HRCT冠状断像（左）

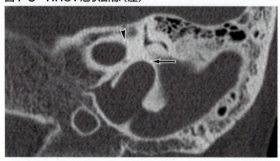

症例2 30歳代, 男性. 左耳閉感で受診. 耳鏡検査で左側の真珠腫性中耳炎が疑われた. また, 右側では正常の鼓膜を通して, 青色の腫瘤を透見.

図2-A　HRCT（右）　KEY

図2-B　HRCT（左）

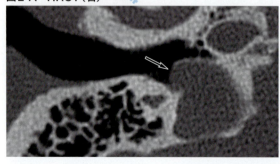
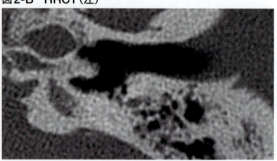

画像の読影

症例1：HRCTにて, 左頸静脈球（頸静脈窩）は対側（図1-A）と比較して高位にある（図1-B；→）. HRCT冠状断像では, 左頸静脈球の最上部（図1-C；→）は, 内耳道下縁（図1-C；▶）より上方に位置する. 高位頸静脈球の所見である.

症例2：HRCTにて, 右頸静脈球と鼓室の間にある骨板（sigmoid plate）が裂開している（図2-A；→）. 頸静脈球裂開の所見である. 対側（図2-B）の頸静脈球に変異はない. 真珠腫性中耳炎に対し鼓室形成術が施行され, 外来フォローとなっている.

■一般的知識と画像所見■

　　頸静脈球は，S状静脈洞から移行した内頸静脈が，頸静脈孔を出た直後にドーム状に膨隆したものである．頸静脈球を容れる骨構造は頸静脈窩と呼ばれ，側頭骨に生じた凹みである．頸静脈窩と頸静脈孔は厳密には異なる骨構造であり，頸静脈孔は凹みではなく開口部である．しかし，頸静脈窩の意味で頸静脈孔が使われる場合がある．頸静脈球にはいくつかの変異があり，①高位頸静脈球，②頸静脈球裂開，③頸静脈球憩室の3つが含まれる．

1）**高位頸静脈球**：頸静脈球（頸静脈窩）の最上部が通常よりも上方に位置する，内頸静脈の走行異常である．高さの基準は様々であり，厳密なものはない．高位頸静脈球は進展方向によって，外側型と内側型に分けられる．臨床的な注目の対象が外側型から内側型に移ってきた歴史的経緯に伴い，"高位"の基準にも変遷がみられる．

　　外側型は，頸静脈球が鼓室に向かって突出するもので，拍動性耳鳴や伝音難聴の原因となる．伝音難聴は，鼓膜や耳小骨への接触，卵円窓閉鎖によって生じる．また，鼓室内の青色腫瘤として認められ，経外耳道的処置により出血を来すことがある．この場合の高位とは，鼓膜輪下縁を超えるものを指す．内側型は，内耳道後方に向かってドーム状に突出する．CTの進歩とともに報告が増え，内耳障害（感音難聴や前庭症状）や側頭骨発育障害（顔面神経走行異常など）に関連する病態として注目されるようになった．例えば，高位頸静脈球は内耳構造（前庭水管，蝸牛水管，後半規管）との間に裂開を生じる．最も頻度の高いものが頸静脈球・前庭水管裂開であり，難聴や拍動性耳鳴，めまいなどに関連しているといわれている（ただし，多くの症例では高位頸静脈球が必ずしも内リンパ水腫に寄与しているわけではない[1]）．そのため，高位の基準も内耳に関連したものに変化し，蝸牛の基底回転もしくは正円窓窩，または内耳道下縁を超えるものを指すようになった．

　　診断に最も有用なモダリティは，CTである．高位診断だけでなく，周辺構造との裂開もとらえることができる．単純MRIでは，頸静脈の信号が一定せず，低信号域として描出されることがある．また，中耳腔や内耳骨包も低信号を示すため，周囲構造との関連をみるには不向きである．

2）**頸静脈球裂開**：sigmoid plateと呼ばれる，頸静脈球と鼓室の間にある薄い骨板が裂開した状態をいう．拍動性耳鳴の原因となり，耳鏡では鼓室内の青色腫瘤として認められる．

3）**頸静脈球憩室**：頸静脈球の一部が，主に上方へノッチ状に突出したもの，あるいは頸静脈球にくびれをもつものを指す．頸静脈球裂開と異なり，sigmoid plateは正常である．内耳障害の原因になるといわれている．

■鑑別診断のポイント■

　　青色鼓膜を呈する頸静脈球変異の鑑別には，コレステリン肉芽腫と髄膜瘤・髄膜脳瘤が挙げられる．頸静脈球変異の診断にはCT，コレステリン肉芽腫の診断にはMRIが有用である．髄膜瘤・髄膜脳瘤の診断では，骨欠損部の評価にはCT，内容物の質的評価にはMRIが役立つ（▶NOTE）．

> **NOTE　髄膜瘤・脳瘤・髄膜脳瘤**
>
> 　　頭蓋内組織が頭蓋骨欠損部から頭蓋外へ逸脱する病態は，脱出する組織の種類により，以下の3つに分類される（髄膜瘤；髄膜のみ，脳瘤；脳実質のみ，髄膜脳瘤；髄膜と脳実質の両者）．発生部位は後頭蓋窩に多く，中頭蓋窩は稀である．髄膜瘤や髄膜脳瘤が中頭蓋窩に発生した場合，鼓室内の拍動性腫瘤として認められることがあり，青色鼓膜の鑑別として重要である．骨欠損部の診断にはCT，内容物の質的診断にはMRIが有用である．

::: 参考文献 :::

1) Brook CD, Buch K, Kaufmann M, et al: The prevalence of high-riding jugular bulb in patients with suspected endolymphatic hydrops. J Neurol Surg B Skull Base 76:471-474, 2015.

中耳 急性中耳炎と合併症（Bezold膿瘍，S状静脈洞血栓症）
acute otitis media with Bezold's abscess and thrombosis of sigmoid sinus

内匠浩二，齋藤尚子

症例1 60歳代，男性．右乳突洞炎を認め，乳突尖部近傍に膿瘍形成あり．

図1-A　造影CT
図1-B　造影CT冠状断像 KEY

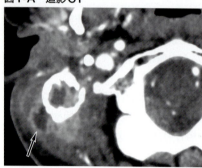
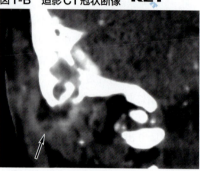

症例2 50歳代，男性．右中耳炎・乳突洞炎を認め，近傍のS状静脈洞には血栓による造影欠損あり．

図2-A　単純CT（骨条件）
図2-B　造影CT KEY

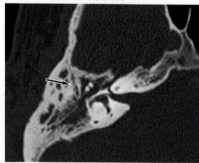
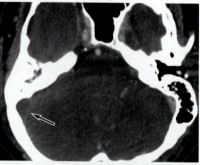

図2-C　T2強調像
図2-D　MR venography KEY

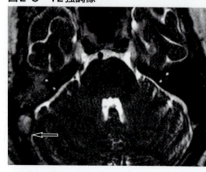
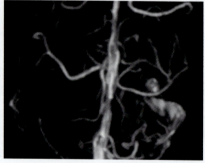

参考文献
1) Castillo M, Albernaz VS, Mukherji SK, et al: Imaging of Bezold's abscess. AJR 171: 1491-1495, 1998.
2) Vazquez E, Castellote A, Piqueras J, et al: Imaging of complications of acute mastoiditis in children. RadioGraphics 23: 359-372, 2003.
3) Ludwig BJ, Foster BR, Saito N, et al: Diagnostic imaging in nontraumatic pediatric head and neck emergencies. RadioGraphics 30: 781-799, 2010.
4) Scrafton DK, Qureishi A, Nogueira C, et al: Luc's abscess as an unlucky complication of mastoiditis. Ann R Coll Surg Engl 96: e28-e30, 2014.

■画像の読影■

　症例1：造影CTにて，右乳突洞炎による不整な軟部濃度を認める．さらに，乳突尖部から骨瘻孔部を介し，胸鎖乳突筋直下にかけて辺縁に造影効果を有する内部不均一な低吸収域を認め（図1-A, B；→），Bezold膿瘍と診断された．

　症例2：単純CTにて，右中耳には炎症による含気の低下と軟部濃度の充満を認め（図2-A；→），近傍のS状静脈洞には血栓による造影欠損像（empty delta sign, 図2-B；→）を認める．T2強調像では，対側と比較してS状静脈洞内のflow voidが消失し（図2-C；→），MR venography（図2-D）では右S状静脈洞の描出が欠損している．急性中耳炎，乳突洞炎から波及した炎症によるS状静脈洞血栓症と診断された．

■一般的知識と画像所見■

　急性中耳炎とは，急性に発症した中耳の感染症で，耳痛，発熱，耳漏を伴うことがあるものとされ，その合併症は頭蓋外と頭蓋内合併症に分けられる．頭蓋外合併症として急性乳突洞炎があり，さらに重症化して骨壁破壊が進行すると，頸部膿瘍を形成する．頭蓋内合併症としては，髄膜炎，脳膿瘍，S状静脈洞血栓症，硬膜外膿瘍，硬膜下膿瘍などがあり，抗菌薬の普及した現在では，頻度は稀であるが重篤な状態に陥る危険もあり，適切な対処が必要である．いずれも，近年では慢性中耳炎や真珠腫性中耳炎の割合が増加しており，隠蔽性中耳炎からの合併も報告されている．

　合併症として，以下の2つを提示する．

1）Bezold膿瘍：乳突尖部まで波及した急性乳突洞炎から骨瘻孔を経て，胸鎖乳突筋および顎二腹筋後腹付着部近傍から尾側方向に頸部膿瘍を形成する病態である．男性に多く，発熱，頸部腫脹，耳漏，頸部可動制限，頸部痛，顔面神経麻痺，難聴などの症状を認める．Bezold膿瘍の頻度は高くないため，発症には何らかの易感染性因子の存在も疑う必要がある．

　画像所見　CTでは乳突尖部から連続した膿瘍形成を認め，その位置や大きさ，乳突洞炎の程度，中耳，外耳の状態を把握するとともに，頭蓋内合併症の有無も確認することが重要である[1]．

2）S状静脈洞血栓症：急性中耳炎の頭蓋内合併症として，髄膜炎，脳膿瘍に次いで頻度が高い．炎症が，導出静脈を経由もしくは急性乳様突起炎から直接S状静脈洞へ波及し，静脈炎から血栓症を生じたものであり，典型的な症状として発熱，頭痛や嘔吐などの髄膜炎症状，乳突部周辺の著明な圧痛を認める．病変が外側，上矢状洞，海綿静脈洞へと進展すると，高度の灌流障害により脳浮腫を引き起こし致死的となるため，画像診断による本病態の早期診断および適切な治療が求められる．

　画像所見　画像診断としては，MR venographyでの欠損像と，造影CTあるいはMRIでの静脈洞内の造影欠損像（empty delta sign）が有用である[2)3)]．

■鑑別診断のポイント■

　Bezold膿瘍に対し，中耳腔粘膜下や外耳道骨膜下に沿って感染が進展し，側頭筋膜深部に形成された膿瘍をLuc膿瘍という[4]．S状静脈洞血栓は，造影CTでは硬膜下膿瘍との鑑別が困難な症例もあるが，いずれも重要な頭蓋内合併症であり，MRIなども含め早期診断が求められる．

中耳 鼓室硬化症
tympanosclerosis

牛見尚史，大澤威一郎，齋藤尚子

症例 70歳代，女性．以前から右鼓膜穿孔を指摘されていた．右耳痛で他院受診．右難聴があり，耳鏡で右鼓膜穿孔を確認．

図1-A　HRCT（上鼓室レベル，右）

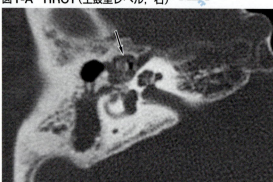

図1-B　HRCT（上鼓室レベル，左）

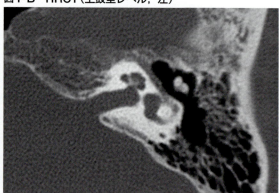

図1-C　HRCT（中鼓室レベル，右）

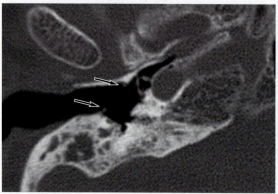

図1-D　HRCT（中鼓室レベル，左）

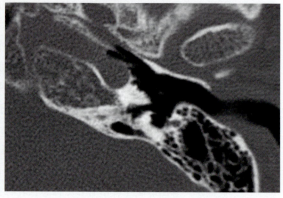

画像の読影

　　HRCTにて，右側の上鼓室～乳突洞には軟部濃度が充満している．前鼓室には，石灰化・骨化と思われる高吸収域を認める（図1-A；→）．右側の鼓膜には肥厚と石灰化を認め（図1-C；→），穿孔を伴う．乳突蜂巣にも軟部濃度を認める．左側（図1-B, D）は正常である．鼓室形成術により症状は改善し，外来フォロー中である．

一般的知識と画像所見

　　鼓室硬化症とは，鼓膜や鼓室内に硬化性病変を来す疾患である．特に鼓膜に限局したものは，鼓膜硬化症と呼ばれる[1]．硬化性病変は，鼓膜や鼓室の粘膜下にある結合組織から生じるとされ，膠原線維の増殖や，その硝子化，石灰化および骨化が混在する．病態は不明な点も多いが，慢性炎症による終末像と考えられ，慢性中耳炎でよくみられる．

　　鼓膜硬化症は通常，聴力に影響がないため，難聴の原因として臨床的に問題となるのは，鼓室内の硬化性病変である．硬化性病変により耳小骨が固着することが，難聴の主な要因である．特に，アブミ骨は固着が生じる頻度の高い領域であり，手術が難しく，聴力の改善に大きな影響を与える．

　画像所見　画像診断にはCTが有用である[2]．鼓膜の硬化性病変は，特徴的な白色のプラークを耳鏡で確認できるが，CTでは鼓膜の肥厚と石灰化が同定できる．一方，鼓室内の硬化性病変は，肉眼的には白色の被殻様物質として認められる．CTでは，軟部濃度と高吸収域（石灰化や骨化）として描出される．病理学的には，耳小骨の周囲や耳小骨の支持組織（靱帯や筋腱）に硬化性病変が生じた状態を指す．軟部濃度がなく，支持組織の高吸収域のみがみられることもある．反対に軟部濃度のみのこともあり，この場合，CTでの診断は難しい．

鑑別診断のポイント

　　鼓室硬化症の鑑別疾患で重要なのが，耳小骨奇形と耳硬化症である．特に，鼓室硬化症でアブミ骨の固着を来す場合は，先天性アブミ骨固着や耳硬化症との鑑別が難しい．鼓室硬化症は慢性中耳炎が合併する頻度が高いため，慢性中耳炎の有無が鑑別点のひとつになる．また耳硬化症では，骨迷路に低吸収域を認めることが鑑別点となる．

参考文献

1) Lemmerling MM, De Foer B, VandeVyver V, et al: Imaging of the opacified middle ear. Eur J Radiol 66: 363-371, 2008.
2) Swartz JD, Goodman RS, Russell KB, et al: High-resolution computed tomography of the middle ear and mastoid. Part II: Tubotympanic disease. Radiology 148: 455-459, 1983.

中耳 先天性真珠腫
congenital cholesteatoma

大澤威一郎，齋藤尚子

症例1 5歳，女児．滲出性中耳炎の経過観察中，右鼓膜の後上象限に白色腫瘤が透見された．中耳真珠腫が疑われ，CTを施行．

図1-A　HRCT（右）

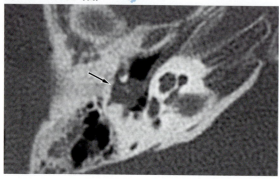

図1-B　HRCT（左）

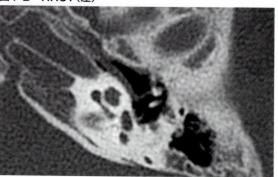

症例2 10歳代前半，男児．左難聴を自覚し，他院を受診．伝音難聴を指摘された．鼓膜は正常である．精査目的にCTを施行．

図2-A　HRCT（右）

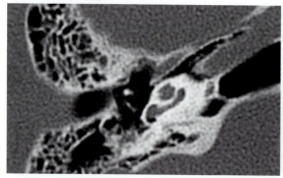

図2-B　HRCT（左）

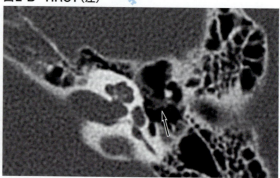

画像の読影

症例1：HRCTにて，右鼓室に軟部濃度腫瘤があり，キヌタ骨とアブミ骨を取り巻くように存在する（図1-A；→）．キヌタ骨長脚は不明瞭であり，骨破壊の所見である．PSQ（posterior superior quadrant；後上象限）型の先天性真珠腫と思われる．左側（図1-B）は正常である．鼓室形成術・耳小骨再建術により難聴は改善し，経過観察中である．

症例2：HRCTにて，左側の上鼓室には不定形な軟部濃度があり，open型の先天性真珠腫である（図2-B；→）．キヌタ骨やアブミ骨は不明瞭であり，骨破壊を伴う．右側（図2-A）は正常である．鼓室形成術・耳小骨再建術が施行された．聴力は改善し，外来フォロー中である．

一般的知識と画像所見

真珠腫は，角化重層扁平上皮とその落屑物からなる囊胞性病変であり，病理学的には類上皮腫と

同じである．角化重層扁平上皮は真珠腫母膜とも呼ばれ，落屑物の表面を覆う．落屑物は上皮から作られた角化物（ケラチン）である．骨破壊とそれに伴う様々な合併症を引き起こす．

中耳真珠腫は，先天性（2%）と後天性（98%）に大きく分けられる．中耳先天性真珠腫は中耳腔内に先天的に発生する真珠腫で，鼓膜・外耳道と連続性のないものをいう．正確な発生機序は不明だが，重層扁平上皮が中耳腔内に迷入する説，胎生期に消失するはずの重層扁平上皮が遺残する説の2説が有力である．

一般的に鼓膜は正常であり，発生部位は，鼓膜より透見される位置により，次の4領域に区分される（前上象限，前下象限，後上象限，後下象限）．中でも前上象限（anterior superior quadrant；ASQ）と後上象限（PSQ）は，先天性真珠腫の好発部位である．ASQ型は鼓室前半部に位置し，周囲にツチ骨柄や匙状突起，鼓膜張筋腱がある．一方，PSQ型は鼓室後半部に位置し，周囲にキヌタ骨・アブミ骨間部がある．また，ASQ型は欧米に多いのに対し，PSQ型はアジアに多い．

進展度分類で広く用いられているのがPotsic分類であり，鼓室内象限，耳小骨，乳突洞への進展の程度により，4段階に分けられている．ただし，この分類はASQより進展するという考えに基づいており，アジアに多いPSQ型に適応してよいか疑問が残る．わが国には，日本耳科学会による中耳真珠腫進展度分類があり，発生部位によらない分類法である．

先天性真珠腫は，形態的に囊胞状のclosed型と膜状のopen型に分けられる[1]．また，両者が混在するものをmixed型と呼ぶ．closed型は後天性真珠腫と同様で，角化重層扁平上皮が落屑物を取り囲む．これに対し，open型は角化重層扁平上皮が膜状に存在し，囊胞状構造を示さない．closed型よりも遺残・再発の頻度が高いとされる．

画像所見 真珠腫の画像診断にはCTとMRIの両者が有用である．CTでは，ASQ型は一般的にツチ骨柄や鼓膜張筋腱の前方に軟部濃度として描出される．一方，PSQ型はキヌタ骨・アブミ骨関節周囲に軟部濃度として認められる．closed型は球形を示す頻度が高いが，病変の拡大により形状は変化する[2]．これに対し，open型は不定形を呈する．

MRIでは，拡散強調像が診断に有用である[3]．真珠腫は拡散強調像で高信号を示すのが特徴である．以前は，EPI（echo planar imaging）の拡散強調像が使用されていたが，アーチファクトと分解能の低さが問題となっていた．近年は，non-EPIの登場によりそれらの問題点が改善され，診断能が向上している．

鑑別診断のポイント

鼓膜正常で伝音難聴を来す疾患として，先天性真珠腫，耳硬化症，耳小骨奇形が挙げられる．これらはCTで鑑別可能である．ただし，先天性真珠腫に耳小骨奇形が合併することが稀にあり，注意が必要である．また，鼓膜を通して白色腫瘤が透見された場合，真珠腫が第一に疑われるが，腫瘍性病変（腺腫，神経鞘腫，神経線維腫，髄膜腫）のことが稀にある．腫瘍性病変は造影MRIで増強効果を認めることが，真珠腫との鑑別点となる．

参考文献

1) Bacciu A, Di Lella F, Pasanisi E, et al: Open vs closed type congenital cholesteatoma of the middle ear: two distinct entities or two aspects of the same phenomenon? Int J Pediatr Otorhinolaryngol 78: 2205-2209, 2014.
2) Tada A, Inai R, Tanaka T, et al: The difference in congenital cholesteatoma CT findings based on the type of mass. Diagn Interv Imaging 97: 65-69, 2016.
3) Castle JT: Cholesteatoma pearls: practical points and update. Head Neck Pathol 12: 419-429, 2018.

中耳 後天性真珠腫
acquired cholesteatoma

大澤威一郎，齋藤尚子

症例1 10歳代後半，女性．小学生の頃からの滲出性中耳炎で他院通院中，左真珠腫性中耳炎が疑われたため，CTを施行．

図1-A　HRCT（上鼓室レベル）

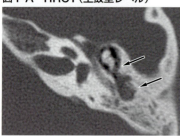

図1-B　HRCT（Aの下方レベル）

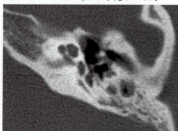

参考症例 30歳代，男性　弛緩部型真珠腫

図4-A　HRCT

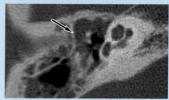

図1-C　HRCT（上鼓室レベル，1年後） **KEY**

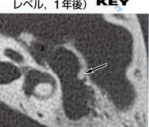

図1-D　HRCT（Cの下方レベル，1年後） **KEY**

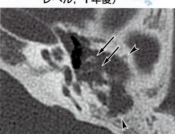

図4-B　HRCT冠状断像

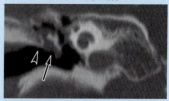

右上鼓室外側のPrussak腔を主体に軟部濃度があり（図4-A，B；→），scutumの鈍化を伴う（図4-B；▶）．

症例2 60歳代，男性．10日前からの右顔面神経麻痺で受診．耳鏡検査で，右側に弛緩部型の真珠腫性中耳炎疑い．

図2-A　HRCT

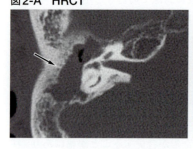

図2-B　拡散強調像 **KEY**

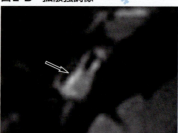

図2-C　造影T1強調像 **KEY**

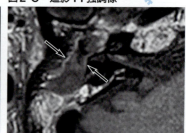

症例3 60歳代，女性．健康診断で左難聴を指摘され，徐々に増悪するため受診．左耳内にdebrisと鼓膜陥凹があり，真珠腫性中耳炎の診断でCTを施行．

図3-A　HRCT（右）

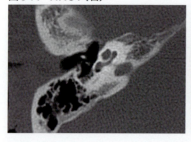

図3-B　HRCT（左） **KEY**

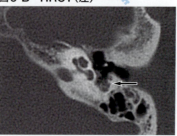

画像の読影

症例1：HRCTでは，左側の上鼓室〜乳突洞に軟部濃度を認め，弛緩部（上鼓室）型真珠腫と思われる（図1-A；→）．耳小骨に骨破壊は認めない（図1-B）．1年後の画像では，軟部濃度は増大し，乳突洞口の拡大が出現している（図1-C；→）．耳小骨（図1-D；→）や鼓室壁（図1-D；▶）には，骨破壊を認める．鼓室形成術・耳小骨再建術により聴力は改善し，外来フォロー中である．

症例2：HRCTでは，右側の上鼓室〜乳突洞に軟部濃度を認め，乳突洞口の拡大を伴う（図2-A；→）．弛緩部（上鼓室）型真珠腫の所見である．拡散強調像では，脳実質よりも高信号を示す（図2-B；→）．造影T1強調像では，真珠腫の辺縁のみに増強効果を認める（図2-C；→）．鼓室形成術が施行された．症状は改善し，経過観察中である．

症例3：HRCTでは，左側の後鼓室に軟部濃度を認め，周囲鼓室壁の破壊を伴う．病変は顔面神経陥凹にも認める（図3-B；→）．緊張部（癒着）型真珠腫の所見である．右側（図3-A）は正常である．鼓室形成術後，症状は改善し，外来で経過観察されている．

一般的知識と画像所見

後天性真珠腫は，侵入部位の違いから，"弛緩部（上鼓室）型"と"緊張部（癒着）型"に分類される．鼓膜は上部の弛緩部と下部の緊張部に分けられるが，弛緩部型では，鼓膜弛緩部の上皮が上鼓室に侵入する．鼓膜弛緩部に接する上鼓室外側はPrussak腔と呼ばれ，好発部位である．これに対し，緊張部型では，鼓膜緊張部の上皮が後鼓室に侵入する．中でも顔面神経陥凹が好発部位である．

画像所見 真珠腫の画像診断にはCTとMRIの両者が有用である[1]．CTは画像診断の第1選択であり，真珠腫とそれによる骨破壊を評価する．真珠腫は軟部濃度腫瘤として描出されるが，非特異的な所見であるため，肉芽・瘢痕組織や滲出液などとの鑑別が難しい．一方，骨構造の描出に優れるため，真珠腫による骨破壊の同定に有用である．重要な骨構造は，耳小骨，scutum（鼓膜被蓋），鼓室天蓋，顔面神経管，骨迷路の5つである．これらに骨破壊が及ぶと様々な合併症が生じる．弛緩部型では，scutumの鈍化が特徴的である．また，上鼓室から乳突洞口を介して乳突洞に進展することが多く，乳突洞口の拡大は真珠腫を示唆する所見である．

MRIは，CTが不得手とする軟部濃度の質的診断に有用性が高い．特に，術後変化はCTで軟部濃度として描出されるため，真珠腫の遺残・再発との鑑別にMRIは威力を発揮する．真珠腫は一般的に，T1強調像で低信号，T2強調像で高信号を示し，内部性状は不均一である．拡散強調像では脳実質と比較して高信号を呈し，真珠腫に特異性が高い所見であるため[2]，診断に非常に有用である（p.24「拡散強調像」の項参照）．造影MRIでは，辺縁の母膜や炎症性組織のみに増強効果がみられ，内部に増強効果は認めない．

鑑別診断のポイント

鑑別疾患で重要なのは，コレステリン肉芽腫，液体貯留，肉芽・瘢痕組織，腫瘍（鼓室型Glomus腫瘍，顔面神経鞘腫など）であり，最も重要な鑑別疾患はコレステリン肉芽腫である．

鑑別に有用なMRIは，拡散強調像とT1強調像である．コレステリン肉芽腫は，拡散強調像で高信号を示さず，T1強調像で高信号を示すことが鑑別点となる．液体貯留との鑑別には，T2強調像と拡散強調像が有用である．液体貯留は，T2強調像で高信号が均一であり，拡散強調像で高信号を示すことは稀である．肉芽・瘢痕組織や腫瘍の鑑別に有用なのは，造影T1強調像である．いずれも全体的に濃染される点が，辺縁のみ造影される真珠腫との鑑別点である．ただし，肉芽・瘢痕組織で良好な造影効果を得るためには，造影30〜45分後の遅延撮像が必要である．

参考文献

1) Baráth K, Huber AM, Stämpfli P, et al: Neuroradiology of cholesteatomas. AJNR 32: 221-229, 2011.
2) Henninger B, Kremser C: Diffusion weighted imaging for the detection and evaluation of cholesteatoma. World J Radiol 9: 217-222, 2017.

中耳 真珠腫の合併症
complications of cholesteatoma

大澤威一郎, 齋藤尚子

症例 70歳代, 女性. 左顔面神経麻痺で受診. 耳鏡で, 両側の真珠腫性中耳炎が疑われ, CTとMRIを施行.

図1-A　HRCT（外側半規管レベル）

図1-B　HRCT（Aの上方レベル）

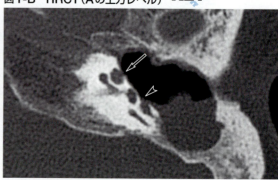

図1-C　T2強調像（外側半規管レベル）

図1-D　T2強調像（Cの上方レベル）

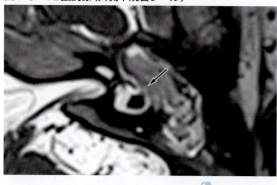 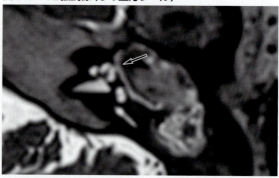

図1-E　heavily T2強調3D FLAIR像

図1-F　拡散強調像

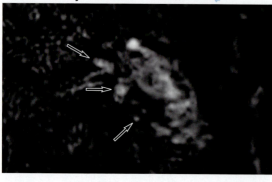 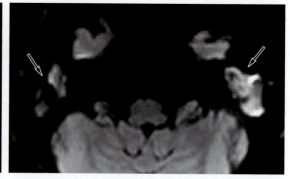

::: 参考文献 :::

1) Castle JT: Cholesteatoma pearls: practical points and update. Head Neck Pathol 12: 419-429, 2018.
2) Baráth K, Huber AM, Stämpfli P, et al: Neuroradiology of cholesteatomas. AJNR 32: 221-229, 2011.

■画像の読影

HRCTでは，左側の鼓室～乳突洞に軟部濃度腫瘤があり，乳突洞口は拡大している．外側半規管の骨壁は一部欠損し，半規管瘻孔の所見である（図1-A；→）．蝸牛の骨壁も一部欠損し，蝸牛瘻孔と考えられる（図1-B；→）．顔面神経管鼓室部にも骨壁欠損を認め（図1-B；▶），顔面神経麻痺の原因と思われる．T2強調像にて，左側の腫瘤は脳実質と比較して不均一な高～低信号を示す（MRI撮像後に真珠腫を一部摘出したため，CTでは一部病変が消失している）．CT所見に一致して，外側半規管（図1-C；→）と蝸牛（図1-D；→）に瘻孔を認める．3D FLAIR像では，左の蝸牛・前庭・半規管に高信号域を認める（図1-E；→）．迷路瘻孔が原因で内耳リンパの性状が変化したものと思われ，迷路炎を示唆する．拡散強調像では，両側の鼓室～乳突洞に高信号域を認め（図1-F；→），真珠腫の所見である．

■一般的知識と画像所見

真珠腫の合併症が生じる原因は様々だが，真珠腫による"骨破壊"と，引き続き生じる"炎症"が最も多い．骨破壊を評価するためにはCTが，炎症を評価するためにはMRIが適している[1]．真珠腫の合併症は，部位により側頭骨内と頭蓋内に大別される．

1）側頭骨内の合併症：側頭骨内の合併症は，症状から蝸牛・前庭症状（伝音難聴・感音難聴，めまい）と，顔面神経麻痺を来すものに大きく分けられる．伝音難聴の原因は，真珠腫による耳小骨破壊である．これに対して，感音難聴やめまいの原因で多いのが，耳包の骨破壊による迷路瘻孔と，それによる迷路炎である．迷路瘻孔の部位で最も頻度が高いのが，外側半規管である[2]．

顔面神経麻痺の原因は，顔面神経管鼓室部の骨破壊が最も頻度が高い．ただし，顔面神経管の部分的な欠損は正常でもみられ，顔面神経管裂開と呼ばれる．正常変異のひとつであり，鼓室部で最も多く，骨破壊との鑑別が難しい．顔面神経麻痺のその他の原因としては，炎症や圧迫による萎縮などが挙げられる．

画像所見 診断にはCTが有用で，骨壁の欠損として描出される．一方，迷路炎の診断にはMRIが有用であり，T1強調像やFLAIR像にて迷路内が高信号を示す．また造影MRIでは，迷路内には増強効果がみられ，急性期の所見である．慢性期には，線維化や骨化・石灰化でリンパ液が置換されるため，heavily T2強調像で低信号を示す．骨化・石灰化を来した状態を骨化性迷路炎という．線維化と骨化・石灰化の鑑別にはCTが有用で，後者は高吸収を示す．

2）頭蓋内の合併症：頭蓋内の合併症は，主に髄膜炎，頭蓋内膿瘍（硬膜外・下および脳膿瘍），静脈洞血栓症（血栓性静脈炎）の3つである．

画像所見 診断にはMRIが有用で，髄膜炎は造影T1強調像や造影FLAIR像，頭蓋内膿瘍は拡散強調像，静脈洞血栓症はMR venographyで特徴的な所見が得られる．髄膜炎や頭蓋内膿瘍は鼓室天蓋の骨破壊により，静脈洞血栓症はS状静脈洞壁の骨破壊により生じるため，CTの骨破壊像はこれらの合併症を疑う契機となる．先述の感音難聴や顔面神経麻痺は，側頭骨内だけではなく頭蓋内の合併症でも生じ，真珠腫の内耳道進展が原因のひとつである．

■鑑別診断のポイント

側頭骨を主座とし骨破壊を来す鑑別疾患に，Glomus腫瘍，顔面神経鞘腫，転移性骨腫瘍，内リンパ嚢腫瘍，Langerhans細胞組織球症がある．真珠腫と異なり，いずれも造影効果を示すことが鑑別点となる．また，顔面神経鞘腫では顔面神経（管）の拡大がみられることも鑑別の一助となる．

中耳 コレステリン肉芽腫
cholesterol granuloma

牛見尚史, 大澤威一郎, 齋藤尚子

症例 9歳, 女児. 2年前から右滲出性中耳炎を指摘されていた. 内服治療するも, 寛解と増悪を繰り返していた. 右難聴を認め, 鼓膜に青色の構造物を透見.

図1-A　HRCT(上鼓室レベル)

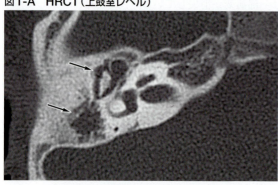

図1-B　HRCT(Aの上方レベル)

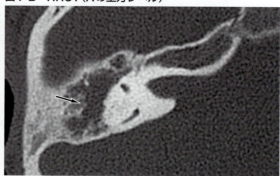

図1-C　T1強調像

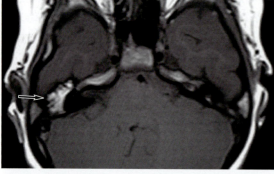

図1-D　CISS像

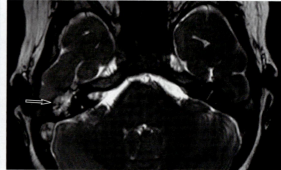

図1-E　拡散強調像

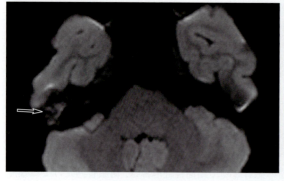

図1-F　ADC map

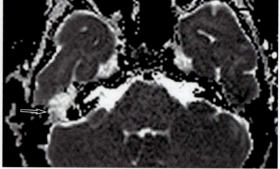

画像の読影

　HRCTでは，右鼓室から乳突洞に軟部濃度が充満している（図1-A, B；→）．骨破壊はみられない．MRIでは，T1強調像で高信号（図1-C；→），CISS像で高信号を示す（図1-D；→）．拡散強調像では，脳実質と比較して高信号を呈さず（図1-E；→），ADC mapではADC値は高値を示す（図1-F；→）．コレステリン肉芽腫に合致する所見である．摘出術が施行され，病理検査でも確認された．

一般的知識と画像所見

　コレステリン肉芽腫は，コレステロール結晶を含む肉芽腫である．全身の様々な部位に発生するが，側頭骨領域の頻度が最も高い．中でも中耳腔が最も多く，真珠腫性中耳炎や癒着性中耳炎，鼓室硬化症など他の中耳疾患に合併することが多い．青色鼓膜を来す病変のひとつであり，その他の鑑別疾患に頸静脈球変異，髄膜瘤・髄膜脳瘤がある．

　コレステリン肉芽腫が形成される機序は不明だが，換気障害，出血，ドレナージ不良の3つが重要な役割を果たしている．中耳における発生機序としては，換気障害（中耳炎や耳管機能不全などによる）のために中耳腔内が陰圧になり，血管から血液成分が漏出する．続いて，その分解産物であるコレステロールが結晶化し，結晶に対する異物反応として肉芽腫が形成されると考えられている．

画像所見　CTでは軟部濃度として描出され，非特異的である．MRIでは，T1強調像，T2強調像で高信号を示す[1]．これは，メトヘモグロビンの常磁性効果によると考えられている．また，T2強調像では辺縁に低信号のリムを伴うことがあり，ヘモジデリン沈着が原因である．造影MRIでは，内部には増強効果を認めない．ただし，辺縁には炎症反応による造影効果がみられる．拡散強調像では一般的に信号強度が低く，拡散制限を示さない．

鑑別診断のポイント

　最も重要な鑑別疾患は真珠腫である．鑑別に有用なMRIは，拡散強調像とT1強調像である．拡散強調像において，コレステリン肉芽腫は拡散制限を示さず，拡散制限を示す真珠腫との鑑別点となる[2]．ただし，拡散制限を示すコレステリン肉芽腫の報告もあり，注意が必要である．その際は，T1強調像で高信号を示すことが，低信号を示す真珠腫との鑑別点となる．

参考文献

1) Rinaldo A, Ferlito A, Cureoglu S, et al: Cholesterol granuloma of the temporal bone: a pathologic designation or a clinical diagnosis? Acta Otolaryngol 125: 86-90, 2005.
2) Baráth K, Huber AM, Stämpfli P, et al: Neuroradiology of cholesteatomas. AJNR 32: 221-229, 2011.

中耳 耳硬化症
otosclerosis

大澤威一郎, 齋藤尚子

症例1 50歳代, 男性. 5年前に健診で左難聴を指摘される. 鼓膜は正常, 左伝音難聴を認め, CTを施行.

図1-A　HRCT(右)　　図1-B　HRCT(左)

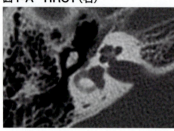
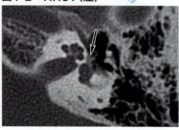

症例2 30歳代, 女性. 2年前から両側の難聴を自覚し, 左耳鳴も出現. 鼓膜は正常で, CTを施行.

図2-A　HRCT（蝸牛軸レベル, 右）　　図2-B　HRCT（蝸牛軸レベル, 左）

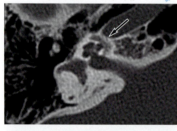
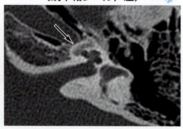

図2-C　HRCT(Aの下方レベル, 右)　図2-D　HRCT(Bの下方レベル, 左)

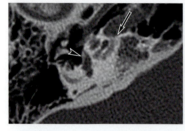
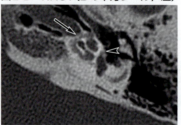

NOTE　cochlear cleft

若年者の卵円窓前方に低吸収域を認めることがある. cochlear cleft（図3；→）と呼ばれ, 正常変異である. 小児で多くみられ, 年齢とともに頻度は低下する. 中間層の裂隙, もしくは fissula ante fenestram ではないかと推定されている. 同領域は窓型耳硬化症の好発部位でもあり, 鑑別が重要である. 鑑別点は, cochlear cleft では辺縁の骨皮質が保たれているのに対して, 窓型耳硬化症では辺縁が障害されている点である.

図3　HRCT

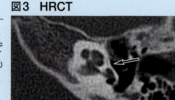

参考文献

1) Sakai O, Curtin HD, Hasso AN, et al: Otosclerosis and dysplasias of the temporal bone. *I-n* Som PM, Curtin HD (eds); Head and neck imaging, 5th ed. Mosby, Philadelphia: p.1231-1261, 2011.
2) Sakai O, Curtin HD, Fujita A, et al: Otosclerosis: computed tomography and magnetic resonance findings. Am J Otolaryngol 21: 116-118, 2000.

■画像の読影

症例1：HRCTでは，左側の卵円窓の前方に低吸収域があり，骨皮質に及ぶ（図1-B；→）．窓型耳硬化症の所見である．右側（図1-A）は正常である．聴力は改善し，外来フォロー中である．

症例2：HRCTでは，両側の蝸牛周囲（図2；→）や卵円窓前方（図2-C, D；▶）に脱灰像を認める．蝸牛型耳硬化症の所見である．両側のアブミ骨手術により聴力は改善し，経過観察中である．

■一般的知識と画像所見

耳硬化症は，骨迷路に生じる骨異形成疾患である．骨迷路（迷路骨包）は，組織学的に内層・中間層・外層の3層からなり，中間層は内軟骨層，その他の2層は骨膜層とも呼ばれる．耳硬化症は中間層から発生する．アジア人に比べて白人で頻度が高く，進行例も多い．男性よりも女性に多く，両側性の頻度が高いことも特徴である．

耳硬化症の病巣は，活動期と非活動期に分けられる．活動期は，骨吸収と骨新生が血管周囲で生じ，細胞と血流に富む．また，海綿骨増殖が主体で脱灰を認める．具体的には，血管周囲で破骨細胞による骨吸収が生じるため血管周囲腔は拡大し，骨は海綿状になる．同部では骨芽細胞による未熟な骨新生が生じる．一方，非活動期は細胞と血流に乏しく，骨硬化が主体で石灰化を認める．

耳硬化症は，病変の部位により，窓型（fenestral type）と蝸牛型（retrofenestral/cochlear type）に分類される．窓型は骨迷路の外側壁を障害し，そこには卵円窓，正円窓，岬角，顔面神経管が含まれる．中でも"卵円窓の前方"が最も高頻度に障害され，進行するとアブミ骨前脚や底板に進展する．これにより，アブミ骨の肥厚・固着や卵円窓の狭小化が生じ，伝音難聴の原因となる．これに対して，蝸牛型は蝸牛周囲が障害され，感音難聴もしくは混合性難聴を来す．

画像所見 画像診断の主体はCTである[1]．活動期は脱灰が主体であり，"低吸収域"として描出される．窓型では，卵円窓の前方が最も頻度が高く，病変が進展するとアブミ骨の肥厚や卵円窓の狭小化がみられる．一方，蝸牛型では蝸牛周囲に低吸収域を認め，double ring signもしくはhalo signと呼ばれる．非活動期は石灰化が主体となるため，病変が同定しにくくなる．CTのgrade分類には様々なものがあり，標準的なものはない．欧米では進行例が多いため蝸牛型を中心に，わが国では進行例が少ないため，窓型を中心に細分類されている．MRIでは，T2強調像で高信号を示す場合がある．また，活動期は血流に富むため，造影MRIで増強効果がみられる[1]．

■鑑別診断のポイント

耳硬化症の鑑別疾患は，耳小骨奇形（先天性のアブミ骨底板固着や卵円窓欠損），鼓室硬化症，耳硬化症類似の骨異形成疾患である[2]．また，臨床症状は上半規管裂隙症候群と類似するため，CTでの診断は重要である．cochlear cleft（▶NOTE）と呼ばれる正常変異も，鑑別に重要である．耳小骨奇形や鼓室硬化症との鑑別では，脱灰所見の有無がポイントとなるが，海綿骨が硬化すると鑑別が困難となる．また，卵円窓欠損は顔面神経管鼓室部（水平部）の走行異常を合併することが多いため，その所見も鑑別点となる．耳硬化症は成人で発症することが多いのに対して，耳小骨奇形は小児期に発見されるのが一般的であり，発症時期も参考にする．鼓室硬化症は慢性中耳炎が原因となることが多いため，慢性中耳炎の有無が鑑別点となる．

耳硬化症に類似する骨異形成疾患がいくつか存在し，代表的なものに骨形成不全症，線維性骨異形成，骨Paget病，大理石骨病がある．これらは側頭骨以外にも病変が生じるため，全身的な病変の検索が鑑別に有用である．骨形成不全症の中でも，骨脆弱性，青色強膜，難聴を3主徴とするものをvan der Hoeve症候群と呼ぶ．

中耳 # 鼓室型Glomus腫瘍
Glomus tympanicum tumor

大澤威一郎，齋藤尚子

症例 80歳代，女性．右側の拍動性耳鳴で受診．耳鏡検査では，右鼓膜を通して拍動性の赤色腫瘤を透見．

図1-A　HRCT（岬角レベル）

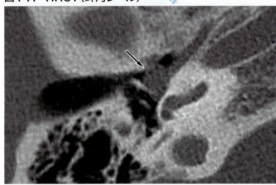

図1-B　HRCT（Aの上方レベル）

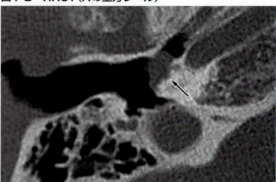

図1-C　T1強調像

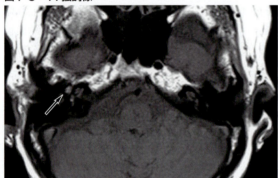

図1-D　STIR冠状断像

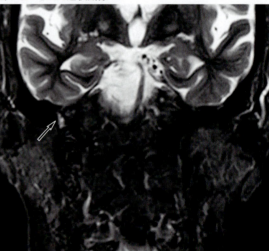

図1-E　脂肪抑制造影T1強調像

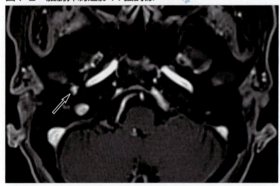

■画像の読影

HRCTでは，右側の鼓室内に軟部濃度腫瘤があり，岬角に接している（図1-A；→）．腫瘤の接する鼓室壁には骨破壊を認める（図1-B；→）．腫瘤は，脳実質と比較してT1強調像，STIR像で高信号を示す（図1-C, D；→）．造影T1強調像では，腫瘤は血管とほぼ同等の強い増強効果を示す（図1-E；→）．鼓室型Glomus腫瘍の所見である．腫瘤は摘出され，Glomus腫瘍の診断が得られた．外来で経過観察中であり，再発はない．

■一般的知識と画像所見

傍神経節腫（paraganglioma）は，副腎外の傍神経節から発生する神経原性腫瘍である．副腎髄質は体内最大の傍神経節であり，そこから発生する腫瘍は褐色細胞腫と呼ばれる．傍神経節は胎生期の神経堤に由来する[1]．また，自律神経系の神経近傍や血管近傍に存在し，化学受容体としての役割を果たしている．

傍神経節腫はGlomus腫瘍ともいわれ，特に頭頸部領域でその名称が用いられている．ただし，同じ名称は四肢末端に好発するGlomus腫瘍でも使われている．これは，毛細血管の先端に存在する動静脈吻合（Glomus小体）から発生する血管系腫瘍である．つまり，神経原性腫瘍であるGlomus腫瘍とは病理学的にも異なるため，混同しないよう注意が必要である（▶NOTE）．

頭頸部領域の好発部位は，①総頸動脈分岐部，②頸部迷走神経領域，③頸静脈球（頸静脈孔），④中耳腔（もしくは乳突蜂巣内），の4つである．前者2つが頸部，後者2つが側頭部主体である．①から発生する腫瘍は頸動脈小体腫瘍（carotid body tumor），②から発生する腫瘍は迷走神経傍神経節腫（vagal paraganglioma, Glomus vagale tumor）と呼ばれる．③から生じる腫瘍は頸静脈球型Glomus腫瘍（Glomus jugulare tumor）と称される．同部の傍神経節は，頸静脈球（jugular bulb）の外膜や，舌咽神経の鼓室枝（Jacobson神経，鼓室神経），迷走神経の耳介枝（Arnold神経）に沿って存在する．④から発生する腫瘍は鼓室型Glomus腫瘍（Glomus tympanicum tumor）と呼ばれる．同部には，Jacobson神経とArnold神経の傍神経節がある．頸静脈球近傍から出たJacobson神経は鼓室を通り，岬角の表面で鼓室神経叢を形成する．そのため，画像では岬角近傍の腫瘤として描出されるのが典型的である．一方，Arnold神経は乳突小管を通り，顔面神経管内を走行する．その後，鼓室乳突裂を出て，耳介や外耳道に分布する．③と④の腫

> **NOTE** 傍神経節腫にまつわる混同しやすい用語
>
> 用語の混乱は，先述の2種類の"Glomus腫瘍"にとどまらない．傍神経節腫に関する用語には，日本語および英語（もしくはラテン語）で複数の名称が用いられている．さらに，それらが1対1に対応しないことがあり，初学者を悩ませる元になっている．例えば，頸静脈球型Glomus腫瘍は，頸静脈孔Glomus腫瘍，頸静脈孔傍神経節腫など様々な名称で呼ばれる．ちなみに，ここでいう頸静脈"球"は内頸静脈の一部であり，骨の開口部である頸静脈"孔"とは異なる概念である．さらに，頸静脈球を容れる骨構造は，厳密には頸静脈"孔"ではなく，頸静脈"窩"である．これらも用語の混乱に一役買っている．
>
> 一方，英語名ではGlomus jugulare, Glomus jugulare paraganglion, jugulare paraganglionなどの名称が用いられる．さらに，その傍神経節は，日本語名では頸静脈球，英語名ではGlomus jugulare, jugular body, nonchromaffin paraganglionと呼ばれる．そして，ここでいう傍神経節としての頸静脈球は，先に述べた静脈としての頸静脈球（jugular bulb）とは異なる概念である．余談だが，頸静脈孔は，神経部と血管部の2つからなり，内頸静脈は血管部を走行する．しかし，この2つは混乱を招く名称であり，なぜなら両部位ともに神経と血管が走行するからである．

瘍は，進展例では両者を区別できないことも多く，まとめて頸静脈球鼓室型Glomus腫瘍（Glomus jugulotympanicum tumor）と呼ぶこともある．

傍神経節腫は中年女性に多く，有色人種より白人に多い．頭頸部領域の傍神経節腫は一般的に副交感神経由来で非機能性であるのに対して，交感神経系由来のものは横隔膜下に多く，カテコラミンを産生する機能性の頻度が高い．

良性の頻度が高いが，進展性が高く，骨破壊を来すことがある．病期分類は主に進展範囲によってなされ，Fisch分類（1998年）とGlasscock-Jackson分類（1982年）が有名である[2]．いずれも進展範囲によって術式が異なるため，進展範囲の評価は重要である．Fisch分類では，Glomus腫瘍を，Class A：中耳腔内に限局，Class B：鼓室・乳突洞に限局し，迷路下領域に進展のないもの，Class C：迷路下領域に進展し，錐体尖に及ぶもの，Class D：頭蓋内進展，の4つに分ける．そしてClass CとClass Dは，さらに細分化される．一方，Glasscock-Jackson分類では，鼓室型Glomus腫瘍を，I：岬角に限局，II：中耳腔を充満，III：中耳腔を充満し，乳突洞に進展，IV：外耳道に進展（内頸動脈の前方へ進展する場合あり），の4つに分類する．悪性，多発性，遺伝性（家族性）が知られており，悪性の場合はリンパ節転移や遠隔転移を来すことがある．ただし，細胞増殖活性の病理学的な指標がなく，すべての傍神経節腫は悪性化の可能性があるため，近年は良悪性に二分しない方向にある．多発性の場合，頸動脈小体腫瘍の多発か，頸動脈小体腫瘍と頸静脈球鼓室型Glomus腫瘍の合併が多い．遺伝性の頻度は従来の報告よりも高く，様々な原因遺伝子が同定されている．

頸静脈球鼓室型Glomus腫瘍の初発症状としては，拍動性耳鳴や難聴が多い．また，脳神経症状を来すこともあり，頸静脈球型では下位脳神経，顔面神経，聴神経の症状，鼓室型では顔面神経や聴神経の症状が生じる．多血性の腫瘍であるため，耳鏡所見は，赤色の血管性腫瘤が鼓室内にみられ，拍動性を示すことがある．

画像所見 傍神経節腫の画像診断に有用なモダリティは，CT（単純，造影），MRI（単純，造影），血管造影である．そして，診断のポイントとなるのが腫瘍の4つの性質である，①多血性，②骨破壊，③進展性，④多発性となる．

①多血性：傍神経節腫は血管に富む腫瘍であるため，強い造影効果を示す．また，ダイナミック・スタディでは，早期濃染とwashoutを呈し，他病変との鑑別に有用な所見である．単純MRIでは，salt and pepper appearanceを認めることがある[3]．saltが出血や血の遅い血管で高信号，pepperが血流の速い拡張した血管で無信号（flow void）をみているとされ，特に2cmを超える大きな腫瘍でみられる．血管造影では，blush状に濃染される腫瘍と栄養血管を同定するとともに，血管塞栓が行われる．

②骨破壊：診断にはCTが有用である．特に頸静脈球型では，頸静脈孔の拡大や周囲に虫食い状の骨破壊を認める．ただし，正常の頸静脈孔でも左右非対称が多く，大きなものも存在するため注意が必要である．

③進展性：進展範囲の評価には造影CTや造影MRIが有用である．側頭骨領域の腫瘍が，頭蓋内や頸部の広い範囲に進展する場合がある．また頸静脈球鼓室型Glomus腫瘍の場合，耳鏡で鼓室内に腫瘍を認めても，鼓室内に限局していると即断してはならない．画像検査で腫瘍の広がりを評価する必要がある．

④多発性：腫瘍を1つみつけて満足してはならない．多発性も考慮し，他の領域もくまなく探すことが肝要である．

一方，機能画像も診断に有用であり，主にMIBGシンチグラフィやFDG-PETが使用される．MIBGシンチグラフィは，原発巣に対して感度・特異度は高い一方で，転移に対する感度は比較的低い[4]．これに対し，FDG-PETは転移に対して感度が高く，特に*SDHB*遺伝子変異を有する腫瘍に対しては，感度は100%に達する[5]．

鑑別診断のポイント

耳鏡で赤色の血管性腫瘍をみた場合の鑑別に，異所性内頸動脈，遺残アブミ骨動脈，内頸動脈外方偏位，耳硬化症がある[6]．鼓室型Glomus腫瘍との鑑別はCTで可能と思われる．

鼓室に発生する腫瘍性病変の鑑別に，顔面神経鞘腫，中耳腺腫，カルチノイド，脂肪腫が含まれる．顔面神経鞘腫は，鼓室型Glomus腫瘍と異なり，造影効果が弱く，耳鏡所見で白色鼓膜を示す．中耳腺腫とは，中耳粘膜から発生する稀な良性腫瘍である．非浸潤性で骨破壊を認めない点が鑑別点となりうる．カルチノイドは神経内分泌細胞由来の腫瘍であり，病理学的に中耳腺腫との異同が議論されている．脂肪腫では，脂肪がT1強調像で高信号を示し，脂肪抑制像で信号が低下する点が鑑別に有用である．その他の病変として，髄膜腫がある．非常に稀な腫瘍であり，なぜ鼓室に発生するのか正確な機序は不明である．

真珠腫は耳鏡で白色腫瘤を示すことや，造影効果がみられないことが，鼓室型Glomus腫瘍との鑑別点になる．

参考文献

1) Sweeney AD, Carlson ML, Wanna GB, et al: Glomus tympanicum tumors. Otolaryngol Clin North Am 48: 293-304, 2015.
2) Alaani A, Chavda SV, Irving RM: The crucial role of imaging in determining the approach to glomus tympanicum tumours. Eur Arch Otorhinolaryngol 266: 827-831, 2009.
3) Rao AB, Koeller KK, Adair CF: From the archives of the AFIP. Paragangliomas of the head and neck: radiologic-pathologic correlation. Armed Forces Institute of Pathology. RadioGraphics 19: 1605-1632, 1999.
4) Corssmit EP, Romijn JA: Clinical management of paragangliomas. Eur J Endocrinol 171: R231-R243, 2014.
5) Timmers HJ, Kozupa A, Chen CC, et al: Superiority of fluorodeoxyglucose positron emission tomography to other functional imaging techniques in the evaluation of metastatic SDHB-associated pheochromocytoma and paraganglioma. J Clin Oncol 25: 2262-2269, 2007.
6) Tuan AS, Chen JY, Mafee MF: Glomus tympanica and other intratympanic masses: role of imaging. Oper Tech Otolaryngol 25: 49-57, 2014.

中耳 Langerhans細胞組織球症
Langerhans cell histiocytosis（LCH）

内匠浩二，藤田晃史，齋藤尚子

症例 3歳，男児．中耳炎の治療中に外耳道の腫瘤を認めた．側頭骨に骨融解像を有する腫瘤性病変あり．

図1-A　単純CT（骨条件）

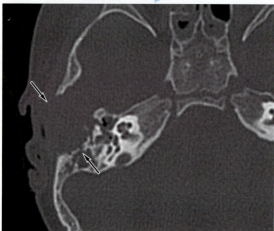

図1-B　単純CT冠状断像（骨条件）

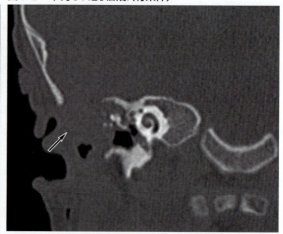

図1-C　造影CT

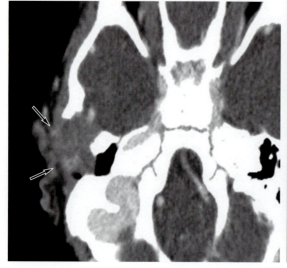

図1-D　造影CT冠状断像

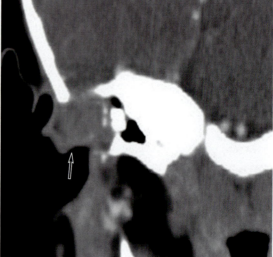

■画像の読影■

単純CTでは，右側頭骨鱗部から乳突蜂巣に，骨皮質を含む溶骨性変化を呈する軟部腫瘤を認め，溶骨性病変の辺縁は境界明瞭である（図1-A, B；→）．造影CTでは，腫瘤は不均一な増強効果を有している（図1-C, D；→）．組織学的に，Langerhans細胞組織球症（Langerhans cell histiocytosis；LCH）と診断された．

■一般的知識と画像所見■

LCHは，Langerhans細胞の単クローン性浸潤・増殖を特徴とする疾患であり，発生率は100万人当たり小児で2～10人，成人で1～2人と小児に多い疾患である．病変は，骨，皮膚，肺，中枢神経，甲状腺，リンパ節，軟部組織，胸腺などあらゆる臓器にみられ，病変が単一臓器のみの単臓器型と多臓器型に分類される．

頭頸部領域に出現するLCHの頻度は55～80%と高く，その中で側頭骨病変の頻度は15～61%であり，慢性耳漏，外耳道腫脹，耳後部腫脹などの症状の他，病変が内耳へ進展すると感音難聴を来すことがある．LCHの側頭骨病変に軟部腫瘤を伴う場合は，尿崩症の頻度が高くなる中枢神経（central nervous system；CNS）リスク病変のひとつとされ，その病変の指摘は treatment方針を決定する上で重要である．

画像所見 CTは骨病変の評価に有用で，骨皮質も含めた境界明瞭な溶骨性病変が特徴であり，乳様突起（82%）や側頭鱗（79%）を含む骨病変の頻度が高いとされる[1]．MRIではT1強調像で等信号，T2強調像で高信号を示し，一部出血による信号変化を認めることも多い．造影後は，均一なものから不均一なものと様々な増強効果を示す[1,2]．

■鑑別診断のポイント■

中耳や乳様突起を中心とした病変では，中耳炎や中耳真珠腫が鑑別となる．中耳の非中心性の骨侵食像や外側優位の骨融解像は，中耳炎との鑑別点となる．また，真珠腫との比較では，LCHの方が骨破壊性変化が広範囲であるとされ[3]，真珠腫における造影効果の欠如や拡散強調像での著明な高信号も診断の一助となる．

一方，病変が錐体尖を含む骨破壊を認める場合は悪性腫瘍，特に小児では横紋筋肉腫が鑑別に挙がる．横紋筋肉腫は軟部腫瘤を伴い，広範で境界不明瞭，不整な骨破壊像を呈する．それと比較すると，LCHの方が乳様突起への浸潤が高頻度であり，錐体尖や中耳のみに病変が局在する頻度が低いこと，そして骨皮質への侵食が高頻度なことが，鑑別に有用と報告されている[4]．

その他，転移性骨腫瘍や巨細胞腫，内リンパ嚢腫瘍などが鑑別に挙がるが，画像所見のみでは鑑別が困難な症例も少なくなく，年齢や病歴などの臨床情報も併せた評価が重要である．

参考文献

1) Zheng H, Xia Z, Cao W, et al: Pediatric Langerhans cell histiocytosis of the temporal bone: clinical and imaging studies of 27 cases. World J Surg Oncol 16: 72, 2018.
2) Modest MC, Garcia JJ, Arndt CS, et al: Langerhans cell histiocytosis of the temporal bone: a review of 29 cases at a single center. Laryngoscope 126: 1899-1904, 2016.
3) Neilan RE, Kutz JW Jr.: Langerhans cell histiocytosis of the temporal bone. Otol Neurotol 33: e31-e32, 2012.
4) Chevallier KM, Wiggins RH, Quinn NA, et al: Differentiating pediatric rhabdomyosarcoma and Langerhans cell histiocytosis of the temporal bone by imaging appearance. AJNR 37: 1185-1189, 2016.

中耳 側頭骨骨折
temporal bone fracture

齋藤尚子, 大澤威一郎

症例1 60歳代, 男性. 自転車走行中に自動車にはねられ, 救急搬送.

図1　HRCT **KEY**

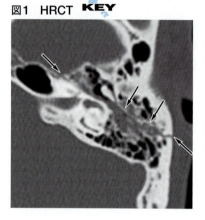

症例2 40歳代, 男性. バイク事故にて救急搬送.

図2　HRCT **KEY**

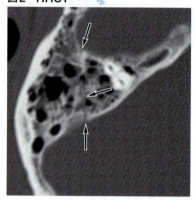

参考症例 ❶ 40歳代, 女性　耳包を含む骨折

図3　HRCT

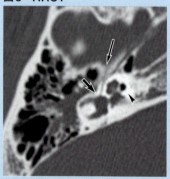

右側頭骨に横骨折を認め (図3；→), 骨折は前庭に及んでいる (図3；▶). 蝸牛内に迷入空気が認められる (図3；▶).

❷ 50歳代, 男性　錐体部を侵す骨折

図4　HRCT

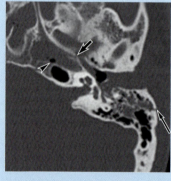

左側頭骨に縦骨折を認め (図4；→), 骨折は錐体部に及び, 頸動脈管に骨折を認める (図4；→). 頸動脈管内には迷入空気が認められる (図4；▶).

❸ 40歳代, 男性　顔面神経管骨折（縦骨折, 錐体部を侵す骨折）

図5　HRCT

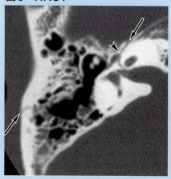

右側頭骨に錐体骨長軸に沿った骨折を認める (図5；→). 骨折線は顔面神経膝神経節部 (図5；▶) に及んでいる.

❹ 70歳代, 男性　鼓室天蓋部骨折

図6　側頭骨CT冠状断像

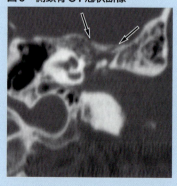

左側頭骨骨折を認め, 骨折線は鼓室天蓋 (図6；→) に及び, 乳突洞や鼓室, 外耳道は血腫により充満されている. 髄液漏も認められた.

■画像の読影■

症例1：HRCTにて，左側頭骨に錐体骨の長軸に沿うように走行する骨折を認める（図1；→）．縦骨折の所見である．鼓室や乳突蜂巣内には，血腫と思われる軟部濃度が認められる．

症例2：HRCTにて，右側頭骨に錐体骨の長軸に直交するように走行する骨折を認める（図2；→）．横骨折の所見である．

■一般的知識と画像所見■

側頭骨骨折は高エネルギー外傷で生じ，側頭骨単独での骨折は稀である．側頭骨骨折の分類には，骨折線の走行に基づく縦骨折・横骨折といった古典的分類方法[1]と，骨折線が耳包（otic capsule）や錐体骨に及ぶかどうかで分類する方法がある[2)3]．

縦骨折は錐体骨の長軸に沿った骨折で，側頭骨骨折の60〜90％に認められ，最も頻度の高い骨折である[1]．頭部側面への鈍的外傷により生じる．縦骨折では伝音難聴が生じることが多く，鼓膜損傷，鼓室内血腫，耳小骨損傷により起こる．顔面神経麻痺の発生は横骨折と比較すると稀で，損傷の程度は軽症のことが多い．膝神経節部での損傷が最も多い[1]．

横骨折は錐体骨の長軸に直交する骨折で，側頭骨骨折の10〜30％に認められる[1]．後頭部への鈍的外傷により生じる．横骨折の25〜50％に感音難聴が生じる[1]．蝸牛神経が切断され，永続的な感音難聴になることや，骨迷路部損傷による感音難聴を合併する[1]．横骨折の40〜60％に顔面神経麻痺が生じ，迷路部での損傷が最も多く，神経切断が多い[1]．

耳包とは前庭（迷路）と蝸牛を指し，これらを侵す骨折は側頭骨骨折の約2〜8％にみられ，稀である（参考症例❶）[1)2)4]．耳包を侵す骨折は，保たれている骨折と比較して，顔面神経損傷は2〜5倍，髄液漏は4〜8倍，感音難聴は7〜25倍の頻度でみられたとの報告がある[5]．

錐体骨を含む骨折（参考症例❷❸❹）とは，錐体尖部か耳包または両方を侵す骨折で，錐体骨を含まない骨折はそれらを侵さず，中耳や乳突蜂巣を横断する骨折である[3]．錐体骨を含む骨折は約17〜37％にみられる[4]．錐体骨を含む骨折は含まない骨折と比較して，髄液漏が9.8倍の頻度で合併し，顔面神経損傷も錐体骨を含む骨折の約30％に合併し，有意に多く認められたとの報告がある[3]．また，錐体骨を含む骨折では，頸動脈管骨折，内頸動脈損傷の重要な危険因子になりうる．骨折が頸動脈管，頸静脈孔，静脈洞を横断する，またはそれら近傍を走行する場合は，CTAやCTVで血管損傷の有無を評価する必要がある．

■鑑別診断のポイント■

側頭骨は複数の骨と連続しているため，その解剖は複雑で，縫合線や，神経や血管などの管腔構造が骨折に見間違われることがある．側頭骨骨折の診断時には，これらの正常構造に注意する．代表的な縫合や裂には，錐体後頭軟骨結合（petrooccipital synchondosis），後頭乳突縫合（occipitomastoid suture），蝶鱗縫合（sphenosquamosal suture），蝶錐体裂（petrosphenidal fissure），錐体鼓室裂（petrotympanic fissure），鼓室鱗裂（tympanosquamous fissure）などがある．その他，弓下窩動脈管（subarcuate canal），単管（singular canal）なども挙げられる．

::: 参考文献 :::

1) Swartz JD, Kang MD: Trauma to the temporal bone. *In* Som PM, Curtin HD (eds); Head and neck imaging, 5th ed, Volume 1. Mosby, St Louis, p.1167-1182, 2011.
2) Kelly KE, Tami TA: Temporal bone and skull base trauma. *In* Jackler RK, Brackmann DE (eds); Neurotology. Mosby, St Louis, p.1127-1147, 1994.
3) Ishman SL, Friedland DR: Temporal bone fractures: traditional classification and clinical relevance. Laryngoscope 114: 1734-1741, 2004.
4) Kang HM, Kim MG, Boo SH, et al: Comparison of the clinical relevance of traditional and new classification systems of temporal bone fractures. Eur Arch Otorhinolaryngol 269: 1893-1899, 2012.
5) Little SC, Kesser BW: Radiographic classification of temporal bone fractures: clinical predictability using a new system. Arch Otolaryngol Head Neck Surg 132: 1300-1304, 2006.

中耳 耳小骨脱臼
dislocation of ossicles

内匠浩二, 齋藤尚子

症例1 10歳代前半，男児．交通外傷後，難聴あり．側頭骨の骨折とツチ・キヌタ骨間の離開あり．

図1-A 単純CT（骨条件）

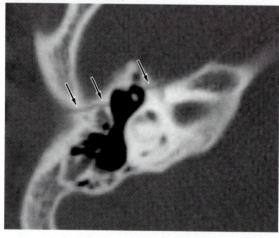

図1-B 単純CT（骨条件） KEY

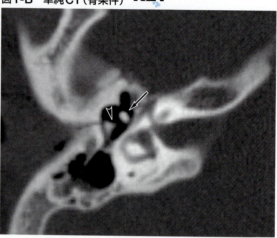

症例2 20歳代，女性．数年前の頭部外傷後より伝音性難聴の訴えあり．ツチ・キヌタ骨間の離開とキヌタ・アブミ骨間の不連続性あり．

図2-A 単純CT（骨条件）

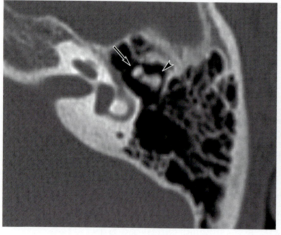

図2-B 単純CT（骨条件） KEY

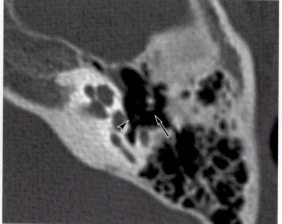

画像の読影

症例1：単純CT（骨条件）にて，右側頭骨に縦骨折を認める（図1-A；→）．さらに下方のレベルでは，キヌタ骨体部は外側へ転位し，ツチ骨頭（図1-B；→）とキヌタ骨体部（図1-B；▶）は完全に離開して，"ice cream dip"の所見を呈している．交通外傷に伴う側頭骨骨折，ツチ・キヌタ骨関節離断と診断された．

症例2：単純CT（骨条件）にて，キヌタ骨が回転，外側に転位し，ツチ骨頭（図2-A；→）とキヌタ骨体部（図2-A；▶）の離開を認める．さらに，キヌタ骨長脚（図2-B；→）とアブミ骨頭（図2-B；▶）の連続性も不明瞭である．外傷に伴うキヌタ骨の転位と診断された．

一般的知識と画像所見

耳小骨離断の原因は，耳かきなどからの直達外力（12.4%）によるものと，頭部外傷などに伴う介達外力によるもの（87.6%）に分けられ，特に交通外傷によるものが多い[1]．側頭骨骨折の有無にかかわらず，外傷によって耳小骨離断は生じるが，側頭骨骨折に関しては錐体骨の長軸に沿った縦骨折が耳小骨損傷を伴いやすい．キヌタ・アブミ骨関節離断が最も多く，次いでキヌタ骨転位を認める．キヌタ骨は，他の耳小骨と比較して周囲との固定部位が少ないため，外傷に伴う損傷を受けやすい．

一方，耳かきによる耳小骨損傷は数%と頻度は高くないが，その場合はキヌタ・アブミ骨関節離断以外に，アブミ骨骨折やキヌタ骨長脚骨折，アブミ骨底嵌入とアブミ骨の異常も多く，アブミ骨底板骨折や前庭窓へ嵌入が生じた場合は，外リンパ瘻がみられることにも注意が必要である．

画像所見 連鎖離断状況は症例によって多様であり，CTによる診断は治療方針を立てる上で重要である．横断像での診断を基本とし，キヌタ・アブミ骨関節損傷ではアブミ骨頭とキヌタ骨長脚豆状突起間の離開，キヌタ・ツチ関節の損傷ではツチ骨頭とキヌタ骨体部間の離開による"ice cream dip"の所見を認める[1]．キヌタ・ツチ，キヌタ・アブミ骨関節離断の両方を認める際は，キヌタ骨転位を疑う[2]．3D-CTが術前の状態把握に有用な症例もあり，MPR像も含め詳細な評価が望まれる[3]．

鑑別診断のポイント

耳小骨骨折は，耳小骨離断と比較して頻度は少ないが，キヌタ骨長脚に多いとされ，冠状断像も含めた評価が望まれる．また，慢性中耳炎での耳小骨の侵食による耳小骨の不連続性が指摘されることもあるが，その際には外科的処置が必要ない症例も多く，臨床症状とも併せた総合的な評価が望まれる[4]．

参考文献

1) Yetiser S, Hidir Y, Birkent H, et al: Traumatic ossicular dislocations: etiology and management. Am J Otolaryngol 29: 31-36, 2008.
2) Zayas JO, Feliciano YZ, Hadley CR, et al: Temporal bone trauma and the role of multidetector CT in the emergency department. RadioGraphics 31: 1741-1755, 2011.
3) Ginat DT, de Venecia RK, Curtin HD: Stapediovestibular dislocation depicted on temporal bone computed tomography with 3D rendering. Am J Otolaryngol 36: 435-436, 2015.
4) Connor SE, Pai I, Jiang D, et al: Discontinuity of the incudo-stapedial joint within a fully aerated middle ear and mastoid on computed tomography: a clinico-radiological study of its aetiology and clinical consequence. Clin Radiol 67: 955-959, 2012.

内耳・脳神経　前庭水管拡張症
enlarged vestibular aqueduct syndrome

大澤威一郎，齋藤尚子

症例1 50歳代，女性．小児期から両側難聴を認める．めまいの精査目的にCTを施行．

図1-A　HRCT（右）
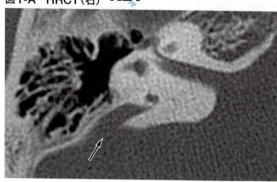

図1-B　HRCT（左）
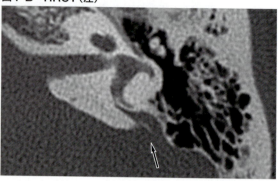

症例2 10歳代後半，女性．生下時から両側の高度難聴があり，変動しながら増悪傾向にある．甲状腺腫を指摘されており，Pendred症候群が疑われ，MRIを施行．

図2-A　T2強調像（内リンパ管レベル）
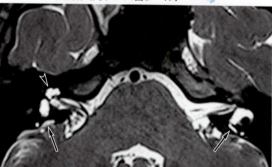

図2-B　T2強調像（内リンパ嚢レベル）
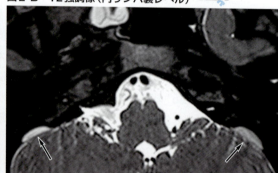

図2-C　heavily T2強調 3D FLAIR像
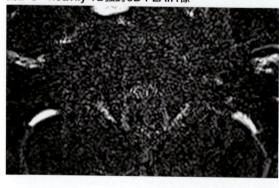

図2-D　脂肪抑制T1強調像
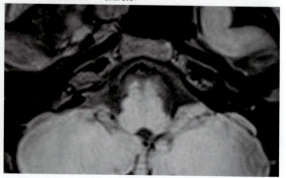

参考文献
1) Lo WW, Daniels DL, Chakeres DW, et al: The endolymphatic duct and sac. AJNR 18: 881-887, 1997.
2) Gopen Q, Zhou G, Whittemore K, et al: Enlarged vestibular aqueduct: review of controversial aspects. Laryngoscope 121: 1971-1978, 2011.

画像の読影

症例1：HRCTでは，両側の前庭水管は拡張している（図1-A, B；→）．前庭水管拡張症の所見である．外来で経過観察中である．

症例2：T2強調像では，両側の内リンパ管は拡張している（図2-A；→）．右側では蝸牛軸の形成不全を認める（図2-A；▶）．また，両側の内リンパ嚢にも拡張を認める（図2-B；→）．内リンパ管・嚢拡張症の所見である．さらに，内リンパ嚢のリンパ液は，他の内耳リンパ液や脳脊髄液よりも信号強度が低く，高蛋白成分を示唆するが，heavily T2強調3D FLAIR像（図2-C）や脂肪抑制T1強調像（図2-D）では，高信号を呈する．人工内耳手術も視野に入れ，外来でフォロー中である．

一般的知識と画像所見

前庭水管は，側頭骨内にある管状の骨構造である．前庭（総脚）と後頭蓋窩に開口し，前者の開口部を内口部，後者の開口部を外口部と呼ぶ．一方，内リンパ管・嚢は，前庭水管内にある膜迷路である[1]．前庭側の細い管状の部分を内リンパ管，後頭蓋窩側の嚢状の部分を内リンパ嚢と呼ぶ．内リンパ管・嚢内は内リンパ液で満たされているが，他の膜迷路と異なり，蛋白濃度が高く高張であることが知られている．前庭水管拡張症と内リンパ管・嚢拡張症は同じ意味で使われることが多い．ただし，前庭水管拡張がなくても，内リンパ管・嚢拡張症が存在する場合もあり，前庭水管の評価はCT，内リンパ管・嚢の評価はMRIと分けて行うのが望ましい．

前庭水管拡張の診断基準は様々だが[2]，一般的には中間部（総脚と外口部の中間）もしくは外口部の前後径を基準としている．Valvassori criterion（1978年）は中間部＝1.5mm，より感度を上げたCincinnati criteria（2007年）では，中間部＝1.0mmもしくは外口部＝2.0mmを超えるものを拡張と定義している．

前庭水管拡張の機序は不明であるが，胎生期などの発生段階で前庭水管拡張はみられない．前庭水管拡張症は，蝸牛症状および前庭症状を引き起こす．その正確な機序は不明だが，特に難聴に関してはいくつかの仮説が提唱されている．リンパ内の圧力，電解質あるいは高張液が関係する説，耳小骨が関与している説，拡張した前庭水管が"第3の窓"として働いている説がある．

前庭水管拡張症は両側性の頻度が高い．難聴の増悪因子はいくつかあるが，最も報告が多いものが頭部外傷である．様々な内耳奇形を合併し，特にMondini奇形（incomplete partition type II）や蝸牛軸形成不全，半規管低形成を高率に合併する．また，他の疾患群に合併することがあり，特にPendred症候群が有名である．本症候群は*SLC26A4*遺伝子の変異が原因であり，甲状腺腫を合併する．

画像所見 CTで前庭水管，MRIで内リンパ管・嚢の評価と，分けて行うのが望ましい．CTでは，内耳奇形の合併を見逃さないことが重要であり，特にMondini奇形や半規管低形成の有無に注意する．MRIでは，内リンパ管・嚢を直接評価できる．他の膜迷路内の内リンパ液と比較して，T2強調像で低信号，FLAIR像で高信号を示すことがある．また，内耳にも同様の変化を認める場合がある．これは，蛋白濃度の高い高張液を示唆する所見であり，高張液が難聴に関与する仮説を支持する根拠となっている．また，合併奇形として，蝸牛軸形成不全の評価にもMRIは有用である．

鑑別診断のポイント

画像上の鑑別疾患はないが，前庭水管拡張と正常の判別が最も難しい．判別困難なものをボーダーラインに分類する診断基準も存在する．

内耳・脳神経 Mondini奇形
Mondini malformation

大澤威一郎，齋藤尚子

症例 50歳代，女性．小児期より両側の難聴がある．腹痛で救急外来を受診．診察中の起床・臥床時にめまいが誘発されたため，精査目的にCTとMRIを施行．

図1-A　HRCT（右）

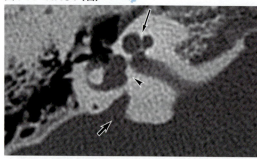

図1-B　HRCT（左）

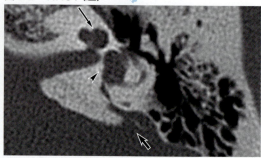

図1-C　CISS像（右）

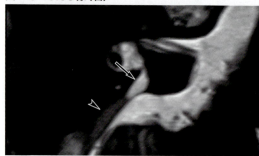

図1-D　CISS MIP像（右）

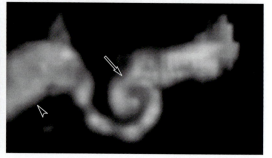

画像の読影

　HRCTでは，両側蝸牛の頂回転と中回転は分離できず，囊状構造を呈する（図1-A, B；→）．Mondini奇形（incomplete partition type II）の所見である．両側前庭は軽度拡大し（図1-A, B；▶）．両側の前庭水管には拡張がみられる（図1-A, B；➡）．CISS像にて，右内リンパ管（図1-C；→）および囊（図1-C；▶）は拡張している．内リンパ囊のリンパ液は，他の内耳リンパ液や脳脊髄液よりも信号強度が低く，高蛋白成分を示唆する．CISS MIP像では，右蝸牛は1.5回転であり（図1-D；→），内リンパ管・囊がラッパ状に拡張している（図1-D；▶）．

一般的知識と画像所見

　内耳奇形の分類はいくつかあるが，古典的には解剖学的見地から，5つ（Michel, Mondini, Bing-Siebenmann, Scheibe, Alexander奇形）に分類される．後者3つは膜迷路の単独奇形であり，画像で異常所見を指摘できないため，診断には病理組織が必要となる．
　前者2つは骨迷路と膜迷路の奇形であり，骨迷路の異常を画像でとらえることができる．しかし，画像で診断できる奇形は2つにしか分類されていないため，容易に診断できるMichel奇形（骨迷路と膜迷路が完全に欠損）以外の奇形は，Mondini奇形への分類を余儀なくされていた．これにより，Mondiniが報告した奇形が狭義のMondini奇形であるのに対し，この分類法では広義のMondini奇形が生まれることとなった．

これに対し，発生学的見地と画像所見に基づく分類法が提唱された．Jackler分類（1987年）と，それを発展させたSennaroglu分類（2002年）である[1)2)]．これらの分類法により，広義のMondini奇形は，狭義のMondini奇形とそれ以外の奇形に細分化されることになった．

現在の主流はSennaroglu分類であり，CT所見に基づいて，内耳奇形を蝸牛，前庭，半規管，内耳道，前庭水管・蝸牛水管の奇形，の5つに大別する．蝸牛奇形は，①Michel deformity，②cochlear aplasia，③common cavity，④incomplete partition type I，⑤cochlear hypoplasia，⑥incomplete partition type II，の6つに分類される．この分類では，様々な発生段階で発育が停止することにより，発生段階に対応した蝸牛奇形が生じると考える．障害を受ける発生段階は①→⑥の順である．最も頻度の高い奇形はincomplete partition type IIであり，狭義のMondini奇形に等しい．この奇形に加え，common cavityとincomplete partition type Iで蝸牛奇形の大部分を占める．

前庭の奇形には，迷路無形成（Michel deformity），common cavity，無形成，低形成，拡大の5つがある．

半規管の奇形は，無形成，低形成，拡大の3つに分けられる．三半規管の中でも外側半規管単独の奇形は，内耳奇形で最も頻度が高い．特に，短く拡大した外側半規管に囊状に拡大した前庭を伴うものは，Jackler分類でvestibule-lateral semicircular canal dysplasiaと呼ばれる．

内耳道の奇形には，無形成，狭窄，拡大がある．内耳道の正常径は2〜8mmである．2mm未満の場合に狭窄と考えられ，蝸牛神経の無形成や低形成を合併することが多い．

前庭水管・蝸牛水管の奇形は拡張である．蝸牛水管（▶NOTE）はCTで4つの領域（外側口，迷路領域，錐体部領域，内側口）に分けられるが，迷路領域で直径1mmより大きい場合を拡張と定義する[3)]．

画像所見 CTおよびMRIにて，Mondini奇形の頂回転と中回転は分離できずに囊状に描出され，蝸牛は1.5回転を示す．また，前庭水管の拡張や前庭の拡大を伴うことが多い．

鑑別診断のポイント

cochlear aplasiaの鑑別疾患は，骨化性迷路炎である．cochlear aplasiaには，蝸牛と蝸牛岬角が存在しないことが鑑別点となる．

> **NOTE　蝸牛水管**
>
> 蝸牛水管は，蝸牛と後頭蓋窩を連絡する骨構造であり，同部を介して蝸牛の外リンパと後頭蓋窩の脳脊髄液が交通している．蝸牛水管は，内耳リンパと脳脊髄液の圧バランスに関係すると考えられている．脳脊髄液の減少による感音難聴の機序に，蝸牛水管を介した外リンパの容積減少と内リンパ水腫の発生が想定されている．また，蝸牛水管は髄膜炎やくも膜下出血が内耳に進展する経路となる．CTを用いた研究では，様々な症状や疾患を有する400症例のうち，1症例を除いたすべての症例で蝸牛水管は同定可能であった[3)]．また，蝸牛水管の拡張を認めた症例はひとつもなかった．つまり，前庭水管拡張と異なり，蝸牛水管拡張で内耳障害を説明するのは難しいかもしれない．

参考文献

1) Sennaroglu L, Saatci I: A new classification for cochleovestibular malformations. Laryngoscope 112: 2230-2241, 2002.
2) Farhood Z, Nguyen SA, Miller SC, et al: Cochlear implantation in inner ear malformations: systematic review of speech perception outcomes and intraoperative findings. Otolaryngol Head Neck Surg 156: 783-793, 2017.
3) Stimmer H: Enlargement of the cochlear aqueduct: does it exist? Eur Arch Otorhinolaryngol 268: 1655-1661, 2011.

内耳・脳神経 迷路炎
labyrinthitis

牛見尚史，大澤威一郎，齋藤尚子

症例1 60歳代，男性．左難聴と強いめまいの訴えがあり，精査目的にMRIが施行された．vHIT（video head impulse test）では，左後半規管に機能低下あり．

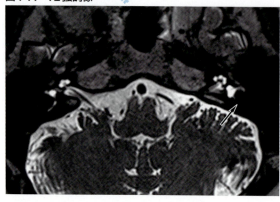

図1-A　T2強調像

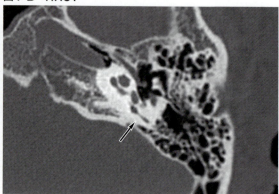

図1-B　HRCT

症例2 8歳，女児．4日前から両側耳下腺の腫脹が出現し，近医で流行性耳下腺炎と診断．その後，右耳鳴と難聴，めまいを自覚し，受診．ムンプス難聴が疑われ，精査目的にMRIを施行．

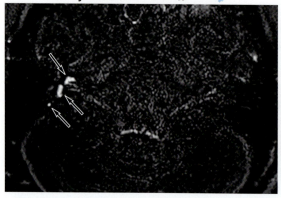

図2-A　heavily T2強調3D FLAIR像

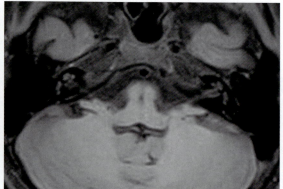

図2-B　脂肪抑制T1強調像

参考文献

1) Dubrulle F, Kohler R, Vincent C, et al: Differential diagnosis and prognosis of T1-weighted post-gadolinium intralabyrinthine hyperintensities. Eur Radiol 20: 2628-2636, 2010.
2) Verbist BM: Imaging of sensorineural hearing loss: a pattern-based approach to diseases of the inner ear and cerebellopontine angle. Insights Imaging 3: 139-153, 2012.

画像の読影

症例1：T2強調像では，左後半規管のリンパ液が同定できない（図1-A；→）．HRCTでは，左後半規管に石灰化・骨化は認めず，線維化を来した迷路炎と思われる（図1-B；→）．症状は改善傾向であり，外来フォローとなった．

症例2：heavily T2強調3D FLAIR像では，右蝸牛・前庭・半規管に高信号域を認める（図2-A；→）．迷路炎に伴うリンパ液の性状変化をみていると思われる．ムンプス難聴に合致する所見である．T1強調像（図2-B）では，右内耳に淡い高信号域を認めるが，FLAIR像よりも不明瞭である．その後，症状は改善し，外来で経過観察中である．

一般的知識と画像所見

迷路炎（内耳炎）は，迷路内に生じる炎症である．正確な原因は不明だが，感染や自己免疫性疾患，その他（アレルギー，薬剤，腫瘍など）の原因が考えられている．感染の起因病原体は主にウイルスと細菌であり，数多くの種類の病原体が想定されている．特に，ムンプスウイルスによるムンプス難聴は，小児の迷路炎として有名である．進展経路としては，中耳由来，髄膜由来，血行性が挙げられる．

迷路炎は，急性期と慢性期に分けられる．急性期は可逆的な段階で，リンパ腔に炎症細胞が浸潤する．一方，慢性期は不可逆的な段階である．線維化や骨化・石灰化が生じ，これにより内耳腔が消失する．

画像所見 迷路炎の画像診断には，MRIとCTが有用である．単純MRIでは，"リンパ液の性状変化"や"線維化や骨化・石灰化"をとらえることができる．リンパ液の性状変化は，T1強調像やFLAIR像でともに高信号を示す．特に，FLAIR像はT1強調像よりも感度が高い．一方，線維化や骨化・石灰化の同定には，高分解能のT2強調像やMR hydrographyが有用である[1]．リンパ液の信号消失として描出される．ただし，線維化と骨化・石灰化の鑑別はMRIでは困難であり，CTが必要となる．

造影MRIでは，急性期に増強効果がみられ，T1強調像やFLAIR像で同定できる[2]．リンパ液の性状変化の場合と同じように，FLAIR像の方がT1強調像よりも微細な変化を検出できる．造影効果は弱く，内耳全体に及ぶ．ただし，慢性期でも造影効果が持続する場合がある．

CTは，線維化と骨化・石灰化の鑑別に有用である．MRIでは，いずれもリンパ液の信号消失として描出されるため鑑別が困難だが，CTでは，骨化・石灰化のみが高吸収域として描出される．この状態を骨化性迷路炎と呼ぶ．

鑑別診断のポイント

鑑別疾患は，迷路内神経鞘腫，迷路内出血，cochlear aplasia（蝸牛無形成）である．迷路内神経鞘腫は，迷路炎と同様に，リンパ液の信号消失として描出される．造影効果を認めるが，迷路炎と比較して強く，腫瘍部に限局するのが鑑別点である．迷路内出血は，T1強調像で高信号を示すが，信号強度が高いのが迷路炎との違いである．cochlear aplasiaは骨化性迷路炎の鑑別疾患であり，蝸牛と蝸牛岬角が存在しないことが鑑別点となる．

内耳・脳神経　迷路内神経鞘腫
intralabyrinthine schwannoma

牛見尚史，大澤威一郎，齋藤尚子

症例 60歳代，女性．数年前から右難聴と耳鳴を自覚．MRIで右内耳道内に腫瘤が指摘され，聴神経腫瘍疑いとしてフォローされていた．経過中に右蝸牛内に異常信号域が出現し，緩徐に増大．

図1-A　T2強調像　**KEY**　　　　　　　　図1-B　脂肪抑制T1強調像　**KEY**

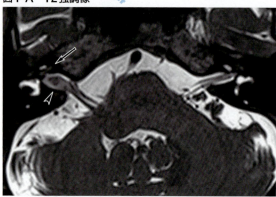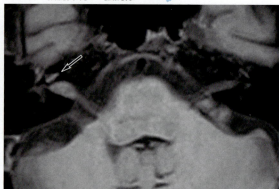

図1-C　T2強調冠状断像

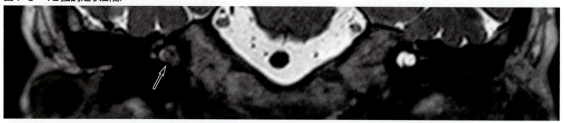

図1-D　脂肪抑制造影T1強調像（1年前）　**KEY**　　図1-E　脂肪抑制造影T1強調像（6年前）

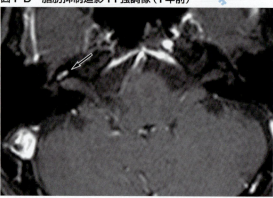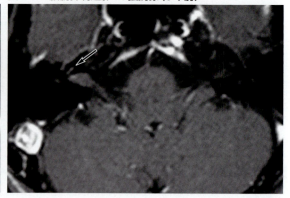

画像の読影

T2強調像では，右蝸牛内に低信号域を認める（図1-A；→）．右内耳道内に聴神経腫瘍と思われる腫瘤があるが（図1-A；►），蝸牛への進展は指摘できない．重複腫瘍が疑われた．脂肪抑制T1強調像では，蝸牛内の病変は，脳実質と比較して軽度高信号を示す（図1-B；→）．T2強調冠状断像では，右蝸牛に低信号域を認める．リンパ液の信号損失として描出されている（図1-C；→）．1年前の造影T1強調像では，T2強調像および脂肪抑制T1強調像の異常信号域に一致して，強い増強効果を認める（図1-D；→）．その他の内耳に造影効果はみられない．6年前の造影T1強調像では，右蝸牛の増強効果域は小さく，この後，緩徐に増大したことがわかる（図1-E；→）．迷路内神経鞘腫に矛盾しない所見である．症状の進行なく，外来で経過観察中である．

一般的知識と画像所見

迷路内神経鞘腫は，内耳由来の神経鞘腫であり，蝸牛神経もしくは上・下前庭神経から発生する．前庭神経よりも蝸牛神経からの発生頻度が高い．多くは蝸牛もしくは前庭・半規管に限局するが，両者にまたがるもの，内耳道や中耳に進展するものもある．腫瘍の部位による分類法が複数報告されている[1)2)]．

主な臨床症状は，難聴，耳鳴，めまいである．特に，難聴はほぼ必発である．ただし，臨床症状と腫瘍の部位には関連がないとされている．

画像所見 迷路内神経鞘腫の画像診断に有用なのは，MRIである．T2強調像，heavily T2強調像では低信号を示し，リンパ液の信号損失として描出される．造影T1強調像では，腫瘍部に限局して増強効果がみられる．

鑑別診断のポイント

迷路内神経鞘腫の鑑別疾患は，迷路炎，迷路内出血，聴神経腫瘍の内耳進展の3つである．

[迷路炎] 迷路炎も，T2強調像，heavily T2強調像で低信号を示すため，これだけでは鑑別困難である．鑑別には造影T1強調像が有用で，ポイントは増強効果の強さと範囲である．つまり，迷路内神経鞘腫は造影効果が強く，腫瘍の増大に伴って拡大するのに対して，迷路炎は造影効果が弱く，経時的に減弱する．また，迷路内神経鞘腫では造影効果が腫瘍部に限局するのに対して，迷路炎は蝸牛全体に及ぶ[3)]．特に，迷路炎の中でも骨化性迷路炎の診断にはCTが有用で，骨化・石灰化が高吸収を示す．

[迷路内出血] 迷路内出血との鑑別には単純のT1強調像が有用であり，迷路内出血は強い高信号を示す[3)]．

[聴神経腫瘍の内耳進展] 迷路内神経鞘腫の内耳道進展との鑑別は困難である．

参考文献

1) Kennedy RJ, Shelton C, Salzman KL, et al: Intralabyrinthine schwannomas: diagnosis, management, and a new classification system. Otol Neurotol 25: 160-167, 2004.
2) Salzman KL, Childs AM, Davidson HC, et al: Intralabyrinthine schwannomas: imaging diagnosis and classification. AJNR 33: 104-109, 2012.
3) Dubrulle F, Kohler R, Vincent C, et al: Differential diagnosis and prognosis of T1-weighted post-gadolinium intralabyrinthine hyperintensities. Eur Radiol 20: 2628-2636, 2010.

内耳・脳神経 聴神経腫瘍
acoustic schwannoma

大澤威一郎，齋藤尚子

症例 50歳代，女性．3年前に左側の難聴を自覚し，他院で治療後に症状は改善した．1か月前に左耳の違和感が出現し，聴力検査では感音難聴を認めた．聴神経腫瘍が疑われ，MRIを施行．

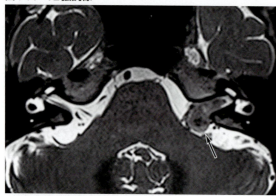

図1-A　T2強調像

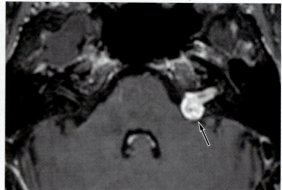

図1-B　脂肪抑制造影T1強調像　KEY

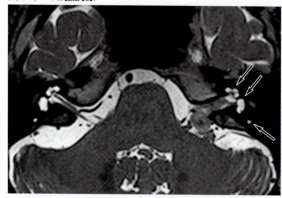

図1-C　T2強調像

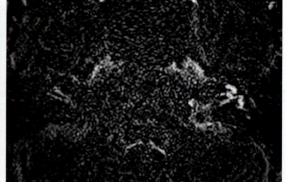

図1-D　heavily T2強調3D FLAIR像　KEY

参考文献

1) Bhadelia RA, Tedesco KL, Hwang S, et al: Increased cochlear fluid-attenuated inversion recovery signal in patients with vestibular schwannoma. AJNR 29: 720-723, 2008.
2) Thamburaj K, Radhakrishnan VV, Thomas B, et al: Intratumoral microhemorrhages on T2*-weighted gradient-echo imaging helps differentiate vestibular schwannoma from meningioma. AJNR 29: 552-557, 2008.

画像の読影

T2強調像では，左内耳道〜小脳橋角部にコンマ状の腫瘤を認め（図1-A；→），脂肪抑制造影T1強調像では，不均一な増強効果を伴う（図1-B；→）．聴神経腫瘍に合致する所見である．T2強調像にて，左内耳は対側よりわずかに低信号を示し（図1-C；→），リンパの性状変化をみていると思われる．3D FLAIR像（図1-D）では，左側の蝸牛・前庭・半規管に明瞭な高信号域を認め，T2強調像よりも病変の指摘は容易である．症状に著変なく，経過観察中である．

一般的知識と画像所見

聴神経腫瘍は，第8脳神経から発生する神経鞘腫である．ほとんどは前庭神経由来であり，中でも上前庭神経の方が下前庭神経よりも発生頻度が高い．一般的に，腫瘍は内耳道内で発生し，緩徐に増大して小脳橋角部に進展する．腫瘍の大きさと部位による分類法にはいくつかあるが，最もよく用いられるのが，Koosらの分類とSamiiらの分類である．いずれも4段階に分類し，段階が進むほど，腫瘍の大きさや内耳道外への進展の程度も大きい．

蝸牛症状（耳鳴，難聴）および前庭症状（めまい）を引き起こし，それには後迷路と迷路の機序が考えられている．前者の機序としては，腫瘍による第8脳神経の圧排がある．後者の機序としては，腫瘍からの毒性代謝物の分泌，コルチ器や血管条の変性，内リンパ水腫などが想定されている．

画像所見 聴神経腫瘍の画像診断にはCTとMRIがある．MRIは微小腫瘍の検出力が高い．また，性状の評価にも優れ，鑑別診断にも有用であるため，第1選択のモダリティである．ただし，CTでも大きな腫瘍であれば直接同定できる場合もあり，また，内耳道の拡大として間接的にとらえることもできるため，発見の契機となる．

MRI所見は，"内耳道〜小脳橋角部の腫瘤"と"内耳の異常信号"がメインである．腫瘤は，内耳道に限局するものから，小脳橋角部に進展してコンマ状を呈するものまで様々である．一般的には，造影効果を示す充実性腫瘍として描出されるが，囊胞成分もしばしば認められる．囊胞成分の有無は，腫瘍の増大や聴力の予後に関係するため，重要である．

内耳の異常信号は，T2強調像とFLAIR像で同定できる．T2強調像では，健側に比して信号が低下するが，微細な変化であり指摘が困難なことも多い．これに対して，2Dおよび3D FLAIR像では高信号域として描出され[1]，T2強調像よりも検出力が高い．蝸牛・前庭・三半規管のいずれにも異常信号を認めうる．これら異常信号の原因として，外リンパの蛋白濃度上昇が想定されている．実際，聴神経腫瘍患者の外リンパでは，蛋白濃度が正常値の数倍高いことが証明されている．また，造影後のFLAIR像では，内耳に異常増強効果を認める場合がある．機序として，血液迷路関門の透過性亢進が想定されている．

鑑別診断のポイント

他の腫瘍性病変との鑑別で最も重要なのが，髄膜腫である．硬膜と接する角度，dural tail signの有無，T2*強調像での出血の程度などが鑑別点となる[2]．内耳道〜小脳橋角部に限局した場合，類似の走行を示す顔面神経鞘腫との鑑別は難しい．

内耳・脳神経 小脳橋角部髄膜腫
cerebellopontine angle meningioma

牛見尚史，大澤威一郎，齋藤尚子

症例 50歳代，女性．左顔面に針で刺されたような痛みを自覚．三叉神経痛の精査で施行されたMRIで，左小脳橋角部に腫瘤を指摘．

図1-A　T2強調像

図1-B　脂肪抑制造影T1強調像

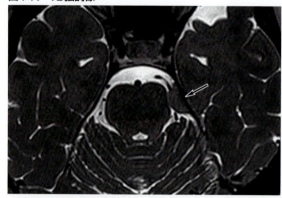
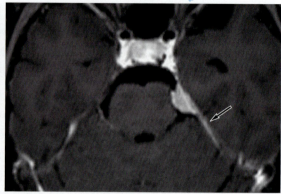

図1-C　T2強調冠状断像

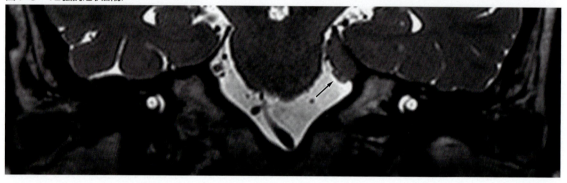

NOTE　dural tail sign

dural tail signは髄膜腫に特異的な所見ではなく，悪性リンパ腫，転移などの腫瘍性病変や，サルコイドーシスなどの非腫瘍性病変でもみられる．dural tail signは一般的に反応性変化と考えられているが，腫瘍がくも膜下腔や硬膜下腔を進展するケースもあるため，注意を要する．単純のFLAIR像もdural tail signの同定に有用で，造影T1強調像とほぼ同等の検出率を示すとの報告がある．

参考文献
1) Asaoka K, Barrs DM, Sampson JH, et al: Intracanalicular meningioma mimicking vestibular schwannoma. AJNR 23: 1493-1496, 2002.
2) Thamburaj K, Radhakrishnan VV, Thomas B, et al: Intratumoral microhemorrhages on T2*-weighted gradient-echo imaging helps differentiate vestibular schwannoma from meningioma. AJNR 29: 552-557, 2008.

画像の読影

T2強調像にて，左小脳橋角部に髄膜に広く接する半球形の腫瘤を認める（図1-A；→）．脳実質と等信号であり，錐体部髄膜となす角は鈍である．造影T1強調像では，腫瘍の増強効果は著明かつ均一であり，辺縁にdural tail signを認める（図1-B；→）．T2強調冠状断像では，三叉神経が腫瘍に圧排され，下方に偏位しているのがわかる（図1-C；→）．後頭蓋窩法による腫瘍摘出術が施行された．症状は改善し，外来で経過観察中である．

一般的知識と画像所見

髄膜腫は，髄膜皮細胞［meningothelial cell（くも膜細胞；arachnoid cell）］より発生する腫瘍である．髄膜皮細胞はくも膜顆粒に存在し，同部から腫瘍が生じると考えられている．中高年者に好発し，女性は男性よりも2.7倍多い．良性の腫瘍で緩徐に増大し，無症状のことが多い．症状を来した場合，腫瘍の圧迫に伴う脳神経症状，小脳・脳幹への圧迫症状，腫瘍や閉塞性水頭症に伴う頭蓋内圧亢進症状がある．内耳道に病変が存在する場合は，聴神経や顔面神経の圧迫症状を来す場合がある．

小脳橋角部に発生する腫瘍の中で，髄膜腫は聴神経腫瘍（前庭神経鞘腫）に次いで2番目に多い（10〜15％）．典型的には，髄膜を基部として発育し，髄膜に広く接する半球形もしくは卵円形の形状を示す．腫瘍と錐体骨のなす角度は鈍角である（鈍角徴候）．

画像所見 単純CTでは，脳実質と比較してやや高吸収を示し（70％），内部に石灰化を伴うことがある（25％）．腫瘍に接する骨には肥厚や硬化がみられる場合があり，過骨と呼ばれる．ほとんどの症例で骨浸潤がみられたとの報告がある．造影CTでは，ほぼ均一な増強効果を示す．

T1強調像，T2強調像では，灰白質と比較して等信号を示す．ただし，石灰化や線維成分はT2強調像で低信号を呈する．造影MRIでは，増強効果は著明であり，均一であることが多い．ただし，壊死や嚢胞などにより，不均一な造影効果を示す場合がある．腫瘍付着部の硬膜が肥厚して造影効果を示し，辺縁部では尾が付いたように薄くみえることから，dural tail sign（flare sign, meningeal sign）と呼ばれ，60％の頻度で認める（▶NOTE）．

造影剤投与後のコヒーレント型の高分解能3D heavily T2強調像（balanced SSFPやCISS）は，腫瘍と脳神経の位置関係を把握できるため，術前評価に有用である．腫瘍の造影効果は脳神経より強いため，腫瘍は高信号，脳神経は低信号に描出され，両者を区別できるようになる．

鑑別診断のポイント

小脳橋角部に発生する腫瘍は，聴神経腫瘍（80〜90％）と髄膜腫（10〜15％）が大部分を占める．両者は治療方針が異なるため，鑑別は重要である．鑑別に有用な画像所見はいくつか報告されている．

聴神経腫瘍を疑う所見は，①腫瘍の形態が球形，②内耳道内に腫瘍があり，内耳道の拡大を伴う，③腫瘍と錐体骨のなす角が鋭角（鋭角徴候），の3つである．

一方，髄膜腫を疑う所見は，①錐体骨や小脳テントに対し，広い基部を有する無茎性の腫瘍，②腫瘍と錐体骨のなす角が鈍角（鈍角徴候），③均一な造影効果，④dural tail sign，⑤腫瘍内の石灰化，⑥過骨，の6つである．

しかし，聴神経腫瘍と髄膜腫は同様の所見を示すことがあり[1]，小脳橋角部髄膜腫の25％が聴神経腫瘍と誤診されている．最近の研究では，T2*強調像や磁化率強調像が鑑別に有用との報告がある[2]．聴神経腫瘍は微小出血の頻度が高く，これらの画像で低信号域として同定できる．

内耳・脳神経　末梢性顔面神経麻痺
peripheral facial nerve palsy

大澤威一郎，齋藤尚子

症例1　70歳代，男性．来院当日に右顔面神経麻痺が出現したため，受診．

図1-A　CISS像（受診時）　**KEY**

図1-B　CISS像（1年半後）

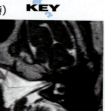
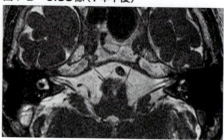

症例2　20歳代，女性．1週間前に左耳の疼痛を自覚し，その後，左顔面神経麻痺が出現したため，受診．

図2-A　heavily T2強調3D FLAIR像

図2-B　造影heavily T2強調3D FLAIR像

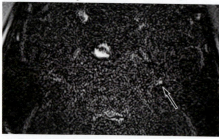
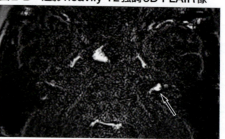

図2-C　脂肪抑制造影T1強調像　**KEY**

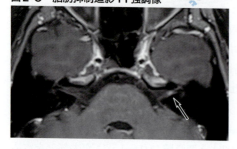

症例3　40歳代，男性．受診前日に左側の顔面神経麻痺，当日には右側の麻痺が出現．

図3-A　heavily T2強調3D FLAIR像　**KEY**

図3-B　脂肪抑制造影T1強調像

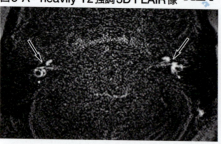
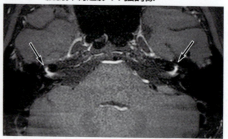

画像の読影

症例1：CISS像では，右内耳道底部の顔面神経が腫大している（図1-A；→）．臨床的にRamsay Hunt症候群が疑われた．1年半後のCISS像（図1-B）では，腫大は改善している．

症例2：3D FLAIR像では，左内耳道内の顔面神経が高信号を示す（図2-A；→）．造影3D FLAIR像およびT1強調像では，同部に造影効果を認める（図2-B, C；→）．Ramsay Hunt症候群の診断で治療を開始し，症状は改善した．

症例3：3D FLAIR像では，両側の蝸牛・前庭・半規管に異常高信号域を認める（図3-A；→）．造影T1強調像では，両側の顔面神経に増強効果がみられる．内耳道から迷路部が造影されており，異常と判断する（図3-B；→）．Guillain-Barré症候群やサルコイドーシスが疑われた．

一般的知識と画像所見

末梢性顔面神経麻痺は，1次性（特発性）と2次性に大別される．1次性はBell麻痺と呼ばれ，2次性よりも頻度が高い．2次性で最多は，Ramsay Hunt症候群である．

画像所見 顔面神経の描出に最も優れたモダリティはMRIであり，特にMR cisternography，3D FLAIR像，T1強調像の3つが有用である．

MRIでは，主に顔面神経と内耳に異常が認められる．顔面神経は腫大し，異常信号や異常増強効果を示す．腫大は内耳道内で認められ，MR cisternographyで最も評価しやすい．多断面から顔面神経との連続性を丹念に追うことが，聴神経腫瘍との鑑別に重要である．異常信号は3D FLAIR像で高信号域として描出される[1]．これに対し，異常増強効果はT1強調像と3D FLAIR像[1]の両者で同定可能である．膝神経節部から遠位の顔面神経は正常でも造影されるため，内耳道内から迷路部が造影された場合に異常と判断する．一方，内耳は3D FLAIR像で異常高信号を示し[2]，造影の3D FLAIR像[2]やT1強調像で異常増強効果がみられる．

Ramsay Hunt症候群では，聴神経や耳介にも異常増強効果を認める場合がある[3]．特に上前庭神経に造影効果がみられることがあり，顔面神経麻痺にめまいが合併する機序として vestibulofacial anastomosis（▶NOTE）を介した炎症の波及が想定されている．また，橋にも炎症が波及することがある．

鑑別診断のポイント

鑑別疾患は，内耳道内に発生する腫瘍性病変であり，聴神経腫瘍や顔面神経鞘腫が含まれる．聴神経腫瘍は，MRIの進歩により小さいうちから発見できるようになったため，顔面神経麻痺を呈する例は稀である．また，Bell麻痺とRamsay Hunt症候群では，顔面神経迷路部にも造影効果を認める点が，聴神経腫瘍との相違点となる．

> **NOTE** vestibulofacial anastomosis（上前庭神経－顔面神経吻合）
>
> 内耳道内に存在する4本の神経にはいくつかの吻合があり，上前庭神経－顔面神経，蝸牛神経－下前庭神経，上前庭神経－下前庭神経の吻合が報告されている．上前庭神経－顔面神経の吻合はvestibulofacial anastomosisと呼ばれ，顔面神経麻痺に前庭症状が合併する病態を説明する上で重要な構造である．

参考文献

1) Chung MS, Lee JH, Kim DY, et al: The clinical significance of findings obtained on 3D-FLAIR MR imaging in patients with Ramsay-Hunt syndrome. Laryngoscope 125: 950-955, 2015.
2) Nakata S, Mizuno T, Naganawa S, et al: 3D-FLAIR MRI in facial nerve paralysis with and without audio-vestibular disorder. Acta Otolaryngol 130: 632-636, 2010.
3) Kuya J, Kuya K, Shinohara Y, et al: Usefulness of high-resolution 3D multi-sequences for peripheral facial palsy: differentiation between Bell's palsy and Ramsay Hunt syndrome. Otol Neurotol 38: 1523-1527, 2017.

内耳・脳神経　顔面神経鞘腫
facial nerve schwannoma

大澤威一郎, 齋藤尚子

症例 30歳代, 男性. 十数年前より左の顔面神経麻痺を反復している. 1週間前から顔面神経麻痺が再度出現したため受診, MRIが施行された. めまいや難聴の症状なし.

図1-A　脂肪抑制T1強調像

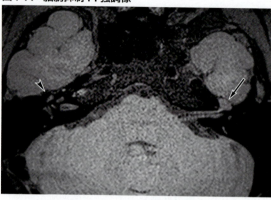

図1-B　T2強調像

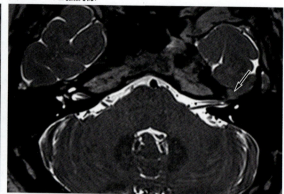

図1-C　脂肪抑制造影T1強調像　KEY

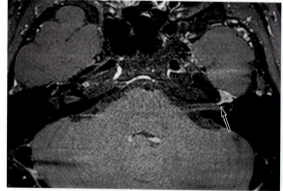

図1-D　脂肪抑制造影T1強調矢状断像

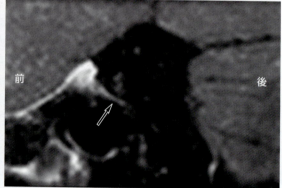

参考文献

1) Wiggins RH 3rd, Harnsberger HR, Salzman KL, et al: The many faces of facial nerve schwannoma. AJNR 27: 694-699, 2006.
2) Yue Y, Jin Y, Yang B, et al: Retrospective case series of the imaging findings of facial nerve hemangioma. Eur Arch Otorhinolaryngol 272: 2497-2503, 2015.

■画像の読影■

　脂肪抑制T1強調像では，左顔面神経の膝神経節部（図1-A；→）は，対側（図1-A；▶）と比較して腫大し，T1強調像で灰白質とほぼ同等の信号を示す．T2強調像では，灰白質と比較してやや高信号を呈する（図1-B；→）．脂肪抑制造影T1強調像では，膝神経節部の病変に均一な増強効果を認め，迷路部～内耳道内の顔面神経に連続する（図1-C；→）．脂肪抑制造影T1強調矢状断像では，病変は顔面神経鼓室部にも進展している（図1-D；→）．顔面神経鞘腫の矛盾しない所見である．その後，症状は消失し，外来で経過観察中である．

■一般的知識と画像所見■

　顔面神経鞘腫は，顔面神経のいずれの部位より発生するが，最も頻度が高いのは膝神経節部である．その他，頻度の高い部位として，鼓室部，迷路部，内耳道～小脳橋角部が挙げられる．発生する部位により鑑別疾患が異なり，膝神経節部では顔面神経血管腫，鼓室部では鼓室型Glomus腫瘍や真珠腫，内耳道～小脳橋角部では聴神経腫瘍が鑑別に挙がる．また，部位により症状も様々だが，最も重要な症状は顔面神経麻痺である．

　画像所見　顔面神経鞘腫の画像診断には，CTとMRIが有用である．CTでは，腫瘍の辺縁は整であり，顔面神経管の拡大を認める．また，周囲骨にはscalloping（波状の骨吸収縁）やremodeling（薄い新生骨）がみられる[1]．腫瘍内の石灰化は稀である．

　MRIでは，T2強調像で高信号，T1強調像では灰白質と比較し，等～高信号を示す．造影T1強調像では，均一な増強効果を示すが，大きいものでは囊胞変性を来す場合がある．

■鑑別診断のポイント■

　顔面神経鞘腫の鑑別疾患は，発生する部位により異なる．

　[顔面神経血管腫]　膝神経節部に発生した場合，最も重要な鑑別疾患は顔面神経血管腫である．なぜなら，顔面神経血管腫もまた，膝神経節部が最も頻度の高い発生部位だからである．CTでは，辺縁の状態と石灰化の有無が鑑別のポイントになる．顔面神経鞘腫は辺縁が整で石灰化が稀なのに対して，顔面神経血管腫は辺縁が不整で，石灰化の頻度が高い（39～50%）．石灰化は斑状や針状を示し，"dot-like"，"point-like"もしくは"needle-like"calcificationと呼ばれたり[2]，"honeycomb appearance"とも称される．MRIでは，顔面神経血管腫は顔面神経鞘腫と比較して，T2強調像で高信号を示すのが特徴である．また，腫瘍の大きさと症状との関係も鑑別点となる．顔面神経鞘腫は，腫瘍の距離が長い傾向にあるにもかかわらず症状が出にくい．これに対して，顔面神経血管腫は1cm未満が81%を占め，腫瘍が小さいうちから症状が出る傾向にある．

　[鼓室型Glomus腫瘍，真珠腫]　鼓室部に発生した場合は，鼓室型Glomus腫瘍や真珠腫との鑑別が重要になる．鼓室部の顔面神経鞘腫は，鼓索神経もしくはJacobson神経由来である．特に，Jacobson神経鞘腫は岬角に発生するため，鼓室型Glomus腫瘍との鑑別が問題となる．耳鏡所見では，Jacobson神経鞘腫が白色鼓膜を示すのに対し，鼓室型Glomus腫瘍は赤色鼓膜を呈する．また，鼓室型Glomus腫瘍はJacobson神経鞘腫より造影効果が強いことも鑑別点となる．真珠腫は，顔面神経鞘腫と同じく白色鼓膜を示すが，造影効果がない点で鑑別可能である．

　[聴神経腫瘍]　内耳道～小脳橋角部に限局して発生した場合は，神経鞘腫の1種である聴神経腫瘍との鑑別は困難である．ただし，内耳道底部から迷路部を通り膝神経節部に達すると，ダンベル状を示し，聴神経腫瘍と走行が異なるため鑑別可能となる．

　[Bell麻痺，Ramsay Hunt症候群]　内耳道底部に球状の腫瘍がみられる場合は，非腫瘍の末梢性顔面神経麻痺（Bell麻痺やRamsay Hunt症候群など）による神経腫大との鑑別が必要になる．非腫瘍性の場合は，顔面神経管の拡大はなく，顔面神経の腫大も経時的に改善する点が鑑別のポイントになる．

内耳・脳神経 類上皮腫
epidermoid cyst

牛見尚史，大澤威一郎，齋藤尚子

症例 30歳代，女性．1年前から右難聴を自覚．頭部MRIで，右小脳橋角部に腫瘤を指摘．

図1-A　T2強調像
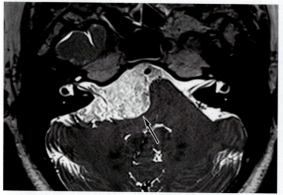

図1-B　脂肪抑制T1強調像
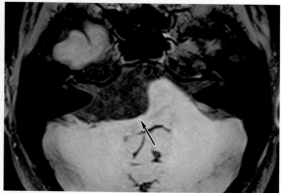

図1-C　heavily T2強調3D FLAIR像　KEY
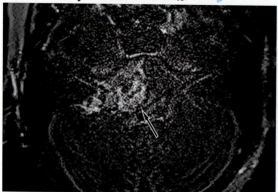

図1-D　拡散強調像　KEY
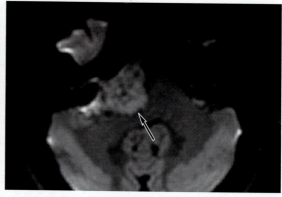

NOTE "white"が示すもの

　white epidermoidの"white"が何を表すかが，文献や書籍により異なり，初学者の混乱の元となっている．典型的な類上皮腫は，CTで低吸収，T1強調像で低信号を示すため，"black epidermoid"と称される．これに対し，white epidermoidの中でもCTで高吸収を示すものは，"dense epidermoid cyst"として1977年にBraunらにより報告されている．

　一方，T1強調像で高信号の場合，その所見だけでwhite epidermoidとするか，T2強調像やCTの所見も組み合わせるかで定義が異なる．前者は広義の，後者は狭義のwhite epidermoidと呼べるかもしれない．後者の場合，T2強調像で高信号，CTで低吸収を示すものをwhite epidermoidと呼ぶことが多い．これは脂質を反映していると考えられる．またT2強調像で低信号を示す場合は，原因として高蛋白と粘性の増加，出血が想定されている．

参考文献

1) Chen CY, Wong JS, Hsieh SC, et al: Intracranial epidermoid cyst with hemorrhage: MR imaging findings. AJNR 27: 427-429, 2006.

▍画像の読影

　MRIでは，右小脳橋角部に腫瘤があり，脳幹・小脳を圧排している．腫瘤の内部性状はやや不均一である．T2強調像で高信号，脂肪抑制T1強調像で低信号を示し，脳脊髄液とほぼ同等の信号を呈する（図1-A, B；→）．ただし，heavily T2強調3D FLAIR像や拡散強調像では，高信号を示す（図1-C, D；→）．

▍一般的知識と画像所見

　頭蓋内の類上皮腫（類表皮嚢胞，類表皮嚢胞腫，類表皮嚢腫）は，胎生期の神経管閉鎖時に迷入した外胚葉性上皮細胞から発生すると考えられている．病理学的には，角化重層扁平上皮からなる壁を有し，内容物はケラチンとコレステロールが主体である．病変は左右に偏在することが多い．

　画像所見　類上皮腫の診断には，CTよりもMRIの方が有用である．内容物の成分によって，病変のみえ方が異なる[1]．典型的な画像所見は，CTでは低吸収，MRIではT1強調像で低信号，T2強調像で高信号を示し，脳脊髄液とほぼ同等の所見を示す．ただし，FLAIR像と拡散強調像では，脳脊髄液と異なり，いずれも高信号を示す．造影効果は通常認めないが，25％程度で辺縁に造影効果を認める．石灰化は10〜25％の頻度で認める．

　これに対して，非典型的な画像所見は典型例と反対であり，CTで高吸収，T1強調像で高信号，T2強調像で低信号，FLAIR像で低信号を呈する．CTで高吸収を示す原因として，高蛋白，ケラチン落屑の鹸化と石灰化，多核白血球の増加，出血などが考えられている．CTで高吸収，もしくはT1強調像で高信号を示すものは"white epidermoid"（▶NOTE）と呼ばれ，他疾患との鑑別が難しい．

▍鑑別診断のポイント

　鑑別疾患には，①くも膜嚢胞，②neurenteric cyst，③類皮腫，④嚢胞変性を伴う腫瘍（特に神経鞘腫，髄膜腫）が含まれる．これらの鑑別に有用なのがMRIであり，特にFLAIR像，拡散強調像，造影T1強調像の3つが有益な情報をもたらす．

［くも膜嚢胞］　鑑別には，FLAIR像と拡散強調像が有用である．くも膜嚢胞も脳脊髄液とほぼ同様の所見を示すが，FLAIR像で低信号を示す類上皮腫が時に存在することに注意する．

［neurenteric cyst］　neurenteric cystは，T1強調像，T2強調像でともに高信号を示す（約90％）．ただし，類上皮腫でも稀にT1強調像で高信号を示すことがあり（white epidermoid），注意を要する．

［類皮腫］　類皮腫（類皮嚢胞，類皮嚢胞腫，類皮嚢腫）は，類上皮腫と同様に，胎生期に迷入した外胚葉性上皮細胞から発生すると考えられているが，皮膚付属器（汗腺，皮脂腺，毛髪）の有無と迷入する時期が異なる．類皮腫は皮膚付属器を伴い，迷入時期が胎生3〜4か月であるのに対して，類上皮腫は皮膚付属器を伴わず，迷入時期が胎生3〜4週である．

　類皮腫は皮脂由来の脂肪を含むため，CTで脂肪濃度，T1強調像で高信号を示す．一方，類上皮腫はCTで脳脊髄液と同じ低吸収，T1強調像で低信号を呈する．また，類皮腫は正中に生じることが多いのに対して，類上皮腫は左右に偏在することが多い．

［嚢胞変性を伴う腫瘍］　神経鞘腫と髄膜腫が含まれ，造影T1強調像や腫瘍の形状が鑑別に有用である．神経鞘腫は，嚢胞壁の造影効果は強く，内耳道に進展することが鑑別点となる．髄膜腫は硬膜に広く接し，造影効果を示す充実成分やdural tail signを認める．

内耳・脳神経 頸静脈球型Glomus腫瘍
Glomus jugulare tumor

齋藤尚子，大澤威一郎

症例1 40歳代，男性．約1年前より嗄声を自覚．緩徐に進行する飲み込みにくさを主訴に受診．拍動性の耳鳴も以前より自覚．

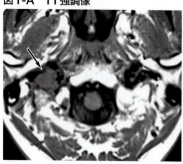

図1-A　T1強調像

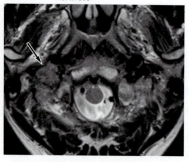

図1-B　T2強調像

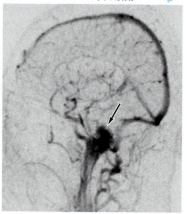

図1-C　MR-DSA（早期相）

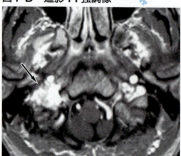

図1-D　造影T1強調像

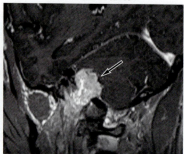

図1-E　造影T1強調斜位像

症例2 60歳代，女性．数年前からの拍動性耳鳴で受診．

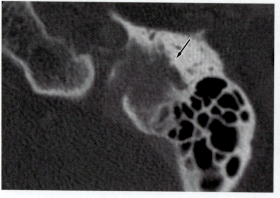

図2-A　単純CT（骨条件）

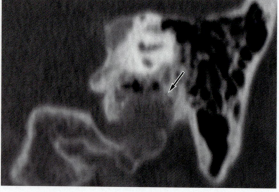

図2-B　単純CT冠状断像（骨条件）

画像の読影

症例1：MRIで，右頸静脈孔を中心とした腫瘤を認める（図1-A〜E；→）．腫瘤はT1強調像（図1-A）で低信号，T2強調像（図1-B）で低信号を示している．MR-DSAで腫瘍は早期濃染し（図1-C；→），造影T1強調像では強い増強効果がみられる（図1-D；→）．造影T1強調斜位像で，腫瘍は，側頭骨から頭蓋内にも突出している（図1-E；→）．画像より，頸静脈球型Glomus腫瘍と診断され，外科的切除術が施行された．

症例2：単純CTで，左頸静脈孔を中心とした腫瘍を認め，周囲骨に溶解性変化がみられる（図2-A, B；→）．

一般的知識と画像所見

傍神経節腫はGlomus腫瘍とも呼ばれ，副腎外の傍神経節から発生する神経原性腫瘍である．頭頸部領域の好発部位は，総頸動脈分岐部，頸部迷走神経領域，頸静脈球（頸静脈孔），中耳腔（もしくは乳突蜂巣内）である[1]．側頭骨や後頭蓋窩では，①頸静脈球に生じる頸静脈球型腫瘍，②鼓室に生じる鼓室型腫瘍，そして③両者にまたがる頸静脈球鼓室型腫瘍がみられる．これらは，頸静脈球（jugular bulb）の外膜や，舌咽神経の鼓室枝（Jacobson神経，鼓室神経），迷走神経の耳介枝（Arnold神経）に沿って存在する傍神経節から発生する[1)2)]．

白人の中年女性にみられることが多い．側頭骨に発生するGlomus腫瘍の初発症状は，拍動性耳鳴や難聴が多い．頸静脈球型Glomus腫瘍では，嗄声や嚥下障害など下位脳神経障害を伴う．

治療の第1選択は外科的切除術で，術前に腫瘍塞栓術が施行されることもある．腫瘍が大きい場合は，放射線治療が併用して行われる[1]（p.52「鼓室型Glomus腫瘍」も参照）．

画像所見 頸静脈球型Glomus腫瘍の画像所見[1)2)]は，CTで頸静脈孔を中心とした造影効果を伴う軟部濃度腫瘍として認められる．骨条件で，頸静脈孔の拡大，周囲骨の脱灰が認められる．腫瘍増大に伴い，広範な溶骨性変化を示す．MRIでは，T1強調像で低信号，T2強調像で中等度信号の膨張性発育を示す腫瘍として認められる．富血管性腫瘍のためflow voidがみられ，"salt and pepper appearance"を呈することが特徴的であるが，実際にはflow voidがみられない症例もある[1]．造影ダイナミックMRIやMR-DSAによる早期造影効果が，診断に有用である[1)2)]．側頭骨に発生するGlomus腫瘍では，頭蓋内，外に進展することがあり，画像での腫瘍進展範囲の評価も大切である．

鑑別診断のポイント

側頭骨に生じるflow voidを伴う腫瘍や富血管性腫瘍の鑑別疾患として，転移性骨腫瘍（腎癌や肝細胞癌由来）や内リンパ嚢腫瘍が挙げられる．転移性骨腫瘍では，側頭骨のどの部位にも生じうる．内リンパ嚢腫瘍は，前庭水管周囲を中心とした錐体骨後部に発生するため，発生部位を明確にすることが大切である．

::: 参考文献 :::

1) 尾尻博也：11章 側頭骨．頭頸部の臨床画像診断学，改訂第3版．南江堂，p.571-740, 2016.
2) Juliano AF, Ginat DT, Moonis G: Imaging review of the temporal bone: part 1. anatomy and inflammatory and neoplastic processes. Radiology 269: 17-33, 2013.

内耳・脳神経　上半規管裂隙症候群
superior canal dehiscence syndrome

大澤威一郎，齋藤尚子

症例 40歳代，男性．数年前からめまいを繰り返していたが，生活に支障はなかった．来院4か月前に，荷物を降ろす作業中にふらつきと嘔気が出現．以後，浮動感が1日中持続し，仕事や運転に支障を来している．難聴の自覚はないが，聴力検査で左伝音難聴を指摘．

図1-A　HRCT Stenver像（右）

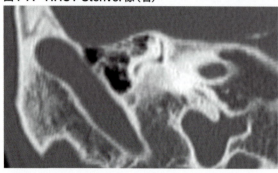

図1-B　HRCT Stenver像（左）**KEY**

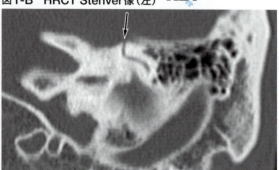

図1-C　HRCT Pöschl像（右）

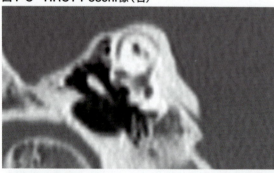

図1-D　HRCT Pöschl像（左）**KEY**

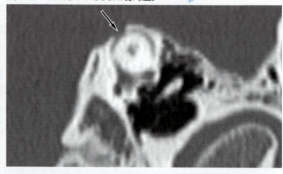

図1-E　HRCT

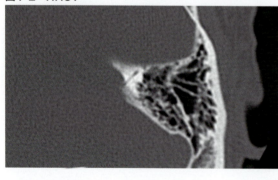

図1-F　T2強調 Pöschl像

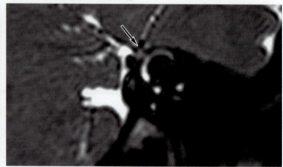

参考文献

1) Merchant SN, Rosowski JJ: Conductive hearing loss caused by third-window lesions of the inner ear. Otol Neurotol 29: 282-289, 2008.
2) Nadgir RN, Ozonoff A, Devaiah AK, et al: Superior semicircular canal dehiscence: congenital or acquired condition?　AJNR 32: 947-949, 2011.
3) Sood D, Rana L, Chauhan R, et al: Superior semicircular canal dehiscence: a new perspective. Eur J Radiol Open 4: 144-146, 2017.
4) Williamson RA, Vrabec JT, Coker NJ, et al: Coronal computed tomography prevalence of superior semicircular canal dehiscence. Otolaryngol Head Neck Surg 129: 481-489, 2003.

画像の読影

　HRCTのStenver像とPöschl像（左側）では，左上半規管の骨壁が中頭蓋窩部で欠損しているのがわかる（図1-B, D；→）．HRCT横断像（図1-E）のみで病変を指摘することは困難である．T2強調Pöschl像では，左上半規管の骨壁が欠損した領域は高信号を示す（図1-F；→）．HRCTのStenver像とPöschl像（右側；図1-A, C）では，右側は正常である．内耳窓強化術後，症状は著明に改善し，外来経過観察中である．

一般的知識と画像所見

　上半規管裂隙症候群（上半規管裂開）とは，上半規管（前半規管）周囲の骨迷路に裂隙が生じ，前庭・蝸牛症状を来す疾患である．前庭症状としては，Tullio現象（巨大音による前庭反射；めまい，眼振），Hennebert徴候（外耳道圧上昇による前庭反射）を来し，本疾患に特徴的である．蝸牛症状としては，伝音難聴および感音難聴を来す．特に伝音難聴は，低音域の気骨導差が特徴的である．

　機序としては，音や圧のエネルギーが裂隙を介して内耳の内外に伝達されることによるものと推察されている．この裂隙は，第1・2の窓である卵円窓と正円窓に対して，病的な"第3の窓"と呼ばれる[1]．これに対し，正常な"第3の窓"は，前庭水管や蝸牛水管，血管孔を指す．病的な"第3の窓"を有する疾患は他にも想定されており，半規管に生じるものとしては後半規管裂隙症候群，外側半規管裂隙症候群，前庭に生じるものでは前庭水管拡張症，蝸牛ではX-linked deafness type 3（X連鎖遺伝難聴3型；DFN3）などがある．

　本疾患の病因は不明だが，先天性もしくは後天性が考えられている．先天性の根拠として，上半規管を覆う側頭骨が両側性に薄い症例があること，小児期の発症がみられることが挙げられる．ただし，成人での発症例が多いことから，先天性よりも後天性の要因が示唆されている[2,3]．

画像所見　本疾患の画像診断には，CTとMRIが用いられる．CTは高分解能CT（HRCT）が通常使用され，撮影条件で重要なのは"スライス厚"と"多断面再構成（MPR）"である．スライス厚は0.5mm程度の薄さが望ましい．MPRに関しては，冠状断像の再構成は必須である．また，斜冠状断像も有用であり，主にStenver像（上半規管に垂直な像）やPöschl像（上半規管に平行な像）が使用される．注意点としては，画像診断だけでは偽陽性を避けられないため，症状の有無を確認することが重要である[4]．

　MRIは，感度や陰性的中率は高いが，陽性的中率が低い．そのため陽性所見がある場合には，CTの追加が推奨される．

鑑別診断のポイント

　鼓膜正常で難聴を来す疾患，Tullio現象やHennebert徴候を来す疾患が鑑別となる．鼓膜正常で難聴を来す疾患に，耳硬化症が含まれる．Tullio現象やHennebert徴候を来す疾患には，Ménière病，内耳梅毒，外リンパ瘻などがある．画像所見だけでなく，他の検査所見や病歴などを加味し，総合的に診断する．また，画像上，裂隙を認めても臨床的に異常がないこともあり，症状の有無を確認する必要がある．

内耳・脳神経 Ménière病
Ménière's disease

大澤威一郎, 齋藤尚子

症例1 50歳代, 男性. 3年前に右耳閉感を自覚. その後, 繰り返すめまい発作が出現し, 他院でMénière病としてフォロー.

図1-A heavily T2強調 3D FLAIR像（造影4時間後）

図1-B heavily T2強調 3D IR像（造影4時間後）

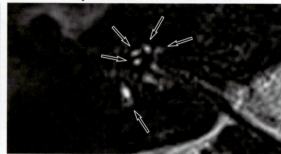

図1-C MR cisternography（造影4時間後）

図1-D heavily T2強調 3D FLAIR像とheavily T2強調 3D IR像の差分画像

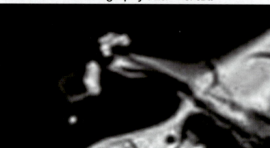
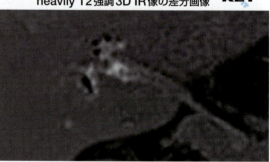

症例2 70歳代, 女性. 右側の難聴や耳鳴, めまいを繰り返し, Ménière病と診断.
図2 heavily T2強調 3D FLAIR像とheavily T2強調 3D IR像の差分画像（造影4時間後）

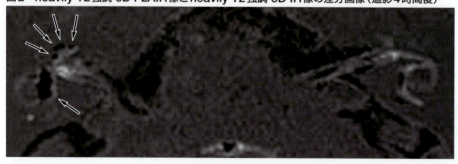

参考文献
1) Naganawa S, Nakashima T: Visualization of endolymphatic hydrops with MR imaging in patients with Ménière's disease and related pathologies: current status of its methods and clinical significance. Jpn J Radiol 32: 191-204, 2014
2) Naganawa S, Yamazaki M, Kawai H, et al: Imaging of Ménière's disease after intravenous administration of single-dose gadodiamide: utility of subtraction images with different inversion time. Magn Reson Med Sci 11: 213-219, 2012.
3) Naganawa S, Yamazaki M, Kawai H, et al: Imaging of Ménière's disease by subtraction of MR cisternography from positive perilymph image. Magn Reson Med Sci 11: 303-309, 2012.

画像の読影

症例1：造影4時間後のheavily T2強調3D FLAIR像では，右蝸牛・前庭・半規管は高信号を示し，造影剤が分布した外リンパをみていると思われる．前庭には低信号域があり，内リンパを示す（図1-A；→）．蝸牛にも内リンパの低信号域があるが，骨との区別が難しい．heavily T2強調3D IR像では，3D FLAIR像とは反対に，蝸牛や前庭の内リンパが高信号（図1-B；→），外リンパが低信号を示す．MR cisternography（図1-C）では，内・外リンパは区別できないが，内耳の輪郭や骨らせん板，内耳道内の脳神経が明瞭に描出される．heavily T2強調3D FLAIR像とheavily T2強調3D IR像の差分画像（図1-D）では，内リンパと骨の区別が容易になり，蝸牛に内リンパ水腫が低信号域として同定される．前庭にも内リンパ水腫が認められる．外来にて経過観察中であり，症状の進行はない．

症例2：造影4時間後のheavily T2強調3D FLAIR像とheavily T2強調3D IR像の差分画像では，右側の蝸牛と前庭に内リンパ水腫を認める（図2；→）．左側は正常である．現在，症状は安定しており，経過観察中である．

一般的知識と画像所見

Ménière病は，聴覚症状（難聴，耳鳴，耳閉塞感など）を伴っためまい発作を反復する疾患である．内リンパ水腫が病態と考えられているが，その原因は不明な点が多い．内リンパ水腫とは，内耳に存在する内リンパと外リンパのうち，内リンパの体積が増大することで膜迷路が腫脹した状態である．ただし，"Ménière病＝内リンパ水腫"ではなく，内リンパ水腫を来す疾患は他にも知られている．また，内リンパ水腫があっても症状を来さないケースも存在する．

内リンパ水腫は，蝸牛や前庭（卵形嚢と球形嚢），半規管膨大部の内リンパで認められる．蝸牛では，中央階（蝸牛階）と呼ばれる内リンパに水腫が生じると，外リンパ（前庭階）との間を仕切るReissner膜が前庭階側に膨隆する．各内リンパでの水腫の程度は様々であり，膜の機械的なコンプライアンスが関連していると推察されている．内リンパ水腫が高度の場合は，Reissner膜が破綻して内・外リンパが交通したり，前庭の内リンパが半規管にヘルニア状に突出することがある．

画像所見 内リンパ水腫の画像評価はMRIで行う．造影剤の投与が必要で，内・外リンパにおける造影剤の分布の違いを利用して画像化する[1]．つまり，造影剤は主に外リンパに分布するため，MRIでは外リンパが高信号域，内リンパが低信号域として分離できる．造影剤の投与法は，以前は鼓室内投与が必要であったが，現在では，通常量の静脈内投与でも対応できる（▶NOTE）．

鑑別診断のポイント

内リンパ水腫を来す疾患は，Ménière病以外にも多数存在する．前庭水管拡張症，上半規管裂隙症候群，耳硬化症，内耳梅毒，遅発性内リンパ水腫，聴神経腫瘍などでも内リンパ水腫が報告されている．鑑別診断は画像所見だけではなく，臨床所見も併せて行われる．

> **NOTE** 内リンパ水腫の MRI 撮像条件
>
> 内リンパ水腫のMRIには高感度・高分解能の撮像条件が必要となり，①高磁場のMRI装置，②多チャンネルの頭部コイル，③3D FLAIR像を使用することで，より良質な画像が得られる．提示した画像も，3TのMRI装置，32チャンネルの頭部コイル，heavily T2強調3D FLAIR像を撮像条件としている．また，撮像のタイミングも重要で，造影剤投与後4時間で高いコントラストが得られる．
> ただし，heavily T2強調3D FLAIR像のみでは，蝸牛の内リンパが骨と同じ低信号を示すため，両者の分離ができず，内リンパの評価が難しい場合がある．
> その解決策として，heavily T2強調3D FLAIR像から，ある画像を差分して，内リンパと骨に信号強度差をつける方法が開発された．差分する画像は，heavily T2強調3D IR像[2]もしくはMR cisternography[3]である．前者は，heavily T2強調3D FLAIR像より反転時間を短くすることで，内リンパを高信号域，外リンパを低信号域として分離する．

2章

頭蓋底

検査法のポイント／正常解剖と解剖のKey／読影のポイント
頭蓋底総論

檜山貴志

　頭蓋骨は脳を容れる脳頭蓋と顔面頭蓋からなり，脳頭蓋の底部を頭蓋底という．頭蓋底は脳神経や脈管が通過するため，多数の孔が存在し，病変により脳神経症状が引き起こされる．鑑別診断には，骨腫瘍・骨髄炎などの骨病変と，隣接する頭蓋内外の病変の知識が必要である．

●●● 検査法のポイント

CT

　CTでは，骨解剖，腫瘍内石灰化・骨化，病変による骨の変化，骨折の評価がしやすい．頭蓋底の評価には少なくともスライス厚は3mm以下が望ましく，髄液漏などで詳細な評価が必要な場合には，0.5〜1mmの薄層スライスが必要である．軸位断像，冠状断像を含めた多断面での観察が有用である．腫瘍，炎症，血管病変などでは造影CTが必要であり，傍神経節腫，若年性血管線維腫など動脈相が有用な場合もある．近年では，造影前後のサブトラクション画像により，骨内の脈管や腫瘍などの造影効果が評価できるようになってきている[1]．

MRI

　MRIでは，骨髄内の病変の進展範囲や中枢神経と病変の関係が評価可能である．スライス厚は3mm以下が望ましい．詳細な評価には3次元撮像を行い，多方向の断面を再構成するのも有用である．頭蓋底ではT1強調像で正常骨髄は高信号を示すため，病変の検出に役立つ．造影剤は腫瘍，炎症，血管病変などで必要である．造影後は脂肪抑制を併用するが，副鼻腔・乳突蜂巣の含気による磁化率差に起因するアーチファクトに注意が必要である[2]．STIR像は磁場の不均一性に強く，頭蓋底の撮影法として適しているが，S/Nは低い（表1）．

表1　MRIルーチンの撮像法

シーケンス	T1強調像	T2強調像	STIR像	拡散強調像	脂肪抑制造影T1強調像
断面	横断 冠状断	横断	冠状断	横断	横断 冠状断

＊血管病変が疑われる場合はMRA，腫瘍性病変ではダイナミック・スタディ，正中構造の評価などでは矢状断を適宜加える．髄液漏検索などでは3D heavily T2強調像を加える．詳細な評価が必要な場合，T1強調像，T2強調像などの3次元撮像を行う．

●●● 正常解剖と解剖のKey

　頭蓋底は前・中・後頭蓋底に分類される（図1）．神経・脈管が走行する孔の理解がポイントである．

1. 前頭蓋底（図1，3）

　前頭骨，篩骨，蝶形骨小翼からなる．正中に嗅神経の通路である篩板があり，鼻副鼻腔腫瘍や頭瘤の進展経路となる．篩板前方には鶏冠と盲孔が位置する．冠状断像では嗅溝，嗅窩，嗅裂（混同注意）が観察しやすく，Kallmann症候群では嗅窩を走行する嗅神経が低〜無形成となる．蝶形骨小翼には前床突起があり，視神経管，上眼窩裂が近接する（3章「眼窩総論」p.114参照）．

頭蓋底総論

図1　頭蓋底

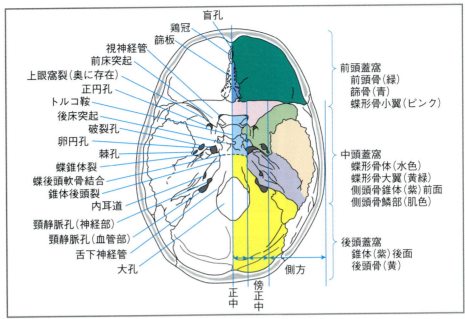

図2　翼口蓋窩と側頭下窩

図2-A　翼口蓋窩を横からみた模式図

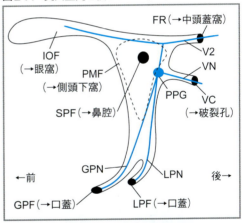

図2-B　単純CT矢状断像（翼口蓋窩）

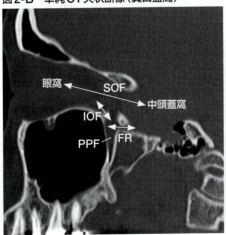

図2-C　単純CT矢状断像（側頭下窩）

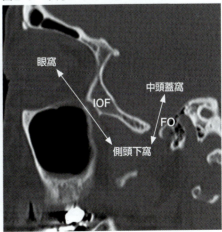

図3 単純CT（骨条件）

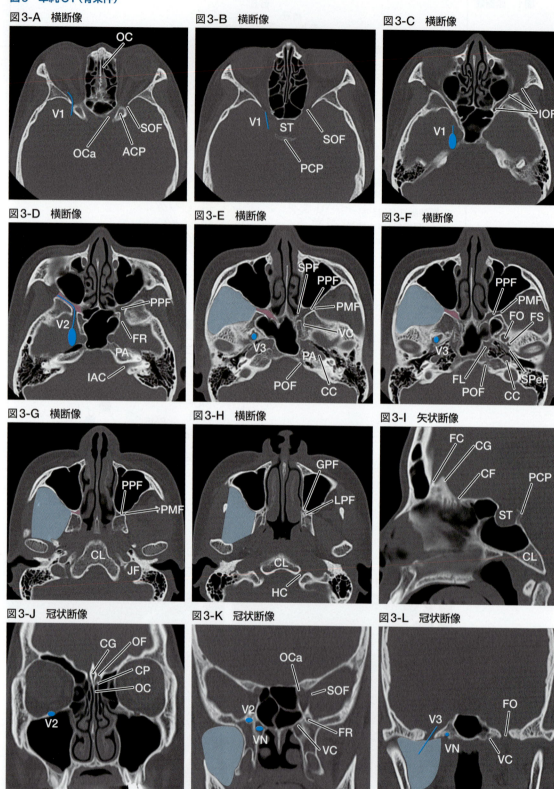

水色：側頭下窩，赤：翼口蓋窩．

2. 中頭蓋底（図1〜3）

蝶形骨体，蝶形骨大翼，側頭骨鱗部，側頭骨錐体前面により形成される．

正中に下垂体を容れるトルコ鞍と呼ばれるくぼみがあり，前後に前床突起・後床突起がある．外側に海綿静脈洞，Meckel腔（三叉神経節を容れる）が位置する．錐体上縁に外転神経が通過するDorello管が位置し，錐体尖炎では外転神経麻痺や三叉神経障害を生じる．

蝶形骨大翼と側頭骨錐体の間には蝶錐体裂があり，内側に破裂孔が，前方に卵円孔（下顎神経を通す），棘孔が位置する．正円孔（上顎神経を通す）は中頭蓋窩前方に前後に走行する孔として認め，正円孔内側下方に翼突管が走行する．これらの神経孔の拡大や頭蓋底神経孔直下の脂肪織消失は，神経周囲進展など病変の存在を示唆する．

- 翼口蓋窩（図2-A，B）：複数の部位に連絡をもち，神経血管の交通の要である．脂肪織の消失は神経周囲進展などの病変の存在を意味する．前方，上方で下眼窩裂を介して眼窩，後方で正円孔を介して中頭蓋窩，翼突管を介して破裂孔，下方で大・小口蓋孔を介して口蓋，内側で蝶口蓋孔を介して鼻腔，外側で翼上顎裂を介して側頭下窩と連絡する．
- 側頭下窩（図2-C）：主に内外翼突筋，側頭筋，翼突静脈叢やretroantral fat（上顎洞後壁後方の脂肪織）で満たされる腔である．咀嚼筋間隙と傍咽頭間隙と一部重複する．上方で卵円孔，棘孔を介して中頭蓋窩へ，前上方は下眼窩裂を介して眼窩へ，内側は翼上顎裂を介して翼口蓋窩へと連絡する．

3. 後頭蓋底（図1〜3）

側頭骨錐体上縁より後方で，後頭骨と側頭骨錐体後面で形成される．正中には大孔が存在し，延髄頸髄移行部が通過する．斜台の上部は蝶形骨，下部は後頭骨からなり，脊索遺残が存在し，脊索腫が発生する．錐体後面には内耳道があり，顔面神経・聴神経が走行する．側頭骨錐体の内耳道より内側は錐体尖と呼ばれ，錐体尖炎やコレステリン肉芽腫が発生する．側頭骨錐体と後頭骨の間にできる錐体後頭裂は軟骨肉腫の好発部位である．錐体後頭裂外側に頸静脈孔が位置し，舌咽神経・迷走神経・副神経が走行する．下方に舌下神経管があり，舌下神経が走行する．

解剖名

ACP	前床突起　anterior clinoid process	GPN	大口蓋神経　greater palatine nerve	PMF	翼上顎裂　pterygomaxillary fissure
CC	頸動脈管　carotid canal	HC	舌下神経管　hypoglossal canal	POF	錐体後頭裂　petrooccipital fissure
CF	篩孔　cribriform foramina	IAC	内耳道　internal auditory canal	PPF	翼口蓋窩　pterygopalatine fossa
CG	鶏冠　crista galli	IOF	下眼窩裂　inferior orbital fissure	PPG	翼口蓋神経節　pterygopalatine ganglion
CL	斜台　clivus	JF	頸静脈孔　jugular foramen	SOF	上眼窩裂　superior orbital fissure
CP	篩板　cribriform plate	LPF	小口蓋孔　lesser palatine foramen	SPeF	蝶錐体裂　sphenopetrosal fissure
FC	盲孔　foramen cecum	LPN	小口蓋神経　lesser palatine nerve	SPF	蝶口蓋孔　sphenopalatine foramen
FL	破裂孔　foramen lacerum	OC	嗅裂　olfactory cleft	ST	トルコ鞍　sella turcica
FO	卵円孔　foramen ovale	OCa	視神経管　optic canal	VC	翼突管　vidian canal
FR	正円孔　foramen rotundum	OF	嗅窩　olfactory fossa	VN	翼突管神経　vidian nerve
FS	棘孔　foramen spinosum	PA	錐体尖　petrous apex		
GPF	大口蓋孔　greater palatine foramen	PCP	後床突起　posterior clinoid process		

表2 頭蓋底の部位別の鑑別疾患

前頭蓋底病変			
	構造	病変	鑑別点
下方	前頭洞 篩骨洞	鼻副鼻腔癌（嗅神経芽細胞腫、扁平上皮癌）、炎症病変（粘液瘤、副鼻腔炎）	・嗅神経芽細胞腫は嗅裂から篩板を介し、頭蓋内へ進展 ・嗅窩髄膜腫、前頭下神経鞘腫は前頭蓋底直上の脳実質外腫瘤で、時に鼻腔へ進展。髄膜腫は骨・硬膜肥厚を伴う ・頭瘤や鼻神経膠腫は頭蓋内との連続性あり
	眼窩	眼窩腫瘍（腺様嚢胞癌など）	
上方	前頭葉 嗅神経	嗅窩髄膜腫、前頭下神経鞘腫、頭瘤、鼻神経膠腫、髄膜瘤、Kallmann症候群	

中・後頭蓋底病変			
		構造	病変	鑑別点

		構造	病変	鑑別点
正中	下方	蝶形骨洞 上咽頭	蝶形骨洞病変（癌、真菌症）、上咽頭癌、横紋筋肉腫	・下垂体や上咽頭粘膜が保たれているか、トルコ鞍底・斜台・頭蓋底下面の骨破壊の程度や病変の主座から発生部位を推定 ・線維性骨異形成症はすりガラス状の骨硬化を示す ・髄膜腫では硬膜・骨の肥厚を伴う
	骨	斜台	脊索腫、線維性骨異形成症	
	上方	下垂体	下垂体病変（下垂体腺腫、頭蓋咽頭腫）、髄膜腫、頭瘤	
傍正中	下方	側頭下窩 翼口蓋窩	三叉神経病変（PNS、血液腫瘍、神経鞘腫）、上咽頭癌、若年性血管線維腫、横紋筋肉腫	・PNSでは神経孔拡大と神経に沿った造影効果を認める ・上咽頭癌は破裂孔を介して頭蓋内へ進展 ・若年性血管線維腫は多血性で若年に発症 ・軟骨肉腫は傍正中に好発、弧状・リング状の石灰化を伴う ・動脈瘤は脳血管と連続し、巨大なものでは内部不均一で、血栓を伴う ・頸静脈孔病変では髄膜腫や神経原性腫瘍が発生 ・髄膜腫では硬膜や骨肥厚を認め、傍神経節腫は多血性で、salt and pepper signを呈する
		頸静脈孔	傍神経節腫、神経周囲進展、神経原性腫瘍	
	骨	錐体尖	軟骨肉腫、錐体尖炎	
	上方	海綿静脈洞 Meckel腔 側頭葉内側 脳幹・脳槽	髄膜腫 動脈瘤 神経原性腫瘍	
側方	下方	側頭下窩 顎関節	顎関節病変（骨軟骨腫症、PVNS）	・骨軟骨腫症は多数の石灰化を伴う ・PVNSではヘモジデリン沈着を認める ・真珠腫は天蓋に骨破壊を来す ・顔面神経に沿ったPNSでは耳下腺癌などを考慮する ・内リンパ嚢腫瘍は内耳に骨破壊性の腫瘤を形成 ・頭瘤は頭蓋内との連続性がある
		中耳	中耳病変（感染、真珠腫、顔面神経PNS、傍神経節腫）	
	上方	側頭葉 小脳	髄膜腫、内リンパ嚢腫瘍、側頭部頭瘤	

骨病変
転移、骨髄腫（形質細胞腫）、線維性骨異形成症、骨形成線維腫、頭蓋底骨髄炎、リンパ腫、脊索腫、軟骨肉腫、LCH、骨肉腫、Ewing肉腫、巨細胞病変（動脈瘤性骨嚢胞、巨細胞腫、好酸球性肉芽腫、褐色腫）、骨芽細胞腫、軟骨腫、軟骨芽細胞腫、軟骨粘液線維腫、Paget病、血管腫、炎症性筋線維芽細胞性腫瘍

LCH：Langerhans細胞組織球症（Langerhans cell histiocytosis）、PNS：神経周囲進展（perineural spread）、
PVNS：色素性絨毛性結節性滑膜炎（pigmented villonodular synovitis）
（文献3）4）を元に作成）

●●● 読影のポイント

1. 病変の検出

　脳神経症状がある場合、予測される部位を念頭に置く。CTでは骨破壊や硬化性・溶骨性変化、腫瘤形成がないかを確認する。MRIは骨髄病変の検出に優れ、多くの病変はT1強調像の高信号の消失、拡散強調像・STIR像で高信号を示すことが手掛かりとなる。日常の頭部ルーチン検査でも頭蓋底は撮影範囲に含まれるため、これらのシーケンスで病変を見落とさないようにする。

2. 病変の評価と鑑別疾患（表2）

　病変の発生部位を推定し，病変の性状や進展範囲を評価する．発生部位は頭蓋底の位置（水平方向）と，頭蓋底骨病変なのか，頭蓋内・外病変からの進展なのか（垂直方向）を評価する．中頭蓋底病変では大まかに正中（蝶形骨体），傍正中（蝶形骨体辺縁～卵円孔外側縁より内側），側方（卵円孔外側縁より外側）で分類する（図1）．病変の主座，骨破壊の様式や骨の偏位，正常構造が保たれているか，などから発生部位を推定する．発生部位により，鑑別疾患はある程度は絞られる（表2）[3)4)]．さらに病変によって，特徴的な所見を呈するものがあり（軟骨基質の石灰化，多血性腫瘍，T2強調像低信号など），これらを手掛かりとして鑑別診断を絞っていく（▶NOTE①）．

> **NOTE ①頭蓋底の発生**
> 　頭蓋底は軟骨内骨化で発生する．したがって，軟骨形成異常（軟骨無形成症など）では頭蓋骨の変形を来し，軟骨肉腫など軟骨性の腫瘍が発生する．神経管や骨の形成異常により頭瘤が生じる．

3. 方針決定

　病変によって，治療が必要ないもの，錐体尖のdon't touch lesionなど生検をしてはいけないもの（▶NOTE②）から，生検が必要なものまである．頭蓋底の病変は生検が困難な場合も多く，侵襲の少ない検査から進める．例えば，骨髄腫が疑われれば血液検査，転移性病変が疑われる場合には全身検索などである．また，適切な生検部位を提示することも重要である．

> **NOTE ②注意すべき正常変異，解剖構造**
> 1）錐体尖含気の左右差
> 2）頸静脈球の左右差
> 3）縫合線
> 4）乳突蜂巣天蓋の骨欠損
> 5）神経孔の静脈叢，静脈による造影効果
> 　1），2）は腫瘤，3），4）は骨折，髄液漏，5）については神経周囲進展と誤認しやすい．

参考文献

1) Kuno H, Sekiya K, Chapman MN, et al: Miscellaneous and emerging applications of dual-energy computed tomography for the evaluation of intracranial pathology. Neuroimaging Clin N Am 27: 411-427, 2017.
2) Delfaut EM, Beltran J, Johnson G, et al: Fat suppression in MR imaging: techniques and pitfalls. RadioGraphics 19: 373-382, 1999.
3) Borges A: Skull base tumours. part I: Imaging technique, anatomy and anterior skull base tumours. Eur J Radiol 66: 338-347, 2008.
4) Borges A: Skull base tumours. part II: Central skull base tumours and intrinsic tumours of the bony skull base. Eur J Radiol 66: 348-362, 2008.

頭瘤（髄膜瘤，脳瘤）
cephalocele (meningocele, encephalocele)

檜山貴志

症例1 生後6日，女児．

図1　T1強調矢状断像　KEY

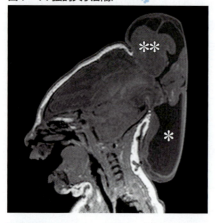

症例2 20歳代，男性．Prader-Willi症候群．

図2　T2強調矢状断像　KEY

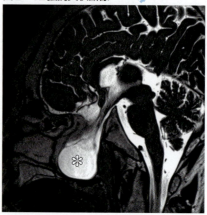

症例3 40歳代，男性．左難聴，耳閉感．柔道，相撲歴．

図3-A　単純CT冠状断像（骨条件）　KEY

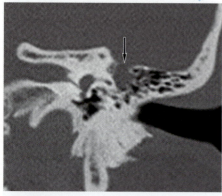

図3-B　T2強調冠状断像

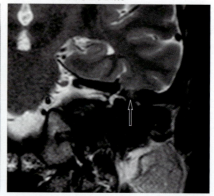

> **NOTE　頭蓋底頭瘤の発生部位**
>
> 正中：①鼻前頭型，②経篩骨型，③経蝶形骨洞型
> 側方：中頭蓋窩から，④蝶形骨眼窩型，⑤蝶形骨洞へ，⑥側頭下窩へ，⑦中耳へ
>
>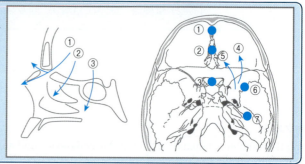

参考文献

1) Macfarlane R, Rutka JT, Armstrong D, et al: Encephaloceles of the anterior cranial fossa. Pediatr Neurosurg 23: 148-158, 1995.
2) Alonso RC, de la Peña MJ, Caicoya AG, et al: Spontaneous skull base meningoencephaloceles and cerebrospinal fluid fistulas. RadioGraphics 33: 553-570, 2013.

▌画像の読影▌

症例1：胎児超音波検査にて頭瘤が指摘されている（非提示）．T1強調像で後頭部頭瘤を認め，頭瘤内に髄液（図1；＊），大脳が脱出している（図1；＊＊）．

症例2：T2強調像で蝶形骨洞上壁が欠損し，蝶形骨洞〜上咽頭に頭瘤を形成している（図2；＊）．下垂体や視床下部が下方へ落ち込んでいる．経蝶形骨洞型頭瘤である．

症例3：単純CTでは，鼓室天蓋に骨欠損（図3-A；→）と軟部濃度があり，T2強調像で脳と等信号を示す結節を認める（図3-B；→）．側頭部頭瘤である．

▌一般的知識と画像所見▌

頭瘤は頭蓋骨欠損部から頭蓋内容が脱出したものである．髄膜，髄液のみ脱出したものを髄膜瘤，脳実質も脱出すると髄膜脳瘤と呼ぶ．脳瘤は脳実質が硬膜を破って脱出したものを指すが，髄膜脳瘤・髄膜瘤も含めて広い意味でも使用される．先天性と後天性がある．

1) **先天性頭瘤**：原因として，神経管閉鎖障害や骨の発生障害などが考えられている．発生頻度は1万出生に対して1〜2人で，後頭部（71.4％）に多く，次いで前頭篩骨部13.2％，頭蓋底4.4％である[1]．後頭部のものは女児に多い．

・後頭部頭瘤は後頭部正中から後方へ脱出し，出生前に超音波検査で判明している場合が多い．脱出する組織量は様々で，小脳虫部欠損などの奇形を合併する．上位頸椎の椎弓欠損も加わり，小脳，脳幹，第四脳室，後頭葉などが脱出するとChiari III型奇形となる．Meckel症候群は後頭部頭瘤に小頭症，多指症，囊胞腎を合併する．水頭症の進行とともに神経症状が悪化する．

・前頭篩骨部頭瘤は盲孔付近の骨欠損を介して鼻腔や鼻根部，眼窩に脱出する．前頭，鼻，眼窩部の腫瘤として認められるが，潜在性の場合もある．

・頭蓋底頭瘤は篩板や蝶形骨体部から脱出するもの（経篩骨型，経蝶形骨洞型，経骨蝶形骨型）が多い（▶NOTE）．他に，蝶形骨大翼から眼窩（蝶形骨眼窩型），中頭蓋窩から中耳，側頭下窩（側頭部頭瘤）への脱出がある．外見上は気づかれにくく，鼻閉や髄膜炎などで発症する．

・経篩骨型は脳の形成異常や症状が軽度であり，鼻腔腫瘍やポリープと間違えられることがある．

・経蝶形骨洞型は下垂体・視床下部が脱出し，内分泌異常，顔面奇形を合併することがある．

2) **後天性頭瘤**：外傷や術後に発生する場合と特発性がある．神経線維腫症1型では眼窩骨壁欠損により頭瘤を合併することがある．前・中頭蓋底に発生し，鼻漏，耳漏，髄膜炎，頭痛などを認める．頭瘤の治療は修復術であり，髄膜炎の合併を防ぐために早期に行うことが多い．

画像所見 頭瘤は頭蓋内と連続性のある病変として認められる．CTでは骨壁の欠損と頭瘤による軟部濃度を認める．MRIでは，T2強調像やheavily T2強調像で高信号の髄液が描出され[2]，低信号の脱出した脳組織が混在する．連続する脳に変形やグリオーシスによる信号変化を伴い，時に硬膜が造影される．T1強調像で，脳脊髄液は鼻副鼻腔分泌液より低信号を示す[2]．また，後天性のものは脳圧により欠損部と頭瘤が緩徐に増大し，腫瘍性病変と間違えられる可能性がある．術前には，骨欠損の範囲や大きさ，頭瘤内容，合併奇形，顔面骨変形などを評価する．

▌鑑別診断のポイント▌

先天性頭瘤では，類皮囊胞，血管腫，リンパ管奇形，頭蓋骨膜洞，鼻ポリープ，粘液瘤，鼻咽頭腫瘤，奇形腫などが鑑別に挙がる．後天性頭瘤では，鼻ポリープ，粘液瘤，鼻咽頭腫瘤，真珠腫などが鑑別に挙がる．頭瘤は頭蓋内との連続性を確認することで診断可能である．

軟骨肉腫
chondrosarcoma

檜山貴志

症例1 60歳代，男性．複視．

図1-A　単純CT（骨条件）　　図1-B　T1強調像

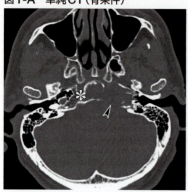
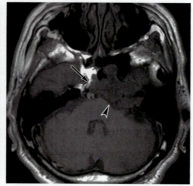

図1-C　脂肪抑制T2強調像　**KEY**　図1-D　脂肪抑制造影T1強調像

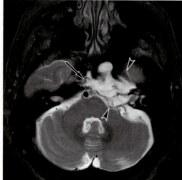
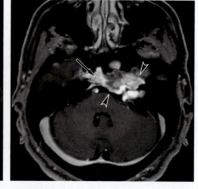

症例2 60歳代，男性．眼球運動障害，斜視．

図2-A　T2強調冠状断像　　図2-B　単純CT冠状断像（骨条件）　**KEY**

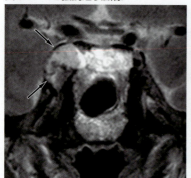
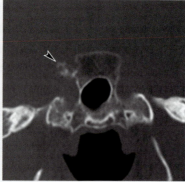

> **NOTE　内軟骨腫症**
> 　Ollier病は内軟骨腫が片側性，非対称性に多発する疾患である．Maffucci症候群では内軟骨腫に加え，静脈奇形も多発する．成人期以降に軟骨肉腫などに悪性化することがある．

■画像の読影■

症例1：単純CTで，左錐体後頭軟骨結合（対側，図1-A；＊）付近を中心に，錐体尖・斜台に骨破壊を伴う腫瘤を認める（図1-A；▶）．T1強調像で均一に低信号，T2強調像で著明高信号，不均一に造影されている（図1-B〜D；▶）．内側では正中を越える進展がある（図1-B〜D；→）．摘出術により，軟骨肉腫（grade II）と診断され，術後陽子線照射がなされた．

症例2：脂肪抑制T2強調像で，右傍鞍部に高信号の腫瘤を認める（図2-A；→）．単純CTでは，病変にリング状の石灰化を認める（図2-B；▶，内頸動脈壁の石灰化ではない点に注意）．摘出術により，軟骨肉腫（grade II）と診断された．

■一般的知識と画像所見■

軟骨肉腫は腫瘍性軟骨を産生する悪性腫瘍である．骨原発悪性腫瘍として，骨肉腫，骨髄腫に次いで多い．頭頸部領域では頭蓋底，顎骨，鼻中隔，副鼻腔，喉頭に発生する．頭蓋底軟骨肉腫は軟骨肉腫の2%，頭蓋底腫瘍の6%を占める．頭蓋底は軟骨内骨化により発生し，多数の軟骨結合が存在する（図3）．軟骨肉腫は軟骨遺残から発生すると考えられており，錐体尖や斜台に好発する（錐体後頭軟骨結合66%，斜台28%，蝶形篩骨複合6%）[1]．Ollier病やMaffucci症候群（▶NOTE）に合併することや，骨Paget病から2次性に発生することがある．好発年齢は40〜70歳代で，男女差はない．発生部位により，頭痛，複視，外転神経麻痺，視力障害，顔面感覚異常などを呈する．

病理組織学的にgrade I〜III（高分化，中分化，未分化）に分類され，頭蓋底軟骨肉腫は高分化型のgrade I（異型軟骨性腫瘍/通常型軟骨肉腫）が約半数，grade I + II, IIも加えると90%を占め，脊索腫よりも予後が良い[2]．稀に間葉性軟骨肉腫が発生する．病理組織学的に脊索腫と鑑別が難しい場合があるが，免疫組織学的に軟骨肉腫はサイトケラチン，EMA（epithelial membrane antigen；上皮膜抗原）が陰性である．治療は診断も兼ねて摘出術が行われる．全摘は難しい場合が多く，術後に陽子線や重粒子線などによる放射線治療を行う．

画像所見 CTでは等〜高吸収の骨侵食を伴う腫瘤で，不均一に造影される．50%に石灰化を認め，典型的にはリング状，弧状の軟骨基質の石灰化である[3]．MRIでは軟骨基質を反映し，T1強調像で低信号，T2強調像で高信号を示す．不均一に造影され，時に蜂巣状，渦状の造影効果を認める[3]．

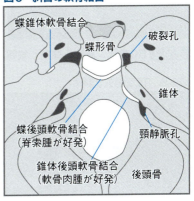

図3　斜台の軟骨結合

■鑑別診断のポイント■

鑑別には，脊索腫，骨転移，骨髄腫，上咽頭癌，錐体尖コレステリン肉芽腫，軟骨腫，軟骨粘液線維腫がある．脊索腫は軟骨肉腫同様にT2強調像で高信号を示すが，正中に発生する．転移，骨髄腫，上咽頭癌はT2強調像でより低信号，コレステリン肉芽腫はT1強調像で高信号を示す．傍正中発生，リング状・弧状の石灰化は軟骨肉腫を疑う所見である．

参考文献

1) Awad M, Gogos AJ, Kaye AH: Skull base chondrosarcoma. J Clin Neurosci 24: 1-5, 2016.
2) Rosenberg AE, Nielsen GP, Keel SB, et al: Chondrosarcoma of the base of the skull: a clinicopathologic study of 200 cases with emphasis on its distinction from chordoma. Am J Surg Pathol 23: 1370-1378, 1999.
3) Razek AA, Huang BY: Lesions of the petrous apex: classification and findings at CT and MR imaging. RadioGraphics 32: 151-173, 2012.

98　2. 頭蓋底

脊索腫
chordoma

檜山貴志

症例1 10歳代，男性．複視．

図1-A　単純CT（骨条件）　KEY

図1-B　T1強調冠状断像

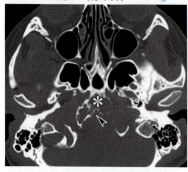
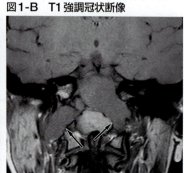

図1-C　T2強調矢状断像　KEY

図1-D　脂肪抑制造影T1強調像

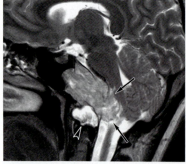
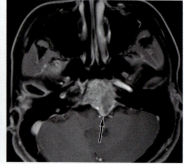

症例2 50歳代，男性．頭痛，複視．

図2-A　T2強調矢状断像

図2-B　T1強調像　KEY

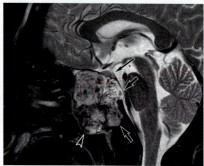
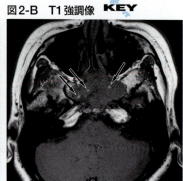

> **NOTE　脊索由来の腫瘍**
> 　脊索腫以外に，斜台後面にみられる ecchordosis physaliphora，椎体の硬化性病変としてみられる良性脊索細胞腫がある．

::: 参考文献 :::

1) Erdem E, Angtuaco EC, van Hemert R, et al: Comprehensive review of intracranial chordoma. RadioGraphics 23: 995-1009, 2003.
2) Almefty K, Pravdenkova S, Colli BO, et al: Chordoma and chondrosarcoma: similar, but quite different, skull base tumors. Cancer 110: 2457-2467, 2007.

画像の読影

症例1：単純CTでは斜台正中に腫瘍を認め，溶骨性の骨破壊を伴う（図1-A；＊）．腫瘍内に取り残された骨を認める（図1-A；▶）．T1強調像（図1-B）で均一に低信号，T2強調像（図1-C）では不均一に高信号，不均一に造影される．T2強調像で，低信号を示す硬膜を越えて，大後頭孔へ進展し，延髄頸髄移行部を圧迫している（図1-C, D；→）．下方は両側傍咽頭間隙茎突後区（図1-B；→），歯突起直上まで腫瘍の進展がある（図1-C；▶）．摘出術がなされ，脊索腫と診断された．術後陽子線照射がなされた．

症例2：蝶形骨洞を占拠する腫瘍を認める．正中に位置し，左右対称に広がる．T2強調像では後床突起，斜台に骨破壊があり，斜台部腫瘍も考慮すべきである（図2-A；→）．T2強調像で高信号，低信号が混在しており，T1強調像では点状の高信号を認める（図2-B；→）．下方は上咽頭に膨隆し（図2-A；▶），上方で頭蓋底を圧迫しているが，下垂体は正常である（図2-A；→）．手術により全摘され，脊索腫と診断された．

一般的知識と画像所見

脊索腫は脊索遺残から発生する腫瘍であり，頭蓋底・脊椎・仙尾部に好発する（▶NOTE）．発生頻度は原発性骨腫瘍の1〜4%，脳腫瘍の0.5%である．欧米では仙尾部発生が半数を占めるが，わが国では頭蓋底に好発する．50〜60歳代が約半数を占め，20歳以下にも10%程度で発生する．初期症状は乏しく，大きくなってからみつかることが多い．症状は複視，頭痛が多く，視力障害，三叉神経障害，下位脳神経障害を呈する．病理組織学的には分葉状の軟らかい腫瘍で，粘液状の間質に泡様空胞を細胞内に含むphysaliphorous cell（担空胞細胞）が島状，索状に増生する．亜型として軟骨形成を伴う軟骨性脊索腫（chondroid chordoma）がある．また，2〜8%で脱分化，肉腫化することがある．治療は手術が基本であるが，全摘は困難な場合が多く，陽子線・重粒子線を含めた術後放射線療法が行われる．

画像所見 脊索遺残からの発生のため斜台，特に蝶後頭軟骨結合に好発する．錐体尖やトルコ鞍，蝶形骨洞からも発生する．CTでは分葉状の膨張性発育を示し，溶骨性の骨破壊を認め，時に石灰化，出血を伴う．石灰化は既存の骨が取り残された場合が多いが，腫瘍自体の異栄養性石灰化によることもあり，軟骨性脊索腫によりみられる[1]．MRIではT1強調像で低〜中等度信号を示すが，出血や高濃度のムチンは結節状の高信号として描出される．T2強調像では粘液基質を反映して高信号を示すが，高濃度ムチンや出血，石灰化により，低信号が混在し，不均一な信号となる．造影効果は，強いものからほとんど造影されないものまで様々である．造影効果が弱い場合には線維性隔壁や被膜が造影され，時に蜂巣状の造影効果を認める[1]．

脊索腫は増大とともに，上方でトルコ鞍，傍鞍部，前頭蓋窩，外側では海綿静脈洞〜錐体尖，中頭蓋窩，下方では大後頭孔，頸静脈孔，傍咽頭間隙，頸椎，鼻咽頭や側頭下窩へ進展する．後方では硬膜内，頭蓋内へ進展し，脳幹を圧迫する．稀に転移（肺，肝，骨）する例や，手術経路に沿った再発，髄膜播種を来すことがある．

鑑別診断のポイント

軟骨肉腫との鑑別が問題となることが多い．脊索腫は正中の蝶後頭軟骨結合に発生することが多く，軟骨肉腫は傍正中の錐体後頭軟骨結合に発生することが多い[2]．また，軟骨肉腫はリング状，弧状の石灰化を伴う．その他，蝶形骨癌，上咽頭癌，髄膜腫，下垂体腺腫，骨腫瘍（転移，骨髄腫，軟骨粘液線維腫など）と鑑別が必要な場合がある．小児では横紋筋肉腫を考慮する必要がある．

錐体尖炎
petrous apicitis

檜山貴志

症例 60歳代，男性．上咽頭癌，放射線化学療法後．右顔面神経麻痺が出現．

図1-A　T1強調像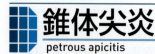

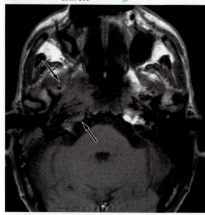

図1-B　脂肪抑制造影T1強調像

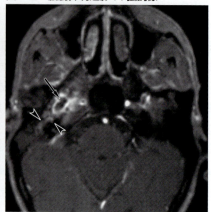

図1-C　ADC map

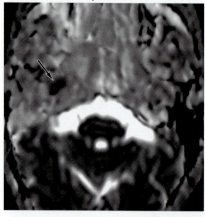

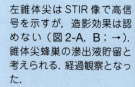
参考症例 50歳代，男性
左眼周囲の違和感

左錐体尖はSTIR像で高信号を示すが，造影効果は認めない（図2-A，B；→）．錐体尖蜂巣の滲出液貯留と考えられる．経過観察となった．

図2-A　STIR像

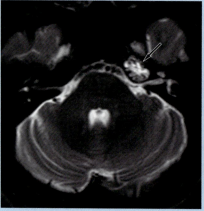

図2-B　脂肪抑制造影前後T1強調差分画像

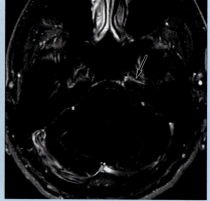

画像の読影

T1強調像にて，右錐体骨髄と前方の傍咽頭間隙が低信号を示している（図1-A；→）．内部に造影されない領域があり，ADCが低下しており（図1-B，C；→），膿瘍や壊死が疑われる．右顔面神経迷路部，鼓室部に造影効果があり（図1-B；▶），顔面神経麻痺の原因と考えられる．

一般的知識と画像所見

錐体尖炎は側頭骨錐体尖に炎症を来した病態である．多くは，中耳炎・外耳道炎など他領域からの炎症波及によるものである．その他，糖尿病やHIV（human immunodeficiency virus）感染などに伴った免疫不全，放射線治療，骨髄腫・リンパ腫などの腫瘍，多発血管炎性肉芽腫症などの肉芽腫性疾患，結核・真菌感染なども，錐体尖炎の原因となる．

錐体尖は外転神経を通すDorello管や三叉神経節，内耳と近接しており，頭痛，めまい，第Ⅴ〜Ⅶ脳神経障害を生じる．神経障害は炎症の直接波及の他，硬膜浮腫による神経絞扼によっても起こる．中耳炎と三叉神経痛，外転神経麻痺の3徴を伴うものはGradenigo症候群と呼ばれ，小児の急性中耳炎に続発することが多い．しかし，今日では抗生剤の発達に伴い，3徴を呈する症例は稀である．治療としては，抗生剤やステロイドの投与，場合によって手術が施行される．

 錐体尖には成人の約3割で蜂巣がみられる．錐体尖蜂巣は両側性のことが多いが，片側性の場合はMRIで正常骨髄を病変と間違えやすい（▶NOTE）．炎症は錐体尖へ蜂巣を介して広がる場合と，静脈を介する場合がある[1]．後者の場合や頭蓋底骨髄炎からの波及では，蜂巣のない錐体尖にも炎症が波及する（錐体尖骨髄炎）[2]．

CTでは錐体尖蜂巣の含気消失を認め，進行例では骨破壊を認める．含気がない場合にはCTでの指摘は難しく，MRIが有用である．MRIでは正常骨髄を示すT1強調像高信号が消失し，造影効果を認める．膿瘍を伴う場合には，拡散低下を示し，辺縁に造影効果を認める．炎症波及により，脳神経に造影効果を認める．進行すると，硬膜下膿瘍，髄膜炎，脳膿瘍，海綿静脈洞炎，静脈洞血栓症，内頸動脈狭窄を合併する．

鑑別診断のポイント

錐体尖の病変として，コレステリン肉芽腫や滲出液貯留（参考症例），真珠腫，頭瘤，白血病，軟骨肉腫・転移などの腫瘍性病変がある．コレステリン肉芽腫はT1強調像で高信号を示し，造影されない．滲出液も造影効果を欠く．軟骨肉腫はT2強調像で高信号を示す．錐体尖炎は中耳炎など他領域に炎症性変化を伴うことが多い．

> **NOTE** 錐体尖の leave me alone lesion[3]
> ①錐体尖蜂巣含気による非対称性錐体尖骨髄
> ②錐体尖蜂巣内の滲出液貯留

参考文献

1) Razek AA, Huang BY: Lesions of the petrous apex: classification and findings at CT and MR imaging. RadioGraphics 32: 151-173, 2012.
2) Koral K, Dowling M: Petrous apicitis in a child: computed tomography and magnetic resonance imaging findings. Clin Imaging 30: 137-139, 2006.
3) Moore KR, Harnsberger HR, Shelton C, et al: "Leave Me Alone" lesions of the petrous apex. AJNR 19: 733-738, 1998.

神経周囲進展
perineural spread（PNS）

檜山貴志

症例 60歳代，男性．硬口蓋癌（扁平上皮癌）．

図1-A～D　脂肪抑制造影T1強調像（尾側→頭側）

図1-A
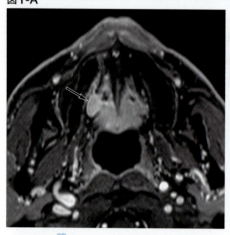

図1-B
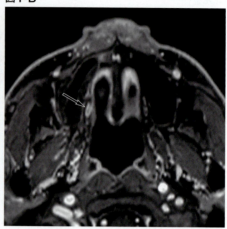

図1-C　KEY
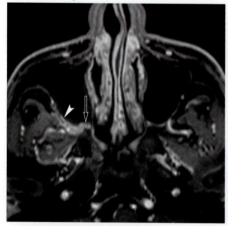

図1-D　KEY
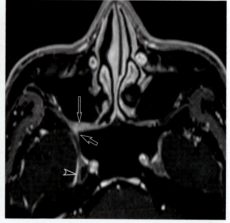

表　原発巣と神経周囲進展

原発巣	神経	走行・check point
眼窩，前頭洞，篩骨洞	V1（前頭神経）	眼窩上壁直下 → 上眼窩裂 → 海綿静脈洞 → Meckel腔 → 橋前槽
	V1（涙腺神経）	眼窩外側壁に沿う↑
上顎洞	V2（眼窩下神経）	眼窩下管 → 下眼窩裂 → 翼口蓋窩 → 正円孔 → Meckel腔 → 橋前槽
	V2（後上歯槽神経）	retroantral fat↑
鼻腔，上咽頭	V2	蝶口蓋孔 → 翼口蓋窩 → 正円孔 → Meckel腔 → 橋前槽
硬口蓋	V2（大口蓋神経）	大口蓋孔・管 → 翼口蓋窩 → 正円孔 → Meckel腔 → 橋前槽
軟口蓋	V2（小口蓋神経）	小口蓋孔・管 → 翼口蓋窩 → 正円孔 → Meckel腔 → 橋前槽
口腔	V3（下歯槽神経）	下顎管 → 下顎孔 → 内外翼突筋間 → 卵円孔 → Meckel腔 → 橋前槽
	舌神経（V3/VII）	舌下間隙（上方）→ 内側翼突筋・下顎枝の間 → V3へ合流
	IX	茎突咽頭筋・茎突舌筋の間 → 頸動脈鞘 → 頸静脈孔
	XII	舌下間隙（下方）→ 顎下間隙 → 頸動脈鞘 → 頸静脈孔
耳下腺	V3（耳介側頭枝）	茎突下顎裂 → 卵円孔 → Meckel腔 → 橋前槽
	VII	茎乳突孔 → 顔面神経管 → 内耳道 → 小脳橋角部

■画像の読影

造影T1強調像で，右硬口蓋に腫瘍を認める（図1-A；→）．後上方で右大口蓋孔（図1-B；→）の造影効果が増強し，右翼口蓋窩（図1-C, D；→）やretroantral fat（図1-C；▷），正円孔入口部（図1-D；➡）にも造影される病変が連続し，三叉神経第2枝に沿った神経周囲進展と考えられる．Meckel腔には病変が及んでいない（図1-D；▶）．

■一般的知識と画像所見

神経周囲進展（PNS）とは，腫瘍が末梢神経に沿って進展し，肉眼的に腫瘤を形成する病態で，画像で描出されうる[1]．一方，混同しやすい神経周囲浸潤（perineural invasion）は，病理組織学的に腫瘍が末梢神経周囲に浸潤したものであり，画像では検出できないことも多い．神経周囲進展は予後不良因子のひとつで，術式や術後照射など治療方針に影響を与える重要な因子であり，また臨床的に確認しがたい点でも，画像診断が果たす役割は大きい．

PNSは扁平上皮癌や腺様嚢胞癌に多く，リンパ腫や悪性黒色腫，横紋筋肉腫など他の悪性腫瘍でもみられる．最も多いのは三叉神経，顔面神経領域である．疼痛や感覚鈍麻，しびれ，顔面神経麻痺などを生じるが，40％は無症状である[1]．

画像所見 頭頸部悪性腫瘍においてPNSを見逃すと根治に至らず再発するため，常にPNSの存在を念頭に置いて読影する必要がある．そのためには，原発巣と連続する神経走行の知識が必要である（表, p.88「正常解剖と解剖のKey」参照）．PNSの診断には3mm以下のスライスが望ましい．CT, MRIでは神経腫大，神経孔拡大・破壊，脂肪織の消失（下顎孔，翼口蓋窩，retroantral fat, 卵円孔直下，下眼窩裂，上眼窩裂，茎乳突孔直下など），Meckel腔辺縁の膨隆，筋の脱神経所見を認める[2]．神経や脂肪織の左右差を確認することが有用である．PETでも神経に沿った集積を認めることがある[1]．

PNSは中枢側，末梢側のいずれにも進展し，頭蓋内へ進展した場合，Meckel腔や海綿静脈洞，脳槽部に腫瘤を形成し，時に播種を来す[1]．脱神経の所見として，咀嚼筋（下顎神経）・舌筋（舌下神経）・表情筋（顔面神経）などの筋萎縮が前景に立つ場合があり，PNSの存在を示唆する．治療後の画像診断の際には，照射野外などにPNSによる再発を認める場合もあり，特に神経症状が出現している場合には注意して読影する必要がある．

■鑑別診断のポイント

神経孔は，正常でも辺縁に静脈叢・静脈による造影効果を認め，病変と誤認しないように注意が必要である．神経周囲に病変を形成する病態として，悪性リンパ腫，白血病，IgG4関連疾患，真菌感染症などがある．

参考文献

1) Paes FM, Singer AD, Checkver AN, et al: Perineural spread in head and neck malignancies: clinical significance and evaluation with 18F-FDG PET/CT. RadioGraphics 33: 1717-1736, 2013.
2) Caldemeyer KS, Mathews VP, Righi PD, et al: Imaging features and clinical significance of perineural spread or extension of head and neck tumors. RadioGraphics 18: 97-110, 1998.

線維性骨異形成症
fibrous dysplasia

檜山貴志

症例1 40歳代，男性．頭痛．

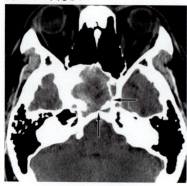

図1-A　単純CT

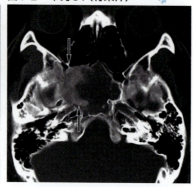

図1-B　単純CT（骨条件）

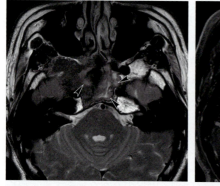

図1-C　T2強調像

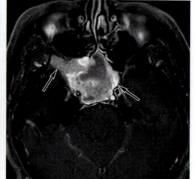

図1-D　脂肪抑制造影T1強調像

症例2 50歳代，男性．舌の違和感があり，MRIで頭蓋底腫瘍の疑い．

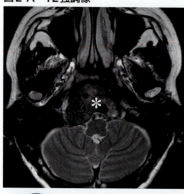

図2-A　T2強調像

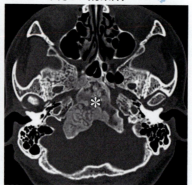

図2-B　単純CT（骨条件）

> **NOTE　頭蓋骨肥厚病変の鑑別疾患**
>
> 線維性骨異形成症，先端巨大症，前頭骨骨肥厚症，副甲状腺機能亢進症，骨内髄膜腫，大理石骨病，重症慢性貧血（サラセミア，鎌状赤血球症など），骨 Paget 病，Engelmann 病

■画像の読影

症例1：単純CTで，蝶形骨体部〜蝶形骨洞に軟部濃度を認める（図1-A；→）．単純CT（骨条件）では，腫瘍辺縁の蝶形骨体〜右大翼にすりガラス状の骨硬化を認める（図1-B；→）．T2強調像で低信号を主体とするが，高信号も混在している（図1-C；▶）．脂肪抑制造影T1強調像では，不均一に造影されている（図1-D；→）．手術が施行され，線維性骨異形成症と診断された．

症例2：T2強調像では斜台に骨の肥大を認め，低信号である（図2-A；＊）．単純CTでは，斜台にすりガラス状の骨硬化を主体とした病変であり，線維性骨異形成症と考えられる（図2-B；＊）．経過観察となった．

■一般的知識と画像所見

線維性骨異形成症は，骨髄が未熟な骨組織と線維性組織に置換される骨形成異常である．GNAS1遺伝子産物の活性化を伴う変異や染色体異常を認め[1]，骨代謝異常を引き起こす．病理組織学的には線維芽細胞の増生，線維骨（woven bone）を認める．骨の成長とともに進行し，典型的には20〜30歳までに発症する．無症候性のものは，脳ドックなどで偶発的にみつかることが多い．頭蓋底では篩骨，前頭骨，蝶形骨の順に多く，側頭骨や斜台など様々な部位に発生する．

単骨性（monostotic type, 70〜80％），多骨性（polyostotic type, 15〜20％）があり，線維性骨異形成症を合併する症候群として，McCune-Albright症候群，Mazabraud症候群が知られている．McCune-Albright症候群はcafé au lait斑と内分泌異常，Mazabraud症候群は筋肉内粘液腫を伴う．

症状は無痛性腫脹や顔面痛が多く，複視，眼球突出，神経孔狭窄による視力障害，難聴，三叉神経痛，顔面神経麻痺などを呈する．治療は，無症状の場合には経過観察となることが多いが，視力障害などの神経症状がある場合には減圧術が考慮される．ビスホスホネート製剤の有効例が報告されている[1]．

画像所見 単純X線写真では骨肥大を認め，硬化性・溶骨性変化が様々な程度で混在する．CTでは骨肥大，板間層の拡大を認める．病変は縫合線を越えて広がり，神経孔は狭小化する．線維骨を反映し，すりガラス状の骨硬化を示すが，溶骨性変化も混在する．

MRIでは，典型的にはT1強調像で低信号，T2強調像では線維成分や骨梁により低信号を示す．しかし，線維成分や骨梁の量，出血，粘液，嚢胞変性により様々な信号を呈しうる[2]．例えば，均一に造影されるもの，辺縁が強く造影されるものなど様々である．内部に出血を繰り返す例，嚢胞化するもの，2次性に動脈瘤様骨嚢腫や悪性転化を来す場合もある．

■鑑別診断のポイント

CTの骨肥大，すりガラス状の骨硬化により，診断は比較的容易である．CTで溶骨性変化が強い場合には，辺縁のすりガラス状の骨硬化が手掛かりとなる．また，MRIで偶発的にみつかる場合，様々な信号を呈しうるため鑑別が難しい場合があり，T2強調像で低信号を示す成分がある点が手掛かりとなる（▶NOTE）．

::: 参考文献 :::

1) Lee JS, FitzGibbon EJ, Chen YR, et al: Clinical guidelines for the management of craniofacial fibrous dysplasia. Orphanet J Rare Dis 7 (Suppl 1): S2, 2012.
2) Jee WH, Choi KH, Choe BY, et al: Fibrous dysplasia: MR imaging characteristics with radiopathologic correlation. AJR 167: 1523-1527, 1996.

骨Paget病
Paget disease of bone

檜山貴志, 尾上慶太

症例 80歳代, 女性. 左耳鳴り, めまい.

図1-A 単純CT横断像(骨条件)　図1-B 単純CT矢状断像(骨条件)

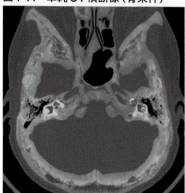
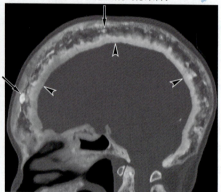

図1-C T1強調像　図1-D heavily T2強調像

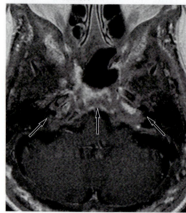
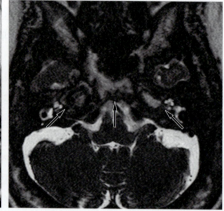

表　骨Paget病の病期と画像所見

病期	単純X線写真, CT	MRI		骨シンチグラフィ
		T1強調像	T2強調像	
溶骨期 (lytic phase)	硬化縁を伴わない, 境界明瞭な骨吸収 osteoporosis circumscripta	低信号	高信号	＋
混合期 (mixed phase)	溶骨性変化と硬化性変化が混在 cotton wool appearance	低信号	高信号 高信号	＋
硬化期 (blastic phase)	骨硬化, 骨肥大 タモシャンター帽	低信号	低信号	＋〜−

::: 参考文献 :::
1) 橋本 淳, 吉川秀樹:骨パジェット病の診断と治療ガイドライン. 日本臨床 65: 56-64, 2007.
2) 林 由起子:骨パジェット病および前頭側頭型痴呆をともなう封入体ミオパチー (IBMPFD). 臨床神経 53: 947-950, 2013.
3) Theodorou DJ, Theodorou SJ, Kakitsubata Y: Imaging of paget disease of bone and its musculoskeletal complications: self-assessment module. AJR 196 (6 Suppl): WS53-WS56, 2011
4) Loneragan R: Digital subtraction angiography demonstration of bone hypervascularity in Paget's disease. Australas Radiol 43: 260-261, 1999.

画像の読影

単純CT（骨条件：図1-A, B）で，びまん性の骨肥厚を認める．頭蓋冠では内板，外板とも肥厚しているが，内板の肥厚が強い（図1-B；▶）．骨髄に結節状の硬化性病変が散在している（図1-B；→）．MRIで，頭蓋底骨髄はT1強調像，T2強調像ともに高信号の脂肪髄と，ともに低信号の硬化性病変が混在している（図1-C, D；→）．

一般的知識と画像所見

骨Paget病は局所での骨リモデリング異常により，骨肥大，変形，骨強度の低下を来す疾患である．病因として遺伝子変異とslow virus（パラミクソウイルス）感染の関与が考えられている．有病率は人種によって異なるが，わが国では100万人に2人と，欧米と比較して低い．45歳以上に多く，加齢とともに頻度は高まる．6％程度で家族集積性を認める．骨盤，脊椎，大腿骨，頭蓋骨，頸骨の順に多く，単骨性（50％），多骨性（50％）に発生する．わが国では有症状が75％と多いが，無症状のものは診断されていない可能性がある[1]．頭部顔面領域では頭痛，頭蓋骨変形，顎骨変形による開口障害，脳神経症状，頭蓋底陥入，水頭症を来す．脳神経症状としては蝸牛障害による聴力低下が多く，耳鳴，顔面神経痙攣，視力障害なども引き起こす．稀に2次性に骨肉腫や未分化多形肉腫，巨細胞腫などの肉腫が発生する．前頭側頭型認知症，封入体ミオパチーと合併することがある[2]．診断は主に血液検査（高ALP血症，正常血清Ca・P濃度）と画像診断によってなされる．骨代謝回転を低下させるビスホスホネート製剤が有効で，難聴の進行抑制が可能であるため，早期の診断が重要である．

画像所見 骨Paget病は，初期には溶骨性変化が優位で（lytic phase），続いて溶骨性変化と硬化性変化が混在し（mixed phase），終末期には硬化性変化が主体となる（blastic phase）[3]．頭蓋骨病変は単純X線写真で初期には骨吸収の亢進のため，硬化縁を伴わない，境界明瞭な濃度低下を呈する（osteoporosis circumscripta）．病変は後頭骨や前頭骨に多い．進行すると硬化性病変と溶骨性病変が混在したcotton wool appearanceを呈する．頭蓋冠は内板優位に肥厚，板間層は拡大し，骨が肥大する（表）．骨肥大により，単純X線写真側面像でタモシャンター帽（図2，ベレー帽に似たスコットランドの帽子）に似る．以上の特徴的な所見のため，通常は単純X線写真のみでも診断可能とされている．CT上も同様の所見を呈するが，骨梁の肥厚や皮質の肥厚がより観察しやすい．

MRIでは肥厚した骨皮質はT1強調像，T2強調像で低信号を呈する．初期～混合期では病変の血流が増加する[4]．骨髄は様々な信号を呈し，最も多いパターンはT1強調像で高信号を呈する脂肪髄を主体とした，混合期の病変である．次に多いのがT1強調像で低信号，T2強調像で高信号を示す病変が混在し，溶骨期の肉芽組織や血管増生，浮腫が混在した病変に対応する．最も少ないのはT1強調像，T2強調像で低信号を主体とする硬化した硬化期の病変である[3]．骨シンチグラフィは全身の病変の分布を把握するのに有用であるが，硬化した終末期の病変には集積しない．

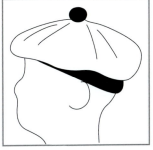
図2　タモシャンター帽

鑑別診断のポイント

線維性骨異形成症，2次性副甲状腺機能亢進症，McCune-Albright症候群，びまん性骨転移，前頭骨骨肥厚症などが鑑別に挙がる．線維性異形成症はより若年で，外板優位に病変を形成する．

2. 頭蓋底

血液疾患などに伴う骨髄の異常信号
abnormal bone marrow signal associated with hematologic disorders

檜山貴志

症例1 10歳代，男性．前駆B細胞性急性白血病，中枢神経浸潤評価目的．

図1-A　T1強調像（治療前）　**KEY**

図1-B　脂肪抑制造影T1強調像（治療前）

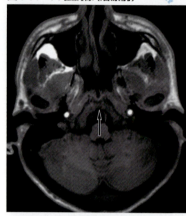

図1-C　拡散強調像（治療前）

図1-D　T1強調像（治療後）

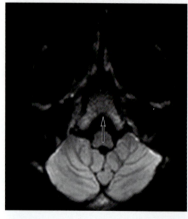
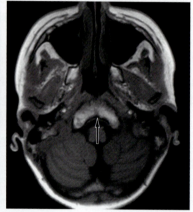

症例2 10歳代，男性．びまん性大細胞型B細胞リンパ腫，中枢神経浸潤評価．

症例3 60歳代，男性．骨髄腫，頭蓋底骨腫瘍精査．

図2　T1強調像　**KEY**

図3　T1強調像　**KEY**

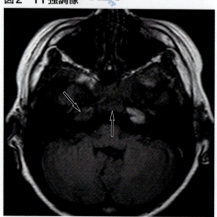
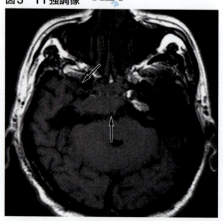

画像の読影

症例1：斜台骨髄はT1強調像で低信号，拡散強調像で高信号，造影効果を示し，白血病の骨髄浸潤と考えられる（図1-A～C；→）．治療後のT1強調像では黄色髄の回復を認める（図1-D；→）．

症例2：T1強調像では，斜台や右錐体を主体として，骨髄が低信号を呈している（図2；→）．リンパ腫の骨髄浸潤と考えられる．

症例3：T1強調像で斜台，右錐体，蝶形骨体を主体として，周囲に進展する腫瘤を認める（図3；→）．

一般的知識と画像所見

白血病，リンパ腫，骨髄腫，再生不良性貧血，重症貧血，骨髄線維症，鎌状赤血球症，サラセミアなどの血液疾患は骨髄に異常を来し，頭蓋底骨髄にも画像上の変化を来す．全身評価や中枢神経浸潤評価の際に，頭蓋底骨髄の異常を指摘されることが多い．骨髄腫，リンパ腫，白血病の一種のgranulocytic sarcoma（顆粒球性肉腫）などでは腫瘤を形成する[1]．その他，骨髄に沈着する病態として，アミロイドーシス（アミロイド），ヘモクロマトーシス（鉄）などがある．

画像所見 骨髄は赤色髄および黄色髄からなる．赤色髄は40％の水分，40％の脂肪，20％の蛋白で構成され，T1強調像で低信号を呈する．黄色髄は約15％の水分，80％の脂肪，5％の蛋白から構成され，T1強調像で高信号を示す[2]．出生後3か月程度までは頭蓋底骨髄は赤色髄であり，T1強調像で低信号を示す．その後，黄色髄化が頬骨や蝶形骨前部に始まり，3～4歳までに頭蓋底骨髄の信号上昇を認める場合が多い[3]．頭蓋底骨髄は全身の中でも早く黄色髄化するため，小児の血液疾患などに伴う骨髄異常の評価に適している．

成人では，頭蓋底骨髄は黄色髄によりT1強調像で高信号を呈するが，転移や血液疾患などの病変が骨髄にびまん性に浸潤した場合には，T1強調像で低信号となる．骨髄線維症や硬化性骨転移は，T2強調像でも著明な低信号を示す．病変の検出はT1強調像の他，拡散強調像も有用である．

骨髄浸潤がある場合，T1強調像における骨髄の回復を追うことで，治療効果が判定できる．しかし，エリスロポエチンやG-CSF（顆粒球コロニー刺激因子）投与による赤色髄への再転換もT1強調像での信号を低下させるため，評価には注意を要する．

鑑別診断のポイント

頭蓋底骨髄をびまん性に侵す代表的疾患として，白血病，リンパ腫，骨転移がある．その他，頭蓋底骨髄炎，骨Paget病，線維性骨異形成も広範囲に異常を来す場合がある（▶NOTE）．血液疾患に関しては，すでに診断されている場合が多く，疑われる場合には血液検査が役立つ．頭蓋底骨髄炎は，頭蓋底骨組織外への炎症波及所見や膿瘍を疑う液体貯留の存在，骨Paget病は溶骨性変化と硬化性変化が混在し，線維性異形成症はCTですりガラス状の骨硬化を示す．

> **NOTE びまん性骨髄の高信号（T1強調像）消失の鑑別疾患**
>
> 正常赤色骨髄，白血病，骨髄増殖性疾患，悪性リンパ腫，骨転移，骨髄炎，線維性骨異形成，貧血，骨Paget病，HIV感染

参考文献

1) Andreu-Arasa VC, Chapman MN, Kuno H, et al: Craniofacial manifestations of systemic disorders: CT and MR imaging findings and imaging approach. RadioGraphics 38: 890-911, 2018.
2) Vogler JB 3rd, Murphy WA: Bone marrow imaging. Radiology 168: 679-693, 1988.
3) 加藤弘毅，戸村 昭，高橋 聡・他：成長に伴う頭蓋底部骨髄のMR信号変化の検討．秋田医学 27: 65-77, 2000.

Kallmann症候群
Kallmann syndrome

檜山貴志

症例1 10歳代，男性．肥満症．

図1-A　STIR冠状断像 **KEY**

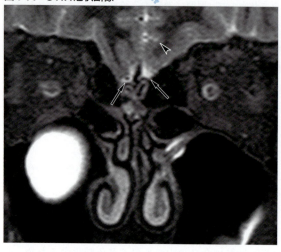

図1-B　T2強調矢状断像

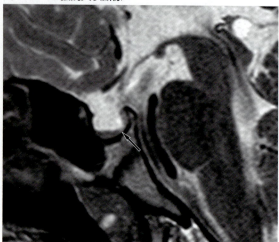

症例2 10歳代，女性．原発性無月経，嗅覚異常．

図2　T2強調冠状断像 **KEY**

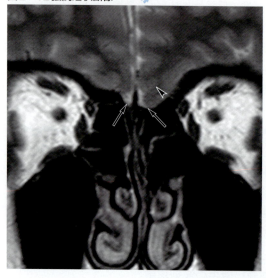

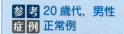
参考症例 20歳代，男性
正常例

図3　STIR冠状断像

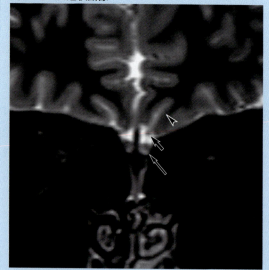

嗅窩・嗅球（図3；→），嗅溝（図3；▶）．嗅球上方には血管が走行している（図3；➡）．

::: 参考文献 :::

1) 小河孝夫，加藤智久，小野麻友・他：先天性嗅覚障害と診断した16例の臨床像とMRI所見．日耳鼻会報 118: 1016-1026, 2015.
2) Huart C, Meusel T, Gerber J, et al: The depth of the olfactory sulcus is an indicator of congenital anosmia. AJNR 32: 1911-1914, 2011.

画像の読影

症例1：STIR冠状断像で両側嗅球は無形成であり（図1-A；→），嗅溝も浅い（図1-A；▶）．右側では嗅窩に脈管が走行している（嗅神経でない点に注意）．T2強調矢状断像では，下垂体は年齢に比して小さい（図1-B；→）．内分泌検査で低ゴナドトロピン性性腺機能低下，アリナミンテストで嗅覚低下を認め，Kallmann症候群と診断された．

症例2：T2強調冠状断像で両側嗅球は無形成であり（図2；→），嗅溝も低形成である（図2；▶）．遺伝子検査で*CHD7*遺伝子異常が判明し，Kallmann症候群と診断された．

一般的知識と画像所見

Kallmann症候群は，嗅覚障害と低ゴナドトロピン性性腺機能低下を主症状とする先天性疾患である．嗅球を構成するGnRHニューロンの遊走細胞障害が原因と考えられている．先天性嗅覚障害のうち14～34％を占め，頻度は男性では1万人に1人，女性では5万人に1人である．原因遺伝子として，*KAL1*, *FGFR1*, *PROKR2*, *CHD7*などが報告されている．しかし，これらの遺伝子変異はKallmann症候群の20～30％程度を占めるのみである．約1/3が家族性，2/3が孤発性で，遺伝形式はX染色体劣性遺伝，常染色体優性遺伝，常染色体劣性遺伝と多様である．

症状は，男児の場合は幼児期に小陰茎症や停留精巣でみつかることが多く，女児では性腺機能低下（原発性無月経，2次性徴の欠如，不妊，思春期遅発）を初発とすることが多い．他の症状として，感音性難聴や鏡像不随意運動（片側を動かそうとすると，対側も動いてしまう不随意運動）がある．また，様々な奇形を合併することがあり，*KAL1*遺伝子変異には腎形成異常が，*FGFR1*遺伝子変異には歯牙欠損や口蓋裂の合併が報告されている．

診断は，性腺機能低下と嗅覚機能低下により本疾患が疑われ，内分泌検査や嗅覚検査としてアリナミンテストが行われる．さらに，遺伝子の検査が行われるが，前述のとおり必ずしも原因遺伝子が特定されるわけではない．これらの検査が行える場合にはMRIは必須ではないが，幼児など嗅覚検査が難しい場合はMRIが重要な検査となる．根本的な治療法はないが，性腺機能低下症と不妊症についてはホルモン補充療法で治療可能であり，早期の診断が重要である．

画像所見 MRIでは，嗅球，嗅索，嗅溝の無形成・低形成を認める．これらは冠状断像で観察しやすい．嗅球の体積は男女差があり，男性の方が大きい．年齢別では1歳から大きくなり，20歳代でピークを迎え，40歳代でプラトーとなり，減少していく[1]．特に幼少期の体積にはばらつきがあるため，正常（参考症例）と低形成の判断が難しい場合がある．嗅溝の深さは8mm以下が低形成とされる[2]．前頭蓋底は平坦化する．

頭蓋内に合併する所見として，下垂体前葉の低形成，くも膜嚢胞，基底核・歯状核などの石灰化，Dandy-Walker奇形などが報告されている．頭頸部では，副鼻腔の拡大，後鼻孔閉鎖，口唇口蓋裂，高位口蓋などを合併する．体幹部では，生殖器の低形成，停留精巣，心奇形，腎欠損を合併する．

鑑別診断のポイント

Kallmann症候群は臨床的に疑われ，診断されている場合も多く，画像診断は必須ではない．しかし，幼児などで診断が難しい場合や，奇形合併の評価，補助診断として有用である．

3章

眼窩

眼窩総論

検査法のポイント／正常解剖と解剖のKey／読影のポイント

檜山貴志

眼窩は眼球・視神経などの視覚器を含み，腫瘍，炎症，血管性病変など様々な病変が形成される．眼球の病変は臨床的に診断可能な場合が多いが，球後部病変の評価や進展範囲の評価には画像検査が有用である．副鼻腔や頭蓋内の病変が眼窩内に進展することもあり，副鼻腔・頭蓋内疾患や解剖学的な位置関係の知識も必要である．

●●● 検査法のポイント

CTは短時間で撮影可能であり，骨や金属の検出に優れるため，外傷や異物検索などに適している．MRIは組織コントラストに優れ，水晶体などへの被ばくもないため，多くの疾患で有用である．ただし，金属異物がある場合は禁忌である．

CT

3mm以下の撮影が診断に適している．外眼筋や眼窩壁などの観察のため，横断像に加え冠状断像が必要である．常に軟部条件と骨条件像を作成し，評価する．特に，外傷や異物検索では骨条件像での評価が必須である．造影剤は炎症，腫瘍性病変などに使用する．

MRI

3mm以下の撮像が適しており，横断像・冠状断像を基本とする（表1）．病変の位置によっては，視神経に平行な斜矢状断像も追加する．眼球は球状の形態をしているため，3次元撮像を行い再構成するのも有用である．眼窩は副鼻腔に囲まれ，空気による磁化率の不均一性により脂肪抑制が不十分となる場合がある．STIR像は磁場の不均一性に強く眼窩の撮像に適しているが，S/Nは低い．

表1　MRIルーチンの撮像法

シーケンス	T1強調像	T2強調像	STIR像	拡散強調像	脂肪抑制造影T1強調像
断面	横断 冠状断	横断	冠状断	横断	横断 冠状断

＊血管病変が疑われる場合はMRA，腫瘍性病変ではダイナミック・スタディ，部位によって斜矢状断を加える．脈絡膜腫瘍など詳細な評価が必要な場合には3次元撮像を行う．静脈瘤ではValsalva法などにより，静脈圧を上げると増大する．類皮嚢胞では脂肪を検出するため脂肪抑制T1強調像やout of phase画像を撮像する．

●●● 正常解剖と解剖のKey

眼窩には視覚器があり，視覚器は眼（眼球，視神経）と副眼器（眼筋，涙器，眼瞼など）からなる．

1. 眼窩（図1-A）

眼窩は四角錐体の形態をしており，内側・外側・上・下壁の4壁と顔面に開口する眼窩口からなる．外側壁・下壁の間に下眼窩裂（眼窩下神経，頬骨神経などを通す）があり，眼窩と翼口蓋窩・側頭下窩を連絡する（p.89「頭蓋底総論」図2参照）．下壁には眼窩下溝・下管・下孔があり，眼窩下神経が走行する．内側壁の紙様板と下壁の内側部は骨壁が薄く，骨折しやすい．眼窩の後端は眼窩尖部であり，後方に海綿静脈洞が位置する．

- 眼窩尖部（図1-B，C）：視神経管（視神経，眼動脈，交感神経を通す）と上眼窩裂（動眼神経，滑車神経，三叉神経第1枝，外転神経，上眼静脈を通す）があり，頭蓋内と交通する．上眼窩

図1 眼窩外観と眼窩尖部，海綿静脈洞の画像解剖

図1-A 右眼窩正面

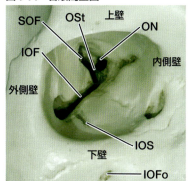

図1-B 単純CT冠状断像

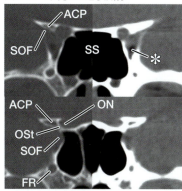

図1-C 単純CT

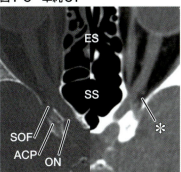

図1-D T2強調冠状断像

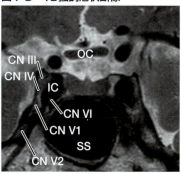

解剖名

ACh	前房 anterior chamber	Ir	虹彩 iris	R	網膜 retina
ACP	前床突起 anterior clinoid process	IRM	下直筋 inferior rectus muscle	SAS	視神経周囲くも膜下腔 subarachnoid space surrounding the optic nerves
C	角膜 cornea	L	水晶体 lens		
Cb	毛様体 ciliary body	LG	涙腺 lacrimal gland		
CM	脈絡膜 choroidal membrane	LPSM	上眼瞼挙筋 levator palpebrae superioris muscle	Sc	強膜 sclera
ES	篩骨洞 ethmoid sinus			SE	上眼瞼 superior eyelid
FR	正円孔 foramen rotundum	LRM	外側直筋 lateral rectus muscle	SOF	上眼窩裂 superior orbital fissure
IC	内頸動脈 internal carotid artery	MRM	内側直筋 medial rectus muscle	SOM	上斜筋 superior oblique muscle
IE	下眼瞼 inferior eyelid	OC	視交叉 optic chiasm	SOV	上眼静脈 superior ophthalmic vein
IOF	下眼窩裂 inferior orbital fissure	ON	視神経 optic nerve	SRM	上直筋 superior rectus muscle
IOFo	眼窩下孔 infraorbital foramen	OP	視神経乳頭 optic papilla	SS	蝶形骨洞 sphenoid sinus
IOS	眼窩下溝 infraorbital sulcus	OS	眼窩隔膜 orbital septum	VB	硝子体 vitreous body
IOM	下斜筋 inferior oblique muscle	OSh	視神経鞘 optic nerve sheath	ZB	頬骨 zygomatic bone
ION	眼窩下神経 infraorbital nerve	OSt	視神経管支柱 optic strut		

裂近傍には脂肪があり，脂肪織（図1-B，C；＊）の消失は病変の存在を示唆する．視神経管と上眼窩裂の間には骨壁（optic strut）が介在する．視神経管外側に前床突起が位置し，副鼻腔の含気が前床突起へ進展していることがある．前床突起の病変（転移，副鼻腔炎）は小さくとも視神経障害を来しやすい．上眼窩裂の神経障害を来すと上眼窩裂症候群，視神経管にも障害が及ぶと眼窩尖端症候群を呈する．

・海綿静脈洞（図1-D）：上・下眼静脈からの血流を受ける．海綿静脈洞辺縁硬膜内を，動眼神経，滑車神経，三叉神経第1，2枝が走行する．海綿静脈洞内を外転神経，内頸動脈が走行する．内頸動脈海綿静脈洞瘻などの海綿静脈洞病変では眼静脈圧上昇を来し，うっ血乳頭，眼瞼浮腫，

図2　眼球の画像解剖

図2-A　T2強調像

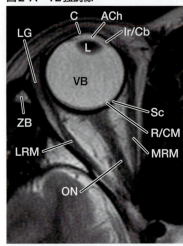

図2-B　T1強調像

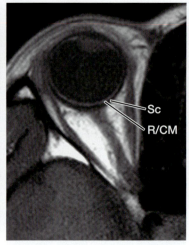

図2-C　脂肪抑制造影T1強調像

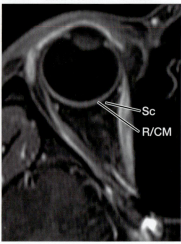

図3　眼球の形態異常

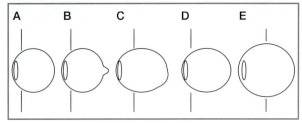

A：正常
B：コロボーマ，眼杯裂閉鎖不全による先天的眼組織欠損．眼球壁の一部が欠損すると突出し，時に囊胞を形成する．
C：ぶどう腫，眼球壁が引き伸ばされ，脆弱部からぶどう膜が突出した状態．高度近視と関連する．
D：軸性近視，眼軸長が伸びる．
E：牛眼，先天性緑内障でみられる．眼圧上昇，眼球組織伸展により，角膜径，眼軸長が増加する．

表2　眼窩の正常変異，術後変化，外傷後変化

正常変異，術後変化，外傷後変化	
外傷性	紙様板の骨欠損 ± 脂肪織膨隆
生理的石灰化	強膜前方の石灰化
	乳頭部の石灰化（ドルーゼン）
	滑車の石灰化
白内障術後	水晶体の消失，眼内レンズ
硝子体術後	シリコンオイル，ガス
網膜剥離術後	眼球周囲のバックル
緑内障術後	緑内障ドレナージデバイス
眼球癆	眼球の萎縮と石灰化

眼球運動障害などの眼症状を引き起こす．また，眼窩周囲の顔面静脈や翼突筋静脈叢には弁がなく，眼静脈を介して海綿静脈洞へ炎症が波及することがある．

2. 眼球（図2）

眼球壁は外側から，強膜・脈絡膜・網膜で構成される．強膜はT1・T2強調像で低信号を示し，前方で角膜，後方で視神経鞘に連続する．脈絡膜・網膜はT1強調像で高信号，造影効果を認め，強膜と分離できる．脈絡膜はメラニンを含み血流が多いため，悪性黒色腫や転移が発生する．また，前方の毛様体・虹彩と合わせて，ぶどう膜と呼ばれる（眼球辺縁にメラニンを含有する膜が，ぶどうの皮のようにみえるため）．網膜・脈絡膜の間にはBruch膜があり，悪性黒色腫がこれを破ると特徴的なくびれを生じる．

眼球の後端（水晶体長軸と垂直な線と後壁の交点）を後極と呼び，この耳側1mmに中心視力を有する黄斑があり，鼻側3mmに視神経が付着する視神経乳頭がある．うっ血乳頭の際に視神経乳頭の膨隆を認めることがある．

眼球内には硝子体があり，T2強調像で高信号，T1強調像で低信号を示す．網膜・脈絡膜剥離で

図4　視神経の画像解剖（STIR像）

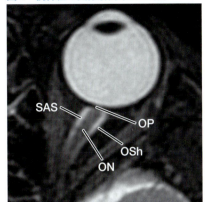

図6　眼瞼と外眼筋の画像解剖（T2強調像）

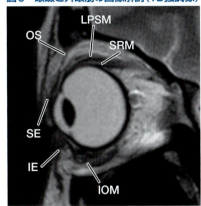

図5　外眼筋と涙腺の画像解剖

図5-A　T1強調冠状断像

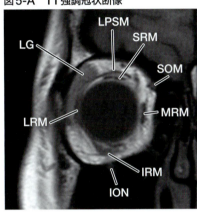

図5-B　T1強調冠状断像

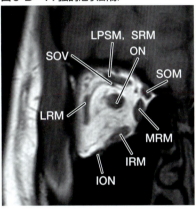

は，剥離した膜が同定できる．水晶体はレンズ状の形態で，CTで軽度高吸収，T1強調像で軽度高信号を示す．水晶体前方には前房がある．白内障術後では水晶体は摘除され消失し[1]，水晶体（亜）脱臼では水晶体が偏位，脱落する．

　眼球は高度近視や強膜欠損などにより形態が変化する（図3）．また，生理的石灰化などを認めることがある（表2）．

3. 視神経（図4）

　視神経は間脳から発生する中枢神経の一部であり，頭蓋内と同様の構造をもつ．すなわち，視神経は軟膜で覆われ，くも膜，硬膜に包まれる．視神経周囲にはくも膜下腔があり，脳脊髄液を含む．視神経周囲くも膜下腔は頭蓋内圧亢進症で拡大し，髄膜炎・髄膜播種も波及しうる．硬膜は正常でも軽度の造影効果を有する．

4. 外眼筋（図5，6）

　外眼筋には内・外・上・下の直筋と，上・下の斜筋がある．上眼瞼挙筋は上直筋直上を走行し，上眼瞼に付着する．外眼筋は，正常でも比較的強い造影効果を示す（図2-C）．上眼静脈は上直筋直下を蛇行して走行する．前頭神経は上直筋・上眼瞼挙筋と眼窩上壁の間を，涙腺神経は眼窩外側縁を走行する（p.143「涙腺腫瘍」参照）．強膜の外側にTenon鞘・Tenon腔が存在し，滑らかな眼球運動を可能とする．Tenon腔は正常では描出されないが，炎症，腫瘍などによりTenon腔は

表3 部位別の鑑別疾患

眼球病変		
部位	鑑別疾患	診断のポイント
角膜，前房	炎症，外傷	臨床的に診断されることが多い
硝子体	第1次硝子体過形成遺残	硝子体内の索状構造（三角形，マティーニグラス様）
	後部硝子体剥離	剥離は視神経乳頭に及ぶ
ぶどう膜	網膜・脈絡膜剥離	剥離した膜が固定される
	脈絡膜転移	平坦〜レンズ状病変，進行癌に多い
	ぶどう膜悪性黒色腫	T1強調像高信号，くびれを伴う形態
	脈絡膜血管腫	早期より強い造影効果，T2強調像で高信号
	ぶどう膜炎	ぶどう膜の肥厚，造影効果の増強
	脈絡膜骨腫	脈絡膜に沿う石灰化
	網膜芽細胞腫	小児の石灰化を伴う眼内腫瘍
強膜	強膜炎	強膜の肥厚，造影効果
Tenon囊	感染，炎症，腫瘍，出血	Tenon腔の拡大，造影効果
筋円錐外		
部位	鑑別疾患	診断のポイント
鼻副鼻腔	癌，リンパ腫，感染（真菌，細菌），粘液瘤，GPA	・真菌症ではT2強調像で低信号 ・粘液瘤は膨張性に発育
骨	骨膜下膿瘍，転移，線維性骨異形成症など（p.92「頭蓋底総論」表2参照）	・線維性骨異形成症では，すりガラス状の骨硬化
涙腺	リンパ腫，IgG4関連疾患，反応性リンパ過形成，特発性眼窩炎症，涙腺炎，多形腺腫，腺様囊胞癌，サルコイドーシス，SjS，GPA	・リンパ腫，IgG4関連疾患，SjSなどは均一な腫瘤形成 ・多形腺腫は境界明瞭，骨改変を伴う腫瘤 ・骨破壊，神経周囲進展は悪性腫瘍を疑う ・しばしば鑑別は難しく，生検が必要
その他	神経原性腫瘍，類皮囊胞，鼻涙管囊胞，転移，SFT，横紋筋肉腫，血管奇形，蜂窩織炎など	・類皮囊胞は骨縫合線近傍に発生し，脂肪を含む ・鼻涙管囊胞は鼻涙管に発生
筋円錐内		
部位	鑑別疾患	診断のポイント
外眼筋	特発性眼窩炎症，甲状腺眼症，リンパ腫，IgG4関連疾患，感染，GPA，サルコイドーシス，CCF，横紋筋肉腫	・特発性眼窩炎症や感染，GPAでは眼痛を伴う ・甲状腺機能亢進症は無痛性で，下直筋が侵されやすく，腱付着部は保たれる
視神経鞘	髄膜腫，視神経周囲炎	・視神経周囲炎は髄膜腫より境界不明瞭である
視神経	視神経炎，視神経膠腫	・髄膜腫は石灰化を伴う ・視神経膠腫は視神経自体が紡錘状に腫大
眼窩脂肪織	海綿状血管腫，神経原性腫瘍，SFT，転移，リンパ腫，IgG4関連疾患，GPA，サルコイドーシス，横紋筋肉腫，血管奇形，血腫，蜂窩織炎，膿瘍	・海綿状血管腫は漸増性造影効果を示す ・神経鞘腫は眼窩軸に沿う形態で，変性を伴う ・SFTは早期より強く造影される ・浸潤性腫瘍の場合は転移（肺癌，乳癌）を考慮して全身検索する
上眼静脈（拡張）	静脈瘤，CCF，海綿静脈洞血栓症	・上眼静脈の拡張がある場合，MRA，CTAを撮影
びまん性病変		
鑑別疾患		診断のポイント
特発性眼窩炎症，感染症，リンパ腫，IgG4関連疾患，白血病，GPA，転移		・感染症か特発性眼窩炎症かが問題となる ・副鼻腔炎，髄膜炎の有無を確認 ・NK-T cellリンパ腫やGPAも感染と似る

CCF：内頸動脈海綿静脈洞瘻（carotid-cavernous fistula），GPA：多発血管炎性肉芽腫症（granulomatosis with polyangiitis），SFT：孤立性線維腫（solitary fibrous tumor），SjS：Sjögren症候群（Sjögren syndrome）

拡大する（p.128「特発性視神経炎」参照）．

5. 眼窩内脂肪織，支持組織

眼球は眼窩内脂肪織，支持靱帯，眼球支帯などにより支持され，眼球の偏位を防いでいる．

6. 涙腺，涙嚢（図2-A，5-A）

涙腺は上眼瞼挙筋腱により眼瞼部と眼窩部に分かれる．眼窩部は涙腺窩にあり，眼瞼部は眼瞼の中にある．腫瘤は涙腺眼窩部から発生することが多い．涙腺で産生された涙液は，内眼角付近にある涙点から涙小管，涙嚢，鼻涙管を介し下鼻道へ排泄される．流出障害，涙液分泌過剰により流涙を生じる．

7. 眼瞼（図6）

上・下眼瞼からなり，矢状断像が観察しやすい．瞼板は眼瞼内の支持組織である．眼窩骨膜から瞼板へ連続する眼窩隔膜があり，隔膜前組織を区分している．上眼瞼挙筋と瞼板筋により眼瞼が挙上する．それぞれの筋を支配する動眼神経・交感神経の障害で眼瞼下垂を来す．

●●● 読影のポイント

1. 病変の検出

症状や理学所見，眼底所見を踏まえて，病変が予測される部位を把握する．眼窩尖部などでは病変が小さくとも症状を来すため，注意して評価する．視機能障害，眼球運動障害などでは，海綿静脈洞や脳実質内の病変が原因となっている場合もあり，頭蓋内も評価する．眼窩は頭部ルーチン検査でも撮影範囲に入るため，正常変異，術後・外傷後変化，眼位・形態異常に慣れておく必要がある（表2，図3）．

2. 病変の評価と鑑別疾患（表3，4）

病変の発生部位を推定し，病変の性状や進展範囲を評価する．発生部位により，ある程度鑑別が絞られる．眼球，筋円錐外，筋円錐内，びまん性に分けて考える[2)3)]（表3）．特徴的な所見がないかを確認しながら鑑別疾患を絞る．眼窩外に随伴所見を認める場合もあり，見落とさないようにする（表4）．小児では，眼窩に好発する病変は成人と異なる（網膜芽細胞腫，横紋筋肉腫，Langerhans細胞組織球症，白血病，視神経膠腫，類皮嚢胞，血管奇形，血管腫など）．

表4　眼窩外に随伴所見を伴う疾患

眼窩病変	随伴病変
感染症	鼻副鼻腔炎，髄膜炎
多発血管炎性肉芽腫症	破壊を伴う鼻副鼻腔炎，硬膜病変
IgG4関連疾患	末梢神経腫大，硬膜病変，下垂体病変，唾液腺腫大
悪性リンパ腫	リンパ節病変，扁桃病変など
視神経炎	脱髄病変
Sjögren症候群	涙腺炎，唾液腺炎，MALTリンパ腫
サルコイドーシス	唾液腺病変，リンパ節腫大
転移	骨転移，軟部組織転移，脳転移

MALT：mucossa associated lymphoid tissue

3. 診断の進め方および生検部位の決定

眼窩病変は画像所見，臨床所見のみで診断できない場合，最終的に生検が必要となる場合も多い．しかし，眼窩の生検は難しい場合もあり，侵襲の少ない検査から行うのがよい．IgG4関連疾患や甲状腺機能亢進症，視神経脊髄炎，多発血管炎性肉芽腫症などでは，血液検査で鑑別が絞られる．また，転移性病変や悪性リンパ腫，IgG4関連疾患などが疑われる場合には，適切な生検部位の評価も含め，全身検索を行う．

参考文献

1) Reiter MJ, Schwope RB, Kini JA, et al: Postoperative imaging of the orbital contents. RadioGraphics 35: 221-234, 2015.
2) Hallinan JT, Pillay P, Koh LH, et al: Eye globe abnormalities on MR and CT in adults: an anatomical approach. Korean J Radiol 17: 664-673, 2016.
3) Tailor TD, Gupta D, Dalley RW, et al: Orbital neoplasms in adults: clinical, radiologic, and pathologic review. RadioGraphics 33: 1739-1758, 2013.

甲状腺眼症
thyroid-associated orbitopathy

檜山貴志

症例1 70歳代，女性．眼球突出，視力低下．

図1-A　T2強調像

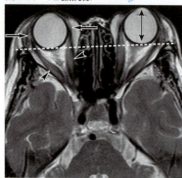

図1-B　STIR冠状断像

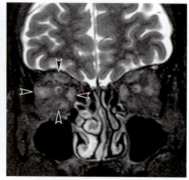

図1-C　T1強調冠状断像

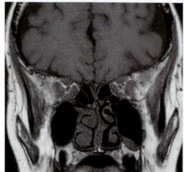

図1-D　脂肪抑制
　　　　造影T1強調冠状断像

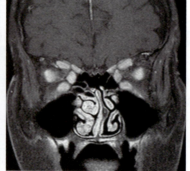

症例2 60歳代，女性．複視，右上転障害．

図2-A　STIR冠状断像

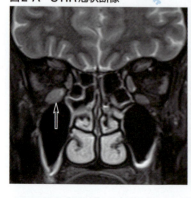

図2-B　脂肪抑制造影T1強調像

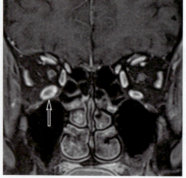

画像の読影

症例1：T2強調像およびSTIR像で両側外眼筋が肥大し，高信号を呈している（図1-A, B；▶）．筋付着部は保たれる（図1-A；→）．左右頬骨前縁を結ぶ線から角膜までの距離は22mmであり（図1-A；↔），眼球突出を認める．外眼筋はT1強調像で低信号を呈し，均一な造影効果を認める（図1-C, D）．内分泌検査で甲状腺機能亢進症，甲状腺眼症，甲状腺視神経症と診断され，ステロイド

パルス療法で改善した.
　症例2：STIR像で右下直筋に肥大と軽度高信号を認める（図2-A；→）. 造影効果は他の外眼筋と同程度である（図2-B；→）. 内分泌検査で甲状腺機能は正常, 抗TSH (thyroid stimulating hormone)受容体抗体陽性であった. euthyroid Graves diseaseと診断され, ステロイドパルス療法で改善した.

一般的知識と画像所見

　甲状腺眼症は, Basedow病や稀に橋本病に伴う, 眼窩の自己免疫性炎症性疾患である. 30〜40歳代の女性に多く, 甲状腺機能亢進症の20〜25％で認める. 甲状腺機能亢進症に甲状腺眼症が先行する例が, 20％で存在する. 甲状腺機能が正常（euthyroid Graves disease）または低下（hypothyroid Graves disease）している症例もあるが, 抗TSH刺激抗体または抗TSH受容体抗体は陽性の場合が多い[1]. 甲状腺機能亢進症で眼症状を伴わない場合でも, 画像では甲状腺眼症の所見があることも少なくない. リスク因子として, 遺伝, 女性, 喫煙, I-131内用療法がある[2].
　症状は眼球突出, 眼瞼腫脹, 複視, 涙腺腫大を来し, ドライアイや眼精疲労, 視力障害（甲状腺視神経症）を続発する. 活動期には, 肥厚した外眼筋にリンパ球浸潤とグルコサミノグリカンの沈着を認め, 慢性期には, 筋組織の線維化, 脂肪変性, 眼窩脂肪織の増大を認める. 眼症の治療は活動期に行うのが効果的であり, 臨床的な活動性の指標としてclinical activity scoreがある. また, MRIも活動性の評価や治療予測に有用である. 治療は, 甲状腺機能亢進症に対する薬物療法や手術療法を行う. I-131内用療法は甲状腺眼症を悪化させる場合があるため, 基本的には行わない. 重症例の甲状腺眼症に対しては, ステロイドパルス療法や放射線照射, 減圧術が行われる.

　画像所見 外眼筋の評価には冠状断像が適している. MRI, CTでは外眼筋の肥大, 眼窩内脂肪織の増生・浮腫, 眼球突出を認める（▶NOTE）. 通常は両側性だが, 片側性の場合もある. 外眼筋は下直筋が最も侵されやすく, 内直筋, 上直筋, 外直筋が続く（覚え方：I'M SLow. inferior＞medial＞superior＞lateral）. 外眼筋は筋腹が侵されるが, 腱は保たれる. 活動期には, T2強調像やSTIR像で外眼筋の信号が上昇し, 治療に反応しやすい. 眼窩内組織の増加に伴い, 眼窩内側壁や下壁が副鼻腔側に膨隆する. 眼窩尖部の視神経周囲脂肪織の減少は, 圧迫性視神経症と関連する[3]. 慢性期には, 外眼筋に脂肪沈着を認める.

鑑別診断のポイント

　外眼筋肥大, 眼球突出の鑑別として, 特発性眼窩炎症, サルコイドーシス, 悪性リンパ腫, 感染症, 内頚動脈海綿静脈洞瘻などがある. 甲状腺眼症では下直筋が侵されやすく, 外眼筋腱は保たれることが鑑別点となる.

> **NOTE　外眼筋肥大, 眼球突出の目安**
>
> 外眼筋肥大：外眼筋の厚み＞視神経の直径（冠状断）
> 眼球突出：　左右頬骨前縁を結ぶ線から角膜までの距離が21mm以上, または眼球後面までの距離が5mm以下[4]

参考文献

1) 「バセドウ病悪性眼球突出症の診断基準と治療指針」作成委員会：バセドウ病悪性眼球突出症（甲状腺眼症）の診断基準と治療指針（第1次案）. 2011. (http://www.japanthyroid.jp/doctor/img/basedou.pdf)
2) Terry Davies, Pathogenesis and clinical features of Graves' ophthalmopathy (orbitopathy). Up to Date 2017 Retrieved from http://www.uptodate.com/contents/clinical-features-and-diagnosis-of-graves-orbitopathy-ophthalmopathy
3) Nugent RA, Belkin RI, Neigel JM, et al: Graves orbitopathy: correlation of CT and clinical findings. Radiology 177: 675-682, 1990.
4) 齋藤尚子, 中島怜子, 内野 晃・他：知っていますか？画像診断に不可欠な画像解剖と正常値. 第2回 頭頸部領域 (part 2). 臨床画像 27: 116-127, 2011.

特発性眼窩炎症
idiopathic orbital inflammation

檜山貴志

症例 40歳代，女性．左眼痛，上眼瞼腫脹．

図1-A　T2強調冠状断像

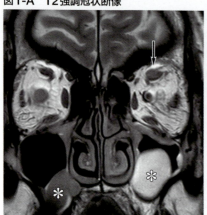

図1-B　脂肪抑制造影T1強調冠状断像

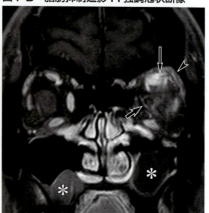

図1-C　脂肪抑制造影T1強調矢状断像

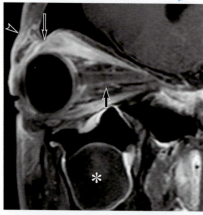

図1-D　脂肪抑制造影T1強調像

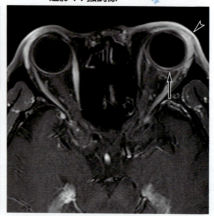

表　特発性眼窩炎症の分類と鑑別疾患

	主な鑑別疾患	鑑別点
涙腺型	リンパ腫，IgG4関連疾患，反応性リンパ過形成，涙腺炎，涙腺腫瘍	・リンパ腫：より高齢（60歳以上）に多い傾向 ・IgG4関連疾患：T2強調像でやや低信号で，他病変を伴う ・急性涙腺炎：小児に多い ・感染：副鼻腔炎，髄膜炎，発熱，白血球上昇などを確認 ・視神経鞘髄膜腫：視神経を取り巻くように腫瘤を形成し，石灰化を伴う．境界はより明瞭 ・甲状腺眼症：腱付着部が保たれ，紡錘状を呈する．下直筋が侵されやすい．眼窩脂肪織に増生を認める ・多発血管炎性肉芽腫症：破壊性の鼻副鼻腔炎や硬膜肥厚を伴うことがある
眼球周囲型	感染症	
視神経周囲型	視神経鞘髄膜腫　視神経炎	
外眼筋型	甲状腺眼症，リンパ腫，IgG4関連疾患	
眼窩尖部型	感染症，髄膜腫，リンパ腫，転移	
びまん型	リンパ腫，感染，多発血管炎性肉芽腫症，IgG4関連疾患	

::: 参考文献 :::

1) Japanese study group of IgG4-related ophthalmic disease: A prevalence study of IgG4-related ophthalmic disease in Japan.　Jpn J Ophthalmol 57: 573-579, 2013.
2) Ding ZX, Lip G, Chong V: Idiopathic orbital pseudotumour.　Clin Radiol 66: 886-892, 2011.

画像の読影

左上直筋は腫大し，T2強調像で高信号，造影効果を認める（図1-A〜C；→）．上直筋周囲の脂肪織に淡く造影効果を認め，涙腺にも及んでいる（図1-B；▶）．視神経鞘（図1-B, C；➤），Tenon囊（図1-D；→），隔膜前組織（図1-C, D；▶）にも造影効果を認める．上直筋の腫大は腱付着部に及び（図1-C；→），筋の前方部で腫大が強く，甲状腺眼症の腫大と異なる．両側上顎洞に貯留囊胞があるが（図1-A〜C；＊），副鼻腔炎は明らかでない．特発性眼窩炎症と診断され，ステロイドパルス療法で改善した．

一般的知識と画像所見

特発性眼窩炎症（炎症性偽腫瘍）は原因不明の非感染性，非肉芽腫性の眼窩炎症性疾患である．眼窩リンパ増殖性疾患として悪性リンパ腫，IgG4関連疾患に次いで多い[1]．部位により，①涙腺型，②眼球周囲型，③視神経周囲型，④外眼筋型，⑤眼窩尖部型，⑥びまん型に分類され，複数の型が混在する場合もある（表）．涙腺型，外眼筋型が多い．特発性外眼筋炎，特発性視神経周囲炎は，特発性眼窩炎症の一種と考えられている．性差はなく，20〜50歳代に多いが，広い年齢層で発症する．

典型的には急性〜亜急性発症で炎症症状（疼痛・発熱・腫脹）を伴い，有痛性眼窩腫瘤の中で最多の疾患である．眼痛，眼瞼腫脹，結膜充血，眼球突出，眼球運動障害や視力障害などを呈する．関節リウマチや高安動脈炎などの自己免疫疾患に合併することがある．治療はステロイド投与がなされ，難治性症例や再燃を繰り返す例では，免疫抑制薬や放射線照射が施行される．

画像所見 発生部位，それぞれの型により，画像所見は異なる．

①涙腺型：涙腺が腫大し，眼窩壁や外眼筋に沿って前後方向へ腫大することが多い[2]．CTでは筋と同様か，強い造影効果を示す．周囲に炎症性変化を伴うと境界が不明瞭となる．MRIでは，T1強調像，T2強調像で脳と比較して等〜軽度高信号，均一に造影される．

②眼球周囲型：強膜，上強膜，Tenon囊，隔膜前組織，ぶどう膜に炎症が波及する．CT, MRIでは組織が肥厚し，辺縁が不整となる．滲出性網膜剥離・脈絡膜剥離を伴うことがある．

③視神経周囲型：視神経鞘に造影効果を示す（p.126「視神経周囲炎」参照）．

④外眼筋型：典型的には片側の単筋を侵し，腱まで病変が広がる．内直筋，上直筋，外直筋，下直筋の順に侵されやすい[2]．CT, MRIでは，外眼筋の肥大と造影効果の増強を示す．

⑤眼窩尖部型：CT, MRIで眼窩尖部・上眼窩裂の脂肪織が消失し，造影効果を示す．上眼窩裂から中頭蓋窩や海綿静脈洞に進展すると，Tolosa-Hunt症候群（▶NOTE）と同様の所見となる．頭蓋内では硬膜に肥厚が及び，海綿静脈洞病変は内頸動脈を狭小化させる．下眼窩裂，翼口蓋窩，側頭下窩へも進展することがある．

⑥びまん型：眼窩内に浸透性に既存構造を保ったまま広がる．病変の辺縁に毛羽立ちを認める．

鑑別診断のポイント

鑑別疾患は部位により異なる（表）．特発性眼窩炎症では，複数の領域への進展，辺縁の炎症様の変化などの画像所見や，急性・亜急性発症，眼痛などの臨床所見も鑑別点となる．

> **NOTE　Tolosa-Hunt症候群**
> 海綿静脈洞を主体とした炎症性偽腫瘍であり，眼痛・眼筋麻痺を特徴とし，ステロイドが著効する．

3. 眼窩

IgG4関連眼疾患
IgG4-related ophthalmic disease

檜山貴志

症例1 50歳代，男性．右眼瞼腫脹．

図1-A　T2強調像　KEY

図1-B　T1強調像

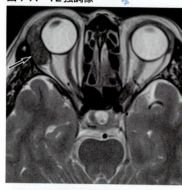
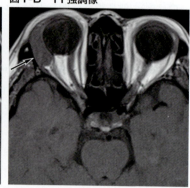

図1-C　拡散強調像

図1-D　脂肪抑制造影T1強調像

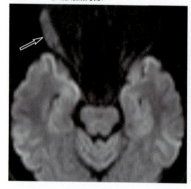
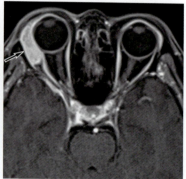

症例2 70歳代，男性．眼球突出．

図2-A　T2強調像

図2-B　脂肪抑制
造影T1強調冠状断像　KEY

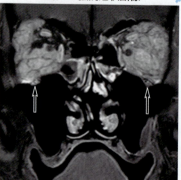

::: 参考文献 :::

1) Umehara H, Okazaki K, Masaki Y, et al: Comprehensive diagnostic criteria for IgG4-related disease (IgG4RD), 2011. Mod Rheumatol 22: 21-30, 2012.
2) Fujita A, Sakai O, Chapman MN, et al: IgG4-related disease of the head and neck: CT and MR imaging manifestations. RadioGraphics 32: 1945-1958, 2012.

画像の読影

症例1：T2強調像では，右涙腺の腫大を認め，均一に白質と同程度の軽度低信号を示す（図1-A；→）．T1強調像で低信号（図1-B；→），拡散強調像で高信号を呈し（図1-C；→），脂肪抑制造影T1強調像では均一に増強されている（図1-D；→）．血清IgG4は正常であったが，摘出術にてIgG4（＋）/ IgG（＋）80％であり，準確定診断となった．

症例2：T2強調像で両側涙腺（図2-A；→），外眼筋，筋円錐内・外，視神経周囲に腫瘤を認め，眼球が突出している．左では眼窩尖部まで進展している（図2-A；▶）．T2強調像では灰白質と等〜低信号を示す．脂肪抑制造影T1強調冠状断像では均一に増強され，両側眼窩下神経に腫大を認める（図2-B；→）．血清IgG4の上昇と生検により，IgG4関連疾患と診断された．

一般的知識と画像所見

IgG4関連疾患は，全身の臓器（膵，胆，後腹膜，肺など）にIgG4陽性形質細胞の浸潤を来す疾患である．頭頸部領域では主に唾液腺，涙腺，甲状腺に病変を形成する．眼窩では涙腺，外眼筋，眼瞼などの様々な部位に腫瘤を形成し，従来の特発性眼窩炎症や反応性リンパ過形成の一部はIgG4関連疾患であると考えられている．高齢男性に好発し，血中IgG4値の上昇，好酸球増多，抗核抗体陽性，高γグロブリン血症などの異常を認める．

病理組織的には，IgG4陽性細胞を伴う形質細胞，リンパ球浸潤と線維化を認める．眼窩病変の場合，線維化は必ずしも強くなく，MALTリンパ腫との合併例も存在する[1]．症状は眼球突出，眼瞼腫脹，眼瞼下垂，視力低下，外眼筋麻痺，眼痛などである．診断にはIgG4関連眼疾患の診断基準（表）があり，画像所見も診断基準に含まれる．治療はステロイド投与であり，奏効することが多い．

画像所見 CTでは涙腺腫大，外眼筋腫大など標的臓器の腫大を認め，均一な軟部濃度を呈する．MRIでは線維化の含有量で信号が異なるが，T2強調像で比較的低信号を示す．T1強調像で低信号，均一に造影される．涙腺病変は両側性のことが多いが，片側性の場合もある．三叉神経第1枝，第2枝などに神経の腫大を認めることがある[2]．

鑑別診断のポイント

涙腺腫瘍の鑑別として，悪性リンパ腫，反応性リンパ過形成，多発血管性肉芽腫症，サルコイドーシス，Sjögren症候群，涙腺炎，外眼筋腫大の鑑別として，特発性眼窩炎症，甲状腺機能亢進症，悪性リンパ腫，サルコイドーシス，眼窩内病変の鑑別として悪性リンパ腫，特発性眼窩炎症，感染症などが鑑別に挙がる．IgG4関連疾患では，頭頸部内で三叉神経腫大や唾液腺，甲状腺，下垂体，硬膜など他の部位の病変を認めることがあり，診断を示唆する．また，IgG4関連疾患の可能性がある場合，血清IgG4の測定や全身検索を行う．

表　IgG4関連眼疾患の診断基準

確定診断：①＋②＋③ 準確診：①＋② 疑診：①＋③	①画像所見で涙腺腫大，三叉神経腫大，外眼筋腫大の他，様々な眼組織に腫瘤，腫大，肥厚性病変がみられる
	②病理組織学的に著明なリンパ球と形質細胞の浸潤がみられ，時に線維化がみられる．IgG4陽性細胞/IgG陽性細胞比が40％以上，またはIgG4陽性細胞数が強拡大視野（×400）内に50個以上を満たすものとする
	③血清学的に高IgG4血症を認める（＞135mg/dl）

＊鑑別疾患：Sjögren症候群，リンパ腫，サルコイドーシス，多発血管炎性肉芽腫症，甲状腺眼症，特発性眼窩炎症，細菌・真菌感染による涙腺炎や眼窩蜂巣炎
＊注意：MALTリンパ腫はIgG4陽性細胞を多く含むことがあり，慎重な鑑別が必要

（文献1）より転載）

視神経周囲炎
optic perineuritis

檜山貴志

症例1 20歳代，女性．左眼痛，視力低下．

図1-A　脂肪抑制造影T1強調冠状断像

図1-B　脂肪抑制造影T1強調冠状断像

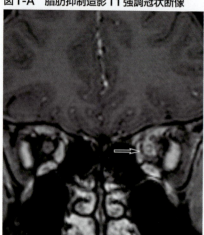
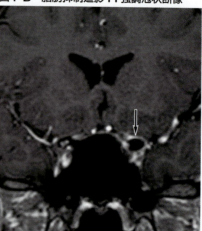

図1-C　脂肪抑制造影T1強調像　KEY

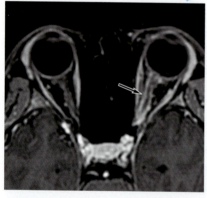

症例2 40歳代，女性．左視力低下．以前にも視力低下でステロイド治療歴あり．

図2-A　STIR冠状断像

図2-B　脂肪抑制造影T1強調像　KEY

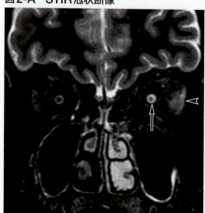
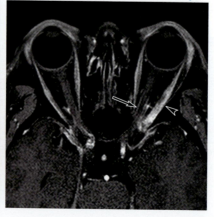

画像の読影

症例1：脂肪抑制造影T1強調冠状断像で，左視神経周囲にリング状の増強効果を認める（図1-A；→）．後方のスライスで，前床突起辺縁の硬膜に軽度肥厚を認める（図1-B；→）．脂肪抑制造影T1強調像ではtram-track signを認める（図1-C；→）．視神経周囲炎の診断で，ステロイドパルス療法が施行され，視力の改善を得た．

症例2：STIR像で左視神経周囲に高信号を認め（図2-A；→），脂肪抑制造影T1強調像では視神経鞘に増強効果を認める（図2-B；→）．STIR像と脂肪抑制造影T1強調像で，左外直筋にそれぞれ高信号と造影効果を認める（図2-A, B；▶）．視神経周囲炎の診断で，ステロイドパルス療法が施行され，視力の改善を得た．

一般的知識と画像所見

視神経周囲炎はもともと，"視神経乳頭の腫脹があるにもかかわらず頭蓋内圧充進がなく，視機能もMariotte盲点の拡大以外には異常を認めない"という臨床的な疾患概念であった．MRIにより視神経鞘の観察が可能になり，現在では"視神経周囲の組織を標的とした特発性眼窩炎症の一種"と考えられるようになった[1)2)]．また，視神経周囲炎は狭義には特発性の視神経周囲炎を指すが，広義には続発性の視神経周囲炎も意味する．後者の場合，ウイルス・梅毒・結核などの感染症，サルコイドーシス・多発血管炎性肉芽腫症などの肉芽腫性疾患，Behçet病などの膠原病といった様々な疾患に合併する．視神経鞘の生検では炎症細胞浸潤，線維組織増生による髄軟膜肥厚を認める[2)]．

症状は視力・視野障害，眼痛を呈する．病変は片側性のことが多いが，両側性もある．ステロイドに反応する症例が多く，予後も一般的に良好であるものの，20〜30%で再燃がみられる．

画像所見 視神経鞘の肥厚，造影効果を認める．横断像では視神経鞘に沿った造影効果（tram-track sign，▶NOTE），冠状断像では視神経周囲のリング状，ドーナツ状の造影効果となる[2)]．正常でも，視神経鞘の硬膜には軽度の造影効果がある点には注意を要し[1)]，左右差を確認する．また，視神経鞘は前方で強膜，後方で硬膜に連続しており，炎症が波及することがある．特発性眼窩炎症の部分症としてみられる場合もあり，病変の広がりに注意する．他疾患に合併している場合もあるため，膠原病や多発血管炎肉芽腫症などの基礎疾患による随伴病変の確認が必要である．

鑑別診断のポイント

視神経鞘髄膜腫では石灰化を伴うことがある．視神経周囲炎では髄膜腫よりも辺縁が不明瞭である[1)]．多発性硬化症や視神経脊髄炎でも視神経鞘に造影効果を認めることがあるが，視神経炎を伴う．

 視神経鞘のtram-track signを呈する疾患 [1)]

特発性眼窩炎症，視神経周囲炎，髄膜腫，サルコイドーシス，白血病，リンパ腫，転移，perioptic hemorrhage

参考文献

1) Hickman SJ: Optic perineuritis. Curr Neurol Neurosci Rep 16: 16, 2016.
2) Purvin V, Kawasaki A, Jacobson DM: Optic perineuritis: clinical and radiographic features. Arch Ophthalmol 119: 1299-1306, 2001.

視神経炎
optic neuritis

檜山貴志

症例1 20歳代，女性．左視力低下，眼球運動痛．

図1-A　STIR冠状断像

図1-B　脂肪抑制造影T1強調冠状断像

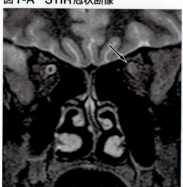
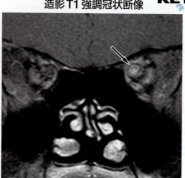

症例2 7歳，女児．急速進行性の視力低下．半月前に感冒に罹患．

図2-A　STIR冠状断像

図2-B　T2強調像

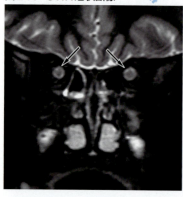
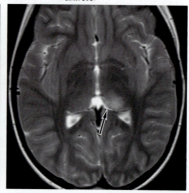

表　NMOSDの診断基準

		主要臨床症状
抗AQP4抗体陽性NMOSD	1. 主要臨床症状の1つ以上を満たす 2. AQP4-IgGは実行可能な最善の方法で陽性 3. その他の疾患の除外	1) 視神経炎，2) 急性脊髄炎，3) 最後野症候群，4) 急性脳幹症状，5) ナルコレプシーや急性間脳障害による症状があり，MRIで典型的な間脳病変がある，6) 大脳症状があり，MRIで典型的な大脳病変がある
		MRI所見
抗AQP4抗体陰性NMOSD	1. 主要臨床症状の2つ以上を満たし，以下の項目を満たす 　a) 少なくとも視神経炎，脊髄炎，最後野症候群のうち，1つが含まれる 　b) 空間的に多発している 　c) 該当する症状に右に記すMRI所見がある 2. AQP4-IgGは実行可能な最善の方法で陰性 3. その他の疾患の除外	1) 急性視神経炎：(a) 脳MRIは正常か非特異的な白質病変のみ，または (b) T2強調像または造影T1強調像で視神経の1/2以上あるいは視交叉まで及ぶ病変を認める 2) 急性脊髄炎：MRIで3椎体以上の連続した髄内病変，または急性脊髄炎の既往がある症例で，3椎体以上の連続した脊髄萎縮 3) 最後野症候群：延髄最後野に病変を認める 4) 急性脳幹症候群：脳室上衣周囲の脳幹病変を認める

（文献1）より転載）

■画像の読影

　症例1：STIR像で左視神経は信号上昇を示し，周囲のくも膜下腔との境界が不明瞭化している（図1-A；→）．脂肪抑制造影T1強調冠状断像では，左視神経に増強効果を認める（図1-B；→）．脳，脊髄に病変は認めなかった．抗AQP (aquaporin) 4抗体陽性であり，抗AQP4抗体陽性視神経脊髄炎関連疾患 (neuromyelitis optica spectrum disorders；NMOSD) と診断された．ステロイド，免疫抑制薬により改善した．

　症例2：STIR像で両側視神経は腫大し，信号も上昇している（図2-A；→）．T2強調像で左床に高信号を認める（図2-B；→）．急性散在性脳脊髄炎と診断，ステロイドパルス療法により改善を得た．

■一般的知識と画像所見

　視神経炎 (optic neuritis) は，狭義には多発性硬化症 (multiple sclerosis；MS) に伴う視神経炎，NMOSDなどの脱髄症性疾患を指し，広義には膠原病，感染などによる炎症性疾患も含まれる．また，視神経症 (optic neuropathy) は，虚血性視神経症などの視神経に障害を来す病態が含まれる（図3）．視神経炎では視機能障害に眼痛を伴うことが多い．

　NMOSDはMSとの鑑別が必要な脱髄性疾患であり，MSに対する比率は西欧に比較し，アジアで多い．NMOSDの診断基準は変遷しており，2015年の国際パネルの診断基準を表に示す[1]．この診断基準では従来のNMO (neuromyelitis optica, 視神経脊髄炎) を包括し，全体を抗AQP4抗体陽性，陰性NMOSDに二分している．抗MOG抗体陽性の視神経炎はほとんどの症例で抗AQP4抗体は陰性で，抗AQP4抗体陽性NMOSDよりも若年発症，女性の割合が少なく，再燃が少ないといった特徴がある[1]．感染性の視神経炎は，鼻副鼻腔炎（鼻性視神経炎）や髄膜炎が視神経に及ぶ．梅毒では第2,3期に視神経炎を来し，4期には視神経は萎縮する．

　小児では特発性視神経炎が多く，成人よりも両側性の場合が多い[2]．感冒後やワクチン接種後に発症する症例も多く，視神経炎のみの場合 (clinically isolated syndrome) や急性散在性脳脊髄炎に合併する場合がある．後にMSと診断される割合は成人より少ないが，経過観察が必要である．

　画像所見　急性期には視神経は軽度腫大し，STIR像・T2強調像で高信号と造影効果を認める．造影効果は感度（94%）の高い所見である[3]．慢性期には視神経は萎縮し，周囲のくも膜下腔が拡大する．

図3　視神経炎と視神経症

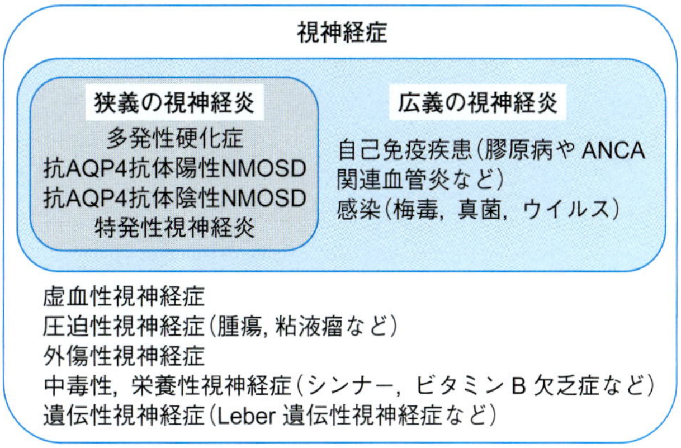

視神経症
- 狭義の視神経炎
  - 多発性硬化症
  - 抗AQP4抗体陽性NMOSD
  - 抗AQP4抗体陰性NMOSD
  - 特発性視神経炎
- 広義の視神経炎
  - 自己免疫疾患（膠原病やANCA関連血管炎など）
  - 感染（梅毒，真菌，ウイルス）

- 虚血性視神経症
- 圧迫性視神経症（腫瘍，粘液瘤など）
- 外傷性視神経症
- 中毒，栄養性視神経症（シンナー，ビタミンB欠乏症など）
- 遺伝性視神経症（Leber遺伝性視神経症など）

ANCA：anti-neutrophil cytoplasmic antibody.

■鑑別診断のポイント

　視神経炎自体の画像診断は比較的容易である．原因は多岐にわたるが，感染性・非感染性視神経炎の鑑別が治療上，最も重要である．感染性の原因として鼻性視神経炎や髄膜炎の有無を確認する．また，MSやNMOSDに関しては中枢神経脱髄巣（表「MRI所見」参照）の有無を確認する．

参考文献

1) Wingerchuk DM, Banwell B, Bennett JL, et al: International consensus diagnostic criteria for neuromyelitis optica spectrum disorders. Neurology 85: 177-189, 2015.
2) 中尾雄三：小児視神経炎．あたらしい眼科 27: 335-336, 2010.
3) Kupersmith MJ, Alban T, Zeiffer B, et al: Contrast-enhanced MRI in acute optic neuritis: relationship to visual performance. Brain 125 (Pt 4) : 812-822, 2002.

視神経膠腫
optic nerve glioma

檜山貴志

症例 9歳，女児．左視力低下．

図1-A　単純CT

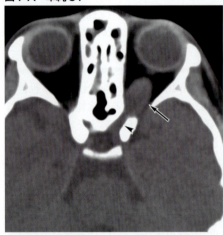

図1-B　STIR冠状断像

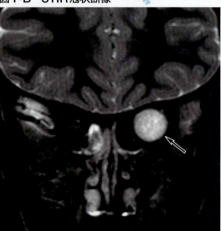

図1-C　T1強調像

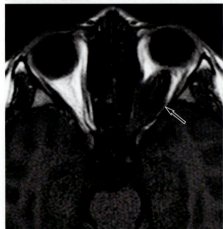

図1-D　脂肪抑制造影T1強調像

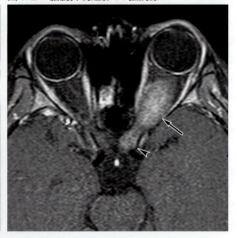

表　NF1合併視神経膠腫と孤発性視神経膠腫の比較

	NF1	孤発性
経過	変化しないか，緩徐増大	増大
部位	視神経～視交叉，時に両側性・多発性	視交叉，視床下部
形態	形態を保ったまま腫大	腫瘤状
水頭症	少ない	多い
嚢胞形成	少ない（9%）	多い（66%）

::: 参考文献 :::

1) Kornreich L, Blaser S, Schwarz M, et al: Optic pathway glioma: correlation of imaging findings with the presence of neurofibromatosis. AJNR 22: 1963-1969, 2001.
2) Tailor TD, Gupta D, Dalley RW, et al: Orbital neoplasms in adults: clinical, radiologic, and pathologic review. RadioGraphics 33: 1739-1758, 2013.
3) Brodsky MC: The "pseudo-CSF" signal of orbital optic glioma on magnetic resonance imaging: a signature of neurofibromatosis. Surv Ophthalmol 38: 213-218, 1993.

画像の読影

　左視神経が紡錘状に腫大，STIR像で高信号，T1強調像で低信号を示し，やや不均一に造影されている（図1-A〜D；→）．STIR冠状断像で視神経は同定できず，視神経自体が腫大していると考えられる（図1-B；→）．石灰化はない．左視神経管は拡大し，頭蓋内にも腫瘍が進展している（図1-A，D；►）．視神経膠腫の診断で，経過観察となった．その後，症状が進行し，化学療法が行われたが奏効せず，手術が施行された．毛様細胞性星細胞腫と診断された．

一般的知識と画像所見

　視神経膠腫は，視神経のグリア細胞から発生する腫瘍である．原発性視神経腫瘍として最も多く，脳神経膠腫の2％を占める．視神経は視交叉より末梢側を指すが，実際には視交叉やそれより中枢側から発生したものも含んで，視神経膠腫と称している場合が多い．視神経から発生した前方型と，それよりも中枢側から発生した後方型に分類される．

　眼窩内の視神経膠腫は眼窩腫瘍の4％を占める．視神経膠腫の30％に神経線維腫症1型（neurofibromatosis 1；NF1）を認め，逆にNF1の15％に視神経膠腫を合併する．NF1では両側性，多発性に発生することがある．NF1では前方型，孤発性は後方型が多い[1]（表）．視神経膠腫の75％は10歳以下，90％は20歳までに発症し，毛様細胞性星細胞腫（WHO grade I）が多くを占める．症状は，乳幼児では進行するまで視力低下は気づかれにくい．前方型は眼球突出や斜視，点頭痙攣（眼振，頭部の振盪，斜頸）を呈し，後方型はしばしば大きく，水頭症，間脳症候群，思春期早発症などの内分泌異常を来す．悪性視神経膠腫は成人に発症する，急速に進行する視神経腫瘍で，病理組織学的には退形成星細胞腫や多形膠芽腫に分類される[2]．

　治療は経過観察，化学療法，手術療法，放射線療法がある．視神経膠腫は低悪性度の腫瘍である一方，根治も困難な疾患であるため，長期の治療となることが多い．症状が乏しい場合は経過観察を行う．NF1合併例では増大しない場合も多く，自然縮小もある[1]．有症状の場合，化学療法が治療の中心となる．化学療法に抵抗性で，腫瘍が増大し，症状が悪化した時に減量手術が考慮される．放射線療法は脳発達障害や2次発癌，血管障害などを来すため，避ける方向にある．特に，NF1合併例の患者では2次癌の発症のリスクが高い．

　画像所見　視神経の腫大を認め，MRIで脳灰白質と比較しT1強調像で等信号，T2強調像で等〜高信号を呈する．造影効果は様々で，石灰化は稀である．紡錘状腫瘤を形成するが，NF1合併例ではしばしば視神経の形態を保ったまま腫大し，視神経が蛇行，屈曲する[1,2]．腫瘍辺縁にT2強調像で高信号を認め，脳脊髄液と誤認することがある（pseudo-CSF sign）[3]．病理組織学的には，腫瘍細胞の髄膜浸潤（arachnoidal gliomatosis）である．

鑑別診断のポイント

　視神経鞘髄膜腫は視神経周囲に腫瘍を形成し，tram-track sign，石灰化を伴う．視神経鞘髄膜腫では，視神経が腫瘍とは別に同定できることが多い．

視神経鞘髄膜腫
optic nerve sheath meningioma

檜山貴志

症例 50歳代，女性．視力低下，右視神経乳頭腫脹．以前に視神経炎で治療歴．

図1-A　単純CT

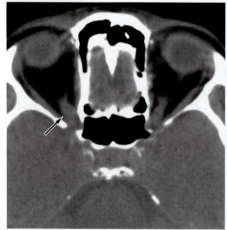

図1-B　STIR冠状断像

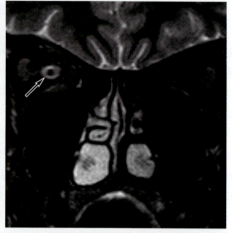

図1-C　脂肪抑制造影T1強調像

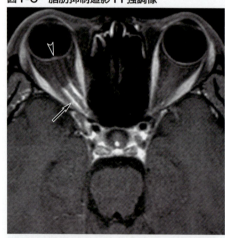

図1-D　脂肪抑制造影T1強調冠状断像

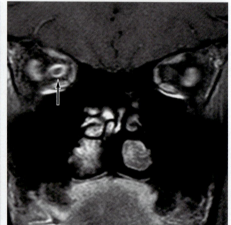

図1-E　脂肪抑制造影T1強調矢状断像

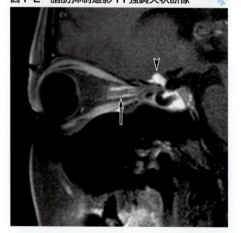

画像の読影

単純CTでは，右視神経眼窩部に腫大を認める（図1-A；→）．石灰化は認めない．STIR冠状断像では視神経周囲に高信号を認め（図1-B；→），脂肪抑制造影T1強調像では，視神経鞘に沿った増強効果を認める（図1-C～E；→）．横断像，矢状断像ではtram-track signを呈し（図1-C, E；→），冠状断像ではリング状に造影されている（図1-D；→）．視神経乳頭に腫脹を認める（図1-C；▶）．矢状断像で，後方の前床突起硬膜から立ち上がる腫瘤を認めることから（図1-E；▶），髄膜腫が疑われる．手術にて髄膜腫と診断された．

一般的知識と画像所見

髄膜腫は，くも膜の髄膜皮細胞から発生する腫瘍である．視神経も髄膜で覆われているため，視神経鞘髄膜腫が発生する．中年女性に好発し，眼窩腫瘍の約2%，髄膜腫の1～2%を占め，視神経腫瘍としては視神経膠腫に次いで多い．広義には，視神経管周囲の髄膜腫からの進展を含む．小児発症や両側性，多発性の場合は，神経線維腫症2型を考慮する必要がある．小児の視神経鞘髄膜腫は成人より進行が速い[1]．

症状は視力低下，色覚低下，一過性暗黒感，球後痛，複視，眼球突出などで，中心視野が比較的保たれる．進行性視力障害，視神経乳頭蒼白，乳頭毛様短絡血管は特徴的な3徴（Hoyt-Spencer徴候）とされるが，近年は健診や眼底検査でみつかる場合もある．治療は経過観察，放射線療法，手術療法がある．

画像所見 CT，MRIでは視神経を取り巻く腫瘤として認められる．小さな場合には指摘が難しい場合がある．増大すると視神経鞘に沿って前後方向に進展し，管状になる場合と，視神経周囲に球形，紡錘形の腫瘤を形成する場合がある[2]．CTでは20～50%で石灰化を認める[1]．MRIではT1強調像で低信号，T2強調像で低～高信号を示し，均一に強く造影され，横断像で視神経周囲にtram-track signを認める．腫瘍遠位の視神経周囲くも膜下腔の拡大や嚢胞形成を認める場合がある[3]．視神経は圧迫により萎縮する[2]．

鑑別診断のポイント

視神経管の視神経鞘髄膜腫は腫瘤が小さくとも視力障害を来し，ステロイドで改善するため，視神経炎と間違われることがある[2]．視神経管から周囲硬膜へ進展する成分がバラのとげ状にみられ，髄膜腫を示唆する．視神経膠腫は視神経自体が腫大する（▶NOTE）．

> **NOTE 視神経腫瘍の鑑別疾患[4]**
> 視神経：神経膠腫，悪性膠芽腫，神経節膠腫，髄上皮腫，血管芽腫，孤立性線維腫
> 視神経鞘：髄膜腫，神経鞘腫，転移

参考文献

1) Tailor TD, Gupta D, Dalley RW, et al: Orbital neoplasms in adults: clinical, radiologic, and pathologic review. RadioGraphics 33: 1739-1758, 2013.
2) Jackson A, Patankar T, Laitt RD: Intracanalicular optic nerve meningioma: a serious diagnostic pitfall. AJNR 24: 1167-1170, 2003.
3) Lindblom B, Norman D, Hoyt WF: Perioptic cyst distal to optic nerve meningioma: MR demonstration. AJNR 13: 1622-1624, 1992.
4) Miller NR: Primary tumours of the optic nerve and its sheath. Eye (Lond) 18: 1026-1037, 2004.

神経鞘腫
schwannoma

檜山貴志

症例 80歳代，女性．右眼内側に腫瘤を触知．

図1-A　T2強調像

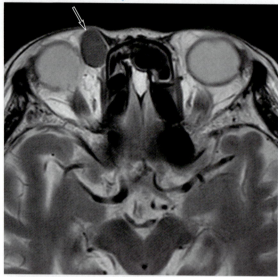

図1-B　T1強調像

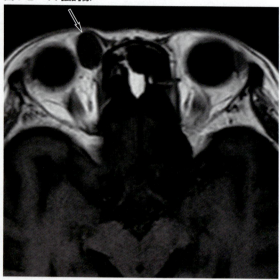

図1-C　脂肪抑制造影T1強調像

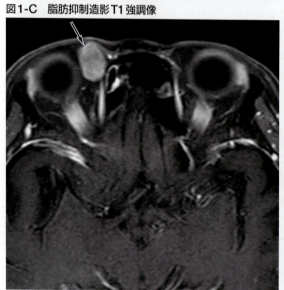

図1-D　脂肪抑制造影T1強調冠状断像

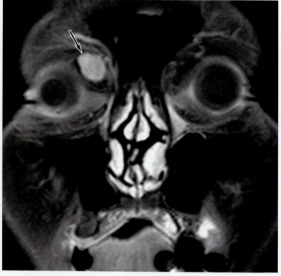

■画像の読影

T1強調像およびT2強調像で，右眼球内側上方の筋円錐外に，楕円形の境界明瞭，辺縁平滑な腫瘤を認める（図1-A～D；→）．腫瘍長軸は眼窩軸を向く．摘出術がなされ，Antoni A成分が主体の神経鞘腫と診断された．

■一般的知識と画像所見

神経鞘腫は，神経鞘を形成するSchwann細胞から発生する神経原性腫瘍（▶NOTE）のひとつである．眼窩腫瘍の0.7～2.3%を占める[1]．発生母地は知覚枝からが多く，眼窩では三叉神経第1枝領域に多い．三叉神経第2枝領域や動眼神経，外転神経，滑車神経からも発生する．筋円錐内・外いずれかも発生するが[2]，筋円錐外が多く[1]，眼窩上部と尖部からの発生が60%程度を占める[3]．20～70歳に好発し，男女差はない．

症状は眼球突出，眼瞼腫大，複視，視力障害などである．病理組織学的には紡錘状細胞が索状配列し，細胞密度の高いAntoni Aの成分と，粘液浮腫性の基質を背景としたAntoni Bの成分に分類される．治療法として摘出術，減圧術，放射線療法がある．

画像所見 眼窩神経鞘腫は被膜を有するため，境界明瞭・辺縁平滑な楕円形～紡錘状の腫瘤である．腫瘍は眼窩軸に沿って発育し，眼窩尖部では円錐状，上眼窩裂から頭蓋内に進展したものはダンベル状を呈する[2]．CTでは外眼筋と等吸収で，時に石灰化を伴う[1]．筋円錐外神経鞘腫では圧排性骨侵食を示す．

MRIでは，Antoni A，Antoni Bの成分を反映した所見を示し，Antoni AはT1強調像，T2強調像で中等度信号で，造影効果を伴う成分として認める．Antoni BはT2強調像で高信号で，造影効果の弱い成分として認める[1,2]．囊胞変性を41%で認め[1]，出血を伴うこともある．これらの所見の組み合わせにより，内部均一な腫瘍から変性の強い腫瘍まで，様々な所見を呈しうる．

■鑑別診断のポイント

悪性リンパ腫や血管腫，孤立性線維腫が鑑別に挙がる．悪性リンパ腫は，より既存構造に沿うような形態を呈する．孤立性線維腫は動脈相で強く造影される．血管腫は漸増性の造影効果を示す．

> **NOTE その他の眼窩神経原性腫瘍**
> 1) 神経線維腫：Schwann細胞に加え，神経周膜細胞や線維芽細胞などからなる腫瘍である．限局型，びまん型，蔓状神経線維腫に分類される．神経線維腫症1型に合併する．
> 2) 悪性末梢神経鞘腫瘍：*de novo* に発生する場合と，神経線維腫から悪性化する場合がある．
> 3) 断端神経腫（外傷性神経腫）：神経の外傷を受けた後に，神経の近位端が腫瘤状に腫大する反応性・増殖性病変である．

参考文献

1) Sweeney AR, Gupta D, Keene CD, et al: Orbital peripheral nerve sheath tumors. Surv Ophthalmol 62: 43-57, 2017.
2) Tailor TD, Gupta D, Dalley RW, et al: Orbital neoplasms in adults: clinical, radiologic, and pathologic review. RadioGraphics 33: 1739-1758, 2013.
3) Wang Y, Xiao LH: Orbital schwannomas: findings from magnetic resonance imaging in 62 cases. Eye (Lond) 22: 1034-1039, 2008.

悪性リンパ腫
malignant lymphoma

檜山貴志

症例1 60歳代，女性．左眼瞼腫脹．

図1-A　T2強調像
図1-B　脂肪抑制造影T1強調像　**KEY**

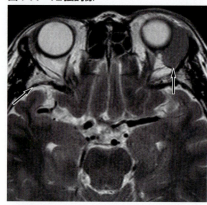
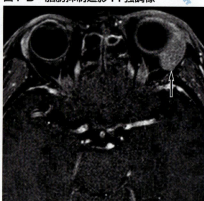

症例2 70歳代，女性．右眼瞼腫脹．

図2-A　造影CT　**KEY**
図2-B　T2強調像

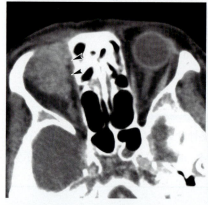
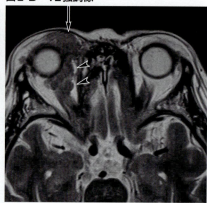

症例3 10歳代，男性．急速進行性の左眼瞼腫脹，眼瞼下垂．眼窩蜂巣炎疑い．

図3-A　脂肪抑制造影T1強調像　**KEY**
図3-B　脂肪抑制造影T1強調冠状断像

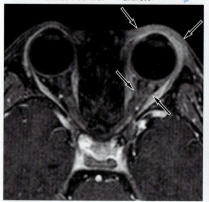
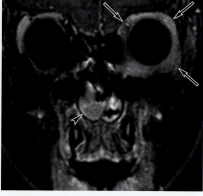

画像の読影

症例1：左涙腺の腫大を認め，T2強調像で中等度高信号（図1-A；→），脂肪抑制造影T1強調像で均一な増強効果を認める（図1-B；→）．生検で濾胞性リンパ腫と診断された．

症例2：造影CTおよびT2強調像で，右眼球内側〜上方の筋円錐内・外，眼瞼（図2-B；→）にかけて内部均一な腫瘤を認める．辺縁は分葉状，境界は比較的明瞭であり，パテ状に広がる（図2-A, B；▶）．生検でMALTリンパ腫と診断された．

症例3：脂肪抑制造影T1強調像で，左眼球周囲に増強効果を認め，球後組織にも浸透性に広がる（図3-A, B；→）．冠状断像で右鼻腔に腫瘤を認め（図3-B；▶），眼窩蜂巣炎では一元的に説明できない．生検でNK/T細胞リンパ腫と診断された．

一般的知識と画像所見

眼窩悪性リンパ腫は原発性眼窩腫瘍の24%を占める．眼窩のリンパ増殖性疾患の中ではMALTリンパ腫（40%）が最も多く，IgG4関連眼疾患（22%），その他の悪性リンパ腫（15%）である[1]．MALTリンパ腫以外に，びまん性大細胞B細胞リンパ腫（DLBCL），濾胞性リンパ腫，マントル細胞性リンパ腫などが発生する．眼窩悪性リンパ腫は60歳以上に好発し，男女差はない．眼窩に限局する場合と，全身疾患の一部である場合があるが，限局性のものが多い．涙腺，外眼筋，眼瞼，結膜など，眼窩のあらゆる部位に発生しうる．症状としては眼球突出，眼球周囲の腫脹，疼痛，眼球運動障害を呈する．治療としては化学療法の他，局所に限局している場合は放射線療法も行われる．

画像所見 画像所見は非特異的である．病変は既存構造に入り込むようにパテ状[2]に広がり，境界は明瞭な場合が多いが，不明瞭に浸透性に広がることもある．CTでは内部均一，比較的高吸収であり，MRIではT1強調像で脳と等信号，T2強調像で等〜高信号を示し，造影効果は様々である[2]．ADCはIgG4関連疾患や反応性リンパ過形成と比較し，低値を示す[3]．Sjögren症候群に伴うMALTリンパ腫は囊胞を形成する場合がある．MALTリンパ腫と比較し，DLBCLは進行が速い．NK/T細胞性リンパ腫は浸透性に広がり，眼窩蜂巣炎と類似することがある．

鑑別診断のポイント

多彩な所見を示す眼窩悪性リンパ腫の鑑別疾患は多岐にわたる．筋円錐内限局であれば髄膜腫，視神経膠腫，海綿状血管腫など，その他では良性のリンパ増殖性疾患（特発性眼窩炎症，反応性リンパ過形成など），肉芽腫性疾患（多発血管炎肉芽腫症，サルコイドーシス），甲状腺眼症，転移，涙腺腫瘍などである．悪性リンパ腫に特異的な所見はないが，内部均一で既存構造に入り込むような腫瘤，複数の領域にまたがる腫瘤，ADC低値などの所見がある場合は，悪性リンパ腫を鑑別に挙げる（▶NOTE）．

> **NOTE　眼内リンパ腫**
>
> 眼球に発生する悪性リンパ腫（DLBCLが多い）で，臨床的にぶどう膜炎と類似し，初期診断が難しい．硝子体生検で診断がなされるが，中枢神経病変をしばしば合併するため，MRIによる評価が必要である[4]．

参考文献

1) Japanese study group of IgG4-related ophthalmic disease: A prevalence study of IgG4-related ophthalmic disease in Japan. Jpn J Ophthalmol 57: 573-579, 2013.
2) Gerbino G, Boffano P, Benech R, et al: Orbital lymphomas: Clinical and radiological features. J Cranio-Maxillofacial Surg 42: 508-512, 2014.
3) Haradome K, Haradome H, Usui Y, et al: Orbital lymphoproliferative disorders (OLPDs): value of MR imaging for differentiating orbital lymphoma from benign OPLDs. AJNR 35: 1976-1982, 2014.
4) 岩橋千春, 大黒伸行：眼内リンパ腫．あたらしい眼科 30: 337-341, 2013.

138　3. 眼窩

海綿状血管腫
cavernous hemangioma

檜山貴志

症例 60歳代，女性．2年前からの眼球突出．

図1-A　T2強調像

図1-B　T1強調冠状断像

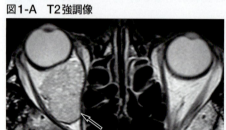
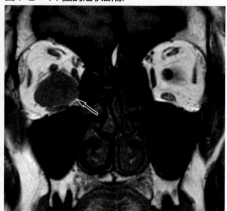

図1-C　ダイナミック・スタディ（造影前）

図1-D　ダイナミック・スタディ（30秒後）

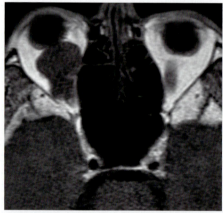
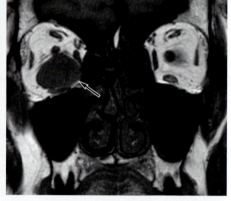

図1-E　ダイナミック・スタディ（60秒後）　**KEY**

図1-F　脂肪抑制造影T1強調像（180秒後）

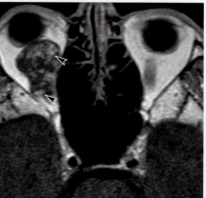
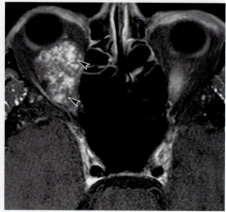

画像の読影

右眼窩筋円錐内（下直筋と視神経の間）に分葉状の境界明瞭な腫瘤を認め，T2強調像で高信号，T1強調像で低信号を呈する（図1-A, B；→）．ダイナミック・スタディの造影後30秒で点状の増強効果を認め（図1-D；▶），漸増性に増強効果が広がる（図1-E, F；▶）．

一般的知識と画像所見

海綿状血管腫は血管奇形のひとつであり，国際血管腫・血管奇形学会（International Society for the Study of Vascular Anomalies；ISSVA）の分類（▶NOTE）[1]では，低血流の静脈奇形に分類される病変である．若年〜中高年の女性に好発する．

症状は無痛性の眼球突出が多く，視力低下，視野欠損，複視を来す．脳ドックなどで偶発的にみつかる場合もある．病理組織学的には内皮細胞で覆われた海綿状血液腔からなり，線維性隔壁により分画され，血栓や硝子化を認める．内皮細胞にプロゲステロン受容体の発現を認め，妊娠時に増大することがある[2]．治療法は摘出術であるが，眼球運動や視機能に異常がなければ，経過観察も可能である．

画像所見 眼窩では筋円錐内，特に耳側に好発し，稀に眼窩尖部や筋円錐外に発生する．円形〜分葉状の腫瘤で，線維性の偽被膜を有するため，境界は明瞭である．既存構造を圧迫し，骨改変を認める．CTでは均一に軽度高吸収を呈し，静脈石はほとんど認めない[3]．T1強調像では筋と等信号，T2強調像で比較的均一に高信号を呈し，内部に隔壁がみられることがある[3]．ダイナミック・スタディでは点状の染まりが周囲に広がり，漸増性の造影効果を示し，30分以内に全体が造影される[3]．

鑑別診断のポイント

神経鞘腫，孤立性線維腫，静脈瘤，リンパ管奇形，髄膜腫などが鑑別となる．静脈瘤は静脈の限局性の拡張であり，静脈壁の先天的脆弱性が原因となる．静脈瘤は，体位変換やValsalva法で大きさが変化する．孤立性線維腫は動脈相から強く造影される．海綿状血管腫は，典型的にはT2強調像で高信号，ダイナミック・スタディにおいて，早期の点状の造影効果が漸増性に周囲に広がる所見を認める[4]．

> **NOTE ISSVA 分類**[1]
>
> これまで血管奇形・血管腫は"血管腫"と総称される場合が多かったが，病態・治療方針が異なる疾患であり，混乱を招いていた．ISSVAは2014年に血管腫，血管奇形の疾患概念，分類をまとめたガイドラインを発表した．ISSVA分類では血管腫（vascular tumor）と血管奇形（vascular malformation）を明確に区別し，眼窩では血管腫として胎児血管腫（毛細血管性血管腫），血管奇形としてリンパ管奇形，静脈奇形（海綿状静脈奇形），動静脈奇形などが発生する．

参考文献

1) ISSVA: ISSVA Classification for Vascular Anomalies 2018.（http://www.issva.org/classification）
2) Di Tommaso L, Scarpellini F, Salvi F, et al: Progesterone receptor expression in orbital cavernous hemangiomas. Virchows Arch 436: 284-288, 2000.
3) Tailor TD, Gupta D, Dalley RW, et al: Orbital neoplasms in adults: clinical, radiologic, and pathologic review. RadioGraphics 33: 1739-1758, 2013.
4) Xian J, Zhang Z, Wang Z, et al: Evaluation of MR imaging findings differentiating cavernous haemangiomas from schwannomas in the orbit. Eur Radiol 20: 2221-2228, 2010.

類皮嚢胞
dermoid cyst

檜山貴志

症例1 1歳，男児．右内眼角の腫瘤が緩徐に増大．

図1-A　T2強調像

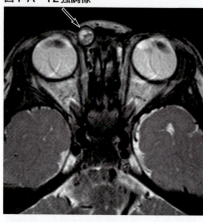

図1-B　拡散強調像

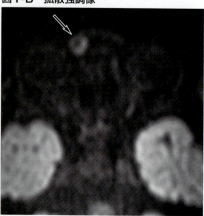

図1-C　T1強調像

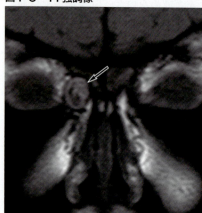

図1-D　脂肪抑制T1強調像　**KEY**

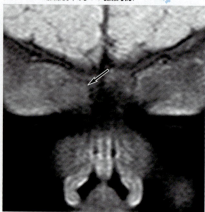

症例2 30歳代，男性．右眼窩部痛，以前に外傷歴．

図2-A　T2強調像

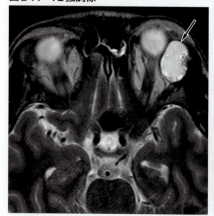

図2-B　脂肪抑制造影T1強調冠状断像　**KEY**

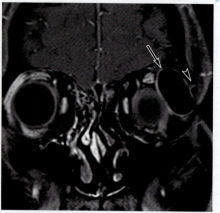

画像の読影

症例1：右内眼角の前頭涙骨縫合付近に境界明瞭，辺縁平滑な腫瘤を認め，T2強調像で不均一に高信号，拡散強調像で一部高信号を示す（図1-A，B；→）．腫瘤の一部がT1強調像の高信号で脂肪抑制され，脂肪を含有している（図1-C，D；→）．摘出術がなされ，類皮嚢胞と診断された．

症例2：T2強調像および脂肪抑制造影T1強調像で，左前頭頬骨縫合（図2-B；▶）から連続する嚢胞性病変を認める（図2-A，B；→）．手術により，類表皮嚢胞と診断された．

一般的知識と画像所見

眼窩の類皮嚢胞，類表皮嚢胞は，胎生期に迷入した外胚葉から発生する嚢胞性病変であり[1]，眼窩腫瘍の5〜10％を占める（▶NOTE）．小児の眼窩腫瘍では最も多い．眼窩ではほとんどが骨縫合線（前頭頬骨縫合，前頭篩骨縫合など）に沿った部位に発生し（図3），耳上側・鼻上側に好発する．その他，眼窩内や涙腺にも発生する．

表層に発生したものでは，早期から腫瘤として触知され，幼児期に発見される．そうでない場合は，デブリの貯留により緩徐に増大し，10歳代以降に無痛性皮下腫瘤や眼球突出で気づかれることが多い．時に破裂し，内容液の流出や炎症を引き起こす[1]．病理組織像は類表皮嚢胞では嚢胞壁が扁平上皮で裏打ちされており，ケラチンを含有している．さらに，類皮嚢胞では汗腺，皮脂腺などの皮膚付属器を含む．治療は嚢胞が小さく，増大傾向がなければ経過観察が可能である．整容上の問題があるもの，増大するものや，破裂・感染予防のために，摘出術が行われることもある．

画像所見 典型的には，縫合線上に位置する単房性嚢胞である．骨壁の内外にまたがって，亜鈴型に発育する例もある．圧排性骨侵食を生じ，硬化縁を伴う[1]．類表皮嚢胞はCTで脳脊髄液よりわずかに高吸収，FLAIR像や拡散強調像では高信号を示す．類皮嚢胞は，皮脂腺から分泌される脂肪が描出されることがある[1]．時に嚢胞内の脂肪と液体による液面形成や，嚢胞壁の石灰化を認める[2]．

鑑別診断のポイント

前頭部には頭瘤が生じることがあるが，内部の液体は脳脊髄液であり，頭蓋内との連続性がある．また，頭瘤では脂肪は含有しない．鼻涙管嚢胞は鼻涙管に形成される．

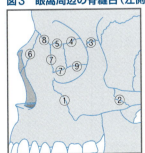

図3 眼窩周辺の骨縫合（左側面）
①頬骨上顎縫合，②頬骨側頭縫合，③前頭頬骨縫合
④前頭篩骨縫合，⑤前頭涙骨縫合，⑥鼻骨上顎縫合
⑦涙骨上顎縫合，⑧前頭上顎縫合，⑨篩骨上顎縫合

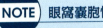

NOTE 眼窩嚢胞性病変
類皮嚢胞，類上皮嚢胞，奇形腫，リンパ管奇形，粘液瘤，動脈瘤性骨嚢胞，コレステリン肉芽腫，鼻涙管嚢胞，涙腺嚢胞，コロボーマ嚢胞，膿瘍，包虫嚢胞

参考文献

1) Chung EM, Smirniotopoulos JG, Specht CS, et al: From the archives of the AFIP: Pediatric orbit tumors and tumorlike lesions: nonosseous lesions of the extraocular orbit. RadioGraphics 27: 1777-1799, 2007.
2) Purohit BS, Vargas MI, Ailianou A et al: Orbital tumors and tumor-like lesions: exploring the armamentarium of multiparametric imaging. Insights Imaging 7: 43-68, 2016.

涙腺腫瘍
lacrimal gland tumor

檜山貴志

症例1 20歳代，女性．右視力低下．

図1-A　T2強調像　**KEY**

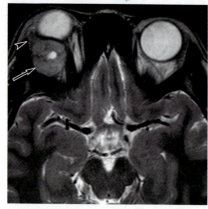

図1-B　脂肪抑制造影T1強調像

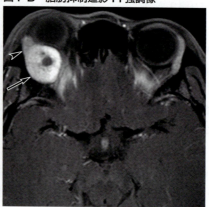

症例2 60歳代，女性．左眼の違和感，疼痛．

図2-A　T2強調像

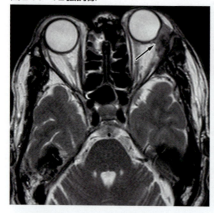

図2-B　脂肪抑制造影T1強調像　**KEY**

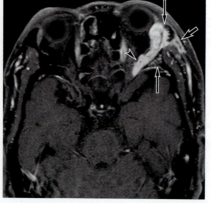

NOTE　涙腺周囲の神経

三叉神経第1枝（V1）の枝である涙腺神経と，第2枝（V2）の頬骨神経は交通をもつ．頬骨神経は頬骨顔面神経と頬骨側頭神経に分岐し，頬骨眼窩孔を通過し，眼窩外へ出る（図3）．

図3　涙腺周囲の神経

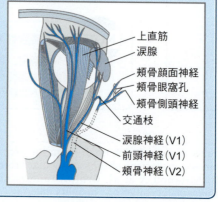

- 上直筋
- 涙腺
- 頬骨顔面神経
- 頬骨眼窩孔
- 頬骨側頭神経
- 交通枝
- 涙腺神経（V1）
- 前頭神経（V1）
- 頬骨神経（V2）

画像の読影

症例1：右涙腺に境界明瞭，辺縁平滑な類円形腫瘤を認める．T2強調像および脂肪抑制造影T1強調像で，眼窩外側壁に圧排性骨侵食を認める（図1-A, B；→）．内部に囊胞変性を認める．腫瘤前方に圧迫された涙腺を認める（図1-A, B；▻）．全摘され，多形腺腫と診断された．

症例2：T2強調像で，左涙腺に腫瘤を認め，中心付近は低信号を示す（図2-A；→）．外側で頰骨への浸潤があるが，蝶形骨大翼にも造影効果を認め，浸潤が疑われる（図2-B；→）．眼窩外側壁に沿った後方への進展があり，涙腺神経に沿った神経周囲進展が疑われる（図2-B；▻）．外側壁から側頭筋辺縁に造影効果があり，頰骨側頭神経に沿った神経周囲進展を認める（図2-B；➤）．生検にて腺様囊胞癌と診断され，放射線化学療法が施行された．

一般的知識と画像所見

涙腺の組織像は耳下腺に類似し，唾液腺と同様の腫瘍が発生する．涙腺腫瘍の75％は炎症性・リンパ増殖性疾患，残りの25％を唾液腺型腫瘍などが占める．後者のうち良性・悪性腫瘍は半々で生じ，良性腫瘍では多形腺腫，オンコサイトーマ，悪性では腺様囊胞癌，多形腺腫由来癌，粘表皮癌などが発生する．これらの腫瘍は通常，片側性で，涙腺眼窩部からの発生が多い[1]．

[多形腺腫]　良性涙腺腫瘍でも最も多く（70％），20〜50歳代に好発する無痛性の片側性涙腺腫瘍として認める．10％は涙腺眼瞼部に限局する[1]．CTでは境界明瞭な腫瘤として認められ，石灰化は稀である．緩徐に増大し，眼窩壁に骨改変を伴う．MRIでは，外眼筋と比較しT1強調像で低〜等信号，脳皮質と比較してT2強調像で等信号を呈する．中等度の造影効果を示す．大きくなると囊胞変性や出血，壊死などにより，内部不均一となる．悪性化は最大20％で認め，再発の観点からも被膜を含めた完全切除が必要である[2]．多形腺腫が臨床，画像診断から強く疑われる場合，生検を行わずに全摘する．

[腺様囊胞癌]　悪性上皮性涙腺腫瘍では最も多い．40歳代に多く，神経周囲進展により疼痛や感覚異常を伴う．浸透性に広がり，眼球突出が目立たず，眼痛で発症する場合もある[2]．画像は初期には多形腺腫と類似する．進行すると骨破壊を伴う辺縁不整な腫瘤として認める．時に石灰化を伴う．MRIではT1強調像で低信号，T2強調像で低〜高信号を示し，びまん性に造影される．神経周囲進展を呈し，涙腺神経，頰骨側頭神経・頰骨顔面神経（頰骨眼窩孔；▶NOTE），上眼窩裂，海綿静脈洞，Meckel腔の評価が必要である．転移は肺，骨に多い．完全切除は難しく，重粒子線治療も選択肢となる．

[粘表皮癌]　眼窩腫瘍の1％で発生，有痛性の眼球突出を示す．浸潤性の病変で骨にscallopingや破壊を伴う[1]．

鑑別診断のポイント

涙腺腫瘍で多くを占めるリンパ増殖性疾患は内部均一なことが多い．骨破壊や神経周囲進展を伴う場合は，腺様囊胞癌，多形腺腫由来癌などの悪性腫瘍を考える．上記の他に，涙腺には筋上皮腫，導管癌などの唾液腺腫瘍，転移性腫瘍，孤立性線維腫，アミロイドーシスが発生する．

::: 参考文献 :::
1) Gao Y, Moonis G, Cunnane ME, et al: Lacrimal gland masses. AJR 201: W371-W381, 2013.
2) Tailor TD, Gupta D, Dalley RW, et al: Orbital neoplasms in adults: clinical, radiologic, and pathologic review. RadioGraphics 33: 1739-1758, 2013.

144　3. 眼窩

悪性黒色腫
malignant melanoma

檜山貴志

症例1 70歳代，男性．脈絡膜腫瘍を指摘．

図1-A　造影CT
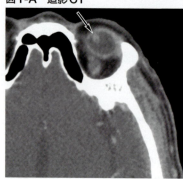

図1-B　T2強調像
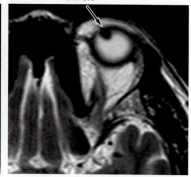

図1-C　T1強調像　KEY
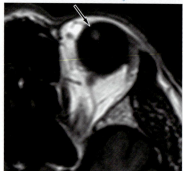

図1-D　脂肪抑制造影T1強調矢状断像
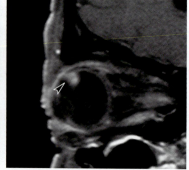

症例2 60歳代，女性．太田母斑あり．定期健診で脈絡膜腫瘍を指摘．

図2-A　脂肪抑制造影T1強調像
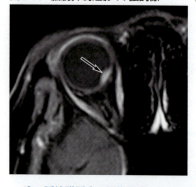

図2-B　^{123}I-IMPシンチグラム　KEY
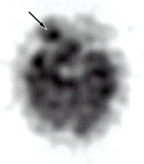

表　脈絡膜腫瘍の画像所見

	悪性黒色腫	脈絡膜転移	脈絡膜血管腫
T1強調像	著明高信号（40%），軽度高信号	軽度高信号，著明高信号（20%）	軽度高信号
T2強調像	低信号	低信号	等信号
造影効果	脈絡膜血管腫より弱い		早期に強い造影効果
形態	マッシュルーム状，結節状，レンズ状	平坦＞レンズ状	レンズ状

T1強調像・T2強調像の信号は硝子体と比較．

画像の読影

症例1：造影CTで，眼球辺縁から硝子体に突出する結節を認める（図1-A；→）．T2強調像で低信号，T1強調像で高信号を示し，メラニンの含有が疑われる（図1-B, C；→）．脂肪抑制造影T1強調像で，わずかなくびれが疑われる（図1-D；▻）．眼球摘出術がなされ，悪性黒色腫と診断された．

症例2：脂肪抑制造影T1強調像で，右眼球辺縁にレンズ状の病変を認める（図2-A；→）．^{123}I-IMPの集積を認める（図2-B；→）．眼球摘出術がなされ，悪性黒色腫と診断された．

一般的知識と画像所見

悪性黒色腫はメラノサイトから発生する悪性腫瘍である．眼窩では95%がぶどう膜から発生し，脈絡膜由来が9割程度を占め，虹彩・毛様体由来は少ない．アジア人に少なく（白人の1/30～1/20程度），60歳以上が半数以上を占め，男女差はない．症状は視力低下，視野障害，飛蚊症，光視症を呈するが，無症状で偶発的にみつかることも少なくない．緑内障を続発する．

診断は多くの場合，検眼鏡的所見によりなされる．随伴する白内障，網膜剥離，硝子体出血などにより観察困難な場合，画像診断（超音波検査，MRI，^{123}I-IMP）も質的診断に寄与する．画像に関連する予後不良因子として，大きさ，強膜外浸潤，毛様体浸潤がある．虹彩の悪性黒色腫は早期に発見されやすく，切除もしやすいため，脈絡膜悪性黒色腫よりも予後は良好である．脈絡膜悪性黒色腫の約半数は転移により死亡する．肝転移が最も多く，転移を来した症例の90%でみられる．その他，肺転移，骨転移，皮膚転移，消化管転移を認める．

治療法は，大きさや場所によって決定される．厚み3mm以下で増大のないものは経過観察も可能であり，3～10mmでは眼球温存（局所切除術，小線源照射，ガンマナイフ，陽子線照射，重粒子線照射），10mmより大きなものは眼球摘出がなされる[1]．

画像所見 画像診断は眼底検査によって診断が難しい場合や，進展範囲，合併症，転移などの評価に用いられる．CTでは非特異的な高吸収腫瘤で，全体的に中等度の造影効果を認める．石灰化は稀であるが，放射線照射後にみられることがある．MRIではメラニンによるT1, T2短縮により，T1強調像で高信号，T2強調像で低信号を示すことが特徴である[2]．しかし，20～25%は無色素性悪性黒色腫であり，常にこの所見がみられるわけではない[1)2)]．拡散強調像では拡散低下を認め，全体的に中等度の造影効果を示す．

これらの所見に加え，形態も診断に役立つ．初期には脈絡膜で増大し，レンズ状の形態を呈する．Bruch膜を破ると網膜下に結節状に膨隆し，Bruch膜によるくびれを生じ，網膜剥離を伴う[3]．さらに，網膜を越えると硝子体へ浸潤する．外側では強膜から強膜外へ浸潤する．^{123}I-IMPはメラノーマに集積し，診断に難渋する症例に有用な場合がある．FDG-PETは原発巣に対しては偽陰性が多く，転移検索に適している．

鑑別診断のポイント

転移性脈絡膜腫瘍は平坦な形態が多い（表）．脈絡膜血管腫はT2強調像で硝子体と等信号を示し，早期から強く造影される．悪性黒色腫はT1強調像での高信号と，マッシュルーム状のくびれを伴う形態が特徴である．

参考文献

1) Houle V, Bélair M, Allaire GS: AIRP best cases in radiologic-pathologic correlation: choroidal melanoma. RadioGraphics 31: 1231-1236, 2011.
2) Tailor TD, Gupta D, Dalley RW, et al: Orbital neoplasms in adults: clinical, radiologic, and pathologic review. RadioGraphics 33: 1739-1758, 2013.
3) 鈴木茂伸：脈絡膜悪性黒色腫．臨眼 68: 58-65, 2014.

3. 眼窩

転移性脈絡膜腫瘍
choroidal metastasis

檜山貴志

症例1 20歳代，女性．肺腺癌．左目の視野欠損．

図1-A　T1強調像

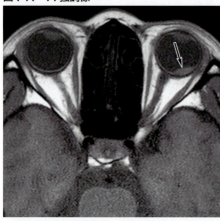

図1-B　T2強調像　KEY

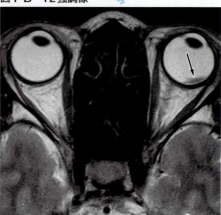

図1-C　ADC map

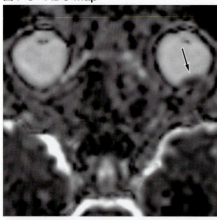

図1-D　脂肪抑制造影T1強調像

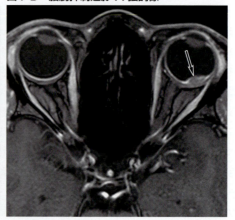

症例2 30歳代，女性．肺扁平上皮癌加療中．右眼の歪曲視．

図2-A　T2強調像　KEY

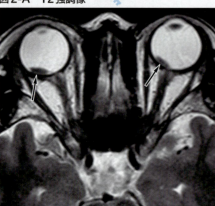

図2-B　脂肪抑制造影T1強調冠状断像

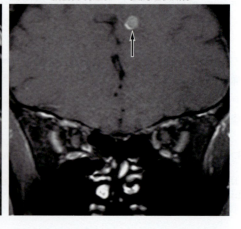

画像の読影

症例1：左眼球後部に平坦な病変を認める（図1-A～D；→）．T1強調像で硝子体より軽度高信号，T2強調像で低信号を示す（図1-A, B；→）．ADCは低下している（図1-C；→）．造影後は網膜・脈絡膜が増強され，腫瘍により断裂している（図1-D；→）．臨床経過，画像所見から脈絡膜転移と診断され，放射線照射が施行された．

症例2：T2強調像で，両側眼球後部に低信号を示す平坦な病変を認める（図2-A；→）．脂肪抑制造影T1強調像で，左大脳に転移を認める（図2-B；→）．

一般的知識と画像所見

脈絡膜転移は眼窩領域への転移の約6割を占める．脈絡膜に転移が多いのは，血流が多く，血行性転移が起きやすいためである（▶NOTE）．近年では，癌治療の進歩とともに生命予後が延び，脈絡膜転移に遭遇する機会が増えている．転移部位としては，赤道部より近位80%，黄斑近傍12%，遠位が8%で，両側性，多発性のことも少なくない．脈絡膜転移は乳癌，肺癌で半数以上を占める．その他，消化管癌，皮膚癌，泌尿器癌などでも起こる．脈絡膜転移を認めた時点で，すでに多臓器転移を来している場合が多いが，脈絡膜転移を機に原発巣がみつかる場合も少なからず報告されている[1]．

症状は視力低下，光視症，飛蚊症，視野欠損，霧視，眼圧上昇による眼痛がみられ，転移が黄斑部に及ぶと高度の視力障害を来す．また，滲出性網膜剥離を合併する．診断については，生検が技術的に容易でないため，病歴や眼底検査によってなされる．治療はQOLの改善，維持を目的とし，原病に対する化学療法や，局所療法として光凝固・冷凍療法，放射線療法が行われる．

画像所見 脈絡膜転移は，平坦もしくはレンズ状の形態を呈することが多い[2]．MRIでは硝子体と比較してT1強調像で軽度高信号，T2強調像で低信号を示す場合が一般的であるが，2割程度でT1強調像で高信号を示す[2]．滲出性網膜剥離を伴っている場合，網膜剥離は網膜下の液体貯留としてみられ，CTで高吸収，T1強調像で高信号を示す場合が多い．多発病変，対側の眼球，眼窩，脳転移，骨転移の有無を確認する．

鑑別診断のポイント

脈絡膜腫瘍として，悪性黒色腫，脈絡膜血管腫が鑑別に挙がる．悪性黒色腫は，メラニンを反映したT1強調像での高信号やマッシュルーム状の形態が特徴である．脈絡膜血管腫はT2強調像で硝子体と等信号で，早期に強い造影効果を示す（p.144の表参照）．癌の既往がなくても脈絡膜転移の可能性がある場合には，頻度の高い肺癌，乳癌などの全身検索が必要である．

> **NOTE 虹彩毛様体転移**
> 眼窩転移性腫瘍の10%程度を占める．虹彩転移は細隙灯顕微鏡などで比較的特徴的な所見を呈し，前房穿刺による細胞診で診断可能である．

参考文献

1) Jardel P, Sauerwein W, Olivier T, et al: Management of choroidal metastases. Cancer Treat Rev 40: 1119-1128, 2014.
2) Lemke AJ, Hosten N, Wiegel T, et al: Intraocular metastases: differential diagnosis from uveal melanomas with high-resolution MRI using a surface coil. Eur Radiol 11: 2593-2601, 2001.

148　3. 眼窩

転移性眼窩腫瘍
orbital metastasis

檜山貴志

症例1 50歳代，女性．乳癌加療中．複視，視力低下．

図1-A　T1強調冠状断像

図1-B　脂肪抑制造影T1強調冠状断像

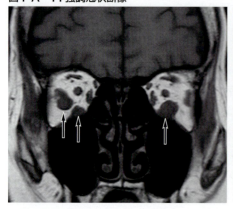
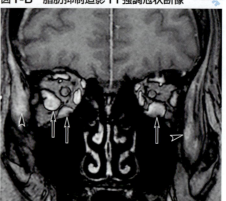

症例2 50歳代，女性．乳癌加療中．右眼瞼下垂．

図2-A　T1強調像

図2-B　STIR像

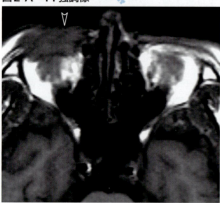
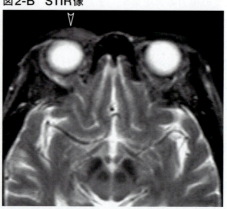

症例3 50歳代，男性．前立腺癌加療中．右視力低下．

図3-A　単純CT冠状断像（骨条件）

図3-B　脂肪抑制造影T1強調冠状断像

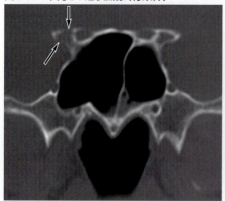
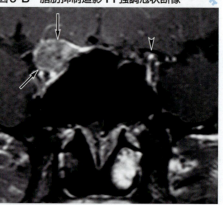

画像の読影

症例1：右外直筋，下直筋，左下直筋が腫大しており，脂肪抑制造影T1強調像で増強効果を認め，転移と考えられる（図1-A, B；→）．両側側頭筋内にも造影効果を認め，転移と考えられる（図1-B；▻）．放射線照射が施行された．

症例2：右眼瞼にT1強調像で低信号，STIR像で中等度高信号を示す腫瘤を認め，転移と考えられる（図2-A, B；▻）．

症例3：単純CT冠状断像（骨条件）で，右前床突起の骨皮質に破壊を認める（図3-A；→）．脂肪抑制造影T1強調像で右前床突起に腫瘤があり，視神経管，上眼窩裂へ膨隆する（図3-B；→）．対側の前床突起を示す（図3-B；▻）．

一般的知識と画像所見

転移性眼窩腫瘍は眼窩腫瘍の1〜13％を占め，担癌患者の2〜3％に眼窩転移を認める．眼窩では外眼筋，眼瞼，眼窩内脂肪織，眼窩壁，視神経鞘などあらゆる部位に転移し，多発性・両側性にも転移する．原発巣としては，肺癌，乳癌，前立腺癌，悪性黒色腫，消化器癌が多い．小児では神経芽腫が9割を占める．症状は眼球突出，腫瘤触知，眼瞼下垂，複視，視力低下，視野狭窄，眼痛などである．眼窩腫瘍が癌の初発症状となることも，少なからず報告されている．

治療としては，眼窩転移がある場合，多臓器にもすでに転移していることが多いため，QOLを考慮した治療が選択される．原疾患に対する化学療法や，局所に対して放射線照射が行われる．眼窩転移を来している場合の生命予後は不良である．

 画像所見 眼窩転移は非特異的な所見を呈するが，眼窩に腫瘤を形成し，一般的にT1強調像で低信号，T2強調像で中等度高信号を示す．骨転移では骨破壊を伴い，特に前床突起の転移では視神経を圧迫しやすく，視力障害を来す．外眼筋転移や眼瞼転移では，外眼筋・眼瞼に腫瘤を形成する．乳癌は外眼筋，脂肪織に転移を来し，scirrhous reactionにより眼球を後退させることがある[1]．前立腺癌は骨壁への転移が多く，硬化性骨転移を示す（▶NOTE）．乳癌や前立腺癌では，眼窩に浸透性，びまん性の転移を来す場合がある[2]．悪性黒色腫は筋組織へ転移しやすい．

鑑別診断のポイント

担癌患者で眼窩腫瘍をみた場合には，転移を念頭に置く必要がある．また，眼窩転移が初発症状となる場合もある．一般的に転移性腫瘍の場合，神経鞘腫や髄膜腫など良性病変よりも，増大速度が速い．

> **NOTE** びまん性眼窩骨壁異常を来す疾患
> 線維性骨異形成症，骨転移，Paget病，サラセミア，大理石骨病

参考文献

1) Tailor TD, Gupta D, Dalley RW, et al: Orbital neoplasms in adults: clinical, radiologic, and pathologic review. RadioGraphics 33: 1739-1758, 2013.
2) Vohra ST, Escott EJ, Stevens D, et al: Categorization and characterization of lesions of the orbital apex. Neuroradiology 53: 89-107, 2011.

頸動脈海綿静脈洞瘻
carotid-cavernous sinus fistula（CCF）

檜山貴志

症例1 70歳代，女性．肺癌の経過観察CTで脳血管異常を指摘された．頭部外傷歴．

図1-A　造影CT（経過観察時）
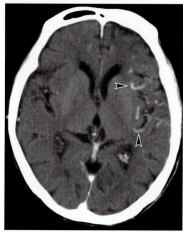

図1-B　CTA
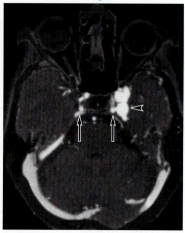

図1-C　左総頸動脈造影
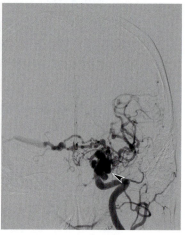

症例2 80歳代，女性．右眼瞼腫脹，眼球突出，眼球運動障害．

図2-A　T2強調像
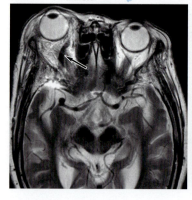

図2-B　3D TOF MRA元画像
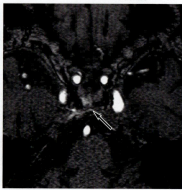

図2-C　右総頸動脈造影
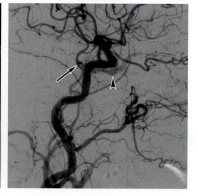

画像の読影

症例1：造影CTで，左島周囲の血管が拡張している（図1-A；▶）．CTA，血管造影では左内頸動脈から海綿静脈洞に瘻孔があり，外側の静脈洞もしくは静脈が拡張している（図1-B, C；▶）．直接型CCFと考えられる．左海綿静脈洞の造影効果が欠損しており，血栓化している（図1-B；→，対側と比較）．そのため，上眼静脈や錐体静脈洞への排血がなく，皮質静脈への逆流が強いと考えられる．経静脈的塞栓術が施行された．

症例2：T2強調像で，右上眼静脈の拡張がflow voidとしてみられ（図2-A；→），眼球が突出している．3D TOF MRA元画像で右海綿静脈洞が高信号を示している（図2-B；→）．血管造影で，外頸動脈の枝から海綿静脈洞硬膜動静脈瘻（図2-C；→）を介して上眼静脈への逆流を認める（図2-C；▶）．間接型CCFと考えられる．経静脈的塞栓術が施行された．

■一般的知識と画像所見

　頸動脈海綿静脈洞瘻（CCF）は，内頸動脈と海綿静脈洞の間に瘻孔が形成される直接型（high-flow type）と，内外頸動脈の髄膜枝が海綿静脈洞硬膜に動静脈瘻を形成した間接型（low-flow type）に分類される．後者は海綿静脈洞部硬膜動静脈瘻とも呼ばれる．Barrow分類も使用される（表）．

［直接型CCF］ 外傷に伴って発生するものが多く，若年男性に多い．頭蓋底骨折の4%で認められ，頭蓋底骨折がない場合もある．その他の原因として，動脈瘤破裂，Ehlers-Danlos症候群，線維性筋異形成症，弾性線維性仮性黄色腫などの結合組織病，特発性がある．両側性（1～2%），遅発性に発症する症例もある．通常は突発性・急速進行性で，眼球拍動，眼球突出，霧視，頭痛，眼痛，複視を認める．皮質逆流から脳出血やくも膜下出血を5%で認める．

［間接型CCF］ 50歳以上の女性に多い傾向がある．静脈洞血栓症・炎症・外傷などによる静脈洞圧上昇により，生理的な動静脈短絡が拡張し，動静脈瘻を惹起すると考えられている．さらに，炎症や静脈洞血栓症が血管新生を亢進する．症状は直接型よりは軽症であり，①海綿静脈洞部での外眼筋麻痺，三叉神経障害，②下錐体静脈洞からの後方への血流増加による耳鳴り，③眼静脈への血流増加による眼瞼浮腫，眼球突出，結膜浮腫・充血，視神経障害と流出路により異なる．皮質逆流では出血や静脈梗塞のリスクがある．海綿静脈洞は左右が連続しているため，両側性もしくは対側に症状を呈することがある．時に，血栓形成や自然開通などにより症状が改善，あるいは悪化することがあり，臨床症状は多彩となる．

　治療として血管内治療が一般的に選択され，不可能な場合は手術も考慮される．間接型CCFでは用手的頸動脈圧迫による治療法もある．

画像所見 CT, MRIでは，海綿静脈洞や上眼静脈など排血路の拡張，眼球突出を認める[1]．静脈や静脈洞の拡張は，T2強調像のflow voidで認識できる．MRAでは海綿静脈洞や上眼静脈などの動脈血化により，排血路が高信号となる．MRAでは，S状静脈洞・下錐体静脈洞・海綿静脈洞において生理的逆流による高信号が偽陽性となることがあり，高信号の広がりや排血路の拡張，間接型では栄養血管である硬膜枝の拡張なども含めて診断する．血管造影は診断や治療計画に必要な検査であり，動脈相で海綿静脈洞～排血路の早期描出を認める．

■鑑別診断のポイント

　CCFが臨床的に疑われている場合には，MRAやCTAなども含めた撮影により診断はそれほど難しくはない．症状が非典型的でCCFが疑われていない場合，海綿静脈洞や上眼静脈など排血路の拡張（▶NOTE）がCCFを疑うきっかけとなる．

表　Barrow分類

A	直接型 CCF
B	内頸動脈の髄膜枝の間接型 CCF
C	外頸動脈の髄膜枝の間接型 CCF
D	B + C

> **NOTE　上眼静脈（正常＜3mm）が拡張する疾患[2]**
> 静脈瘤，海綿静脈洞血栓症，上大静脈症候群，甲状腺眼症，特発性眼窩炎症，髄膜腫，頭蓋内圧亢進症，CCF

参考文献

1) Chen CC, Chang PCT, Shy CG, et al: CT angiography and MR angiography in the evaluation of carotid cavernous sinus fistula prior to embolization: a comparison of techniques. AJNR 26: 2349-2356, 2005.
2) Peyster RG, Savino PJ, Hoover ED, et al: Differential diagnosis of the enlarged superior ophthalmic vein. J Comput Assist Tomogr 8: 103-107, 1984.

眼窩吹き抜け骨折
blowout fracture

檜山貴志

症例1 9歳, 男児. 右顔面打撲. 診察で上転障害が著明.

図1-A　単純CT冠状断像（骨条件）　　図1-B　単純CT冠状断像（軟部条件）

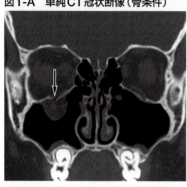
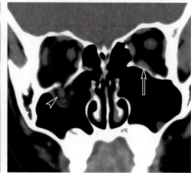

症例2 10歳代, 男性. 右顔面打撲. 受傷後より眼痛, めまい, 嘔気.

図2-A　単純CT冠状断像（骨条件）　　図2-B　単純CT冠状断像（軟部条件）

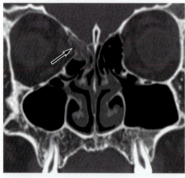
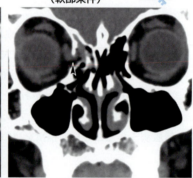

症例3 80歳代, 女性. 転倒し, 左顔面を打撲. パンダの眼徴候.

図3-A　単純CT冠状断像（軟部条件）　　図3-B　単純CT（軟部条件）

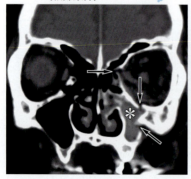
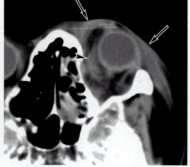

画像の読影

症例1：単純CTで，右眼窩下壁の眼窩下管内側に骨折を認める（図1-A；→）．軟部条件では下直筋は眼窩内に同定できず（missing muscle syndrome，左下直筋；図1-B；→），上顎洞内に眼窩内脂肪織とともに脱出している（図1-B；▶）．閉塞型骨折，下直筋嵌頓と診断され，手術が施行された．

症例2：単純CTで，右眼窩内側壁に骨折を認める（図2-A；→）．軟部条件では内直筋が骨折部へ引き込まれ，骨折下縁を回り込み，脱出している（図2-B；▶）．閉塞型骨折，内直筋嵌頓と診断され，手術が施行された．

症例3：単純CTで，左眼窩内側壁，下壁，上顎洞外側壁に骨折を認める（図3-A；→）．左上顎洞は高吸収を示す血腫（図3-A；＊）を認め，臨床症状から眼瞼周囲の腫脹も血腫（図3-B；→）であり，眼窩内にも血腫（図3-B；▶）が疑われる．頭蓋内損傷，頭蓋底骨折は認めなかった．

一般的知識と画像所見

眼窩吹き抜け骨折は，眼窩前方からの外傷によって生じる眼窩壁骨折である．眼窩骨折の中で最も多い．骨折の機序として，眼窩内圧上昇による場合と，眼窩縁への外力から介達性に骨折を生じる場合がある．男性に多く，スポーツ外傷，交通外傷，転落，殴打が主な原因であり，眼窩下壁，内側壁に好発する．

症状として複視，眼痛，眼瞼腫脹，眼球運動障害，頬部知覚異常（眼窩下神経障害），悪心・嘔吐・徐脈（外眼筋嵌頓などによる迷走神経反射）がある．浮腫，出血により眼球は突出するが，副鼻腔への眼窩内組織の脱出が多いと眼球後退を呈する．小児では骨の可塑性が強いため，線状骨折や閉塞型骨折（trap-door type）を生じやすい．閉塞型骨折では骨が粉砕せずに元の位置に戻るため，脱出した外眼筋などの組織が嵌頓し，絞扼・壊死しやすくなる．外眼部や結膜損傷が軽微な割に，高度の眼球運動障害を生じている場合をwhite-eyed blowout fracture（WEBF）と呼ぶ[1]．小児では迷走神経反射による嘔気・嘔吐が主症状となる場合もある[2]．

治療は多くの場合，癒着が始まるとされる受傷後2週間程度は抗生剤で保存的に加療し，眼球運動障害や眼窩下神経障害などが残る場合に手術を行う．迷走神経反射が改善しない場合，早期から重度の眼球陥凹がある場合，WEBF，絞扼を生じている場合は緊急手術が考慮される．

画像所見 骨の評価が可能なCTが主な画像検査となる．MRIは，頭蓋内合併症や軟部組織の評価に適している．眼窩吹き抜け骨折が疑われている場合，CTでは軟部条件・骨条件での冠状断像，矢状断像を含めた多方向からの観察が必要である．

眼窩吹き抜け骨折の多くは，内側壁，下壁の骨折である．副鼻腔の粘膜肥厚，出血・液体貯留や脂肪織混濁は骨折発見の一助となる．眼窩壁骨折，骨片の偏位，眼窩気腫，血腫，浮腫，眼窩内脂肪織や外眼筋の脱出を認める．下壁骨折では眼窩下管から鼻側の骨壁が薄く，眼窩下管内側に骨折が及ぶことが多い．下直筋が眼窩内から上顎洞に脱出し，眼窩内から消失したものはmissing muscle syndromeと呼ばれる．小児の閉塞型骨折では嵌頓・絞扼の所見は軽微なことがあり，注意して評価する必要がある．慢性期には浮腫や血腫が改善し，眼球陥凹や眼瞼裂狭小を呈してくることがある．

鑑別診断のポイント

病歴から診断は比較的容易であるが，小児の閉塞型骨折には注意する必要がある．正常でも，眼窩内側壁は骨欠損や眼窩脂肪織が脱出していることがあり，骨折と間違えないようにする．

参考文献

1) Gart MS, Gosain AK: Evidence-based medicine: orbital floor fractures. Plast Reconstr Surg 134: 1345-1355, 2014.
2) Koltai PJ, Amjad I, Meyer D, et al: Orbital fractures in children. Arch Otolaryngol Head Neck Surg 121: 1375-1379, 1995.

4章

鼻腔・副鼻腔

検査法のポイント／正常解剖と解剖のKey
鼻腔・副鼻腔総論

藤田晃史

　鼻腔・副鼻腔領域では，単純X線写真に代わりヘリカルCTおよび多列検出器型CT（multi detector-row CT；MDCT）が画像診断の中心になって久しいが，内視鏡下鼻副鼻腔手術（endoscopic sinus surgery；ESS）が炎症性疾患や良性腫瘍の治療の主流となっている昨今では，ますますCT画像解剖が術前評価として重要である．横断像および冠状断像での評価はルーチン化されており，任意の断面での再構成も簡便に作成できることから，様々な解剖学的変異も容易に把握することができる．MRIは，組織コントラストが高いことから炎症性変化と腫瘍性病変との鑑別に有用であり，悪性腫瘍の進展範囲の把握には必須の検査となっている．

●●● 検査法のポイント

CT

　炎症性疾患や良性腫瘍の評価では，まず単純CTでの評価が施行されるのが一般的である．横断像および冠状断像での評価が必須で，骨条件に加えて軟部条件でも観察することが周囲への進展範囲の把握に重要である．2mm以下での再構成画像で評価することが望ましく，さらに薄い1mm以下での観察が必要な場合もある．従来の直接冠状断CTでは歯科治療による金属アーチファクトの影響を受けることが多かったが，再構成による冠状断像ではその心配もない．近年ではナビゲーションを用いた手術も盛んになっており，術中に使用する画像としてvolume dataが求められる．悪性腫瘍の評価には造影検査が必須であるが，後述するMRIでの評価を優先することが多い．ただし，活動性の鼻出血など緊急を要する場合には，多時相を含めた造影CTが有用である．

MRI

　CTと比較して画像の組織コントラストが高いことから，腫瘍性病変の存在診断および進展範囲の把握にはMRIは有用である．ただし，骨破壊などの評価にはCTの方が把握しやすい．T1強調像，T2強調像，脂肪抑制T2強調像，STIR像および造影T1強調像などの撮像が基本になることに変わりはなく，近年は撮像シーケンスの進歩により均一な脂肪抑制効果が得られるようになっていることから，造影後は脂肪抑制併用が一般的である．撮像スライス厚は3〜4mmが望ましく，撮像

解剖名

ACP	前床突起 anterior clinoid process	FS	前頭洞 frontal sinus	NS	鼻中隔 nasal septum
AEF	前篩骨孔 anterior ethmoidal foramen	GPC	大口蓋管 greater palatine canal	NV	鼻前庭 nasal vestibule
AES	前篩骨洞 anterior ethmoidal sinus	HP	硬口蓋 hard palate	O	眼窩 orbit
ANC	鼻堤蜂巣 agger nasi cell	INC	下鼻甲介 inferior nasal concha	OC	視神経管 optic canal
BL	基板 basal lamella	IOC	眼窩下管 infraorbital canal	PES	後篩骨洞 posterior ethmoidal sinus
C	斜台 clivus	LP	紙様板 lamina papyracea	PP	翼状突起 pterygoid process
CG	鶏冠 crista galli	LPP	外側翼突板 lateral pterygoid process	SB	蝶形骨 sphenoid bone
CP	篩板 cribriform plate	LS	涙嚢 lachrymal sac	SNC	上鼻甲介 superior nasal concha
CS	海綿静脈洞 cavernous sinus	MNC	中鼻甲介 middle nasal concha	SR	蝶篩陥凹 sphenoethmoidal recess
EB	篩骨胞 ethmoidal bulla	MO	上顎洞自然口 maxillary ostium	SS	蝶形骨洞 sphenoid sinus
FE	篩骨窩 fovea ethmoidalis	MS	上顎洞 maxillary sinus	UP	鉤状突起 uncinate process
FR	正円孔 foramen rotundum	NP	上咽頭 nasopharynx	VC	翼突管 pterygoid (vidian) canal

図1　正常画像解剖

図1-A　単純CT冠状断像（骨条件）

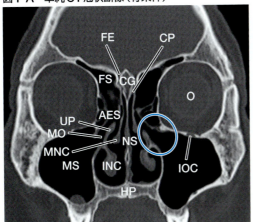

図1-B　単純CT冠状断像（骨条件）

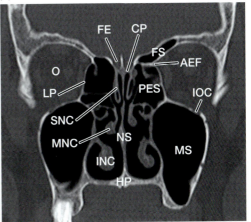

青丸：ostiomeatal unit（OMU）

図1-C　単純CT冠状断像（骨条件）

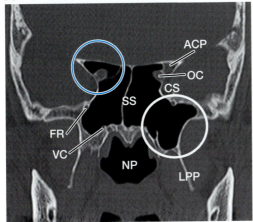

図1-D　単純CT（骨条件）

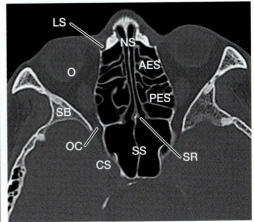

青丸：前床突起の含気形成，白丸：蝶形骨大翼の含気形成

図1-E　単純CT横断像（骨条件）

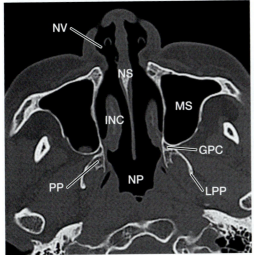

図1-F　単純CT矢状断像（骨条件）

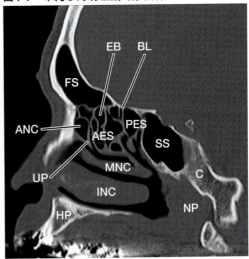

図2 nasal cycle

図2-A　STIR冠状断像　　　　　　　図2-B　脂肪抑制造影T1強調冠状断像

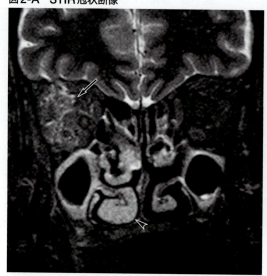 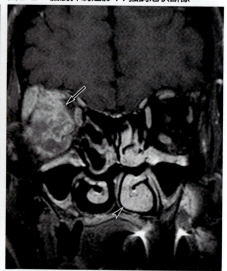

60歳代，男性．右眼球悪性黒色腫（図2-A，B；→）の精査で施行されたMRI．検査開始直後に施行されたSTIR冠状断像では，右中および下鼻甲介の粘膜肥厚が認められるが（図2-A；▶），検査終了直前に施行された脂肪抑制造影T1強調像では，左中・下鼻甲介の粘膜肥厚が認められる（図2-B；▶）．同一検査内でnasal cycleが確認できた症例である．

断面は横断像と冠状断像が基本である．斜台や椎体への進展範囲の把握の評価では，矢状断像が有用である．また最近では，高分解能かつ広範囲な3D撮像が高速に撮像できるようになっており，任意の多断面再構成による診断も可能になってきている．拡散強調像や灌流画像などによる新たな知見が得られるようになっており，質的診断や治療効果判定などに寄与する可能性が期待されている．

血管造影

鼻腔・副鼻腔領域において質的診断のために血管造影が施行されることはないが，鼻出血の止血目的のIVR（interventional radiology）が施行されることがある．また，若年性鼻咽腔血管線維腫などの富血管性腫瘍では，IVRによる術前の塞栓術が術中の出血コントロールに有用である．

●●● 正常解剖と解剖のKey

1. 鼻腔

鼻腔は，上部は篩板，底部は硬口蓋，左右は眼窩と上顎洞の内側壁に囲まれている含気腔で，鼻中隔によって左右に分けられる（図1）．さらに，鼻中隔に沿った総鼻道と上・中・下鼻甲介によって，上・中・下鼻道に分けられる．鼻腔粘膜は周期的に左右交互に肥厚することが知られており（nasal cycle，図2），非対称性に描出されていても，病的な粘膜肥厚との鑑別は臨床所見と併せた評価が必要である．鼻中隔の前方は軟骨，後方は篩骨垂直板および鋤骨によって構成されているが，彎曲や骨棘形成を伴っていることも稀ではなく，高度になると鼻閉の原因となり，手術操作にも影響する．中鼻甲介はESSでの重要な外科的指標であり，含気を認める正常変異がある（concha bullosa，図3-A）．鼻涙管は，内眼角の涙嚢から鼻腔の前外側壁に沿って下降して，下鼻道に開口する．

図3 正常変異画像

図3-A 単純CT冠状断像（骨条件）

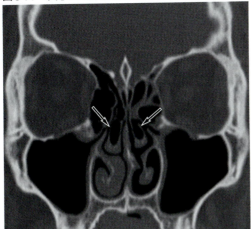

→：concha bullosa

図3-B 単純CT（骨条件）

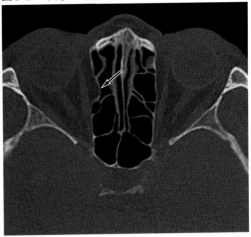

→：紙様板の骨欠損

図3-C 単純CT冠状断像（骨条件）

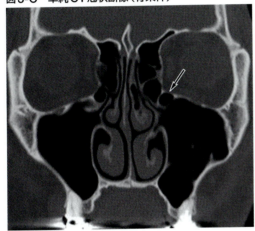

→：Haller cell

図3-D 単純CT冠状断像（骨条件）

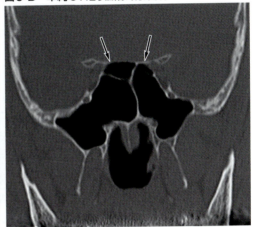

→：Onodi cell

図3-E 単純CT冠状断像（骨条件）

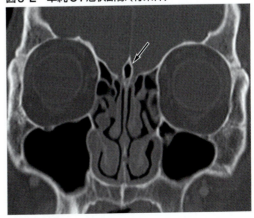

→：含気鶏冠

2. 副鼻腔

副鼻腔は，鼻腔と固有の洞口を介して連続する含気腔であり，上顎洞，前頭洞，前・後篩骨洞および蝶形骨洞からなる（▶NOTE）．

1）上顎洞

上顎洞は，鼻腔の両外側の上顎骨内に位置する最も大きな副鼻腔である．上壁は眼窩底部であり，三叉神経第2枝の分枝である眼窩下神経が走行する眼窩下管がある．内側は鼻腔の側壁で，後方は頰間隙および翼口蓋窩の脂肪が存在する．上顎洞自然口，篩骨漏斗，篩骨胞，鈎状突起，半月裂孔および中鼻道で構成される前頭洞や上顎洞，前篩骨洞（前副鼻腔群）の共通の排泄経路を ostiomeatal unit（OMU）と呼ぶ（図1-A；青丸）．鈎状突起には含気を認める正常変異があり，OMUや中鼻道の狭小化の原因となる．また鈎状突起が紙様板に付着する正常変異もあり，ESS術前には把握するべきものである．上顎洞自然口の後方には副自然口を認めることがある．過去にCaldwell-Luc（C-L）の上顎洞根治手術が施行されていると，上顎洞が虚脱して低形成にみえることがあり，また，C-L術後の合併症である粘液瘤（術後性上顎囊胞）は現在でも経験される．慢性の上顎洞の虚脱による眼球陥凹を示す病態（silent sinus syndrome）も上顎洞低形成と類似する．

2）篩骨洞

篩骨洞は両側眼窩の間に位置し，頭側は篩板および篩骨窩によって前頭蓋底と，外側は紙様板によって眼窩内側と隣接しており，内側は垂直板で総鼻道と境されている．7～15の蜂巣状の形態をしており，中鼻甲介基板によって前・後篩骨蜂巣に分けられている．前篩骨蜂巣は篩骨漏斗に，後篩骨蜂巣は最上鼻道や上鼻道に排泄経路をもつ．上顎洞自然口の直上に位置する最も大きな前篩骨蜂巣は篩骨胞といわれ，最も前方に位置する篩骨蜂巣は鼻堤蜂巣（agger nasi cell；ANC）と呼ばれる（図1-F）．篩骨窩には内部に嗅球があり，篩板が低位に位置する場合や，左右差を認める正常変異があり，ESSの際には注意を要する．前篩骨動脈が走行する前篩骨孔は通常篩骨胞の後方で紙様板上部から天蓋に位置しているが，前篩骨蜂巣が眼窩上方に進展した眼窩上蜂巣（supraorbital cell）は，前篩骨孔を後方に圧排して頭蓋底から離れて尾側を走行する正常範囲があり，こちらもESSの際の損傷の原因となる可能性がある．紙様板の骨壁が欠損あり，眼窩内脂肪が篩骨蜂巣側に突出していることがある（図3-B）．過去の眼窩吹き抜け骨折後の変化では内直筋も変異していることがあり，ESSの際には眼窩合併症の原因となりうる．篩骨蜂巣が篩骨漏斗

NOTE　副鼻腔 CT

近年では，副鼻腔領域において単純X線写真が施行されることは稀であり，CTが画像診断の第1選択であることに疑いはない．CTを撮影する適応が拡大しており，一方で特に小児においては被ばくの問題が注目されているのも事実である．近年のCTでは，検出器の進歩および逐次近似法を用いた画像再構成による被ばく低減が一般化している[3]．さらに，最新のCT装置では検出器の多列化および面検出器（フラットパネル）の搭載により，副鼻腔の範囲は従来のヘリカルスキャンではなく1回転での撮影が可能になっており，画質を落とさず，より大きな被ばく低減が期待できる．

また，歯科用CTとして開発された頭部用コーンビームCTの副鼻腔領域への応用が可能になっており，今後ますます普及すると思われる[4]．手術支援という観点からは，CTのvolume dataをナビゲーションや3D printingによる精巧な模型作成に用いられることが一般化しており，術前シミュレーションに有用で，頭頸部外科領域でもさらなる応用が期待される．

領域に側方進展し，眼窩下方に位置する正常変異はHaller cell（図3-C）と呼ばれるが，OMUを狭小化することにより副鼻腔炎の原因となりうる．後篩骨蜂巣が蝶形骨洞の頭側に進展したものをOnodi cell（sphenoethmoidal cell）と呼び（図3-D），前床突起の含気形成（図1-C；青丸）とも併せて視神経と隣接するため，副鼻腔炎が原因の視神経炎やESSでの合併症のリスクとなる．

3）前頭洞

前頭骨内の含気腔であり，しばしば非対称な形態をしており，発達の程度は個人差が大きい．前頭洞は出生時には存在しないが，生後より発達し思春期頃まで継続的に発育する．尾側は眼窩上壁であり，後方は前頭蓋窩と隣接している．排泄経路は前頭陥凹であり，鉤状突起の上方で篩骨漏斗あるいは中鼻道に開口する．agger nasi cell，篩骨胞や前篩骨蜂巣の形態的な変異により，前頭陥凹は狭小化を来す．篩骨窩の間には鶏冠があり，前頭洞からの進展により含気を伴う正常変異を認めることがある（図3-E）．

4）蝶形骨洞

蝶形骨洞は蝶形骨の内側にある含気腔で，頭側にはトルコ鞍，尾側には上咽頭が存在し，後方は斜台が位置している．外頭側には視神経管，外側には海綿静脈洞，正円孔，後外側には頸動脈管などの重要構造とも接している．排泄経路は蝶篩陥凹であるが，多様性に富んでいる．蝶形骨洞の発達も前頭洞と同様に個人差が大きく，中隔を有することも稀ではない．また，蝶形骨大翼での含気形成を認めることがあり（図1-C；白丸），この部分に炎症や粘液貯留があると頭蓋底病変と誤認することがある．頸動脈管，視神経管や翼突管（vidian canal）が蝶形骨洞内に突出することがあり（図1-C），ESSの術前には確認する必要がある．

参考文献

1) Som PM, Lawson W, Fatterpekar G, et al: Embryology, anatomy, physiology, and imaging of the sinonasal cavities. *In* Som PM, Curtin HD (eds); Head and neck imaging, 5th ed. Mosby Elsevier, St Louis (MO), p.99-166, 2011.
2) Rao VM, el-Noueam KI: Sinonasal imaging. Anatomy and pathology. Radiol Clin North Am 36: 921-939, 1998.
3) Lell MM, May MS, Brand M, et al: Imaging the parasinus region with a third-generation dual-source CT and the effect of tin filtration on image quality and radiation dose. AJNR 36: 1225-1230, 2015.
4) Leiva-Salinas C, Flors L, Gras P, et al: Dental flat panel conebeam CT in the evaluation of patients with inflammatory sinonasal disease: Diagnostic efficacy and radiation dose savings. AJNR 35: 2052-2057, 2014.

鼻副鼻腔炎
rhinosinusitis

坂本敦子, 藤田晃史

症例1 30歳代, 男性. 頭痛にて来院.

図1 単純CT

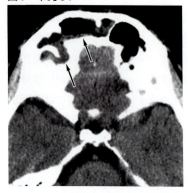

症例2 60歳代, 男性. 左頬部痛にて来院.

図2-A T2強調像 **KEY**

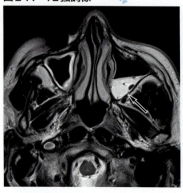

図2-B STIR冠状断像

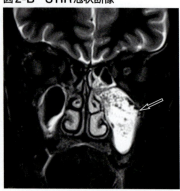

症例3 70歳代, 男性. 皮膚悪性腫瘍の精査CTにて, 右上顎洞の異常を指摘.

図3 単純CT

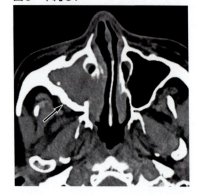

症例4 60歳代, 男性. 骨シンチグラフィにて顔面に集積を認め, CTを撮影.

図4-A 単純CT（骨条件）

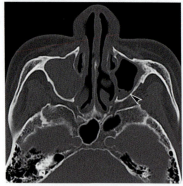

図4-B 単純CT冠状断像（骨条件）

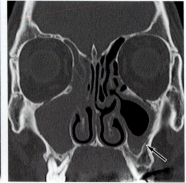

画像の読影

症例1：単純CTで, 右前頭洞に液面形成およびair bubbleを伴う液体貯留を認める（図1；→）.

症例2：T2強調像で, 左上顎洞に液面形成を伴う液体貯留を認め, STIR像でもair bubbleを伴う液体貯留が確認できる（図2-A, B；→）. 急性副鼻腔炎の所見である.

症例3：単純CTで, 右上顎洞に軟部濃度が充満している. 上顎洞壁は著明に肥厚している（図3；→）.

症例4：単純CT（骨条件）で, 両側の鼻腔および副鼻腔の粘膜が肥厚しており, 右側では含気低下が著明である. 右上顎洞壁の骨肥厚があり, 左上顎洞には壁の内側に沿った石灰化が認められる（図4-B；→）. 左上顎洞には液面形成があり, 急性炎症も混在している（図4-A；▶）.

症例5：単純CT（骨条件）で両側上顎洞粘膜の肥厚があり, 内部にair bubbleが認められること

症例5 70歳代，男性．嗅覚低下にて来院．

症例6 50歳代，男性．右舌癌術後の経過観察中のCTで，左上顎洞炎を指摘．

図5 単純CT（骨条件）

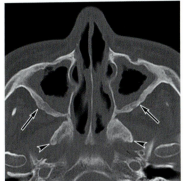

図6-A 造影CT冠状断像（軟部条件）

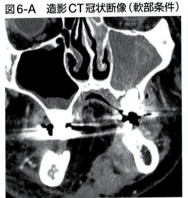

図6-B 造影CT冠状断像（骨条件）

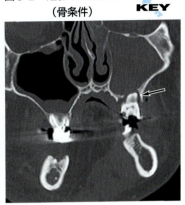

から急性炎症が示唆されるが，上顎洞壁（図5；→）や翼状突起（図5；▶）にびまん性の骨肥厚および骨硬化が認められる．

症例3〜5は骨肥厚があることから，慢性の経過が示唆される．

症例6：造影CT（図6-A，B）で，左上顎洞に増強効果を伴う軟部濃度が充満している．左上第1大臼歯根尖周囲に骨融解があり，上顎洞との交通を認める（図6-B；→）．歯性上顎洞炎の所見である．

一般的知識と画像所見

　鼻副鼻腔炎は，感染，アレルギー，化学的刺激曝露などにより，種々の自然口の閉塞と分泌物排泄低下，副鼻腔の換気障害を来すことから生じる．換気障害により細菌増殖や粘膜肥厚が増悪し，さらに自然口閉鎖が増悪する．

　急性副鼻腔炎は，鼻閉，鼻漏，後鼻漏，頭痛，顔面痛，咳などが急性に発症し，罹病期間が4週間以内のものをいい，ウイルス感染を引き金とし，細菌感染と炎症増悪に至る．一側性が多く，上顎洞，篩骨洞，前頭洞の順に多い[1)2)]．慢性副鼻腔炎は8週ないし12週以上継続する慢性炎症疾患と定義され，粘膜炎症の病因は多岐にわたる．

　また，副鼻腔炎の診断は臨床診断であり，画像によるものではないことを常に念頭に入れておくべきである．

画像所見 通常，副鼻腔炎は急性および慢性にかかわらず画像診断の対象にならないが，症状が強い場合や治療に対する反応が悪い場合，また合併症が疑われる場合には，画像診断が施行される[3)]．一側性の上顎洞炎では，う歯や歯周病による歯性上顎洞炎や腫瘍性病変などを否定することが必要である．また，好酸球性副鼻腔炎や真菌症（p.170「真菌性鼻副鼻腔炎」参照）などが原因のことがあり，臨床経過と併せた画像評価が重要である[3)]．

症例 7 50歳代，男性．1か月の経過で右眼瞼の腫脹と寛解を反復．

図7-A　造影CT冠状断像（骨条件）　　図7-B　造影CT冠状断像　　図7-C　造影CT斜矢状断像

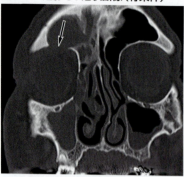
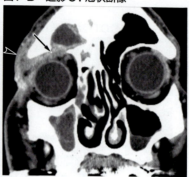
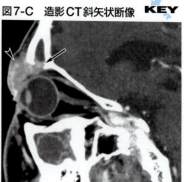

症例 8 70歳代，男性．発熱と前額部痛を認め，左眼瞼腫脹と視力低下が急速に進行．

図8-A　造影CT　　図8-B　造影CT冠状断像　　図8-C　造影CT（骨条件）

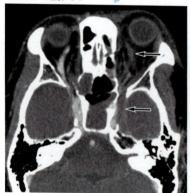
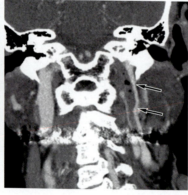
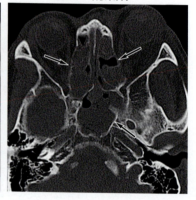

画像の読影

症例7：造影CTで，右前頭洞内に軟部濃度が充満し，眼窩上壁に骨欠損が認められる（図7-A〜C；→）．右上顎洞から篩骨洞，前頭洞には骨肥厚を伴った粘膜肥厚および液体貯留があり，眼窩上部には造影効果を認める軟部腫瘤形成がある（図7-B, C；▶）．慢性副鼻腔炎からの骨髄炎，眼窩蜂窩織炎の所見である．

症例8：造影CTで，左上眼静脈および左海綿静脈洞の増強欠損が認められ（図8-A；→），左内頸静脈内にガスを伴う広範な血栓を認める（図8-B；→）．蝶形骨洞，篩骨洞にair bubbleを伴う液体貯留を認め（図8-C；→），副鼻腔炎からの眼窩への炎症の波及および静脈血栓症を合併した症例である．

鼻副鼻腔炎の合併症

　　　　眼窩内・頭蓋内合併症は若年の急性鼻副鼻腔炎に多く，成人では慢性副鼻腔炎で生じやすい[4]．若年者は板間静脈がよく発達し，赤色髄が多く，骨髄炎が生じやすいためとされる[5]．成人のリスクファクターとして糖尿病などが挙がる[6]．

　　　　眼窩内へは篩骨洞からの炎症波及が多い．原因として，境となる篩骨眼窩板が薄い，前・後篩骨孔で骨壁を介さない交通，先天的な骨欠損といった直達経路と，前・後篩骨静脈や眼窩内静脈に逆流を防ぐ弁がないことによる血行性経路が知られる[7]．眼窩内合併症として，眼瞼・眼窩蜂窩織炎，眼窩骨膜下膿瘍，眼窩膿瘍，上眼静脈や海綿静脈洞の血栓，視神経炎などが生じる．膿瘍や蜂窩織炎により眼窩内圧が上昇すると，網膜や視神経は比較的短時間で傷害されやすく，注意を要する[8]．

　　　　頭蓋内へは前頭洞からの波及が多い．前頭洞粘膜の静脈〜板間静脈〜硬膜・眼窩周囲・頭蓋骨周囲の静脈叢との密なネットワーク形成，硬膜静脈−矢状静脈洞との交通を背景とし，これらの静脈が弁を介さないために波及する血行性経路，および薄い前頭洞後壁や先天的骨欠損，薄い骨壁が硬膜と接していることによる直達機序が知られている[5)9)]．硬膜外膿瘍，硬膜下膿瘍，脳膿瘍，髄膜炎などが生じ，帽状腱膜下膿瘍（Pott's puffy tumor）も知られる．

　　　　急性炎症では洞粘膜肥厚，滲出液や膿汁がair-fluid levelを形成し，air bubbleを認めることが多い．洞内を浸出物が占拠する場合も急性期を疑う．原因となった上顎洞自然口周囲の評価を併せて行う．慢性鼻副鼻腔炎では長期の炎症により洞壁の骨膜炎や骨炎が生じ，骨肥厚と硬化を来す．眼窩内・頭蓋内合併症の診断にはMRIが優れる[4]．

鑑別診断のポイント

　　　　通常の鼻副鼻腔炎では，洞壁の膨隆や破壊性変化は少ない．よって膨隆をみた場合は腫瘍，アレルギー性真菌性副鼻腔炎，粘液瘤などが考えられ，破壊性変化を認めた場合は悪性腫瘍，浸潤性真菌性副鼻腔炎などが鑑別となる．MRIで粘膜肥厚や貯留物のT2強調像での高信号が，中等度〜低信号を示す腫瘍や，T2強調像で低信号を来す真菌感染（石灰化やマンガン・鉄などによる）との区別に役立つ．

参考文献

1) 日本鼻科学会（編）；急性副鼻腔炎．副鼻腔炎診療の手引き．金原出版，p.37-38．2007．
2) 日本鼻科学会（編）；急性副鼻腔炎診療ガイドライン追補版（2013）パブリックコメント用暫定版（http://www.jrs.umin.jp/pdf/as_guideline_demo_20140224.pdf）
3) Expert Panel on Neurologic Imaging: Kirsch CFE, Bykowski J, Aulino JM, et al: ACR Appropriateness Criteria® sinonasal disease. J Am Coll Radiol 14: S550-S559, 2017.
4) Germiller JA, Monin DL, Sparano AM, et al: Intracranial complications of sinusitis in children and adolescents and their outcomes. Arch Otolaryngol Head Neck Surg 132: 969-976, 2006.
5) Remmler D, Boles R: Intracranial complications of frontal sinusitis. Laryngoscope 90: 1814-1823, 1980.
6) Bayonne E, Kania R, Tran P, et al: Intracranial complications of rhinosinusitis. A review, typical imaging data and algorithm of management. Rhinology 47: 59-65, 2009.
7) 吉福孝介，馬越瑞夫，大堀純一郎・他：鼻性眼窩内合併症の検討．耳鼻と臨床 56: 171-176, 2010.
8) Hytönen M, Atula T, Pitkäranta A: Complications of acute sinusitis in children. Acta Otolaryngol Suppl 543: 154-157, 2000.
9) Thomas JN, Nel JR: Acute spreading osteomyelitis of the skull complicating frontal sinusitis. J Laryngol Otol 91: 55-62, 1977.

166　4. 鼻腔・副鼻腔

好酸球性副鼻腔炎
eosinophilic sinusitis

坂本敦子，藤田晃史

症例 40歳代，女性．鼻閉を主訴とし来院．マクロライド治療に抵抗性で，鼻腔内に鼻茸が充満していた．気管支喘息を合併．

図1-A　単純CT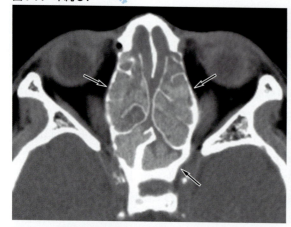

図1-B　単純CT冠状断像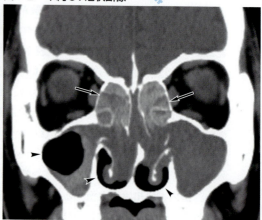

図1-C　単純CT冠状断像（骨条件）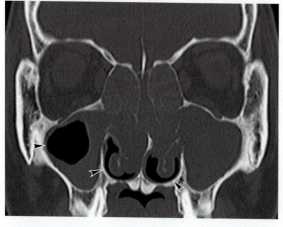

表　好酸球性副鼻腔炎診断基準（JESREC Study）

項目	スコア
病側：両側	3
鼻茸あり	2
篩骨洞陰影／上顎洞陰影 ≧1	2
血中好酸球（％）	
2＜　　≦5	4
5＜　　≦10	8
10＜	10

スコアの合計：11点以上を好酸球性副鼻腔炎とする．
確定診断は，組織中好酸球数：70個以上
（文献1）より転載）

画像の読影

単純CTにて，両側の鼻腔，篩骨洞，蝶形骨洞，上顎洞に軟部濃度があり，篩骨洞優位に高吸収を認める（図1-A, B；→）．右上顎洞には含気があり，鼻腔も下鼻道は比較的保たれている（図1-B, C；▸）．

内視鏡下鼻副鼻腔手術（endoscopic sinus surgery；ESS）にて鼻茸切除術を施行した．術後病理で好酸球浸潤が確認され，好酸球性副鼻腔炎の診断が確定した．ステロイド内服・点鼻で症状は軽快している．

一般的知識と画像所見

好酸球性副鼻腔炎は，慢性副鼻腔炎の約10％を占める難治性の副鼻腔炎で，多発性鼻茸，高度な鼻閉と嗅覚障害，抗菌薬治療への抵抗性，ESSによる鼻茸除去後の易再発性を示す．鼻茸から

高度な好酸球浸潤が認められたことから，好酸球性副鼻腔炎の疾患概念が提唱され[2]，診断基準が示された（表）[1]．主として篩骨洞に発現し，両側性で，多発する鼻茸を認めることが多い．鼻茸は中鼻道の内外側に多発し，上顎洞，前・後篩骨洞や嗅裂に炎症が生じるため，嗅覚障害が生じやすい．

好酸球性副鼻腔炎の診断・分類アルゴリズムを図2に示す[1]．非アトピー性気管支喘息やアスピリン不耐症の背景をもち，好酸球性中耳炎も合併しやすい．これらの背景から，Ⅰ型アレルギー以外の要因を背景とする全身性あるいは呼吸器疾患の可能性が示唆されている[1)3)]．治療にはステロイドが有効である．

画像所見 CTで貯留したアレルギー性ムチンが高吸収構造として描出され，篩骨洞優位，両側性の特徴に加えて，鑑別の一助となる．また，同様のムチンを産生するアレルギー性真菌性鼻副鼻腔炎の場合は，通常一側性である．

鑑別診断のポイント

両側篩骨洞優位の病変で，CTでアレルギー性ムチンを反映した高吸収を認めた場合には，好酸球性副鼻腔炎を考慮する．

図2 好酸球性副鼻腔炎の指定難病申請に関する診断アルゴリズム

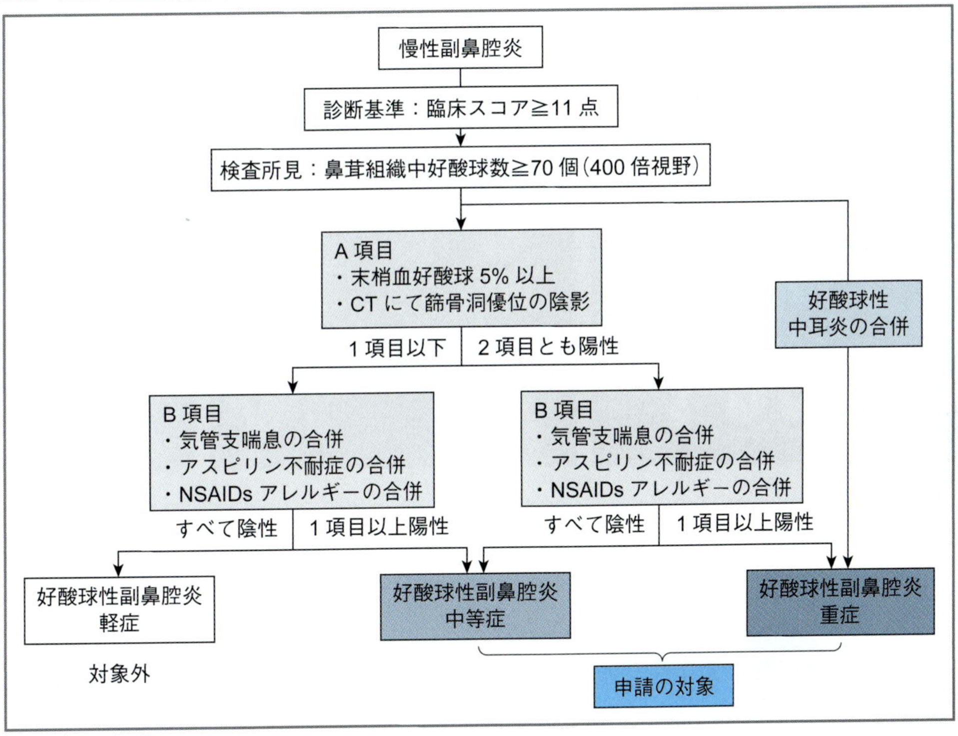

（文献4)より転載）

参考文献

1) 藤枝重治, 坂下雅文, 徳永貴広・他：好酸球性副鼻腔炎 診断ガイドライン（JESREC Study）．日耳鼻会報 118: 728-735, 2015.
2) 春名眞一, 鴻 信義, 柳 清・他：好酸球性副鼻腔炎．耳展 44: 195-201, 2001.
3) 加藤博基, 兼松雅之, 水田啓介・他：慢性鼻副鼻腔炎．画像診断 35: 31-41, 2015.
4) 松原 篤：好酸球性副鼻腔炎．耳鼻・頭頸外科 88: 204-208, 2016.

粘液嚢胞
mucocele

小野澤裕昌, 藤田晃史

症例1 80歳代, 男性. 右前頭部の腫脹を主訴に来院.

図1　造影CT　**KEY**

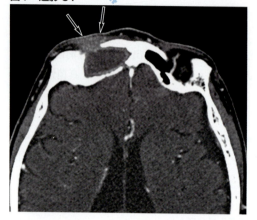

症例2 40歳代, 男性. 右頬部痛にて来院. 30年前に両側Caldwell-Luc手術の既往.

図2　単純CT冠状断像　**KEY**

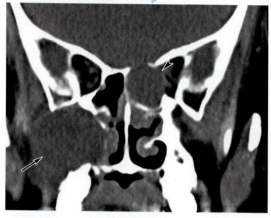

症例3 70歳代, 男性. 右眼の視力障害.

図3-A　STIR像　　　図3-B　T2強調冠状断像　　　図3-C　T1強調像

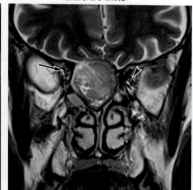
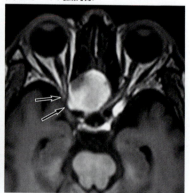

> **NOTE** 術後性上顎嚢胞 (postoperative maxillary cyst；POMC, 図2)
> 　続発性の粘液嚢胞のうち, Caldwell-Luc手術などの副鼻腔根本術に続発するものである. 術後の粘液嚢胞のうち, 原因から発症までの期間は, 内視鏡的副鼻腔手術後では平均約5年後, 観血的副鼻腔手術で約18年後である[1].

画像の読影

症例1：造影CTにて，右前頭洞に含気低下があり，膨隆性病変を認める．壁の造影効果がみられ，前額部皮下に造影効果を示す軟部濃度を認める（図1；→）．感染を合併した粘液嚢胞と診断され，抗菌薬による治療で腫脹は改善した．

症例2：右上顎洞に骨侵食を伴う嚢胞性病変を認め（図2；→），同断面にて左篩骨洞にも同様の嚢胞性病変を認める（図2；▷）．左篩骨洞病変では頭蓋底，左眼窩内側壁の骨侵食像がみられる．上顎洞根本術（Caldwell-Luc手術）の既往があり，右側はいわゆる術後性上顎嚢胞（▶NOTE）と診断され，左側に偶発的に篩骨蜂巣の粘液瘤を合併していた．両側ともに鼻内から内視鏡的に開放術を施行し，術後の経過は良好である．

症例3：右後篩骨洞に類円形の膨隆性嚢胞性病変を認める．病変は，右視神経管/視神経を圧迫している（図3-B, C；→）．視神経の走行は対側（図3-B；▷）と比較して外側に偏位している（図3-B, C；→）．視神経にはSTIR像で辺縁の高信号を認め（図3-A；→），萎縮が示唆される．また，病変はT1強調像で高信号を示し（図3-C），蛋白濃度の高い内容を示唆する．

一般的知識と画像所見

副鼻腔の粘液嚢胞とは，洞口閉鎖による分泌液貯留であり，粘液瘤ともいわれる．感染，慢性副鼻腔炎，副鼻腔術後，外傷，および腫瘍性病変などが原因になる．慢性副鼻腔炎が原因としては最多で，内視鏡的鼻内手術後がそれに次ぐ[1]．前頭洞が65％と最も多く，篩骨洞（25％），上顎洞（10％），蝶形骨洞（1％）の順である．臨床症状としては頭痛，前頭部や頬部の圧迫感が多く，その他，鼻汁や眼痛など，慢性副鼻腔炎様の症状を来す[1]．眼窩，視神経管への進展があれば，視力障害，視野障害を起こしうる（図3）．粘液嚢胞は感染が加わると粘液膿瘤となる（図1）．重篤な症状を起こしうる眼窩内や頭蓋内への進展は前頭洞では54％の症例に，前頭篩骨洞の病変では60％，篩骨洞では36％，蝶形骨洞では22％でみられるといわれる[1]．

手術は，嚢胞を鼻腔へ開放する内視鏡手術が行われる．頭蓋内に進展したものに関しては，開頭術が考慮されることもある．

画像所見 粘液嚢胞はCTにて内部均一な，やや高吸収を呈することが多い．CTは副鼻腔壁の変形やerosionの描出に優れ，特に冠状断像は病変の進展の評価に有用である．感染を伴えば，壁の造影効果がみられる（図1）．粘液瘤内に貯留する分泌液は，蛋白濃度により異なる信号強度，濃度を示す．MRIでは，粘度が高い高蛋白成分を反映してT1強調像にて高信号（図3-C），T2強調像にて低信号を呈する（図3-B）[2]．MRIでは骨の菲薄化，膨隆などの評価は困難であり，前述のとおり骨条件CTでの評価が望ましい．

鑑別診断のポイント

骨壁が菲薄化し，膨隆性変化を示す点で悪性腫瘍などとの鑑別が問題となると思われるが，辺縁整の形態を示し，内部は単純CTでは高吸収で，MRIでは様々な信号を呈して造影効果は認めない．

参考文献

1) Scangas GA, Gudis DA, Kennedy DW: The natural history and clinical characteristics of paranasal sinus mucoceles: a clinical review. Int Forum Allergy Rhinol 3: 712-717, 2013.
2) Lanzieri CF, Shah M, Krauss D, et al: Use of gadolinium-enhanced MR imaging for differentiating mucoceles from neoplasms in the paranasal sinuses. Radiology 178: 425-428, 1991.

4. 鼻腔・副鼻腔

真菌性鼻副鼻腔炎
fungal rhinosinusitis

坂本敦子, 藤田晃史

症例1 70歳代, 女性. 進行する左頬部痛を主訴に来院.

図1-A 造影CT
図1-B T2強調像 **KEY**
図1-C 脂肪抑制造影T1強調冠状断像

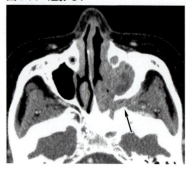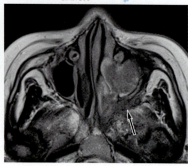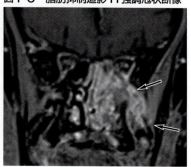

症例2 60歳代, 男性. 左前額部痛を認め, その後, 左眼痛, 左視力低下, 複視.

図2-A T2強調冠状断像
図2-B 脂肪抑制造影T1強調像 **KEY**
図2-C MRA, MIP像

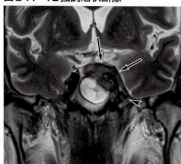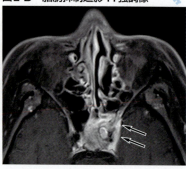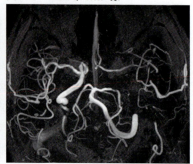

症例3 70歳代, 女性. 深在性真菌症治療中に, 鼻孔・鼻腔のびらんと痂皮を指摘.

図3-A 単純CT **KEY**
図3-B T2強調像

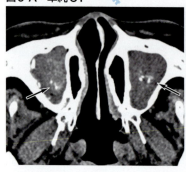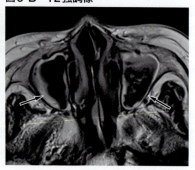

参考文献

1) Morpeth JF, Rupp NT, Dolen WK, et al: Fungal sinusitis:an update. Ann Allergy Asthma Immunol 76: 128-139, 1996.
2) 深在性真菌症のガイドライン作成委員会（編）; 深在性真菌症の診断・治療ガイドライン. 協和企画, 2014.
3) Grosjean P, Weber R: Fungus balls of the paranasal sinuses:a review. Eur Arch Otorhinolaryngol 254: 461-470, 2007.
4) Bent JP 3rd, Kuhn FA: Diagnosis of allergic fungal sinusitis. Otolaryngol Head Neck Surg 111: 580-588, 1994.

■画像の読影

症例1：造影CTでは，左上顎洞の軟部陰影が翼口蓋窩に進展し，脂肪織が同定できない（図1-A；→）．T2強調像では低信号を示している（図1-B；→）．造影では増強効果を認め，左翼突筋群まで炎症が波及している（図1-C；→）．ESSにて急性浸潤性真菌性鼻副鼻腔炎が示された．

症例2：T2強調像で低信号を呈し，造影後に強く増強効果を示す軟部腫瘤を，左蝶形骨洞からトルコ鞍部，海綿静脈洞に認める（図2-A，B；→）．左内頸動脈のflow voidは狭小化している（図2-A；▸）．MRAでは左内頸動脈の描出がない（図2-C）．脳梗塞を発症した．生検でアスペルギルスが検出され，浸潤性真菌性鼻副鼻腔炎と診断された．

症例3：単純CTで両側上顎洞壁が肥厚し，中心部に石灰化を含む軟部陰影を認める（図3-A；→）．T2強調像では，洞中央部に著明低信号を認める（図3-B；→）．ESSで非浸潤性真菌性鼻副鼻腔炎（菌球）と診断された．

■一般的知識と画像所見

真菌性鼻副鼻腔炎は，①急性浸潤性（acute invasive fungal rhinosinusitis），②慢性浸潤性（chronic invasive fungal rhinosinusitis），③慢性非浸潤性（菌球）［chronic noninvasive fungal sinusitis (fungus ball/mycetoma)］，④アレルギー性真菌性鼻副鼻腔炎（allergic fungal rhinosinusitis）に大別される[1]．

①急性浸潤性：免疫能低下を背景に，強い血管侵襲を示し急速に進行する．アスペルギルスが最も多く，次いでムコールが知られる．上顎洞に多く，他に篩骨洞，蝶形骨洞に生じる．初期は洞粘膜肥厚を示し，進行すると骨破壊・周囲軟部組織浸潤，血管浸潤を示す（p.162「鼻副鼻腔炎」に詳述）．CTで，洞周囲組織や皮下などへの炎症波及があれば浸潤性真菌症の可能性を考慮して，表情筋下脂肪織や眼窩内脂肪織，翼口蓋窩脂肪織などへの浸潤性変化および血管の描出に注意する．合併症として動脈閉塞と梗塞，仮性動脈瘤，海綿静脈洞血栓症，硬膜浸潤などがあり，疑われる場合には造影MRIでの評価が望ましい．T2強調像で低信号部分があれば診断に有用である．

②慢性浸潤性：免疫能低下の有無を問わない．急性浸潤性と異なり粘膜内浸潤に留まることが多い．慢性炎症性変化と感染洞内の石灰化や，鉄・マンガンを反映したT2強調像で低信号で通常の慢性鼻副鼻腔炎や腫瘍と鑑別可能である．

③慢性非浸潤性（菌球）：副鼻腔真菌症で最も多い[2]．正常免疫能背景，高齢女性を中心に多様な年齢層で認められ，無症状に経過する慢性炎症である．アスペルギルスが多い．片側の上顎洞が最も多い[3]．慢性炎症を反映して洞壁が肥厚する．菌球は洞中心部に位置し，内部の菌糸を反映する鉄分，マンガン，集簇する石灰化によりCTで高吸収，T2強調像で低信号を示す．

④アレルギー性真菌性鼻副鼻腔炎：副鼻腔の非浸潤性真菌感染下で，真菌を抗原とするI型・III型アレルギー反応やT細胞応答を生じるもので，感染した洞を主体に粘膜などへの好酸球浸潤，アレルギー性ムチン貯留を認める[4]．臨床像や画像は好酸球性副鼻腔炎と類似し（p.166「好酸球性副鼻腔炎」参照），若年に発症し，アトピーや喘息合併，鼻茸形成を示す．片側・両側いずれも起こりうる．篩骨洞優位に上顎洞・前頭洞・蝶形骨洞に広範に生じる．好酸球性ムチンによりCTで高吸収を示し，貯留したムチンに圧排された洞壁の菲薄化やびらんが認められるが，急性浸潤性真菌性鼻副鼻腔炎よりも軽度である．T2強調像では低信号を示す．

■鑑別診断のポイント

急性浸潤性は破壊性変化や浸潤傾向が悪性腫瘍と類似するが，臨床経過や血管侵襲が鑑別点となる．非浸潤性（菌球）の石灰化は中心部に位置しており，一般的な慢性鼻副鼻腔炎では石灰化が洞壁に沿って偏心性に位置することが鑑別点となる．

後鼻孔ポリープ
antrochoanal polyp

藤田晃史

症例1 11歳，女児．鼻閉で来院．

図1　単純CT

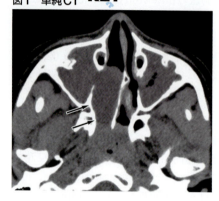

症例2 50歳代，女性．鼻閉の精査で左後鼻腔腫瘤を指摘され来院．

図2　T2強調像

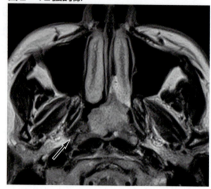

症例3 30歳代，男性．左鼻閉で来院．

図3-A　T2強調像

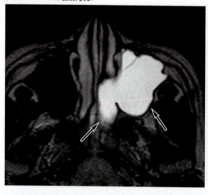

図3-B　造影T1強調像

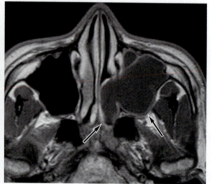

症例4 70歳代，男性．右鼻閉で来院．

図4-A　T2強調像

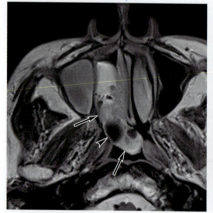

図4-B　脂肪抑制造影T1強調像

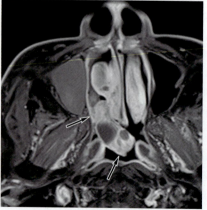

画像の読影

症例1：単純CTで，右上顎洞から後鼻腔に低吸収腫瘤を認める．均一な低吸収を示し，骨破壊は認めない（図1；→）．

症例2：T2強調像で，後鼻腔に高信号の腫瘤を認める（図2；→）．

症例3：T2強調像で，左上顎洞から後鼻腔に連続する均一な，高信号を示す腫瘤を認め（図3-A；→），造影後は辺縁にのみ増強効果を認める（図3-B；→）．

症例4：T2強調像で，右鼻腔内および上顎洞に腫瘤があり，大部分高信号であるが（図4-A；→），低信号の粘液を伴っている（図4-A；▸）．造影後は，粘液の部分以外は増強効果を認める（図4-B；→）．

全症例で内視鏡的切除が施行され，症例1〜3は後鼻孔ポリープと診断された．症例1，2は上顎洞から連続する腫瘤が認められ，症例3は上顎洞に異常はなく鼻中隔発生であった．症例4は充実性腫瘍も鑑別に挙げられたが，摘出術にて血流豊富なangiomatous polyp（▶NOTE）と診断された．

一般的知識と画像所見

後鼻孔ポリープは，病因が依然として不明の上顎洞後外側壁から発生する良性のポリープ状病変で，上顎洞口を介して後鼻孔に進展するものを指す．Killianポリープとも呼ばれる．鼻腔ポリープの4〜6％を占め，小児で発生頻度が高いとされてきたが，近年は成人にも同等に発症するとの報告がある[1)2)]．一側性であることが一般的であるが，小児では両側性の報告もある．一側性の鼻閉を主訴に来院されることが多い．鼻出血を来すことは稀である．

治療は外科的手術が一般的であり，鼻内視鏡とCTが診断および治療として行われる．

画像所見 CTでは，上顎洞から後鼻孔に広がる軟部腫瘤として認められ，骨侵食や骨破壊は認めない．均一な水濃度を示し，ダンベル状の形態を示す[2)]．MRIではT1強調像で低信号，T2強調像で高信号を示す．造影後は辺縁のみの増強効果を示す．

鑑別診断のポイント

片側性鼻腔腫瘤としての鑑別診断は，鼻咽腔血管線維腫，鼻腔膠腫，髄膜脳瘤，粘液瘤，貯留嚢胞，内反性乳頭腫および血管腫である．後鼻孔ポリープは均一で造影効果を示さない腫瘤であるため，充実性腫瘍との鑑別は通常容易である．また，上顎洞から後鼻腔に広がる典型的な形態を示すことが多い．

> **NOTE** sinonasal angiomatous polyp
>
> angiomatous polypは，後鼻孔ポリープの亜型と考えられている．上顎洞から後鼻孔に広がる病変が上顎洞口で狭窄されることで，梗塞と出血を繰り返し，反応性の炎症と新生血管の発達により血流豊富になる．血瘤腫（器質化血腫）として報告されているものと発生部位が類似しているため，現在では同義であると考えた方がわかりやすい[3)4)]．T2強調像で不均一な高信号を示し，辺縁にヘモジデリン沈着と思われる低信号が認められる．造影後に不均一な結節状あるいは斑状の増強効果を示す所見は血瘤腫と同じであり，腫瘍性病変との鑑別が問題となる．

参考文献

1) Lee DH, Yoon TM, Lee JK, et al: Difference of antrochoanal polyp between children and adults. Int J Pediatr Otorhinolaryngol 84: 143-146, 2016.
2) Pruna X, Ibañez JM, Serres X, et al: Antrochoanal polyps in children: CT findings and differential diagnosis. Eur Radiol 10: 849-851, 2000.
3) Wang YZ, Yang BT, Wang ZC, et al: MR evaluation of sinonasal angiomatous polyp. AJNR 33: 767-772, 2012.
4) De Vuysere S, Hermans R, Marchal G: Sinochoanal polyp and its variant, the angiomatous polyp: MRI findings. Eur Radiol 11: 55-58, 2001.

扁平上皮癌（鼻腔癌・副鼻腔癌）
squamous cell carcinoma（nasal cavity and paranasal sinus cancers）

久野博文

症例1 60歳代，男性．鼻出血・鼻閉にて近医耳鼻科を受診．

図1-A 造影CT冠状断像

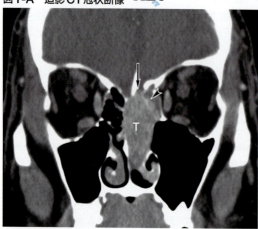

図1-B T2強調像

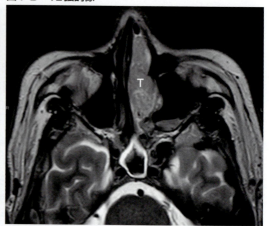

図1-C ADC map

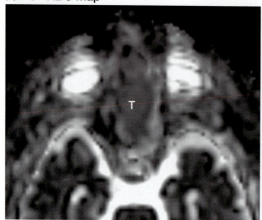

図1-D 脂肪抑制造影T1強調冠状断像

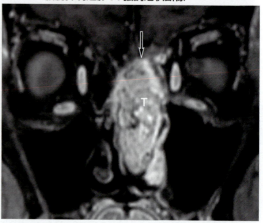

表1 WHO分類：扁平上皮癌に関連した主な組織型新分類と臨床的特徴

	Carcinoma	特徴
扁平上皮癌	角化型（keratinizing squamous cell carcinoma）	上顎洞発生が多い，喫煙と関連，リンパ節転移は稀
	非角化型（non-keratinizing squamous cell carcinoma）	40%以上がHPV陽性[1)2)]，鼻腔や上顎洞発生が多い，角化型より放射線感受性が高く予後良好[2)]
	その他（spindle cell squamous cell carcinoma など）	高齢者，喫煙に関連，肉腫様成分が混在し，時に急速な進行あり
未分化癌など	lymphoepithelial carcinoma	90%以上がEBV陽性，非角化型（未分化）上咽頭癌に類似
	sinonasal undifferentiated carcinoma	EBVやHPVとは無関係
	NUT（midline）carcinoma	NUT-BRD4 融合遺伝子異常，進行が速く予後不良
	SMARCB1（INI-1）deficient sinonasal carcinoma	SMARCB1（INI-1）蛋白欠失，鼻腔篩骨洞から眼窩や全頭蓋に進展，半数で石灰化[3)]

症例2 30歳代の男性．鼻出血を繰り返すため近医を受診．右鼻腔に腫瘍性病変．

図2-A　T2強調像

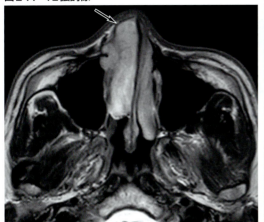

図2-B　ADC map

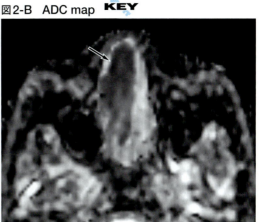

画像の読影

症例1：造影CTにて，左鼻腔に辺縁不整な軟部腫瘤（T）を認め，左篩骨洞（図1-A；▶）から篩板への進展（軽度の前頭蓋窩浸潤）を示す（図1-A；→）．T2強調像（図1-B）では中等度信号を示し，ADC map（図1-C）において脳実質よりやや高い信号を呈する．脂肪抑制造影T1強調像では前頭蓋窩への軽度浸潤を示すものの（図1-D；→），広範な硬膜肥厚は認められない．生検にて鼻腔癌（非角化型扁平上皮癌）T4aN0M0と診断され，化学放射線療法が行われた．

症例2：T2強調像にて，右鼻腔に境界明瞭な軟部腫瘤を認める（図2-A；→）．比較的均質な中等度〜高信号を示し，ADC mapにおいて低いADC値（$0.68 \times 10^{-3} mm^2/sec$）を呈する（図2-B；→）．生検にて鼻腔未分化癌（sinonasal undifferentiated carcinoma）T3N0M0と診断され，化学放射線療法が行われた．

症例3：単純CT（骨条件）にて，右上顎洞を占拠する軟部濃度病変を認める．上顎洞後壁の骨破壊（図3-A；→）と翼状突起基部の骨硬化がみられる（図3-A；▶）．造影CTにて，眼窩下壁の骨破壊と眼窩内への進展を認める（図3-B；→）．造影T1強調像では，上顎洞壁や周囲軟部組織にびまん性の増強効果を認め（図3-C；→），翼状突起基部にも淡い増強効果が認められる（図3-C；▶）．T2強調像では，右上顎洞後壁に骨格筋よりやや高い中等度信号を呈する軟部組織肥厚像を認め（図3-D；→），高信号を呈する液貯留や炎症性変化とは区別される．開洞生検にて角化型扁平上皮癌と診断され，上顎洞癌（T4aN0）で，超選択的動注化学療法が施行された．

一般的知識と画像所見

鼻副鼻腔において扁平上皮癌は，鼻副鼻腔悪性腫瘍で最も多い組織型（65〜70%）である．発生部位は上顎洞（60%）が多く，次いで鼻腔（25%）であり，篩骨洞（9%），蝶形骨洞（1%），前頭洞（1%）は稀とされる．近年，HPV（human papillomavirus）とEBV（Epstein-Barr virus）との関連性や*NUT*遺伝子などの解明が進み，2017年に改訂されたWHO分類第4版において，鼻副鼻腔の扁平上皮癌が病理組織学的に大幅に整理された（表1）[1]．大きくは角化型と非角化型に分けられ，角化型は上顎洞発生が多く，喫煙や飲酒といった従来から指摘されている危険因子が原因とさ

176　4. 鼻腔・副鼻腔

症例3　70歳代，男性．顔面のしびれ，痛みを自覚し歯科受診するも異常なし．近医を受診し，副鼻腔炎の治療が行われたが改善せず，CTにて異常陰影を指摘．

図3-A　単純CT（骨条件）

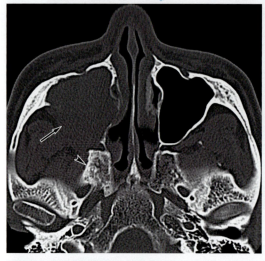

図3-B　造影CT冠状断像

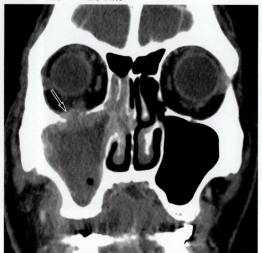

図3-C　脂肪抑制造影T1強調像

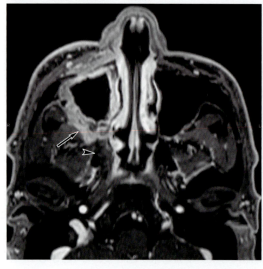

図3-D　T2強調像

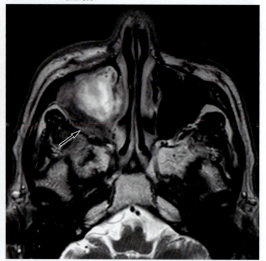

れている．非角化型は比較的鼻腔に多く発生し，HPV陽性率が高く（40〜50％），角化型に比べ予後良好と報告されている[2]．

したがって，鼻副鼻腔では，同じ"扁平上皮癌"という組織型であっても，組織亜分類，発癌原因，原発部位などにより病態や治療法，予後が異なるため，他の原発巣以上に病理組織学的な亜分類まで意識した評価を必要とする．治療は，症例の局在，局所病期，組織亜分類，腫瘍進展範囲や患者背景に応じ，手術療法，化学放射線療法，放射線療法が選択される．鼻腔や副鼻腔は近傍に眼窩や頭蓋底などの重要臓器が接していることから，治療方針決定には，腫瘍の局在により，根治性，切除可否と同様に整容面・機能障害の検討が必要となる．

画像所見　腫瘍性病変が疑われる場合，治療方針に大きくかかわるため，最終診断は生検による組織診断で行われるべきである．画像診断の役割は，良悪性の鑑別（組織学的精査の必要性を指

摘），特徴的な所見があれば質的診断に言及，最適な生検部位の情報提供，既に組織学的診断が得られている場合は，正確な腫瘍進展の描出と病期診断を含めた治療方針を決定する上で必要な画像情報の提供を行う．

鼻腔副鼻腔癌における病期診断（表2）[4]に当たっては，可能な限り造影CT，造影MRIの両方を施行し，スライス厚1〜3mmで評価を行う．CTは周囲骨組織の評価に優れ，腫瘍に隣接する骨構造の破壊・侵食像や硬化性変化などを詳細に評価する．また，上顎洞癌に対して超選択的動注化学療法を行う施設では，3D-CTAによる血管系の診断が必須である．MRIでは2次性の閉塞性副鼻腔炎による粘膜肥厚や，液状成分の貯留と腫瘍（充実成分と壊死成分の区別を含む）との境界を確認する．T2強調像は，腫瘍が中等度の信号強度，炎症による浮腫や液貯留は高信号に描出されることが多いため，その両者の区別に対して有用である[5]．造影CTや造影T1強調像のみの評価では，腫瘍進展範囲を過大評価する可能性がある．

鑑別診断のポイント

鼻腔・副鼻腔の扁平上皮癌は，高頻度で骨破壊を伴う．骨破壊を伴わない早期病変の場合は慢性副鼻腔炎やポリープとの鑑別が必要であるが，炎症性病変と腫瘍性病変の鑑別に迷う時は，積極的に生検による確定診断を行う．また片側性軟部濃度病変では，真菌性副鼻腔炎，好酸球性副鼻腔炎，歯性上顎洞炎，粘液瘤，多発血管性肉芽腫瘍などとの鑑別が必要となり，それぞれの特徴的な画像所見につき知っておく必要がある．

悪性腫瘍の組織学分類の鑑別に関しては，一般的に画像所見が非特異的であり，難しいことが多い．特に扁平上皮癌の非角化型や未分化癌などは，悪性リンパ腫に類似した画像所見を呈するため鑑別は困難で，最終診断は生検による組織診断を必要とする．

表2　鼻腔・副鼻腔癌のT病期分類（AJCC・UICC第8版）

	上顎洞	鼻腔・篩骨洞
T1	上顎洞粘膜に限局	1亜部位
T2	骨びらん・骨破壊，硬口蓋，中鼻道	2亜部位
T3	眼窩下壁・内側壁	
	篩骨洞，皮下組織，上顎洞後壁の骨・翼突窩	上顎洞，口蓋，篩板
T4a	眼窩内容前部，皮膚，翼突板，前頭洞，蝶形骨洞	
	側頭下窩，篩板	前頭蓋窩（軽度進展）
T4b	眼窩尖端，硬膜，脳実質，V2以外の脳神経，上咽頭，斜台，中頭蓋窩	

（文献4）より改変して転載）

参考文献

1) Bishop JA, Bell D, Westra WH: Tumours of the nasal cavity, paranasal sinuses and skull base: carcinomas. *In* El-Naggar AK, Chan JKC, Grandis JR, et al (eds); WHO classification of head and neck tumours. IARC, Lyon, p.14-20, 2017.
2) Kilic S, Kilic SS, Kim ES, et al: Significance of human papillomavirus positivity in sinonasal squamous cell carcinoma. Int Forum Allergy Rhinol 7: 980-989, 2017.
3) Shatzkes DR, Ginsberg LE, Wong M, et al: Imaging appearance of SMARCB1 (INI1)-seficient sinonasal carcinoma: a newly described sinonasal malignancy. AJNR 7: 1925-1929, 2016.
4) Amin MB, Edge SB, Greene FL, et al (eds); AJCC cancer staging manual, 8th ed. Springer, Switzerland, p.137-148, 2017.
5) 久野博文，関谷浩太郎，小林達伺・他：鼻副鼻腔腫瘍 1.扁平上皮癌．画像診断 35: 75-85, 2015.

腺様嚢胞癌
adenoid cystic carcinoma

久野博文

症例1 50歳代，男性．鼻閉，鼻出血にて受診．単純CTにて腫瘍が疑われ紹介受診．

図1-A 造影CT

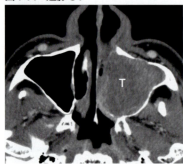

図1-B 造影CT（骨条件） **KEY**

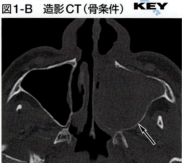

図1-C T2強調像

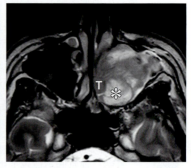

症例2 60歳代，男性．流涙，鼻閉，頬部痛にて近医受診．CTにて上顎洞に腫瘍を指摘．

図2-A 造影CT

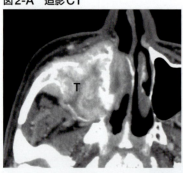

図2-B T2強調像

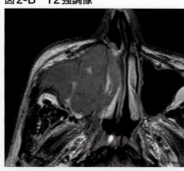

図2-C 脂肪抑制造影T1強調像

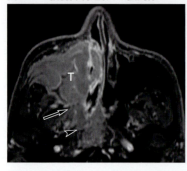

図2-D 脂肪抑制造影T1強調像 **KEY**

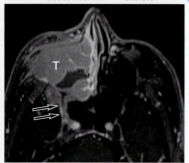

参考文献

1) Kato H, Kanematsu M, Sakurai K, et al: Adenoid cystic carcinoma of the maxillary sinus: CT and MR imaging findings. Jpn J Radiol 31: 744-749, 2013.
2) Bishop JA, Ogawa T, Stelow EB, et al: Human papillomavirus-related carcinoma with adenoid cystic-like features: a peculiar variant of head and neck cancer restricted to the sinonasal tract. Am J Surg Pathol 37: 836-844, 2013.
3) Stelow EB, Bishop JA: Update from the 4th edition of the World Health Organization classification of head and neck tumours: tumors of the nasal cavity, paranasal sinuses and skull base. Head Neck Pathol 11: 3-15, 2017.

画像の読影

症例1：造影CT（図1-A）において，上顎洞を充満する腫瘍（T）を認める．造影CT（骨条件）では，上顎洞後壁への圧排性進展を認める（図1-B；→）．T2強調像（図1-C）では中等度信号を呈する腫瘍（T）に，一部不整形の高信号域（壊死部あるいは囊胞部；＊）が含まれる．生検にて腺様囊胞癌と診断され，上顎全摘術が行われた．

症例2：右上顎洞を中心とする辺縁不整な腫瘍（T）を認める．造影CT（図2-A）では，上顎洞の骨壁に沿った骨破壊性腫瘍を認める．T2強調像（図2-B）では比較的均一な中等度信号，造影T1強調像（図2-C）では均一な増強効果を呈する．造影T1強調像では，右翼状突起基部（図2-C；→）や斜台（図2-C；▸）への頭蓋底浸潤を認める．また，正円孔から右Meckel腔前面に達する軟部組織肥厚像を認め（図2-D；→），上顎神経（V2）の走行に沿った神経周囲進展が疑われる．生検にて腺様囊胞癌と診断され，重粒子線による放射線治療が行われた．

一般的知識と画像所見

小唾液腺悪性腫瘍は鼻副鼻腔悪性腫瘍の10％程度を占め，腺様囊胞癌が最も多い．上顎洞（60％）が多く，次いで鼻腔，篩骨洞，蝶形骨洞に発生する．50〜60歳代に発生のピークがある．

外科的根治切除（場合により術後放射線療法）が標準である．予後決定因子は局所進展とされ，上顎洞発生の腺様囊胞癌は，発見しづらさから局所進行病変が多く，口蓋などの発生に比べ予後不良とされる．神経周囲進展を伴った局所再発，肺を中心とする血行性遠隔転移のために，腫瘍自体の発育速度は緩徐でありながらも，治療に難渋することが多い．

画像所見 上顎洞腺様囊胞癌の画像所見は，膨隆性（expansive type）と破壊性（destructive type）に分けられる[1]．膨隆性は骨破壊が少なく，周囲組織との境界が明瞭で圧排性の発育を示す．破壊性は，広範な骨破壊を伴う浸潤性の形態を示す．時に骨構造に沿った進展を認めることがあり，骨髄内の描出に優れるMRIが有用である．

また，腺様囊胞癌は神経や間隙の走行に沿って進展を示す傾向があり，画像診断においてその病変範囲を同定することは，治療方針の決定や照射計画の範囲に影響を及ぼすことになり，きわめて重要である．鼻副鼻腔に発生する腺様囊胞癌では，三叉神経の第2枝（上顎神経）の分枝に沿った進展が多い[1]．必ずしも原発巣に連続した進展のみではなく，skip metastasisを来す場合もあり，半月神経節までの経路（翼口蓋窩，正円孔，Meckel腔）を注意深く観察する．

鑑別診断のポイント

[扁平上皮癌] 臨床所見および画像上，粘膜表面の所見に乏しい，腫瘍が粘膜下主体に存在する，原発巣の浸潤範囲に比べ神経周囲進展の所見が目立つ，などの特徴がみられる場合には，腺様囊胞癌などの小唾液腺腫瘍も鑑別として考慮する．ただし画像所見は非特異的であり，生検による組織学的診断は必須である（▶NOTE）．

> **NOTE** 腺様囊胞癌の特徴をもつHPV関連鼻副鼻腔癌[2) 3)]
>
> 近年，病理組織学的に腺様囊胞癌に類似した形態を示すHPV関連鼻副鼻腔癌（HPV-related carcinoma with adenoid cystic features）が報告されている．病理組織学的に高頻度でp16陽性を示し，WHO分類第4版では非角化扁平上皮癌に分類される．小唾液腺由来の悪性腫瘍である腺様囊胞癌とは，異なる病態とされている．

悪性リンパ腫
malignant lymphoma

久野博文

症例1 70歳代，女性．右頬部腫脹にて受診．

図1-A　造影CT　　　　図1-B　T2強調像　　　　図1-C　ADC map

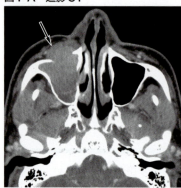
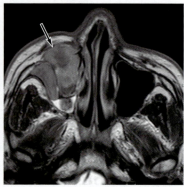
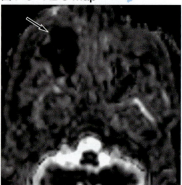

症例2 40歳代，男性．鼻閉にて受診．

図2-A　STIR冠状断像　　　図2-B　T2強調像

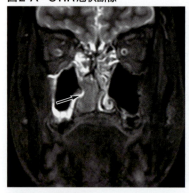
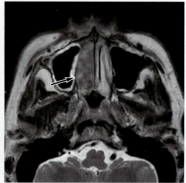

図2-C　脂肪抑制造影T1強調像　　　図2-D　18F-FDG PET/CT

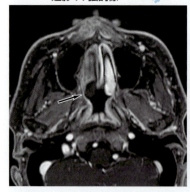
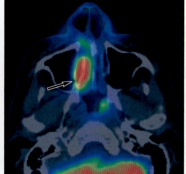

画像の読影

症例1：造影CTにおいて，右上顎洞から右頬部皮下に至る軟部腫瘤を認める（図1-A；→）．T2強調像では，扁平上皮癌に比べ比較的均質な中〜高信号を示し（図1-B；→），ADC mapにおいて

脳実質より低信号を呈する（図1-C；→）．生検にて，びまん性大細胞型B細胞リンパ腫（diffuse large B-cell lymphoma；DLBCL）の診断が得られ，化学療法が行われた．

症例2：STIR冠状断像およびT2強調像にて，右下鼻甲介を中心に中等度信号を示す腫瘤を認める（図2-A, B；→）．造影T1強調像で，腫瘤の一部の増強効果は乏しく（図2-C；→），高度壊死性変化を反映した所見と考えられる．FDG-PETでは，壊死の領域を含めFDGの強い集積が認められる（図2-D；→）．生検にてNK/T細胞リンパ腫と診断され，化学放射線療法が行われた．

一般的知識と画像所見

鼻副鼻腔に発生する悪性リンパ腫は，ほとんどが非Hodgkinリンパ腫であり，B細胞性リンパ腫と節外性NK/T細胞リンパ腫が多い．わが国では，副鼻腔（特に上顎洞）はDLBCLが多く，鼻腔は節外性NK/T細胞リンパ腫が多い．

1）びまん性大細胞型B細胞リンパ腫：副鼻腔原発の悪性リンパ腫ではDLBCLが82％を占める．ポリープ状や塊状の表面平滑な腫瘤を形成し，壊死や潰瘍形成は稀である．治療は放射線治療や化学療法が行われる．

画像所見 画像上，比較的境界明瞭で辺縁平滑な腫瘤としてみられ，造影後に均一な増強効果を示すことが多い．MRIではT2強調像にて均質な中〜高信号を呈し，拡散強調像のADC値が0.6×10^{-3} mm^2/sec程度で，強い拡散低下を示すことが特徴的である[1)2)]．悪性リンパ腫の診断が得られ，病期決定のために全身検索を行う場合，FDG-PETが感度・特異度ともに優れ有用とされている．治療効果の判定に際しても，鼻腔周辺は解剖学的に複雑であること，腫瘍が消失しても粘膜肥厚などの非腫瘍組織の残存がありうることから，FDG-PETが有用とされる．

2）鼻性NK/T細胞リンパ腫：東アジア，中南米に多いとされ，EBウイルス関連疾患と考えられている．農薬使用などの環境要因も発症因子となる．鼻腔を中心に壊死性・組織破壊性の病変が進行性に広がることがあり，ウイルス関連血球貪食症候群が高頻度に出現する．鼻中隔や口蓋に壊死性潰瘍や穿孔を伴うことがあり，壊死が強い場合，多発血管炎性肉芽腫症や浸潤性真菌性副鼻腔炎などとの鑑別が必要となる．治療は局所への放射線治療と化学療法が行われるが，NK/T細胞リンパ腫は再発率が高く予後不良とされている．

画像所見 画像診断において，NK/T細胞リンパ腫は高度壊死を示す病変から，他のリンパ腫同様に内部均一な病変まで多彩である[3)4)]．造影CTやMRIにおいて，鼻腔壁・鼻甲介に造影域と壊死を示唆する造影不良域が混在する．FDGの集積は高度である．

鑑別診断のポイント

DLBCLは扁平上皮癌に比べ比較的骨破壊が少なく，内部均質で，低いADC値を示す腫瘤としてみられることが多い．NK/T細胞リンパ腫は，壊死を反映した造影不良域の指摘が鑑別に有用である．悪性リンパ腫は組織型に応じて治療内容が変わるため，細胞診ではなく生検組織診が必要となる．よって，画像診断によって悪性リンパ腫の可能性を指摘することは臨床的意義が高い．

参考文献

1) Yasumoto M, Taura S, Shibuya H, et al: Primary malignant lymphoma of the maxillary sinus: CT and MRI. Neuroradiology 42: 285-289, 2000.
2) Kato H, Kanematsu M, Watanabe H, et al: Differentiation of extranodal non-Hodgkins lymphoma from squamous cell carcinoma of the maxillary sinus: a multimodality imaging approach. SpringerPlus 4: 228, 2015.
3) Ooi GC, Chim CS, Liang R, et al: Nasal T-cell/natural killer cell lymphoma: CT and MR imaging features of a new clinicopathologic entity. AJR 174: 1141-1145, 2000.
4) King AD, Lei KI, Ahuja AT, et al: MR imaging of nasal T-cell/natural killer cell lymphoma. AJR 174: 209-211, 2000.

悪性黒色腫
malignant melanoma

症例1 80歳代，女性．鼻出血を主訴に近医を受診し，鼻腔内の黒色腫瘤性病変を指摘．

図1-A　T2強調像
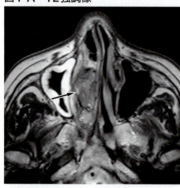

図1-B　T1強調像
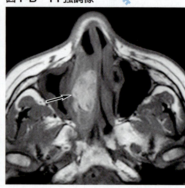

症例2 50歳代，女性．鼻閉，鼻出血を主訴に近医受診．鼻中隔から下鼻道に白色腫瘤を指摘．

図2-A　T2強調像
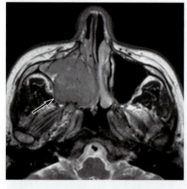

図2-B　T1強調像
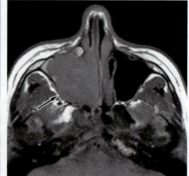

図2-C　脂肪抑制造影T1強調像
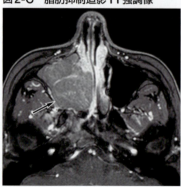

図2-D　ADC map
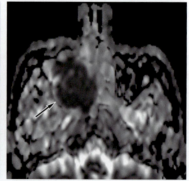

表　悪性黒色腫の病期分類（AJCC・UICC第8版）

T3	粘膜病変
T4a	深部軟部組織，軟骨，骨，皮膚
T4b	脳，硬膜，頭蓋底，CN 9-12，頸動脈，咀嚼筋間隙，椎前間隙，縦隔構造

N：0 or 1，M：0 or 1，CN：脳神経．（文献1）より改変して転載）

画像の読影

症例1：T2強調像にて，低信号と中等度信号が混在する腫瘤を認める（図1-A；→）．T1強調像にて比較的均一な高信号を呈する（図1-B；→）．メラニンや腫瘍内出血を反映した所見と考えられた．生検にて悪性黒色腫の診断が得られ，陽子線治療が行われた．

症例2：T2強調像にて，右鼻腔から上顎洞に至る軟部腫瘤を認める（図2-A；→）．T1強調像では脳実質と同等の信号強度を示す（図2-B；→）．造影後，扁平上皮癌に比べ比較的内部均一で淡い増強効果を示し（図2-C；→），ADC mapにおいて顕著な拡散低下を認める（図2-D；→）．生検にて悪性黒色腫（amelanotic melanoma）の診断が得られ，陽子線治療が行われた．

一般的知識と画像所見

悪性黒色種は，胎生期に迷入したメラノサイト由来の上皮性悪性腫瘍であり，わが国では悪性黒色腫全体の約20％が頭頸部粘膜原発とされ，欧米の1～2％に比べて多い．頭頸部粘膜悪性黒色腫は鼻腔（66％）が最も多く，特に中・下鼻甲介付近の鼻中隔の頻度が高い[2]．副鼻腔では上顎洞に多く，篩骨洞や蝶形骨洞は稀である．平均年齢は60歳代で，わが国では性差はないとされる．メラニンの存在から，臨床所見にて黒色の粘膜病変として発見されるが，メラニンを産生しないamelanotic melanomaも半数存在する[2]．

TNM分類（表）[1]はmucosal melanoma独自のものが適用され，悪性度の高さから鼻腔粘膜に限局した微小病変でもT3となり，深部軟部組織や骨浸潤，皮膚浸潤などがある場合はT4aとなる．治療は，手術可能病変は切除が行われる．切除不能もしくは根治的完全切除できない病変は，近年では陽子線や重粒子線治療が選択される．

画像所見 画像診断の役割としては局所病変の進展範囲診断と，血行性転移を含めた他病変の検索が重要となる．粘膜のskip metastasisを呈することも留意する．CTの所見は非特異的であるが，腫瘍に隣接する骨破壊性変化と再構築所見が有用である[3)4)]．MRIでは，メラニン含有量の多い有色素性腫瘍や腫瘍内出血を含む腫瘍で，T1強調像にて灰白質より高信号，T2強調像でやや低信号で描出されることが特徴的である[5]．実際は，メラニンによるparamagnetic effectよりも出血によるものの方が，T1短縮効果がより現れやすいとされている[6]．

鑑別診断のポイント

T1強調像の高信号が特徴的な所見であるが，amelanotic melanomaの場合のMRI所見は非特異的であり，悪性リンパ腫，未分化癌，形質細胞腫などのsmall round cell系の腫瘍との鑑別は難しい．

参考文献

1) Amin MB, Edge SB, Greene FL, et al (eds); AJCC cancer staging manual, 8th ed. Springer, Switzerland, p.163-170, 2017.
2) Williams MD: Update from the 4th edition of the World Health Organization classification of head and neck tumours: mucosal melanomas. Head Neck Pathol 11: 110-117, 2017.
3) Kawaguchi M, Kato H, Tomita H, et al: Imaging characteristics of malignant sinonasal tumors. J Clin Med 6: 116, 2017.
4) Wong VK, Lubner MG, Menias CO, et al: Clinical and imaging features of noncutaneous melanoma. AJR 208: 942-959, 2017.
5) Enochs WS, Petherick P, Bogdanova A, et al: Paramagnetic metal scavenging by melanin: MR imaging. Radiology 204: 417-423, 1997.
6) Escott EJ: A variety of appearances of malignant melanoma in the head: a review. RadioGraphics 21: 625-639, 2001.

嗅神経芽細胞腫
olfactory neuroblastoma（esthesioneuroblastoma）

久野博文

症例1 20歳代，男性．鼻出血にて近医受診．副鼻腔炎として治療するも改善なく，複視と視力低下出現．精査にて鼻腔内腫瘤を発見．

図1-A　T2強調像　　図1-B　T1強調像

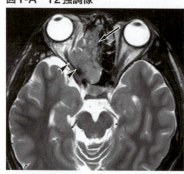
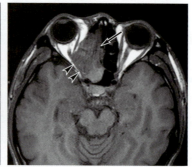

図1-C　脂肪抑制造影T1強調冠状断像 KEY　　図1-D　T2強調像

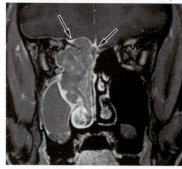
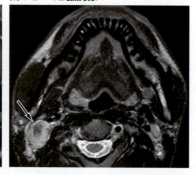

症例2 60歳代，女性．鼻閉にて近医受診．精査にて鼻腔腫瘍を発見．

図2-A　造影CT冠状断像　　図2-B　STIR冠状断像 KEY　　図2-C　脂肪抑制造影T1強調冠状断像

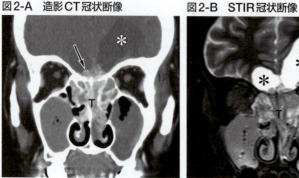
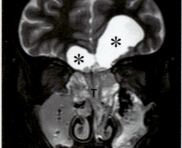
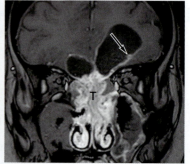

表　嗅神経芽細胞腫のKadish分類

	Kadish分類	Kadish分類（Morita改訂版）
A	鼻腔に限局	鼻腔に限局
B	鼻腔と副鼻腔に限局	鼻腔と副鼻腔に限局
C	鼻副鼻腔を越えて進展	鼻副鼻腔を越えて進展
D	なし	リンパ節転移もしくは遠隔転移を有する

（文献1）を元に作成）

画像の読影

症例1：右上鼻道から篩骨洞にかけて，T2強調像にて灰白質に比べ軽度高信号，T1強調像にて灰白質と等〜軽度低信号を示す腫瘤を認め（図1-A, B；→），外側で右眼窩先端部に進展を認める（図1-A, B；▷）．造影T1強調像において，頭蓋内進展と硬膜肥厚像を示し（図1-C；→），右上内深頸リンパ節転移を伴う（図1-D；→）．Kadish D病変として化学放射線療法が行われた．

症例2：造影CT（図2-A）にて，両側の鼻腔上部から篩骨洞領域にびまん性増強効果を示す腫瘤（T）を認める．篩骨篩板を介して頭蓋内に進展し（図2-A；→），両側前頭葉に囊胞形成を伴う（図2-A, B；*）．造影T1強調像では，脳実質内の囊胞壁肥厚や結節影がみられる（図2-C；→）．

一般的知識と画像所見

嗅神経芽細胞腫は，嗅裂を中心とした鼻腔上部の嗅粘膜上皮から発生する神経堤由来の腫瘍である．鼻副鼻腔の悪性腫瘍の3％程度を占める．幅広い年齢層に発生するが，10〜20歳代と50〜60歳代に発症のピークがあると報告されている．通常の鼻腔癌とは生物学的特性が異なることから，独自の病期分類が使用される（表）[1]．現在では，Kadish分類にstage D（転移病変あり）を追加した改訂版が用いられることが多い[1]．早期から篩骨篩板を介した頭蓋内進展を来しやすく，約半数がKadish Cの進行例であり，硬膜浸潤を認めた場合は予後不良である．

治療は手術と術後放射線治療が基本である．手術不能例では，陽子線を含めた化学放射線療法が選択される．局所再発は通常1年以内に起こるが，遠隔転移は5年を経過してから遅発性に発生することがある．

画像所見 CTとMRIにおいて，鼻腔上部を中心とした充実性腫瘤として認められる．画像における頭蓋内進展の有無が，治療方針や病期決定に大きく関与する．頭蓋内進展は篩骨篩板の骨破壊と前頭蓋窩硬膜の肥厚で示されるが，篩板の小孔を介して明らかな骨破壊を伴わず，頭蓋内進展を生じる場合があり，CTにて明らかな骨破壊が認められなくても，造影MRIにて硬膜所見を注意深く評価する必要がある．

鑑別診断のポイント

病変の分布・局在診断が特徴的であり，鼻腔天蓋，篩骨篩板，鼻中隔上1/3，上鼻甲介を中心とした充実性腫瘤として認められる場合は，本疾患を鑑別に挙げる．T1強調像で灰白質より軽度低信号，T2強調像で灰白質より等〜やや高信号を示すとされるが[2]，非特異的であり，未分化癌などとの鑑別は難しい．片側性で比較的小さな腫瘤でも頭蓋内進展を認める場合には，本疾患を念頭に置く必要がある．頭蓋内進展病変では，腫瘤上部に沿った前頭蓋窩での囊胞形成（marginal tumor cyst）が，本疾患の特徴的画像所見と報告されている[3]．FDG-PETは転移検索に用いられるが，扁平上皮癌に比して集積が弱い（1/5程度）との報告があり，留意する必要がある[4]．

参考文献

1) Bell D, Franhi A, et al: Tumours of the nasal cavity, paranasal sinuses and skull base: carcinomas. In El-Naggar AK, Chan JKC, Grandis JR, et al (eds); WHO classification of head and neck tumours. IARC, Lyon, p.57-59, 2017.
2) Yu T, Xu Y-K, Li L, et al: Esthesioneuroblastoma methods of intracranial extension: CT and MR imaging findings. Neuroradiology 51: 841-850, 2009.
3) Som PM, Lidov M, Brandwein M, et al: Sinonasal esthesioneuroblastoma with intracranial extension: Marginal tumor cysts as a diagnostic MR finding. AJNR 15: 1259-1262, 1994.
4) Elkhatib AH, Soldatova L, Carrau RL, et al: Role of 18F-FDG PET/CT differentiating olfactory neuroblastoma from sinonasal undifferentiated carcinoma. Laryngoscope 127: 321-324, 2017.

横紋筋肉腫
rhabdomyosarcoma

久野博文

症例1 30歳代，男性．鼻閉，鼻出血，頸部リンパ節腫大にて受診．

図1-A　T2強調像
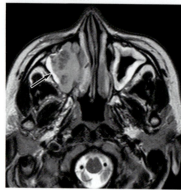

図1-B　ADC map
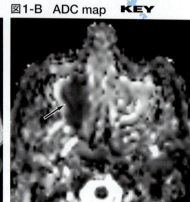

図1-C　^{18}F-FDG PET
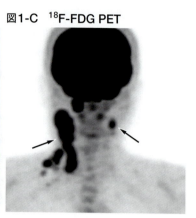

症例2 50歳代，女性．左鼻閉にて近医受診．

図2-A　STIR冠状断像
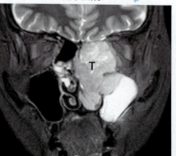

図2-B　T1強調冠状断像
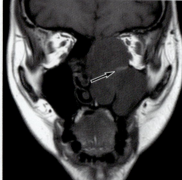

図2-C　脂肪抑制造影T1強調冠状断像
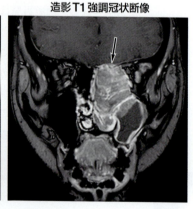

> **NOTE　軟部肉腫（頭頸部領域）の病期分類**[1]
>
> AJCC第8版から，頭頸部領域を原発とする軟部肉腫の病期分類が新設され，通常の頭頸部癌に近いT分類（表）[1]が採用されている．これは，同じ肉腫であっても，気道・眼窩・頭蓋内・頸動脈・脳神経などの重要臓器が隣接していることから，他の発生部位とは異なる特徴があり，局所病期が患者予後・QOLに大きくかかわるためとされる[1]．

参考文献

1) Amin MB, Edge SB, Greene FL, et al (eds); AJCC cancer staging manual, 8th ed. Springer, Switzerland, p.499-505, 2017.
2) Lee JH, Lee MS, Lee BH, et al: Rhabdomyosarcoma of the head and neck in adults: MR and CT findings. AJNR 17: 1923-1928, 1996.
3) Wang X, Song L, Chong V, et al: Multiparametric MRI findings of sinonasal rhabdomyosarcoma in adults with comparison to carcinoma. J Magn Reson Imaging 45: 998-1004, 2017.
4) Saboo SS, Krajewski KM, Zukotynski K, et al: Imaging features of primary and secondary adult rhabdomyosarcoma. AJR 199: W694-W703, 2012.

画像の読影

症例1：T2強調像で，右上顎洞を中心に比較的均質な高信号，ADC mapにて拡散低下を示す腫瘤を認める（図1-A, B；→）．^{18}F-FDG PETでは，両側頸部に多発リンパ節転移が確認される（図1-C；→）．リンパ節からの生検で横紋筋肉腫（胞巣型）と診断され，化学放射線療法が行われた．

症例2：STIR冠状断像（図2-A）で，左鼻腔を中心に高信号を示す腫瘤（T）を認める．T1強調像では骨格筋より軽度高信号を示し，一部で出血を思わせる高信号を含む（図2-B；→）．造影T1強調像では，前頭蓋窩の硬膜肥厚が認められ，頭蓋内進展を示唆する（図2-C；→）．生検により，横紋筋肉腫（胎児型）と診断され，化学放射線療法が行われた．

一般的知識と画像所見

横紋筋肉腫は未分化間葉系細胞から発生し，横紋筋芽細胞への分化を示す悪性軟部腫瘍であり，横紋筋のない部位からも発生する．鼻副鼻腔に発生する軟部肉腫の中で最も頻度が高い．発症年齢としては，全体の72〜81%が10歳以下であり，成人発生は稀であるものの小児発生に比べ予後不良とされ，5年生存率は27%（小児発生は61%）である．病理型では胎児型（embryonal）と胞巣型（alveolar）の2種類が多く，成人では胞巣型が多い．胞巣型の横紋筋肉腫はリンパ節転移（40%），遠隔転移陽性の頻度，再発率がいずれも高く，胎児型に比べ頭蓋底浸潤の率が高い．

最も多い症状は鼻閉で，鼻出血や疼痛，顔面腫脹が続く．臨床的病期分類はIRSによる術前病期分類が汎用されているが，AJCC第8版（2018年1月施行）から，頭頸部領域の肉腫に対して新たな病期分類が新設され（表）[1]，多形型横紋筋肉腫などに適応となる[1]（▶NOTE）．治療の主体は十分な安全域をとった広範囲切除が基本となる．

画像所見 CTでは，骨格筋と等吸収の比較的境界明瞭な腫瘤としてみられ，骨破壊を伴うことが多い[2]〜[4]．MRIでは，骨格筋と比較してT1強調像では等〜やや高信号，T2強調像で骨格筋や灰白質より高信号を呈する[3]．内部に出血を示唆する信号や隔壁様の構造を含むこともある．局所腫瘍に関しては，中枢神経麻痺，頭蓋内進展が重要な予後不良因子とされ，頭蓋内進展の評価は造影MRIが有用である．

鑑別診断のポイント

成人発生の横紋筋肉腫では，頭蓋底浸潤の比率が扁平上皮癌より高い[2]．扁平上皮癌に比べ，T2強調像で比較的均一の高信号，拡散強調像のADC値が有意に低いと報告されている．FDGの集積は強く，転移や再発検索に有用である[4]．成人に発生する鼻副鼻腔領域の肉腫は多様な組織型がみられ，画像のみでは鑑別は難しい．年齢，経過，性別などの臨床情報，画像による骨化の有無や血液，線維成分の有無などで，ある程度予測可能である．

表 軟部肉腫（頭頸部領域）のT分類

Tx	評価不能	Tis	上皮内癌
T1	2cm 以下の腫瘍		
T2	2cmを超えるが4cm以下の腫瘍		
T3	4cmを超える腫瘍		
T4	隣接臓器への浸潤		
T4a	眼窩内・頭蓋底／硬膜・顔面骨・翼突筋・中心区画臓器への浸潤		
T4b	脳実質・頸動脈・椎前筋への浸潤，神経周囲進展による中枢神経症状		

対象となる肉腫：脂肪肉腫，線維肉腫，軟部巨細胞腫，平滑筋肉腫，悪性Glomus腫瘍，横紋筋肉腫（胎児型・胞巣型以外），血管内皮腫，血管肉腫，骨肉腫，悪性末梢神経鞘腫瘍など．

（文献1）より改変して転載）

4. 鼻腔・副鼻腔

内反性乳頭腫
sinonasal inverted papilloma

久野博文

症例1 70歳代，男性．鼻閉を主訴に来院．

図1-A　T2強調像　　図1-B　脂肪抑制造影T1強調像　　図1-C　ADC map

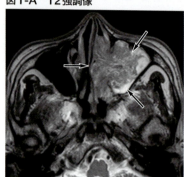
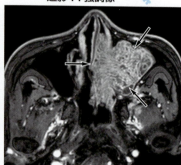
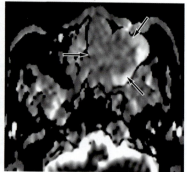

症例2 60歳代，男性．鼻閉を主訴に来院．

図2-A　単純CT（骨条件）　　図2-B　T2強調像

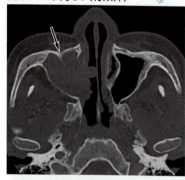
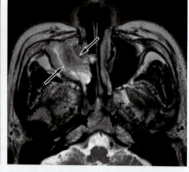

図2-C　脂肪抑制造影T1強調像　　図2-D　ADC map

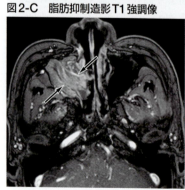
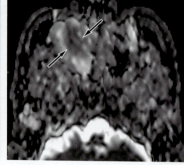

表　内反性乳頭腫のKrouse病期分類

T1	鼻腔内に限局
T2	篩骨洞，上顎洞内側壁・上壁に進展
T3	上顎洞外側壁・下壁・前壁・後壁，蝶形骨洞，前頭洞に進展
T4	鼻副鼻腔外進展，悪性腫瘍の混在

画像の読影

症例1：左鼻腔外側壁から上顎洞内に分葉状の腫瘤を認める．T2強調像および造影T1強調像では，脳回状の所見を呈する（図1-A, B；→）．ADC mapでは不均一な信号強度を呈する（図1-C；→）．左上顎部分切除術が施行され，明らかな癌合併は認められず，内反性乳頭腫と診断された．

症例2：単純CT（骨条件）にて右上顎洞に腫瘤性病変を認め，上顎洞前壁にcone-shape hyperostosisがみられる（図2-A；→）．T2強調像および造影T1強調像では，円柱状・脳回様パターンを呈するが，部分的に不明瞭な領域が認められる（図2-B, C；→）．ADC mapでは同部位が低信号を示す（図2-D；→）．上顎部分切除術が施行され，病理組織学的には内反性乳頭腫が主体の腫瘍内に扁平上皮癌が確認され，悪性転化を来した内反性乳頭腫と診断された．

■一般的知識と画像所見■

内反性乳頭腫は，鼻副鼻腔腫瘍の0.5〜5%を占める良性腫瘍で，乳頭腫の約半数を占める．表層上皮細胞が粘膜下間質内に向かって増殖（内反性増殖）する特徴をもつ．HPVやEBVなどのウイルス感染との関連性，慢性炎症，環境因子などが推定されているが，現時点では成因は不明である．40〜60歳代の男性に好発する．通常は一側性で，鼻腔外側壁から中鼻道に発生し，隣接する上顎洞・篩骨洞へ進展する．5〜15%に扁平上皮癌が同時ないし異時性（再発時）に合併するとされ，治療は生検にて悪性所見がない場合であっても外科的切除が原則である．

内反性乳頭腫から癌化までの年数は4〜15年という報告があり，経過観察する場合でも長期にわたり行う必要があると考えられている．臨床的な評価にKrouse分類が用いられ（表），Krouse分類のT3, T4では70%以上が癌を合併すると報告されている．

画像所見 画像診断の役割は，病変の進展範囲，扁平上皮癌の合併の可能性の評価，基部（発生部位）の推測である．CTでは，鼻腔外側壁から上顎洞や篩骨洞などを占める軟部組織腫瘤として認められ，内部は不均一で斑状の高吸収値陰影が認められる．MRIでは，腫瘍内部に脳回様に蛇行する線状構造の集簇（convoluted cerebriform pattern）が特徴的な所見とされる[1]．基部の同定は広基性のことが多く困難なことも多いが，脳回様構造の収束部位や骨肥厚部位が発生母地を示唆する所見と報告されている[2]．

■鑑別診断のポイント■

内反性乳頭腫において，悪性化や悪性腫瘍合併の可能性を指摘することが重要である．悪性化を示唆する所見として，脳回様パターンの部分的欠損，広範な壊死性変化，強い浸潤傾向，不整な骨破壊などが挙げられる[3]．最近では，拡散強調像[4]，MR perfusion[5]，Texture解析[6]などを用いて良悪性を鑑別する報告がみられる．ただし，典型的な脳回様パターンを保ったままの癌合併例も報告されている．なお，画像上，内反性乳頭腫の悪性化と診断された場合，悪性部分のみではなく病変の進展範囲で鼻副鼻腔癌のTNM分類に従って病期を決定する．

参考文献

1) Ojiri H, Ujita M, Tada S, et al: Potentially distinctive features of sinonasal inverted papilloma on MR imaging. AJR 175: 465-468, 2000.
2) Lee DK, Chung SK, Dhong HJ, et al: Focal hyperostosis on CT of sinonasal inverted papilloma as a predictor of tumor origin. AJNR 28: 618-621, 2007.
3) Jeon TY, Kim H-J, Chung S-K, et al: Sinonasal inverted papilloma: value of convoluted cerebriform pattern on MR imaging. AJNR 29: 1556-1560, 2008.
4) Sasaki M, Eida S, Sumi M, et al: Apparent diffusion coefficient mapping for sinonasal diseases: differentiation of benign and malignant lesions. AJNR 32: 1100-1106, 2011.
5) Fujima N, Nakamaru Y, Sakashita T, et al: Differentiation of squamous cell carcinoma and inverted papilloma using non-invasive MR perfusion imaging. Dentomaxillofac Radiol 44: 20150074, 2015.
6) Ramkumar S, Ranjbar S, Ning S, et al: MRI-based texture analysis to differentiate sinonasal squamous cell carcinoma from inverted papilloma. AJNR 38: 1019-1025, 2017.

若年性鼻咽腔血管線維腫
juvenile nasopharyngeal angiofibroma

小屋敷洋平，藤田晃史

症例1 10歳代，男性．鼻出血を主訴に受診．

図1-A　T2強調像

図1-B　T2強調像

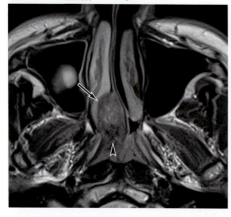

図1-C　造影T1強調像

図1-D　右外頸動脈造影

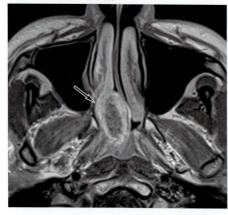
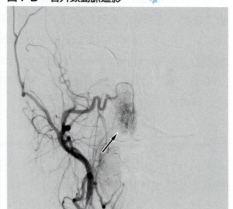

症例2 10歳代，男性．誘因なく大量の右鼻出血があり受診．

図2-A　T2強調像

図2-B　T1強調像

図2-C　単純CT（骨条件）

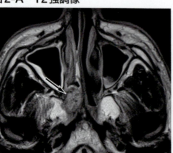
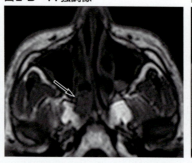
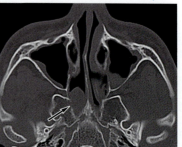

画像の読影

症例1：T2強調像で，右後鼻腔から上咽頭領域に，不均一な軽度高信号を呈する腫瘤を認め（図1-A；→），内部には線維成分やflow voidと思われる低信号がみられる（図1-A；▻）．また，右翼突窩への進展を認める（図1-B；→）．造影T1強調像では，強い増強効果を認める（図1-C；→）．右外頸動脈造影では，早期からの腫瘍濃染像を認める（図1-D；→）．栄養血管の塞栓術後に腫瘍切除術が施行され，若年性鼻咽腔血管線維腫と診断された．

症例2：T2強調像で，右後鼻腔に高信号を示し（図2-A；→），T1強調像や単純CTでは，右翼状突起基部の骨破壊と浸潤が認められる（図2-B, C；→）．腫瘍摘出術にて，若年性鼻咽腔血管線維腫と診断された．

一般的知識と画像所見

若年性鼻咽腔血管線維腫は，組織学的には富血管性の被膜のない非上皮性良性腫瘍であるが，局所浸潤性が強く，臨床的には悪性に分類される比較的稀な腫瘍である．頭頸部腫瘍の0.05%といわれ，9～19歳の若年男性に好発し[1]，思春期以降の増大傾向は乏しい．稀に高齢者にも発生がみられる．

鼻閉，鼻出血が症状として多いが，進行すると顔面の浮腫，変形や神経障害を来しうる．後鼻孔，鼻咽頭から発生して浸潤性および骨破壊性に増大し，隣接鼻腔や副鼻腔，眼窩，あらゆる孔を介して頭蓋底へと進展する[2]．翼突口蓋領域や咀嚼間隙，側頭下窩へ進展することもある．

生検は，富血管性腫瘍ため原則禁忌であり，確定診断には臨床所見や画像診断が重要となる．治療は外科的切除が基本であるが，術前の栄養血管塞栓術は手術時の出血の軽減に有用である．

画像所見 画像検査の役割は，腫瘍の局在と進展範囲，栄養血管の関与の評価である．CTは骨侵食の有無や進展範囲の把握に，CTAは栄養血管の関与の評価，MRIは骨髄や頭蓋内，軟部組織への進展の評価に有用である[3]．翼状突起基部内側の骨侵食は高頻度にみられる所見である．T1強調像およびT2強調像では中～高信号を示し，富血管性を反映してflow voidを伴うことが多い．ダイナミック造影では早期から強く濃染されるが，内部の線維成分が高度な場合は，増強効果がほとんどないことがある．血管造影では強い濃染を認め，主に外頸動脈の分枝である上咽頭動脈や顎動脈が栄養血管とされているが，病変が進展すると内頸動脈が関与することがあり，その場合には術中出血が多くなり，再発率が高いとされている．

鑑別診断のポイント

鑑別は後鼻孔ポリープや血管腫などが挙げられるが，本疾患は若年発症の後鼻孔から翼口蓋窩に広がる鼻腔内腫瘍であり，腫瘍の局在が重要となる．翼口蓋窩への進展や上顎洞後壁の前方への圧排所見，翼状突起基部の骨破壊を伴っていることが特徴である．MRIでは内部にflow voidを伴い，ダイナミック造影で早期濃染を示す点から鑑別は可能である．

参考文献

1) Ballah D, Rabinowitz D, Vossough A, et al: Preoperative angiography and external carotid artery embolization of juvenile nasopharyngeal angiofibromas in a tertiary referral paediatric centre. Clin Radiol 68: 1097-1106, 2013.
2) McKnight CD, Parmar HA, Watcharotone K, et al: Reassessing the anatomic origin of the juvenile nasopharyngeal angiofibroma. J Comput Assist Tomogr 41: 559-564, 2017.
3) López F, Triantafyllou A, Snyderman CH, et al: Nasal juvenile angiofibroma: current perspectives with emphasis on management. Head Neck 39: 1033-1045, 2017.

血瘤腫
sinonasal organized hematoma

木島茂喜，藤田晃史

症例1 30歳代，男性．鼻出血により救急搬送．

図1-A　T2強調像　KEY

図1-B　造影T1強調像　KEY

図1-C　単純CT冠状断像（骨条件）

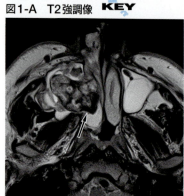
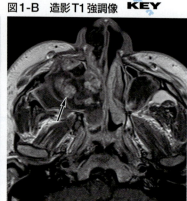
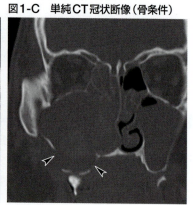

症例2 30歳代，男性．以前から鼻閉，鼻漏があり，最近になり鼻出血を認め来院．

図2-A　T1強調像

図2-B　T2強調像　KEY

図2-C　造影T1強調像

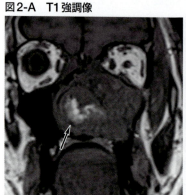
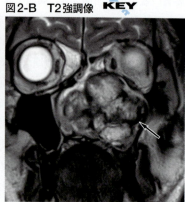
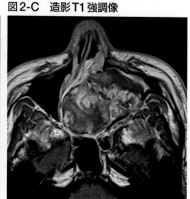

参考文献

1) Choi SJ, Seo ST, Rha KS, et al: Sinonasal organized hematoma: Clinical features of seventeen cases and a systematic review. Laryngoscope 125: 2027-2033, 2015.
2) Song HM, Jang YJ, Chung YS, et al: Organizing hematoma of the maxillary sinus. Otolaryngol Head Neck Surg 136: 616-620, 2007.
3) Wang YZ, Yang BT, Wang ZC, et al: MR evaluation of sinonasal angiomatous polyp. AJNR 33: 767-772, 2012.
4) Kim EY, Kim HJ, Chung SK, et al: Sinonasal organized hematoma: CT and MR imaging findings. AJNR 29: 1204-1208, 2008.

画像の読影

症例1：右鼻腔から上顎洞を占拠する腫瘤性病変を認める．T2強調像では不均一な信号を示しており，辺縁に低信号が認められる（図1-A；→）．造影T1強調像では，内部に結節状・斑状の増強効果が認められる（図1-B；→）．腫瘤周囲には2次的な炎症による粘膜肥厚がある．術前に施行された単純CTでは，上顎洞壁に皮質の断裂を認める（図1-C；▶）．

症例2：左上顎洞および鼻腔を占拠する腫瘤性病変を認める．鼻中隔は右側へ圧排されている．T1強調像（図2-A）およびT2強調像では，ともに不均一な信号を示しており，T2強調像では，辺縁にヘモジデリン沈着を示唆する低信号が認められる（図2-B；→）．T1強調像では内部に高信号を認め（図2-A；→），出血が示唆される．造影T1強調像（図2-C）では，内部に斑状の増強効果を認める．

いずれの症例も生検では悪性所見はなく，内視鏡下副鼻腔手術が施行された．病理組織学的には器質化血腫であり，背景に腫瘍性病変は明らかではなかった．臨床的に血瘤腫と診断され，その後，再発はなく経過している．

一般的知識と画像所見

血瘤腫は，鼻腔あるいは副鼻腔内での繰り返す出血や炎症により，器質化した血腫が腫瘤状となったものである．背景に血管腫やangiomatous polypが存在することもあるが，外傷が関与しているともされている．病理学的には新旧の出血や壊死，炎症性肉芽，硝子変性などを主体としている．上顎洞内側壁に基部をもっていることが多く，一側性で若年者に多くみられる[1]．

治療は，内視鏡下副鼻腔手術単独もしくはCaldwell-Luc手術の併用で根治できるので，術前の正確な診断により，高侵襲な治療を防ぐことができる．

画像所見 CTでは上顎洞壁に進展して骨を菲薄化し，鼻中隔側への変位を伴うことが多い．膨張性に腫瘤を形成することが多いが，約15%で骨破壊がみられることがあり[2]，悪性腫瘍との鑑別が問題となる．

MRIではT1強調像およびT2強調像で，ともに新旧の出血の混在により，低信号域と高信号域が混在する．T2強調像ではヘモジデリン沈着を反映して，腫瘤辺縁の低信号域が認められることが特徴的と報告されている[3)4)]．造影後は，慢性炎症や出血により生じた新生血管の影響で，内部に結節状あるいは斑状の増強効果を認めるが，粘膜の増強効果が保たれることが悪性腫瘍との鑑別の一助となりうる[4]．

鑑別診断のポイント

悪性の腫瘍性病変としては上顎洞癌，悪性リンパ腫，悪性黒色腫，炎症性病変としては慢性上顎洞炎，真菌性上顎洞炎が鑑別に挙がる．新旧の出血を反映したMRIでの不均一な信号，腫瘤辺縁のヘモジデリンを反映したT2強調像での低信号域，造影後に粘膜の増強効果が保たれている点が鑑別となる．骨破壊を認めることもあるが，圧排性の侵食像に留まることも多い．

骨腫
osteoma

寺内弥穂，藤田晃史

症例1 20歳代，女性．前頭部痛で受診．

図1　単純CT冠状断像（骨条件）**KEY**

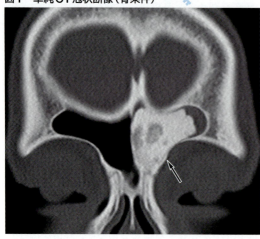

症例2 40歳代，女性．嗅覚障害で受診．

図2　単純CT（骨条件）

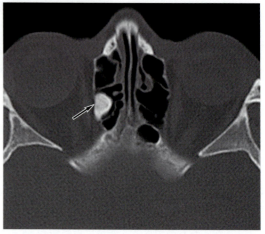

症例3 60歳代，男性．7年前にコンクリート片による外傷歴がある．その後，左上眼瞼部の腫脹と軽快を繰り返してきたが，今回腫脹が改善せず受診．

図3-A　単純CT（骨条件）**KEY**

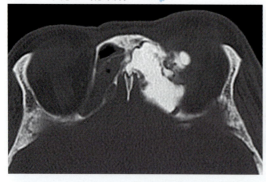

図3-B　単純CT（軟部条件）

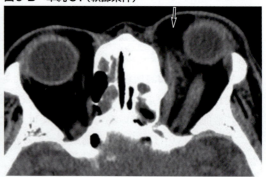

参考症例 30歳代，男性　前頭洞骨腫

図4-A　単純CT（骨条件）

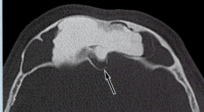

図4-B　T2強調像

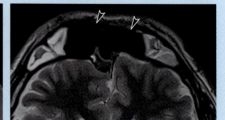

前頭部痛にて受診．単純CT（図4-A）で前頭洞を占拠する高濃度腫瘤を認め，周囲に2次的な炎症と思われる軟部濃度がある．頭蓋内側に一部膨隆しており，骨皮質の断裂がある（図4-A；→）．T2強調像で骨腫は著明な低信号を示しているため，含気と区別がつかない（図4-B；▶）．

画像の読影

症例1：単純CTで，左前頭洞に高濃度の境界明瞭な腫瘤を認める（図1；→）．

症例2：単純CTで，右後篩骨蜂巣に高吸収結節を認める（図2；→）．

症例3：単純CT（図3-A）で，左前篩骨洞から前頭洞に広がる均一な高吸収腫瘤を認める．左眼窩内に腫瘤が突出しており，脂肪織濃度の上昇を認め（図3-B；→），蜂窩織炎を来している．

症例2は偶発的に指摘された病変として終診，症例1，3は症状消退後は骨腫として経過観察中である．

一般的知識と画像所見

骨腫は，成熟した骨質の増殖からなり，緩徐に発育する良性の骨腫瘍である．頭蓋骨や顔面骨に好発するが，副鼻腔にも好発し，発生部位は篩骨洞が最も多く，次いで前頭洞に多い．篩骨洞の病変は10mm以下と小さいことが多く，前頭洞の病変は20mm以上と大きい傾向がある．思春期前後に発見されることが多いが，その理由として，骨腫は思春期の生理的な骨の発育に伴い増大するためと考えられているが，高齢者に偶発的に発見されることも稀ではない．

骨腫発生の原因については，①先天性説，②外傷説：骨腫症例に外傷既往のあるものは約20%であることから，外傷の治癒機転において過剰な骨の増殖が起こり，骨腫を形成するというもの，③炎症説：副鼻腔粘膜の炎症に伴い異常な骨形成が生じる，などが考察されている[1]．副鼻腔骨腫のほとんどは外側を硬性骨腫で覆われ，内部が海綿状となった混合型が多いといわれているが，硬性骨腫と海綿状骨腫の割合は骨腫の発育速度によるものと考えられている．

症状は，骨腫による圧迫，副鼻腔自然孔を閉鎖したための副鼻腔炎症状であるが，無症状のことも多い．前頭洞では頭痛，頭重感を訴えることが多く，稀に前頭洞後壁へ進展し脳膿瘍や気脳症，髄膜炎などを引き起こすことがある．篩骨洞に発生した場合，鼻涙管を閉塞し流涙を来したり，眼痛，視力障害などの眼球症状を呈することもある．治療は症候性の場合には摘出する．再発は稀であり，悪性化は現在まで報告されていない．

画像所見 単純X線写真で境界明瞭な高濃度を示し，CTでは均一な高吸収腫瘤で，内部の骨量により吸収値が異なる．骨腫内部に造影効果を認めない．MRIではT1強調像，T2強調像ともに低〜中等度の信号を示すが，骨腫の組成に依存する．T2強調像で著明な低信号を示した場合には，正常含気との区別が困難である（**参考症例**）．稀に骨芽細胞腫様の骨腫が発生することがあり，CTでは，辺縁に高濃度領域を伴うすりガラス濃度を示し，カリフラワーのようにみえる．骨芽細胞腫様の骨腫では，副鼻腔から眼窩にポリープ様に増大し，有症状であることが多い[2]．

鑑別診断のポイント

通常は，均一な高吸収域を示すため診断は容易であるが，稀に副鼻腔外に進展することがある．

参考文献

1) Erdogan N, Demir U, Songu M, et al: A prospective study of paranasal sinus osteomas in 1,889 cases: changing patterns of localization. Laryngoscope 119: 2355-2359, 2009.
2) Yazici Z, Yazici B, Yalcinkaya U, et al: Sino-orbital osteoma with osteoblastoma-like features: case reports. Neuroradiology 54: 765-769, 2012.

線維性骨異形成
fibrous dysplasia

寺内弥穂，藤田晃史

症例1 30歳代，女性．鼻根部から前頭部の疼痛．

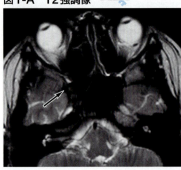
図1-A　T2強調像

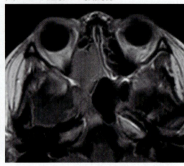
図1-B　造影T1強調像

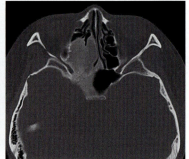
図1-C　単純CT（骨条件）

症例2 20歳代，女性．右頬部の腫脹．

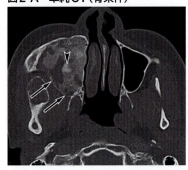
図2-A　単純CT（骨条件）

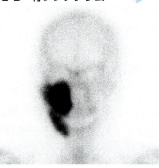
図2-B　骨シンチグラム

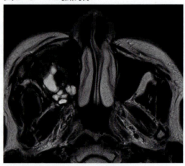
図2-C　T2強調像

参考症例 30歳代，男性　偶発的に発見された線維性骨形成様の所見

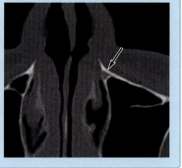
図3　単純CT（骨条件）

上顎洞の前頭突起の基部に，限局的に線維性骨異形成様の所見を示すことがあり，その頻度は5.1%であると報告されている．病的意義は不明であるが，真の病変と間違わないようにしたい[1]．鼻中隔穿孔の術前に撮影されたCTで，左上顎洞の前頭突起にすりガラス濃度上昇が偶発的に認められた（図3；→）．

::: 参考文献 :::
1) Yang BT, Wang YZ, Wang XY, et al: Fibrous dysplasia-like appearance of the frontal process of the maxilla on CT: prevalence in North China. AJNR 32: 471-473, 2011.
2) Lisle DA, Monsour PA, Maskiell CD：Imaging of craniofacial fibrous dysplasia. J Med Imaging Radiat Oncol 52: 325-332, 2008.
3) Abdelkarim A, Green R, Startzell J, et al: Craniofacial polyostotic fibrous dysplasia: a case report and review of the literature. Oral Surg Oral Med Oral Pathol Oral Radiol Endod 106: e49-e55, 2008.

■画像の読影■

症例1：T2強調像で，右篩骨洞から蝶形骨洞に均一な低信号域を認め（図1-A；→），造影T1強調像（図1-B）で均一に造影される．単純CT（図1-C）では，同部位にすりガラス濃度を認める．頭痛は自然消失し，その後，症状もないため線維性骨異形成として経過観察中である．

症例2：単純CTで，右上顎洞を置換し膨隆性変化を伴う，不均一な高吸収と低吸収領域の混在を認める（図2-A；→）．CTでの低吸収領域はT2強調像（図2-C）で高信号を示し，囊胞成分と考えられる．CTで著明な高吸収領域（図2-A；▶）は硝子軟骨と思われる．骨シンチグラムでは右上顎洞に高集積を認める（図2-B）．右下顎骨にも集積が認められており，多骨性の病変と考えられる．内部不均一吸収・信号を示していたため悪性腫瘍の混在も考慮されたが，増大を認めず多骨性線維性骨異形成として経過観察中である．

■一般的知識と画像所見■

線維性骨異形成は，未熟な線維骨からなる骨梁と，骨芽細胞や石灰化骨がみられない線維性結合組織が骨髄内に発生する良性の骨病変である．線維性骨異形成の発症は，*GNAS1*（guanine nucleotide-binding protein, alpha-activity polypeptide 1）遺伝子の突然変異に起因していることが知られている[2]．線維性骨異形成は全身骨に発生するが，肋骨や大腿骨に次いで顎骨や頭蓋顔面骨の発生頻度が高い．通常は片側性である．好発年齢は30歳以下の若年者である．副鼻腔の線維性骨異形成の主な症状は頭痛，顔面痛，骨格変形，再発性副鼻腔炎で，神経の圧迫による症状を伴うこともある．歯根の吸収や骨膜反応は通常伴わない．

病変の広がりにより単骨性と多骨性に分類され，大部分は単骨性であるが，多骨性では骨外病変を合併して多彩な臨床症状を呈することがある．多骨性線維性骨異形成に皮膚のメラニン色素沈着，内分泌異常を伴うものはMcCune-Albright症候群，多骨性線維性骨異形成に筋肉内粘液腫を伴うものはMazabraud症候群と呼ばれる．

いわゆる"don't touch lesion"であり，通常は治療を行わず経過観察とするが，機能障害，変形の進行，悪性転化を認めた時には外科的手術が行われる．放射線治療は悪性転化が促進されるため，禁忌とされている．骨肉腫や線維肉腫への悪性転化は稀で，頻度は0.4～4%と報告されているが，初期に悪性転化を検出は困難である．

画像所見 単純X線写真では，初期には単房性または多房性のX線透過像を示す．進行するにつれて斑点状になり，さらに放射線不透過性になる．CTでは骨が滑らかに肥厚，膨隆し，内部は不均一に高吸収と低吸収の混在したすりガラス濃度（ground-glass appearance）を示す[3]．病変の濃度は，内部の硝子軟骨や囊胞性変化の割合によって決まる．その他，均一な硬化性変化，囊胞性変化や溶骨性変化を示すこともあるが，ほぼすべての症例で特徴的なすりガラス濃度がみられる．長管骨では，病変の境界は比較的明瞭で辺縁硬化像が認められるのに対して，顎骨や頭蓋骨では境界は不明瞭である．MRIにおいては，T1強調像で骨格筋とほぼ同等の等～低信号，T2強調像でも基本的には低信号であるが，内部構造に応じて低～高信号まで混在する不均一な信号を示す．造影検査では通常，強い増強効果が認められるため，MRIのみからは腫瘍性病変と認識してしまう可能性があるが，単純X線写真やCTでのすりガラス濃度を確認することが重要である（参考症例）．骨シンチグラフィでは，病変に一致して高度な集積を認める．

■鑑別診断のポイント■

骨化性線維腫や骨腫などbenign fibro-osseous lesionとの鑑別が困難なことが多い．鑑別のポイントとして，骨化性線維腫や骨腫は境界明瞭である点が挙げられる．

4. 鼻腔・副鼻腔

骨化性線維腫
ossifying fibroma

寺内弥穂，藤田晃史

症例 60歳代，女性．左眼視力低下のため精査．左篩骨洞に腫瘤を指摘．

図1-A　単純CT（骨条件）　**KEY**

図1-B　単純CT冠状断像（骨条件）

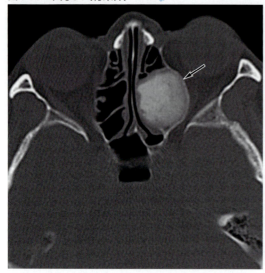
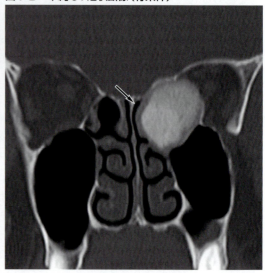

参考症例 10歳代前半，女児
若年性骨化性線維腫

単純CT（図2-A）で，左上顎骨に石灰化濃度が主体の腫瘤を認める．病変周囲には高濃度の薄い縁取りがあり，大部分は辺縁境界が明瞭であるが，前方の一部に皮質骨の破壊を認め（図2-A；→），歯根の吸収も伴っている（図2-B；→）．生検にて若年性骨化性線維腫の診断となり，摘出手術を行った．1年後，断端より再発した．

図2-A　単純CT（骨条件）

図2-B　単純CT冠状断像（骨条件）

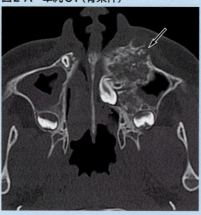
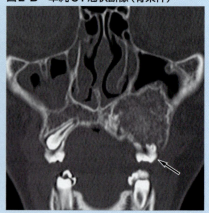

画像の読影

単純CT（骨条件）では，左篩骨洞に石灰化濃度の類円形腫瘤を認める（図1-A；→）．単純CT冠状断像（骨条件）では，左眼窩内側壁を圧排している（図1-B；→）．皮質骨の破壊は認めない．骨化性線維腫の診断で経過観察中である．

一般的知識と画像所見

骨化性線維腫は，細胞成分に富む線維性結合組織の中に種々の石灰化物（セメント質，骨）がみられる良性腫瘍である．病因は不明であるが，外傷性などが示唆されている．一般に20～40歳代の女性に多く，好発部位は下顎骨の臼歯部だが，鼻腔や副鼻腔，頭蓋底にも発生する．緩徐に発育し，多くは無症状に進行し，切除しない限り発育を続ける．腫瘍は骨髄内を同心円状に膨隆するが，かなり大きくなるまで骨皮質は保たれる．骨の膨隆による顔面変形や不正咬合を引き起こし，時には神経圧迫による症状を伴う．治療は手術が第一選択であり，完全な摘出後の再増殖は稀である[1)2)]．

骨化性線維腫の組織学的亜分類として，若年性骨化性線維腫は非歯原性の骨原性腫瘍で，小児の上顎骨や顔面骨に生じる（参考症例）．組織学的には周囲骨との境界は比較的明瞭だが，通常の骨化性線維腫と異なり骨芽細胞の縁取りはみられず，破骨細胞がしばしば出現する．局所侵襲性で発育が早く，切除後の再発率が30～60％に及ぶので，区別する必要がある[2)]．

画像所見 CTでは，撮影条件や腫瘍の成熟度によって所見が異なり，骨化性線維腫は通常，厚い骨壁を有する高濃度と軟部濃度の混合であることが多く，すりガラス状の濃度上昇を示しにくい．MRIにおいて，骨化性線維腫はT1強調像で中～低信号，T2強調像でも基本的には低信号だが，囊胞形成などを認めると高信号を示す．造影後は軟部組織が増強され，硬組織は増強されないが，腫瘍の境界部や隔壁の増強効果を認める[1)]．

鑑別診断のポイント

線維性骨異形成との鑑別が難しく，骨化性線維腫は境界が明瞭であることが特徴とされているが，境界明瞭ではないとする報告もみられ，実際の鑑別は困難である．骨腫は基本的に造影されないことが鑑別点となる．

参考文献

1) Ciniglio Appiani M, Verillaud B, Bresson D, et al: Ossifying fibromas of the paranasal sinuses: diagnosis and management. Acta Otorhinolaryngol Ital 35: 355-361, 2015.
2) El-Mofty SK: Fibro-osseous lesions of the craniofacial skeleton: an update. Head Neck Pathol 8: 432-444, 2014.

5章

唾液腺

検査法のポイント／正常解剖と解剖のKey
唾液腺総論

藤井裕之

　唾液腺は，耳下腺，顎下腺，舌下腺からなる大唾液腺と，口腔粘膜などに分布する小唾液腺からなる．唾液腺は体表近くの臓器であり，まずは触診，超音波検査が行われる．CTやMRIは，病変の局在，由来臓器，進展範囲，悪性の場合は遠隔転移の検出が重要である．それぞれの長所・短所を理解して相補的に用いることが望ましい．

●●● 検査法のポイント

超音波検査

　侵襲性の低い検査であり，触診に続いて行われることが多い．超音波検査では唾石症の有無，唾液腺腫瘍の辺縁や内部性状，血流評価が可能である．穿刺吸引細胞診（fine needle aspiration cytology；FNAC）により病理診断を得られるが，正診率は必ずしも高くないため注意が必要である．

CT

　MRIに比較して石灰化の評価に優れるため，特に唾石症では良い適応となる．唾液腺腫瘍ではMRIの方が局所評価に優れるため，CTは頸部リンパ節・遠隔転移の評価に用いられることが多い．我々の施設では，眼窩下〜胸鎖関節までの撮影範囲を基本としている．3mm厚以下の横断像および冠状断像での評価を基本とするが，必要に応じて任意の方向のMPR（multi planar reconstruction）を作成して評価する．唾液腺では，口腔内金属アーチファクトによる影響を受けやすいため，撮影断面の角度設定によりアーチファクトの軽減を図る必要がある．

MRI

　唾液腺腫瘍の内部性状，進展範囲，神経周囲進展の評価に優れる．横断像での評価を基本とするが，頭蓋底浸潤の評価には適宜，冠状断像，矢状断像を追加する．最近では，3D撮像により任意の断面を再構成することも可能である．T1強調像は，脂肪を含めた正常解剖の同定に有用である．T2強調像またはSTIR像では，腫瘍の内部性状，腫瘍辺縁の評価に有用である．造影T1強調像では，腫瘍の充実部や壊死・変性を評価することが可能である．脂肪抑制が有用なことがあり，適宜追加する．

　近年では，拡散強調像やダイナミック造影が頭頸部病変に応用されるようになってきており，唾液腺腫瘍の良悪性の鑑別における有用性が報告されている．一般に良性腫瘍ではADC値が高く，悪性腫瘍では低い傾向にある[1]．ただし，良性疾患で2番目に頻度の高いWarthin腫瘍はADC低値であることが知られており，ADC値のみで良悪性を判断することはできない．ダイナミック造影では，腫瘍の増強効果が最大となる時間をpeak time（Tmax），TmaxからどれだけKA増強効果が低下するかをWashout Ratio（WR）と呼び，TmaxとWRの値から，①type A：Tmax＞120秒，②type B：Tmax≦120秒 かつ WR≧30％，③type C：Tmax≦120秒 かつ WR＜30％，④type D：flat，の4パターンに分類する（図1）[2]．Type Aは多形腺腫，type BはWarthin腫瘍，type Dは良性の囊胞性病変にそれぞれ特徴的なパターンであり，type Cは悪性腫瘍にみられるパターンとされる．この分類にも例外があるため注意が必要だが，ADC値とダイナミック造影パターンを組み合わせることにより感度・特異度が高くなり，良悪性の鑑別が可能となると報告さ

図1 唾液腺腫瘍のダイナミック造影パターン

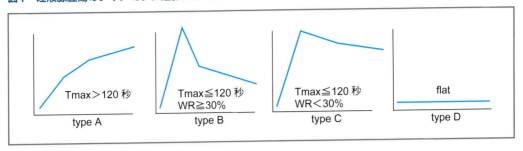

れている[3]．

> **核医学検査**

1) ^{18}F-FDG-PET

多形腺腫やWarthin腫瘍など良性腫瘍の大部分を占める腫瘍でFDG集積亢進を認めることから，唾液腺腫瘍の良悪性の鑑別における^{18}F-FDG-PETの有用性は示されていないが，造影CTに比較して，リンパ節転移や遠隔転移の検出に優れる．また，CTおよびMRIに追加することで，悪性腫瘍の診断や再発診断の確診度を高めることができる．

唾液腺疾患の診断において，唾液腺シンチグラフィやガリウムシンチグラフィは近年施行される頻度は少なくなっているが，以下のような特徴を有する．

2) 唾液腺シンチグラフィ

TcO$_4^-$が正常唾液腺に取り込まれることを利用して，唾液腺機能を非侵襲的に評価することが可能である．Sjögren症候群の診断や病期診断などでは現在でも施行される．良性唾液腺腫瘍であるWarthin腫瘍とオンコサイトーマにTcO$_4^-$が集積することが知られている．

3) ガリウムシンチグラフィ

^{67}Gaクエン酸は血清蛋白質であるトランスフェリンと結合し，多核白血球への取り込みや組織間質への結合などにより炎症組織へ進展し，トランスフェリン受容体を介して腫瘍細胞内に取り込まれると考えられている．サルコイドーシスでは，涙腺，耳下腺に加えて正常の鼻咽頭の集積により，いわゆるpanda signを示す．

●●● 正常解剖と解剖のKey[4]

1. 耳下腺

耳下腺間隙に存在し，深頸筋膜浅葉により囲まれる．前方で咀嚼筋間隙，深部で傍咽頭間隙および頸動脈間隙に接する．耳下腺内顔面神経により浅葉・深葉に分けられるが，解剖学的な境界が存在するわけではない．耳下腺実質には脂肪組織を多く含むため，CTで筋よりも低吸収，T1強調像やT2強調像で軽度高信号を示す（図2，3）．加齢や慢性炎症により脂肪増生が進むため，脂肪に近い吸収値，信号を呈するようになる．造影後は，脂肪変性が強いと増強効果は認められないが，小児および若年者などで唾液腺組織が多く残存している場合には増強効果を認める．

耳下腺管（Stensen管）は頰骨弓下の咬筋直上を走行し，その後内側に曲がり，頰筋，頰粘膜を貫いて上顎第2臼歯近傍の耳下腺乳頭に開口する．耳下腺管は，T2強調像で高信号または低信号の索条構造として認められるが，すべての症例で同定できるわけではない．従来，耳下腺管の評価には唾液腺造影（sialography）が用いられてきたが，侵襲性が高いため，現在ではMR sialography

図2　正常耳下腺のCT

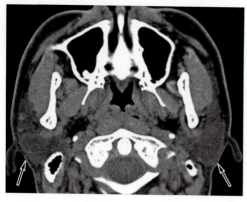

正常耳下腺（→）は，筋よりも低吸収を示す．

図3　正常耳下腺のMRI

図3-A　T2強調像

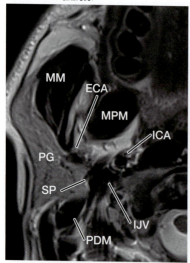

図3-B　T2強調像

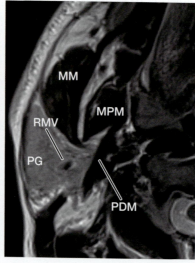

解剖名		
ECA	外頸動脈	external carotid artery
ICA	内頸動脈	internal carotid artery
IJV	内頸静脈	internal jugular vein
MM	咬筋	masseter muscle
MPM	内側翼突筋	medial pterygoid muscle
PDM	顎二腹筋後腹	posterior belly of digastric muscle
PG	耳下腺	parotid gland
RMV	下顎後静脈	retromandibular vein
SP	茎状突起	styloid process

が行われる．

　顔面神経は，茎乳突孔から頭蓋外に出て耳下腺実質内に入り（主幹部），下顎後静脈の外側，耳下腺管の内側を走行し，その後，上枝（temporofacial division），下枝（cervicofacial division）に二分し，さらに分岐・吻合を繰り返して耳下腺神経叢を形成する．耳下腺内顔面神経主幹部の同定は，術式選択や顔面神経損傷の観点から臨床的に重要である．従来は耳下腺内顔面神経が描出困難であったことから，下顎後静脈，顎二腹筋後腹外側縁と下顎骨外側縁を結ぶFN line，下顎静脈後縁と椎体の最後縁を結ぶUtrecht line，下顎枝最後縁を中心とした半径8.5mmの円を描くConn's arcなどの間接的手法で耳下腺内顔面神経主幹部を推定し，耳下腺腫瘍の浅葉・浅葉の局在を決定していた．近年では，表面コイルや3T MRI，撮像法の改良により，耳下腺内顔面神経を分枝まで描出することが可能となってきた（▶NOTE）．

　胎生期における耳下腺の被膜形成は顎下腺，舌下腺の被膜形成よりも遅れて生じるため，耳下腺内にのみリンパ節を認める．耳下腺内リンパ節は頭皮や顔面上部および中部からのリンパ流を受

図4 正常顎下腺，舌下腺のCT

図4-A 単純CT

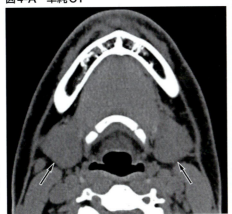

図4-B 単純CT

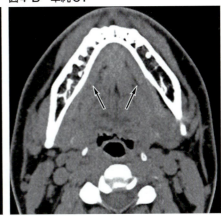

正常顎下腺（図4-A；→）は筋よりも軽度低吸収を示す．正常舌下腺（図4-B；→）は筋と等吸収を示す．

図5 正常顎下腺，舌下腺のMRI

図5-A T2強調像

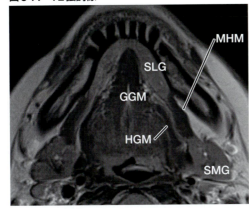

図5-B T2強調冠状断像

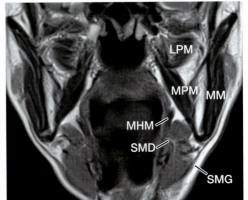

図5-C T2強調冠状断像

解剖名		
ADM	顎二腹筋前腹	anterior belly of digastric muscle
GGM	オトガイ舌筋	genioglossus muscle
HGM	舌骨舌筋	hyoglossus muscle
LPM	外側翼突筋	lateral pterygoid muscle
MHM	顎舌骨筋	mylohyoid muscle
MM	咬筋	masseter muscle
MPM	内側翼突筋	medial pterygoid muscle
SLG	舌下腺	sublingual gland
SMD	顎下腺管	submandibular duct
SMG	顎下腺	submandibular gland

> **NOTE** 耳下腺内顔面神経の描出
>
> 1.5T MRIで3D-DESS-WE (3D double-echo steady-state with water excitation)[5], 3T MRIで表面コイルを用いた3D-PSIF (reversed fast imaging with steady-state precession) 拡散強調像[6]で，耳下腺内顔面神経の描出が良好であったと報告されている（図6）.

図6 3D-DESS-WE法による耳下腺内顔面神経の描出

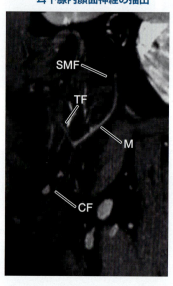

解剖名		
SMF	茎乳突孔	stylomastoid foramen
M	主幹部	main trunk of intraparotid facial nerve
TF	上行枝	temporofacial branch of facial nerve
CF	下行枝	cervicofacial branch of facial nerve

け，上内深頸リンパ節に注ぐ．

副耳下腺は，耳下腺管に沿って耳下腺前方および咬筋表在上部に位置する異所性の唾液腺組織であり，主耳下腺とは独立した唾液腺である．副耳下腺は独自の導管を有し，耳下腺管に開口する．

2. 顎下腺

顎下腺は，顎二腹筋前腹と後腹および下顎骨下縁から作られる顎下三角に位置している．顎下腺が存在する顎下間隙は顎舌骨筋によって舌下間隙と境されるが，後方では舌下間隙後方と傍咽頭間隙の下部と筋膜の境なく連続している．CTでは筋よりも軽度低吸収，T2強調像で筋よりも軽度高信号を呈する（図4-A, 5）．造影後は均一な増強効果を示す．

顎下腺管（Wharton管）は顎下腺の導管が集合して形成され，顎舌骨筋の後縁を走行して舌下小丘に開口する．

3. 舌下腺

舌下腺は口腔底の舌下間隙に存在し，顎舌骨筋で顎下間隙とは境されるが，後方で顎下間隙と連続している．単純CTでは筋肉と同程度の吸収値，T2強調像では筋よりも高信号を呈する（図4-B, 5）．造影後は均一な増強効果を示す．舌下腺は20本の小舌下腺管（Rivinus管）により，それぞれが直接舌下ヒダに開口する．これらが癒合し，大舌下腺管（Bartholin管）を形成することがあり，顎下腺管に開口する．

4. 小唾液腺

　小唾液腺は，口腔，口蓋，副鼻腔，咽頭，喉頭，気管，気管支の粘膜下に存在し，特に頬粘膜，口唇，口蓋，舌領域に多く分布している．750個以上の小唾液腺が存在する．小唾液腺は小さいため，正常ではCTやMRIで描出されないことが多いが，時に頬粘膜領域などの口腔周囲では，不均一な造影効果を認めることがある．

参考文献

1) Habermann CR, Arndt C, Graessner J, et al: Diffusion-weighted echo-planar MR imaging of primary parotid gland tumors: is a prediction of different histologic subtypes possible? AJNR 30: 591-596, 2009.
2) Yabuuchi H, Fukuya T, Tajima T, et al: Salivary gland tumors: diagnostic value of gadolinium-enhanced dynamic MR imaging with histopathologic correlation. Radiology 226: 345-354, 2003. Erratum in: Radiology 227: 909, 2003.
3) Yabuuchi H, Matsuo Y, Kamitani T, et al: Parotid gland tumors: can addition of diffusion-weighted MR imaging to dynamic contrast-enhanced MR imaging improve diagnostic accuracy in characterization? Radiology 249: 909-916, 2008.
4) Som PM, Brandwein-Gensier MS: Anatomy and pathology of the salivary glands. *In* Som PM, Curtin HD, (eds); Head and neck imaging, 5th ed. Mosby Elsevier, St. Louis (MO), p.2449-2610, 2011.
5) Qin Y, Zhang J, Li P, Wang Y: 3D double-echo steady-state with water excitation MR imaging of the intraparotid facial nerve at 1.5T: a pilot study. AJNR 32: 1167-1172, 2011.
6) Chu J, Zhou Z, Hong G, et al: High-resolution MRI of the intraparotid facial nerve based on a microsurface coil and a 3D reversed fast imaging with steady-state precession DWI sequence at 3T. AJNR 34: 1643-1648, 2013.

多形腺腫
pleomorphic adenoma

藤井裕之，藤田晃史

症例1 60歳代，男性．左頬部腫脹を自覚．

図1-A　T2強調像 **KEY**　　図1-B　ADC map **KEY**　　図1-D　脂肪抑制造影T1強調像

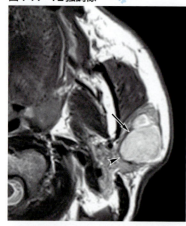
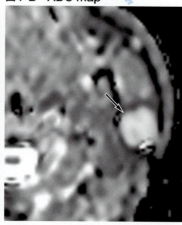
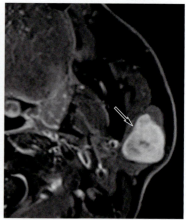

図1-C　造影ダイナミックMRI **KEY**　（左から0，60，180秒後）

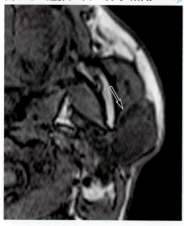
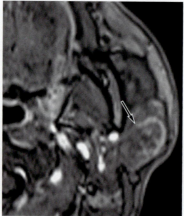
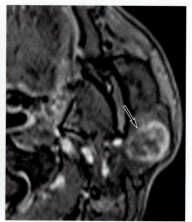

画像の読影

症例1：左耳下腺に境界明瞭な分葉状腫瘤を認める（図1-A；→）．T2強調像で高信号を示し，辺縁には被膜様の低信号を認める（図1-A；▶）．ADCは高値を示す（図1-B；→）．造影ダイナミックMRIでは漸増性の増強効果（図1-C；→），脂肪抑制造影T1強調像では，ほぼ均一な増強効果を認める（図1-D；→）．手術で多形腺腫と診断され，その後，再発なく経過している．

症例2：左耳下腺に類円形の腫瘤性病変を認める．内部にT2強調像で低信号，ADC低値を示す充実成分を認め（図2-A, B；→），造影ダイナミックMRIでは早期濃染–遷延型を呈する（非提示）．辺縁には，T2強調像で嚢胞成分を示唆する高信号域を認める（図2-A；▶）．T2強調像で低信号および拡散低下から，悪性唾液腺腫瘍も考慮されて手術が施行され，上皮成分の豊富な多形腺腫と診断された．

症例3：右耳下腺に分葉状の腫瘤性病変を認める．T2強調像で高信号と低信号を呈する部分が

症例2 50歳代，男性．1年前に無痛性の左頬部腫瘤を自覚．その後，緩徐に増大．

図2-A　T2強調像 **KEY**　　図2-B　ADC map

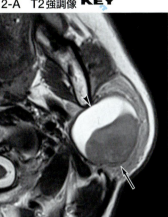
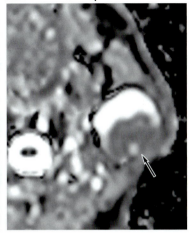

症例3 50歳代，男性．3か月前に右耳下部の腫脹，疼痛を自覚．その後，増大傾向．

図3-A　T2強調像 **KEY**　　図3-B　ADC map　　図3-C　脂肪抑制造影T1強調像

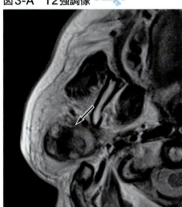
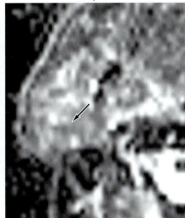
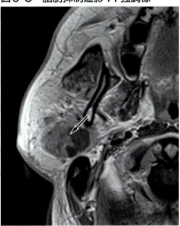

混在しており（図3-A；→），脂肪抑制造影T1強調像では不均一な増強効果を認める（図3-C；→）．T2強調像で低信号の部位は，ADC低値を示す（図3-A，B；→）．手術で粘表皮癌や唾液腺導管癌への分化を示す多形腺腫由来癌と診断され，放射線治療が追加された．術後約1年で再発を認めたため，陽子線治療と動注化学療法を行い，以後，再々発なく経過している．

　症例4：造影CTで，左顎下腺背側に境界明瞭な分葉状の腫瘤性病変を認める（図4-A；→）．内部には不均一な造影効果を認める．手術で多形腺腫のリンパ節転移と診断された．また，術後10年で複視を自覚し，その後，増悪を認めた．術後12年のT2強調像では，左海綿静脈洞に不均一な高信号，辺縁に被膜様低信号を伴う腫瘤性病変を認め（図4-B；→），多形腺腫の左海綿静脈洞転移と診断された．放射線治療を行ったが増大傾向を示し，術後16年目に永眠された．

症例4 50歳代，男性．約10年前に口蓋多形腺腫に対して摘出術．術後5年で左頸部腫瘍を認めた．また術後10年で複視を自覚し，経時的に増悪．

図4-A　造影CT（術後5年）

図4-B　T2強調像（術後12年）

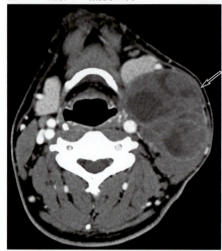
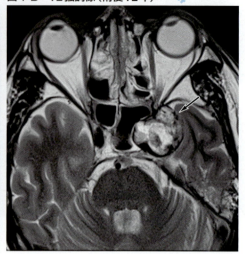

一般的知識と画像所見

多形腺腫は最も頻度の高い唾液腺腫瘍であり，唾液腺腫瘍の約60%，良性唾液腺腫瘍の70～80%を占める．大唾液腺では耳下腺に，小唾液腺では口蓋腺に多い．耳下腺では約9割が浅葉病変である．30～50歳代に好発するが，幅広い年代で生じうる．男女比はやや女性に多い．腫瘍の大きさは大小様々で，境界明瞭な無痛性腫瘍として緩徐に発育する．良性混合腫瘍（benign mixed tumor）とも呼ばれ，腺上皮細胞と筋上皮細胞，腫瘍性筋上皮細胞が産生する粘液腫様，軟骨様基質の組織からなり，多彩な像を呈する．

画像所見 画像上は境界明瞭な類円形，大きくなると分葉状腫瘤として認められる．単純CTでは周囲耳下腺よりも軽度高吸収を示す．石灰化あるいは骨化を認めることがある．MRIでは粘液腫様ないし軟骨様基質を反映して，T1強調像で低信号，T2強調像で高信号を呈する．T2強調像では低信号の被膜を認める[1]．ADCは高値，造影ダイナミックMRIでは漸増性の増強効果を示すことが多い[2]．ただし，上皮成分が多いとT2強調像の信号やADC値が下がり，造影ダイナミックMRIでは早期濃染−遷延ないし軽度の洗い出しを示すようになり，悪性腫瘍との鑑別が問題となる．

多形腺腫には線維性結合組織からなる被膜を認めるが，被膜形成が不完全な例や術中の被膜破綻により，術後再発を来すことがある．そのため，十分な切除縁を取った切除が必要である．再発率は報告により様々であるが，再発頻度は高く，再発病変は手術床や皮下の多結節腫瘤として認めることが多い．粘液腫様ないし軟骨様基質優位の多形腺腫は，上皮成分優位の多形腺腫よりも再発率が高い．

多形腺腫には悪性化が知られており，以下の3病型に分類される．

① carcinoma ex pleomorphic adenoma：良性多形腺腫から癌が生じたものを指す．多形腺腫の悪性転化は全多形腺腫の2～5%に生じる．悪性転化率は経過が長いものほど上昇する．多形腺腫の経過観察中に急速な増大，疼痛，顔面神経麻痺を認めるのが典型的な経過である．悪性転化した組織型として腺癌NOS（not otherwise specified）や唾液腺導管癌が多い．良性多

形腺腫はADC値が高いのに対し，多形腺腫由来癌はADC低値を示すため，診断に有用である[3]．ただし，多形腺腫全体が癌に置換された場合には，他の悪性唾液腺腫瘍との鑑別が困難である．

② malignant mixed tumor：上皮成分と間質成分の両方に悪性所見を認める癌肉腫である．頻度は稀で，予後不良である．

③ metastatic benign pleomorphic adenoma：組織学的に良性多形腺腫であるが，遠隔転移を来すものを指す（症例4）．

鑑別診断のポイント

[Warthin腫瘍] T2強調像の信号が低い場合に鑑別が問題となる．Warthin腫瘍は中高年男性の耳下腺下極の発生が多く，両側性・多発性も稀ではない．造影ダイナミックMRIでの早期濃染・著明な洗い出しパターンを示すのが典型的である．$^{99m}TcO_4^-$シンチグラフィでの集積も特徴的である．

[悪性唾液腺腫瘍] T2強調像の信号が低い場合に鑑別が問題となる．悪性唾液腺腫瘍では境界不明瞭，造影ダイナミックMRIで早期濃染－遅延型を示すことが多い．

[耳下腺内顔面神経鞘腫] T2強調像で境界明瞭な高信号を示す腫瘤であり，鑑別が困難であるが，発生頻度は低い．顔面神経との連続性，茎乳突孔に進展している所見が認められれば診断可能である．

参考文献

1) Ikeda K, Katoh T, Ha-Kawa SK, et al: The usefulness of MR in establishing the diagnosis of parotid pleomorphic adenoma. AJNR 17: 555-559, 1996.
2) Motoori K, Yamamoto S, Ueda T, et al: Inter- and intratumoral variability in magnetic resonance imaging of pleomorphic adenoma: an attempt to interpret the variable magnetic resonance findings. J Comput Assist Tomogr 28: 233-246, 2004.
3) Kato H, Kanematsu M, Mizuta K, et al: Carcinoma ex pleomorphic adenoma of the parotid gland: radiologic-pathologic correlation with MR imaging including diffusion-weighted imaging. AJNR 29: 865-867, 2008.

顎下腺腫瘍 ―多形腺腫―
submandibular gland tumor : pleomorphic adenoma

藤井裕之, 藤田晃史

症例 40歳代, 女性. 1年前から右顎下部腫瘤が緩徐に増大.

図1-A　T2強調冠状断像 **KEY**　　図1-B　T2強調像　　図1-C　脂肪抑制造影T1強調像

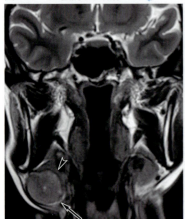 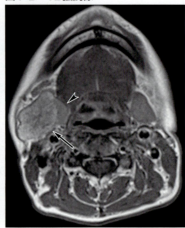 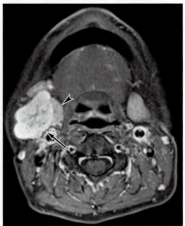

参考症例 30歳代, 男性
顎下腺多形腺腫の梗塞

図2-A　T2強調像　　図2-B　STIR冠状断像　　図2-C　脂肪抑制造影T1強調像 **KEY**

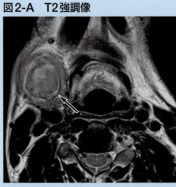 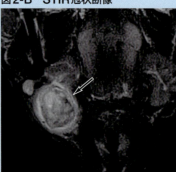 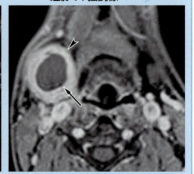

半年前から右顎下部に腫瘤を自覚. 穿刺吸引細胞診（fine needle aspiration cytology；FNAC）で多形腺腫と診断された. FNACから2か月後に, 腫瘤の急速な増大・疼痛を認めた.
右顎下部に境界不明瞭な腫瘤を認める. T2強調像で不均一な高信号, 被膜様低信号を認める（図2-A；→）. STIR冠状断像で腫瘤周囲に高信号域の広がりを認める（図2-B；→）. 脂肪抑制造影T1強調像では腫瘤には増強効果を認めず（図2-C；→）, 腫瘤周囲に強い増強効果を認める（図2-C；▶）. 手術で広範な凝固壊死を伴った多形腺腫と診断され, FNACに関連した梗塞（▶NOTE）と考えられた.

画像の読影

右顎下部に境界明瞭な分葉状腫瘤を認める（図1-A～C；→）．T2強調像（図1-A, B）で不均一な高信号を示し，辺縁に被膜様低信号を認める．脂肪抑制造影T1強調像（図1-C）は比較的均一に増強される．この腫瘤により正常顎下腺は内側に圧排され，三日月状を呈している（図1-A～C；▶）．手術で多形腺腫と診断され，再発なく経過している．

一般的知識と画像所見

顎下腺は，耳下腺に次いで2番目に大きい唾液腺である．唾液腺腫瘍は，唾液腺が小さくなるほど悪性の頻度が高くなる傾向がある．耳下腺腫瘍の悪性の頻度は11～32％であるのに対し，顎下腺では41～45％，舌下腺では70～90％，小唾液腺では50％とされている．

顎下腺の良性腫瘍は多形腺腫，血管腫が多く，悪性腫瘍では腺様嚢胞癌，粘表皮癌が多い．悪性唾液腺腫瘍ではT2強調像で低信号，境界不明瞭であることが多いが，低悪性度の粘表皮癌や腺様嚢胞癌ではT2強調像で高信号，境界が比較的明瞭なこともあり，良悪性の鑑別が困難なことがある．頸部リンパ節転移や神経周囲進展などの副所見を見逃さないことが重要である．

画像所見 顎下腺多形腺腫は最多の顎下腺良性腫瘍である．耳下腺多形腺腫と同様に，T2強調像で高信号，八つ頭状の形態，低信号の被膜，ADC高値，漸増性の造影効果が診断に有用である．正常顎下腺が腫瘤により三日月状に圧排される"crescent-shaped compression"が，顎下腺多形腺腫診断の感度23.8％，特異度100％と，高い特異度であることが報告されている[1]．

鑑別診断のポイント

[血管腫，神経原性腫瘍] T2強調像で高信号，ダイナミック造影で漸増性の増強効果を呈することから鑑別が困難な場合がある．静脈石は血管腫を，target signは神経原性腫瘍を疑う手がかりとなる．

[悪性唾液腺腫瘍] T2強調像の信号が低い場合に鑑別が問題となる．悪性唾液腺腫瘍では境界不明瞭，ダイナミック造影で早期濃染－遅延型を示すことが多い．

> **NOTE　唾液腺腫瘍の梗塞**
>
> 唾液腺腫瘍の術前診断にはFNACが一般的に行われているが，FNACによる腫瘍血管の損傷により梗塞を来すことが知られている．また，FNACに関連しない特発性梗塞も稀ではあるが，多形腺腫やWarthin腫瘍で報告されている[2]．画像上，内部造影不良で境界不明瞭な腫瘤として認められ，悪性腫瘍との鑑別が困難となる（**参考症例**）．FNAC後に急速に増大した唾液腺腫瘍をみた場合には，唾液腺の梗塞も鑑別に挙げる必要がある．

::: 参考文献 :::

1) Kashiwagi N, Murakami T, Nakanishi K, et al: Conventional MRI findings for predicting submandibular pleomorphic adenoma. Acta Radiol 54: 511-515, 2013.
2) Fulciniti F, Losito NS, Botti G, et al: Spontaneous infarction of pleomorphic adenoma: report of a case simulating malignancy on fine-needle cytology sample. Diagn Cytopathol 38: 430-434, 2010.

Warthin腫瘍
Warthin's tumor

藤井裕之，藤田晃史

症例1 60歳代，男性．5年前から左耳下部腫瘤を自覚．緩徐に増大．

図1-A　T1強調像
図1-B　T2強調像
図1-C　ADC map

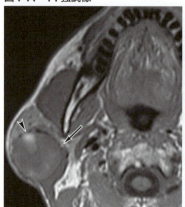
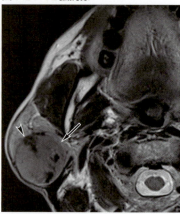
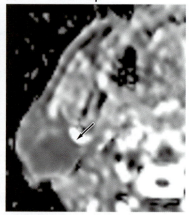

図1-D　造影ダイナミックMRI **KEY**　（左から0，30，180秒後）

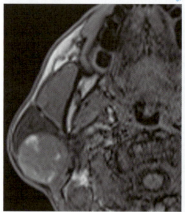
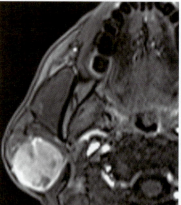
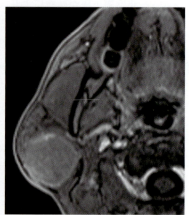

症例2 60歳代，女性．20年前から両側耳下部に腫瘤を自覚．緩徐な増大を認めた．

図2-A　T1強調冠状断像 **KEY**
図2-B　T2強調像

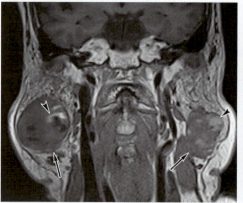
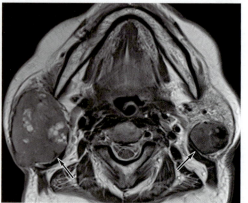

症例3 60歳代，男性．2，3日前に右耳下部の腫瘤を自覚．

図3-A　T1強調像　　　　図3-B　T2強調像　　　　図3-C　造影ダイナミックサブトラクション像（早期相）

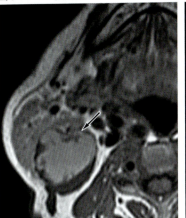
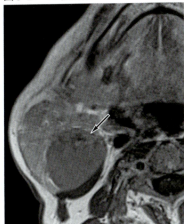
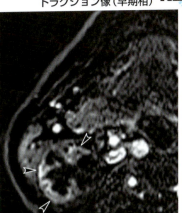

症例4 70歳代，男性．肺癌の病期診断目的で撮像された¹⁸F-FDG-PET/CTで，右耳下腺に集積亢進を指摘．

図4-A　¹⁸F-FDG-PET/CT　　　　図4-B　超音波カラードプラ像

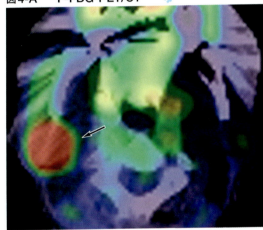
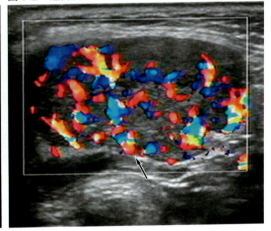

画像の読影

症例1：T1強調像で，右耳下腺に境界明瞭な類円形の腫瘤性病変を認める（図1-A；→）．T2強調像で中等度信号，ADC低値を示す（図1-B，C；→）．造影ダイナミックMRIでは早期濃染–著明な洗い出しを示す（図1-D）．腫瘤辺縁にはT1強調像で高信号，T2強調像で低信号を示す非造影域を認め，高蛋白ないし出血が示唆された（図1-A，B；▶）．手術でWarthin腫瘍と診断された．

症例2：両側耳下腺下極に境界明瞭な腫瘤性病変を認める．T1強調像で中等度信号，T2強調像で中等度信号を呈する（図2-A，B；→）．腫瘤辺縁には，高蛋白ないし出血と考えられるT1強調像での高信号域を認める（図2-A；▶）．整容的に摘出を希望され，手術でWarthin腫瘍と診断された．

症例3：右耳下腺に分葉状の腫瘤を認める．腫瘤の大部分はT1強調像で高信号，T2強調像で中

等度信号を呈し，高蛋白ないし出血が示唆される（図3-A, B；→）．造影ダイナミックサブトラクション像で辺縁に早期濃染を認める（図3-C；▶）．手術でWarthin腫瘍と診断された．

症例4：右耳下腺にSUVmax：14.22のFDG集積亢進を認める（図4-A；→）．超音波像では右耳下腺内に境界明瞭，不均一な内部エコーを示す腫瘍性病変を認め，カラードプラでは内部に豊富な血流を認める（図4-B；→）．生検でWarthin腫瘍と診断され，経過観察されている．

■一般的知識と画像所見■

Warthin腫瘍は，多形腺腫に次いで頻度の高い唾液腺良性腫瘍であり，唾液腺上皮性腫瘍の4〜15%，耳下腺上皮性腫瘍の4〜10%を占める．以前は，「腺リンパ腫（adenolymphoma）」と呼ばれていたが，悪性リンパ腫との混同が問題となるため，WHO分類ではWarthin腫瘍という名称で統一されている[1]．

50〜70歳代に多く，男女比は10：1と男性に多いが，近年では女性の発生も増えてきている．喫煙や放射線照射との関連性が報告されている．臨床的には，緩徐な発育性の無痛性腫瘤として発見されることが多い．耳下腺下極に多く発生し，両側性・多発性に発生しやすい．両側性の頻度は5〜14%である．ほとんどが耳下腺発生であるが，耳下腺被膜が不完全である耳下腺下極周囲リンパ節からも発生することがある．組織学的には，好酸性の細胞質を示す高円柱状および基底細胞様の上皮細胞とリンパ組織性間質からなり，耳下腺リンパ節内の異所性唾液腺組織から発生すると考えられている．扁平上皮化生が目立つ場合は「化生性Warthin腫瘍」，高度な線維化や壊死，好中球浸潤を伴う場合は「壊死性Warthin腫瘍」と呼ばれることがある．EBV（Epstein-Barr virus）感染との関連が指摘されているが，確実な関連性は証明されていない．多形腺腫と異なり再発率は低く，核出術が施行されることが多い．悪性化はきわめて稀だが，上皮細胞由来の扁平上皮癌，粘表皮癌，未分化癌，腺癌，リンパ組織性間質由来の悪性リンパ腫が報告されている．

画像所見 CTやMRIでは，耳下腺下極の境界明瞭な類円形腫瘤として認められるのが典型的である．充実成分はリンパ組織性間質を反映してT2強調像で中等度信号，ADCは著明低値を示すことが多い[2]．しばしば囊胞変性を伴い，高蛋白成分や出血を反映してCTで高吸収，T1強調像で高信号を示すことが多い．ダイナミックMRIでは，早期濃染-著明な洗い出しの増強効果が特徴的で，造影剤投与後時間の経過した撮像では増強効果の弱い腫瘤として認められる[3]．非造影perfusionの撮像技術であるASL（arterial spin labeling）を用いて腫瘍の高血流を証明することによって，Warthin腫瘍と多形腺腫や悪性唾液腺腫瘍との鑑別が可能であったとの報告がある[4]．オンコサイトーマと同様に$^{99m}TcO_4^-$シンチグラフィで高集積を示し，その他の唾液腺腫瘍との鑑別に有用である．集積の機序として，ミトコンドリアの豊富な好酸性上皮に集積すると考えられている．^{18}F-FDG-PETで高集積を示すことが知られており，悪性唾液腺腫瘍や頭頸部癌のリンパ節転移との鑑別が問題となる．近年では，悪性腫瘍の病期診断目的で撮像される^{18}F-FDG-PET/CTで偶発的に発見される頻度が増えている[5]．

■鑑別診断のポイント■

［リンパ節転移］ Warthin腫瘍に典型的な両側性，急増-急減型の造影効果を認める場合，鑑別は容易である．鑑別困難な症例では生検を要することが多い．

［多形腺腫］ 典型的には，T2強調像で高信号，ADC高値，八つ頭状の形態，ダイナミック造影での漸増性の増強効果を示すことから，鑑別は容易である．上皮成分の多い多形腺腫はT2強調像

で低信号，ADC低値を示すが，Warthin腫瘍の方が著明なADC低値，急増－急減型の造影効果を示すことが，鑑別のポイントとなる．

[腺様嚢胞癌] T1強調像で高信号の嚢胞成分を有することから腺様嚢胞癌が鑑別に挙がるが，Warthin腫瘍では充実部が早期濃染－著明な洗い出しを示すことから，鑑別可能である．

[耳下腺内リンパ節] 両側耳下腺に多発する．嚢胞変性は来さない．

[オンコサイトーマ] $^{99m}TcO_4^-$ シンチグラフィで高集積を示すが，Warthin腫瘍の方がよりADC低値を示す傾向にある[6]．

::: 参考文献 :::

1) El-Naggar AK: Tumours of salivary glands. *In* El-Naggar AK, Chan JKC, Grandis JR et al (eds); WHO classification of tumours of the head and neck, 4th ed. p.159-202, World Health Organization, 2017.
2) Ikeda M, Motoori K, Hanazawa T, et al: Warthin tumor of the parotid gland: diagnostic value of MR imaging with histopathologic correlation. AJNR 25: 1256-1262, 2004.
3) Yabuuchi H, Matsuo Y, Kamitani T, et al: Parotid gland tumors: can addition of diffusion-weighted MR imaging to dynamic contrast-enhanced MR imaging improve diagnostic accuracy in characterization? Radiology 249: 909-916, 2008.
4) Kato H, Kanematsu M, Watanabe H, et al: Perfusion imaging of parotid gland tumours: usefulness of arterial spin labeling for differentiating Warthin's tumours. Eur Radiol 25: 3247-3254, 2015.
5) Makis W, Ciarallo A, Gotra A: Clinical significance of parotid gland incidentalomas on (18) F-FDG PET/CT. Clin Imaging 39: 667-671, 2015.
6) Kato H, Fujimoto K, Matsuo M, et al: Usefulness of diffusion-weighted MR imaging for differentiating between Warthin's tumor and oncocytoma of the parotid gland. Jpn J Radiol 35: 78-85, 2017.

腺様嚢胞癌
adenoid cystic carcinoma

藤井裕之，藤田晃史

症例 70歳代，男性．2か月前に口腔底に腫瘤を自覚．

図1-A　T2強調冠状断像

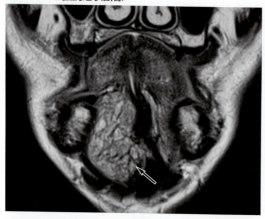

図1-B　T2強調像 **KEY**

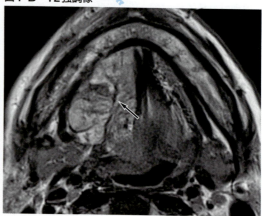

図1-C　脂肪抑制造影T1強調像

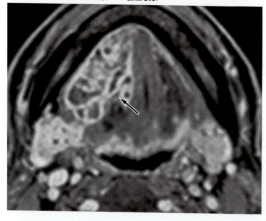

参考症例 50歳代，女性
耳下腺腺様嚢胞癌

図2-A　T2強調像

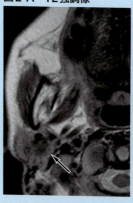

図2-B　造影T1強調像 **KEY**

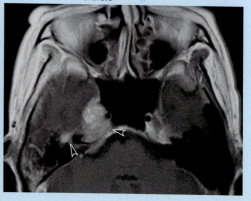

1年前から右顔面神経麻痺，その後，奥歯の痛み，右外転神経麻痺が出現．右耳下腺に境界不明瞭な，T2強調像で低信号を呈する腫瘤性病変を認める（図2-A；→）．右Meckel腔，右顔面神経膝部に造影効果を受ける腫瘤性病変を認め（図2-B；▶），神経周囲進展と診断された．その後，頭蓋内浸潤が進行し，永眠された．

画像の読影

　右舌下間隙に主座を置く腫瘍性病変を認める．T2強調像では高信号が主体で，隔壁様の低信号域を認める（図1-A, B；→）．脂肪抑制造影T1強調像では，隔壁様のT2強調像での低信号域に一致した増強効果を認める（図1-C；→）．手術で腺様嚢胞癌と診断された．

一般的知識と画像所見

1）舌下腺腫瘍：舌下腺腫瘍の発生頻度は低いが，悪性の頻度は約90％と高い．舌下腺原発腫瘍として腺様嚢胞癌，粘表皮癌，腺房細胞癌などが発生する．その他，舌癌，口腔底癌，歯肉癌の腫瘍進展の頻度が高い．

2）腺様嚢胞癌：腺様嚢胞癌は組織学的に腺上皮，腫瘍性筋上皮/基底細胞様細胞からなる腫瘍で，管状型（tubular），篩状型（cribriform），充実型（solid）の3型に分類される．細胞成分の比率が高いほど予後が悪い．

　腺様嚢胞癌は耳下腺では粘表皮癌に次いで多く，顎下腺，舌下腺，小唾液腺で最多の悪性唾液腺腫瘍である．特に舌下腺では，良性腫瘍も含め最多の唾液腺腫瘍である．小唾液腺では口蓋，舌，頬粘膜，口唇，口腔底に多い．40～50歳代に好発し，20歳以下には稀である．やや女性に多い傾向がある．緩徐な増大傾向を示すことが多く，特異的ではないが神経周囲進展（▶NOTE）が特徴的で，疼痛や神経麻痺を来しやすい．リンパ節転移の頻度は低いが，局所再発や遠隔転移の頻度は高く，遠隔転移部位として肺が多く，その他に骨，脳，肝，甲状腺，脾が報告されている[1]．

画像所見　画像上は，境界明瞭な腫瘍を形成する場合と，境界不明瞭な場合がある．T2強調像で，管状型・篩状型では低細胞密度を反映して軽度高信号を，充実型では高細胞密度を反映して低信号を呈する[2]．ダイナミック造影では早期濃染－軽度の洗い出しを示す．神経周囲進展は，顔面神経，三叉神経第3枝の耳介側頭神経にみられるため，それぞれの神経走行に沿って異常造影効果や腫瘍形成の有無を確認することが重要である．

鑑別診断のポイント

［多形腺腫］　T2強調像で高信号主体の腺様嚢胞癌では，多形腺腫との鑑別が困難な場合がある．ダイナミック造影では，腺様嚢胞癌が早期濃染－軽度の洗い出しを示すことが多いのに対して，多形腺腫では漸増型を示すのが鑑別点となる．

NOTE　神経周囲進展[3]

　神経の外膜に沿った腫瘍浸潤を指す．中枢側，遠位側いずれにも進展しうる．頭頸部領域では三叉神経，顔面神経に多く，原発巣の組織型としては扁平上皮癌，腺様嚢胞癌が多い．約40％は無症候性であり，症状から早期診断することは困難である．しかし，局所再発，遠隔転移のrisk factorであることから，画像診断による神経周囲進展の早期診断や正確な進展範囲の評価が重要である．

参考文献

1) van der Wal JE, Becking AG, Snow GB, et al: Distant metastases of adenoid cystic carcinoma of the salivary glands and the value of diagnostic examinations during follow-up. Head Neck 24: 779-783, 2002.
2) Sigal R, Monnet O, de Baere T, et al: Adenoid cystic carcinoma of head and neck: Evaluation with MR imaging and clinical-pathologic correlation in 27 patients. Radiology 184: 95-101, 1992.
3) Paes FM, Singer AD, Checkver AN, et al: Perineural spread in head and neck malignancies: clinical significance and evaluation with 18F-FDG PET/CT. RadioGraphics 33: 1717-1736, 2013.

5. 唾液腺

腺房細胞癌
acinic cell carcinoma

藤井裕之, 藤田晃史

症例1 40歳代, 女性. 右耳下部の腫脹を自覚.

図1-A T1強調像

図1-B T2強調像 **KEY**

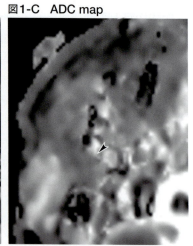

図1-C ADC map

症例2 30歳代, 男性. 6年前に右頬部の腫瘤を自覚. 最近になって, 増大傾向.

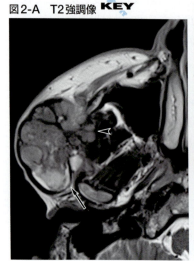

図2-A T2強調像 **KEY**

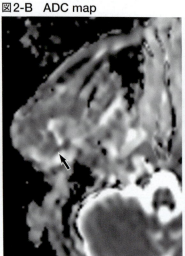

図2-B ADC map

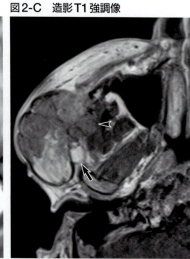

図2-C 造影T1強調像

参考文献

1) Som PM, Brandwein-Gensler MS: Anatomy and pathology of the salivary glands. *In* Som PM, Curtin HD (eds); Head and neck imaging, 5th ed. p.2449-2609, Mosby, St. Louis, 2011.
2) Sakai O, Nakashima N, Takata Y, et al: Acinic cell carcinoma of the parotid gland: CT and MRI. Neuroradiology 8: 675-679, 1996.
3) Suh SI, Seol HY, Kim TK, et al: Acinic cell carcinoma of the head and neck: radiologic-pathologic correlation. J Comput Assist Tomogr 29: 121-126, 2005.

■画像の読影■

症例1：右耳下腺に境界明瞭な分葉状の腫瘤を認める（図1-A, B；→）．内側にT1強調像とT2強調像で中等度信号，ADC低値を示す充実部を認める（図1-A～C；▶）．外側に，T1強調像，T2強調像で内部不均一な囊胞成分を認める（図1-A, B；➡）．手術で腺房細胞癌と診断された．術後放射線治療を行い，局所再発なく経過していたが，術後3年に多発肺転移を認めた．

症例2：右耳下腺腹側に分葉状の腫瘤性病変を認める．T2強調像で腹側優位に中等度信号の充実部，背側に囊胞成分を考える高信号，辺縁には被膜様低信号を認める（図2-A；→）．充実部はADC低値を示し，造影T1強調像で均一に増強される（図2-B, C；→）．T2強調像，造影T1強調像で腫瘤内側に被膜の断裂を認め，咬筋への浸潤を認める（図2-A, C；▶）．手術で腺房細胞癌と診断された．術後放射線治療を行い，再発なく経過している．

■一般的知識と画像所見■

腺房細胞癌は，終末導管の幹細胞ないし予備細胞由来の，漿液性腺房細胞への分化を示す上皮性悪性腫瘍である．充実型，微小囊胞型，乳頭囊胞型，濾胞型の組織型からなり，これらの混合型が多い（▶NOTE）．腺房細胞癌は低悪性度腫瘍に分類され，リンパ節転移の頻度は約10％と低く，5年生存率は90％と比較的予後良好な腫瘍である．

腺房細胞癌は全耳下腺腫瘍の3.4％，唾液腺癌の12～17％を占める．約83％が耳下腺に発生し，次いで上口唇や頬粘膜，口蓋など小唾液腺発生が多い．顎下腺や舌下腺からの発生は稀である．男女比は約4：6と女性に多く，その他の唾液腺悪性腫瘍よりも若い40～50歳代に多い．白人に多く発生する．無痛性の腫瘤で，緩徐な増大を示す．両側性の頻度は約3％と稀ではなく，Warthin腫瘍，多形腺腫に次いで多い[1)2)]．

画像所見 画像上は，低悪性度腫瘍を反映した境界明瞭な腫瘤として認められることが多い．多彩な組織像を反映して画像所見は非特異的であり，術前診断は難しい．内部に囊胞成分を伴うことが多く，組織学的には囊胞変性，出血壊死をみているとされる[3)]．出血壊死では，T1強調像で高信号域を呈する．T2強調像での充実部分の信号は，高信号からヘモジデリン沈着や線維化，石灰化を反映した低信号まで様々である[2)]．

■鑑別診断のポイント■

[Warthin腫瘍] 病変が小さく境界明瞭な場合，T1強調像で高信号の囊胞成分を有することから，Warthin腫瘍が鑑別に挙がる．Warthin腫瘍では，充実部がダイナミック造影で早期濃染－著明な洗い出しを示すことから鑑別可能である．

> **NOTE** **分泌癌（secretory carcinoma）**
>
> 乳腺分泌癌と相同のETV6-NTRK3融合遺伝子の発現を有する腫瘍群で，2010年にMASC（mammary analog secretory carcinoma）として初めて報告された．2017年版WHO分類では，secretory carcinomaの組織名称で記載される．従来，乳頭濾胞型や濾胞型腺房細胞癌として報告されてきた症例の多くが，MASCであると考えられている．**症例2**においてETV6-NTRK3融合遺伝子は未確認であるが，組織像からMASCが疑われている．

粘表皮癌
mucoepidermoid carcinoma

藤井裕之，藤田晃史

症例1 40歳代，男性．6か月前から左耳下部の腫脹を自覚．経時的増大．

図1-A　T2強調像　KEY
図1-B　脂肪抑制造影T1強調像

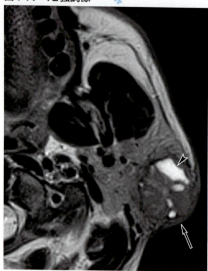
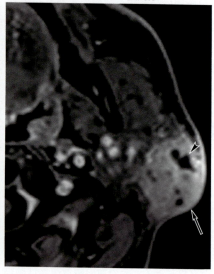

症例2 40歳代，男性．1か月前から右耳下部の腫脹を自覚．

図2-A　T2強調像　KEY
図2-B　造影T1強調像

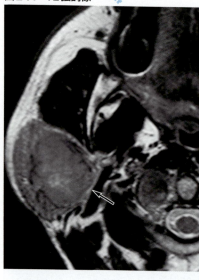
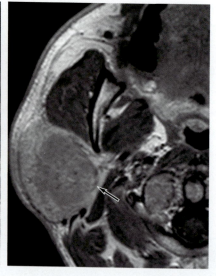

::: 参考文献 :::

1) Brandwein MS, Ivanov K, Wallace DI, et al: Mucoepidermoid carcinoma: a clinicopathologic study of 80 patients with special reference to histological grading. Am J Surg Pathol 25: 835-845, 2001.
2) Kashiwagi N, Dote K, Kawano K, et al: MRI findings of mucoepidermoid carcinoma of the parotid gland: correlation with pathological features. Br J Radiol 85: 709-713, 2012.

画像の読影

症例1：左耳下腺に，正常耳下腺部との境界が不明瞭な類円形腫瘤を認める．T2強調像では中等度信号を示し（図1-A；→），脂肪抑制造影T1強調像では，腫瘤と周囲耳下腺実質に広がる増強効果を認める（図1-B；→）．腫瘤内に，T2強調像で高信号の囊胞成分を認める（図1-A, B；▸）．手術でlow gradeの粘表皮癌と診断された．その後，再発なく経過している．

症例2：右耳下腺に，正常耳下腺部との境界が不明瞭な分葉状腫瘤を認める．T2強調像で不均一な中～高信号を呈する（図2-A；→）．造影後には，比較的均一な増強効果を認める（図2-B；→）．手術でhigh gradeの粘表皮癌と診断された．術後に化学放射線治療が追加され，再発なく経過している．

一般的知識と画像所見

粘表皮癌は耳下腺悪性腫瘍としては最多の腫瘍で，顎下腺や小唾液腺では腺様囊胞癌に次いで多い腫瘍である．小唾液腺では口蓋に多いが，臼後部や口腔底，頬粘膜，口唇，舌からも発生する．35～65歳に多いとされるが，どの年代にも幅広く認められる．小児や20歳未満では最多の悪性唾液腺腫瘍である（▶NOTE）．男女比は，やや女性に多いとされる．

組織学的には類表皮細胞，粘液産生細胞，およびその中間型の細胞からなり，一般的に悪性度によって低悪性度，中悪性度，高悪性度の3段階に分類される[1]．低悪性度では粘液産生細胞が産生した粘液による囊胞成分を伴うが，高悪性度になるに従って類上皮細胞優位で充実性腫瘍となる．

画像所見 低悪性度粘表皮癌は粘液産生を反映して，CTで低吸収，T1強調像で低信号，T2強調像で高信号部分を有する．高蛋白成分を反映してT1強調像で高信号を示すこともある．CTでは石灰化を認めることがある．低悪性度粘表皮癌の約半数は境界明瞭であるが，残りの半数では，随伴する炎症性変化のため辺縁境界が不明瞭となる[2]．高悪性度粘表皮癌では高細胞密度を反映し，T2強調像で低信号および拡散低下を示すことが多い．一般的な高悪性度唾液腺腫瘍と同様に，辺縁境界が不明瞭で浸潤性発育を示すことが多く，内部壊死を示唆する造影不良域を認めることがある．ダイナミック造影では早期濃染–軽度の洗い出しを示すことが多い．

鑑別診断のポイント

[Warthin腫瘍] T1強調像で高信号の囊胞成分を認める場合，Warthin腫瘍が鑑別に挙がる．Warthin腫瘍では，充実部がダイナミック造影で早期濃染–著明な洗い出しを示すことから鑑別可能である．

> **NOTE　唾液腺腫瘍における良悪性の鑑別ポイント**
>
> 良性腫瘍は境界明瞭，T2強調像で高信号，ADC高値，ダイナミック造影で漸増型の増強効果を示し，悪性腫瘍は境界不明瞭，T2強調像で中～低信号，ADC低値，ダイナミック造影で早期濃染–漸減型を示すことが多い．ただし，良性腫瘍，悪性腫瘍どちらにも例外があるため，総合的な評価が必要である．

唾液腺導管癌
salivary duct carcinoma

藤井裕之，藤田晃史

症例1 60歳代，男性．3か月前から右耳下部の腫脹を自覚．

図1-A　T2強調像　KEY 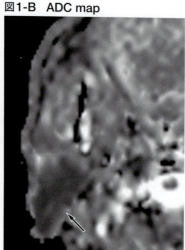　図1-B　ADC map　図1-C　造影T1強調像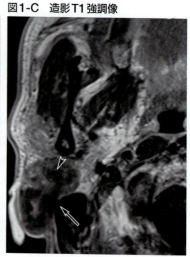

症例2 80歳代，男性．2年前から左耳下部の腫瘤を自覚．経時的増大．

図2-A　T2強調像　KEY 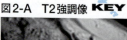　図2-B　ADC map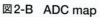

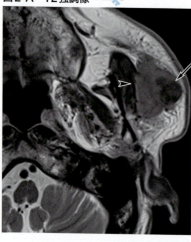 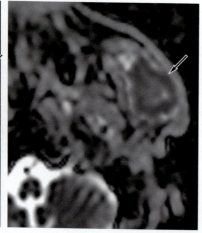

::: 参考文献 :::
1) Kashiwagi N, Takashima S, Tomita Y, et al: Salivary duct carcinoma of the parotid gland: clinical and MR features in six patients. Br J Radiol 82: 800-804, 2009.
2) Weon YC, Park SW, Kim HJ, et al: Salivary duct carcinomas: clinical and CT and MR imaging features in 20 patients. Neuroradiology 54: 631-640, 2012.
3) Motoori K, Iida Y, Nagai Y, et al: MR imaging of salivary duct carcinoma. AJNR 26: 1201-1206, 2005.

画像の読影

症例1：右耳下腺に境界不明瞭な腫瘤性病変を認め，背側で耳下腺外に進展している．T2強調像で中〜低信号，ADC低値を呈する（図1-A, B；→）．造影T1強調像では，腫瘍中心部は増強不良で，辺縁優位に増強効果を認める（図1-C；→）．T2強調像および造影T1強調像で，腫瘍内に結節状の低信号および造影不良域を認める（図1-A, C；▶）．手術で唾液腺導管癌と診断された．

症例2：左耳下腺に境界不明瞭な腫瘤性病変を認める．T2強調像で大部分は中等度信号を示し，内部に著明な低信号域を認める（図2-A；→）．ADC mapで低値を示す（図2-B；→）．内側で咬筋への浸潤を認める（図2-A；▶）．手術で唾液腺導管癌と診断され，術後放射線治療を行った．フォローアップCTで多発肺転移を認め（非提示），緩和治療目的に転院となった．

一般的知識と画像所見

唾液腺導管癌は，拡張した導管類似の組織からなる高度に悪性の上皮性腫瘍である．浸潤性乳管癌に類似した組織像が特徴的とされ，篩状構造（cribriform pattern）や面皰壊死（comedonecrosis），Roman-bridge様構造が認められる．神経周囲進展や血管内腫瘍栓を高頻度に認める．免疫組織学的にはHER2（▶NOTE）の過剰発現がみられる．

唾液腺腫瘍の中で最も侵襲的な悪性唾液腺腫瘍とされるが，予後の良い低悪性度の唾液腺導管癌も報告されている．全悪性唾液腺腫瘍の1〜3%を占め，約30%が多形腺腫からの悪性転化である．男女比は4：1と男性に多く，50歳代以降に好発する．耳下腺に最も多く発生するが，顎下腺や舌下腺，小唾液腺からも発生する．59%に頸部リンパ節転移，33%に局所再発，46%に遠隔転移を認める．遠隔転移は肺，骨，肝，脳などに認める．

治療は広範切除と放射線治療だが，予後は不良である．近年は，HER2発現を利用して，トラスツズマブによる治療の有効性が報告されている．

画像所見 境界不明瞭な腫瘤で，唾液腺外組織への進展を高頻度に認める．CTでは石灰化を認めることがある．MRIではT2強調像で低〜中等度信号を呈し，高細胞密度や線維化を反映した所見と考えられている[1]．腫瘍内の著明なT2強調像低信号域は，腫瘍浸潤に伴う間質線維化反応をみているとされ，比較的特徴的とされる[2]．ADC値は，高細胞密度を反映して低値を示す傾向にある．腫瘍内に出血や囊胞壊死を認めることがある．ダイナミック造影では，病理学的所見を反映して様々な増強効果を示し，細胞成分が豊富な部位では早期濃染–著明な洗い出し，線維成分が豊富な部位では漸増性の増強効果，そして両者が混在する部位では早期濃染–軽度の洗い出しを示す[3]．

鑑別診断のポイント

[他の悪性唾液腺腫瘍] 境界不明瞭，T2強調像で低信号，ADC低値を示し，鑑別は困難である．

> **NOTE** HER2（human epidermal growth factor receptor 2；c-erbB-2）
>
> ヒト上皮細胞増殖因子受容体（*EGFR*）遺伝子と類似の構造を有する癌遺伝子で，細胞の増殖に関与している．乳癌症例の15〜25%で*HER2*遺伝子の増幅とHER2蛋白質の過剰発現が認められ，予後不良とされていた．ハーセプチン®（トラスツズマブ）はHER2蛋白質に特異的に結合するモノクローナル抗体で，HER2過剰発現が確認された乳癌での有用性が示されている．乳癌だけでなく，胃癌，卵巣癌，唾液腺導管癌でもHER2の発現が知られている．

悪性リンパ腫
malignant lymphoma

藤井裕之，藤田晃史

症例1 60歳代，男性．6年前から左耳下部の腫瘤を自覚．経時的に増大．

図1-A　T2強調像 **KEY**

図1-B　ADC map **KEY**

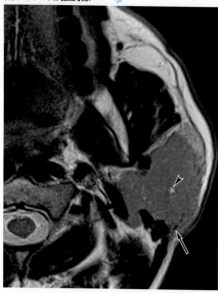
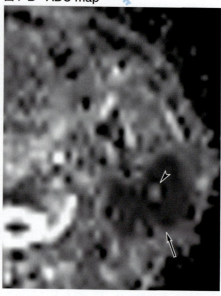

症例2 60歳代，男性．Ann Arbor分類Stage IVのびまん性大細胞型B細胞リンパ腫に対して化学療法を行い，完全寛解．2年後のフォローアップCTで，左耳下腺に腫瘤を指摘．

図2-A　T2強調像

図2-B　ADC map **KEY**

図2-C　造影T1強調像

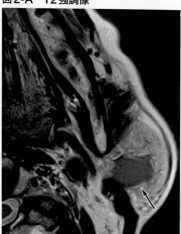
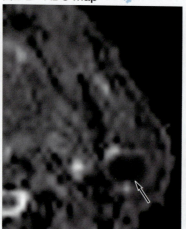
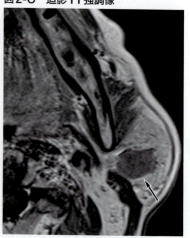

画像の読影

症例1：左耳下腺を占拠する境界不明瞭な充実性腫瘤を認める（図1-A, B；→）．T2強調像で低信号，ADC低値を示す．内部の囊胞と考えられる部分では，T2強調像で高信号，ADC高値を示す（図1-A, B；▻）．耳下腺亜全摘術が施行され，MALTリンパ腫と診断された．無治療で経過観察中であったが，7年後に再発を認めた．

症例2：左耳下腺に楕円形の腫瘤を認める（図2-A～C；→）．T2強調像（図2-A）で低信号，ADC低値（図2-B）を呈し，造影T1強調像（図2-C）では均一な増強効果を認める．経過から悪性リンパ腫の再燃と診断された．その後，全身に再発病変を認めた．

一般的知識と画像所見

唾液腺悪性リンパ腫は，全原発性節外性リンパ腫の約5%と稀である．約75%が耳下腺に発生し，顎下腺が約20%を占め，舌下腺や小唾液腺由来は稀である．耳下腺悪性リンパ腫は発生母地が腺内リンパ節と，耳下腺実質から発生するものに分類される．組織型はほとんどがB細胞性リンパ腫で，MALTリンパ腫，濾胞性リンパ腫，びまん性大細胞性リンパ腫の報告が多い．T細胞性リンパ腫やHodgkinリンパ腫の報告はほとんどない．耳下腺原発の悪性リンパ腫はMALTリンパ腫が多く，Sjögren症候群や関節リウマチなどの自己免疫性疾患に合併することが多い．Sjögren症候群に悪性リンパ腫が合併する相対リスクは16～44倍と高い．びまん性大細胞性リンパ腫は全身性病変の2次性病変として唾液腺に発生することが多い．いずれの組織型でも両側性，多発性に発生しうる．

画像所見 耳下腺内リンパ節に発生した病変は，境界明瞭，辺縁平滑だが，耳下腺実質に病変が及ぶと境界不明瞭となる．一般的に悪性リンパ腫は，CTで軽度高吸収，MRI T2強調像で低信号，拡散低下を示す内部均一な腫瘤性病変として認められる．ダイナミック造影では早期濃染－著明な洗い出しを認め，Warthin腫瘍との鑑別が問題となる[1]．唾液腺原発MALTリンパ腫の場合には慢性炎症を反映した石灰化[2]，リンパ上皮囊胞や拡張した唾液腺管を反映した囊胞性病変[3]を伴うことが報告されている．

鑑別診断のポイント

Sjögren症候群や関節リウマチ患者の耳下腺腫瘤を認めた場合には，悪性リンパ腫を鑑別に挙げる．一般的に悪性リンパ腫は内部均一な性状，強い拡散低下，造影効果を示す．MALTリンパ腫の場合には，内部に囊胞成分を伴うことがある．

[耳下腺内リンパ節転移] 頭皮，顔面皮膚の扁平上皮癌，悪性黒色腫，眼付属器悪性腫瘍からの転移が多いため，悪性腫瘍の既往の確認が重要である．

参考文献

1) Lam PD, Kuribayashi A, Imaizumi A, et al: Differentiating benign and malignant salivary gland tumours: diagnostic criteria and the accuracy of dynamic contrast-enhanced MRI with high temporal resolution. Br J Radiol 88: 20140685, 2015.
2) Tagnon BB, Theate I, Weynand B, et al: Long-standing mucosa-associated lymphoid tissue lymphoma of the parotid gland: CT and MR imaging findings. AJR 178: 1563-1565, 2002.
3) Kato H, Kanematsu M, Goto H, et al: Mucosa-associated lymphoid tissue lymphoma of the salivary glands: MR imaging findings including diffusion-weighted imaging. Eur J Radiol 81: e612-e617, 2012.

228　5.唾液腺

耳下腺内転移性リンパ節
parotid gland in the metastatic lymph nodes

藤井裕之, 藤田晃史

症例1 70歳代，女性．右上眼瞼脂腺癌術後．術後2年目のフォローアップMRIで，右耳下腺腫瘤を指摘．

図1-A　T2強調像
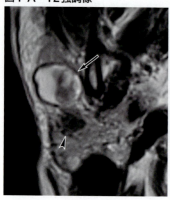

図1-B　脂肪抑制造影T1強調像
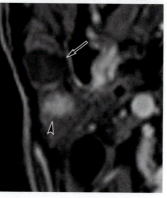

症例2 60歳代，女性．嗅神経芽細胞腫術後．術後7年目のフォローアップMRIで，左耳下腺腫瘤を指摘．

図2-A　T2強調像
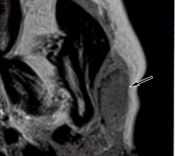

図2-B　造影T1強調像
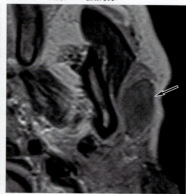

症例3 70歳代，男性．2週間前から右耳前部の腫脹を自覚．

図3-A　T1強調像
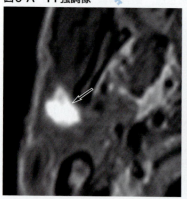

図3-B　T2強調像
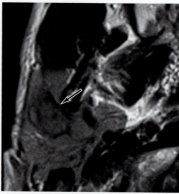

画像の読影

症例1：右耳下腺に，だるま状の腫瘤性病変を認める．腹側にT2強調像および脂肪抑制造影T1強調像で不均一な高信号の囊胞性病変（図1-A, B；→），背側にT2強調像および脂肪抑制造影T1強調像で低信号，均一に造影される充実部を認める（図1-A, B；▶）．手術で脂腺癌の転移と診断された．以後，再発なく経過している．

症例2：左耳下腺に，境界明瞭な楕円形の腫瘤性病変を認める．T2強調像で均一な中等度信号を呈し（図2-A；→），造影T1強調像では比較的均一に増強される（図2-B；→）．手術で嗅神経芽細胞腫の転移と診断された．

症例3：右耳下腺に楕円形の腫瘤性病変を認める．T1強調像で著明な高信号（図3-A；→），T2強調像で中等度信号を呈する（図3-B；→）．その後の診察で，後頸部皮膚に腫瘤を認めた．生検で悪性黒色腫と診断され，右耳下腺腫瘤は悪性黒色腫の転移と考えられた．

一般的知識と画像所見

耳下腺は，胎生期における被包化が他の大唾液腺よりも遅く，耳下腺内にのみリンパ節を有する（▶NOTE）．そのため，転移性唾液腺腫瘍は耳下腺に最も多く発生する．耳下腺内転移性リンパ節は，ほとんどが顔面や頭皮に発生した皮膚癌から耳下腺へのリンパ行性転移である．原発巣は扁平上皮癌が最多で，次いで悪性黒色腫が多い．欧米諸国に比して，わが国では皮膚癌や悪性黒色腫の頻度が低いため，眼付属器悪性腫瘍からの転移が多いとされる．血行性転移は稀だが，耳下腺だけでなく顎下腺にも報告されており，顎下腺転移の大部分は頭頸部以外の原発巣からの転移である．原発巣としては，乳癌，肺癌，腎癌などが報告されている．

画像所見 原発巣を反映し，多彩な画像所見を呈しうる．耳下腺内リンパ節の分布を反映して浅葉への転移が多い[1]．

鑑別診断のポイント

原発性唾液腺腫瘍との鑑別は困難なため，撮像範囲内に原発となるような腫瘤形成がないかや，悪性腫瘍の既往を確認することが重要である．両側性，多発性の耳下腺結節をみた時は転移も考慮する必要がある．

> **NOTE　唾液腺の発生**
>
> 耳下腺の原基は胎生4〜6週，顎下腺の原基は胎生6週後期，舌下腺の原基は胎生8週に発生する．耳下腺の被包化は顎下腺，舌下腺の被包化に遅れて生じるが，この間にリンパ系の発達が起こるため，耳下腺にのみリンパ節を認める．この際に，唾液腺上皮がリンパ節内に封入されることがあり，Warthin腫瘍の発生に関連していると考えられている．

参考文献

1) Kashiwagi N, Murakami T, Toguchi M, et al: Metastases to the parotid nodes: CT and MR imaging findings. Dentomaxillofac Radiol 45: 20160201, 2016.

230　5.唾液腺

耳下腺内顔面神経鞘腫
intraparotid facial nerve schwannoma

藤井裕之，藤田晃史

症例1 70歳代，女性．約30年前から左耳下部に腫瘤を自覚．最近になって，左耳下部の腫脹，左顔面神経麻痺が出現．

図1-A　T2強調像

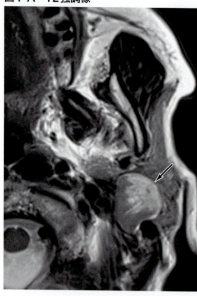

図1-B　T2強調冠状断像 **KEY**

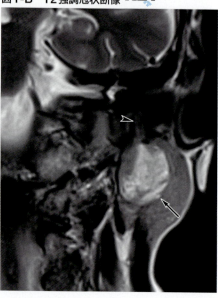

症例2 10歳代後半，女性．神経線維腫症2型（NF2）．左顔面神経麻痺が出現．

図2-A　造影T1強調像

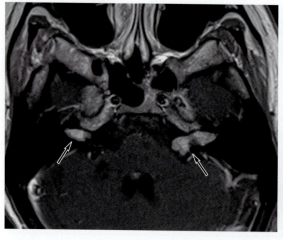

図2-B　T2強調像 **KEY**

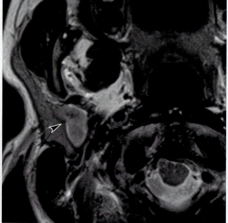

画像の読影

症例1：T2強調像で，左耳下腺に境界明瞭な不均一高信号腫瘤を認める（図1-A，B；→）．T2強調冠状断像では，茎乳突孔への連続性，茎乳突孔の拡大を認める（string sign，図1-B；▶）．穿刺吸引細胞診（fine needle aspiration cytology；FNAC）で神経鞘腫と診断された．手術の希望なく，経過観察中である．

症例2：造影T1強調像で，両側内耳道に均一に増強される腫瘤性病変を認め，内耳道は拡大している（図2-A；→）．既往のNF2に伴う両側聴神経鞘腫と考えられる．右耳下腺内に"くの字"型の境界明瞭な腫瘤性病変を認め，T2強調像で中心部が低信号，辺縁が高信号の，いわゆるtarget signを呈している（図2-B；▶）．造影後には，中心部優位に均一な増強効果を認める（非提示）．背景疾患，画像所見から，耳下腺内顔面神経鞘腫と診断された．

一般的知識と画像所見

神経鞘腫はSchwann細胞由来の良性腫瘍で，全身のあらゆる部位に生じる．神経鞘腫の約1/3は頭頸部領域に生じるが，顔面神経発生の神経鞘腫は稀である．耳下腺内に分布する神経には大耳介神経，耳介側頭神経，顔面神経があるが，多くは顔面神経である．顔面神経の小脳橋角部から末梢枝までどこにでも神経鞘腫が生じうるが，その中でも鼓室部や膝部に多く，耳下腺内顔面神経鞘腫は9％と少ない．40歳代の女性に多く，14％の頻度で多発する．病理学的には，紡錘形細胞を多く含むAntoni Aと粘液腫様間質を多く含むAntoni Bからなり，これらの割合によって画像所見は変化する．

画像所見 CTでは，境界明瞭な紡錘形の腫瘤性病変として認められることが多い．MRIではT1強調像で中等度信号，T2強調像ではAntoni Aは低信号，Antoni B像は高信号を呈する．内部に出血や囊胞変性を来すことがあり，経過の長い神経鞘腫は特に変性が顕著であり，"ancient schwannoma"と呼ばれる．ADC値は高く，ダイナミックMRIでは遅延性の造影効果を示す．

神経鞘腫に特徴的な所見として"target sign"がある[1]．これは中心部にT2強調像で低信号のAntoni A，辺縁にT2強調像のAntoni Bが配列することにより，的のようにみえることを指すが，必ずしもtarget signを示すわけではない．茎乳突孔との連続性，拡大は"string sign"と呼ばれ，顔面神経鞘腫を強く疑う根拠となる[2]．

鑑別診断のポイント

[多形腺腫] 多形腺腫と耳下腺内顔面神経鞘腫の両者の画像所見は類似しており，鑑別は困難である．茎乳突孔への連続性を認めた場合は，顔面神経鞘腫を疑う根拠となる．

参考文献

1) Shimizu K, Iwai H, Ikeda K, et al: Intraparotid facial nerve schwannoma: a report of five cases and an analysis of MR imaging results. AJNR 26: 1328-1330, 2005.
2) Jaiswal A, Mridha AR, Nath D, et al: Intraparotid facial nerve schwannoma: a case report. World J Clin Cases 3: 322-326, 2015.

非上皮性腫瘍 —血管奇形，脂肪腫—
nonepithelial tumor: vascular malformation, lipoma

藤井裕之，藤田晃史

症例1 10歳代後半，女性．9か月前から右耳下部に腫瘤を自覚．

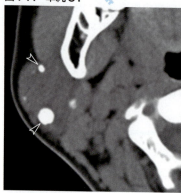
図1-A 単純CT KEY

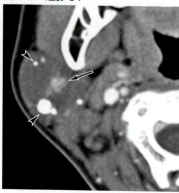
図1-B 造影CT

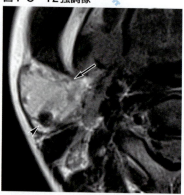
図1-C T2強調像 KEY

症例2 20歳代，男性．9年前に左頸部リンパ管腫に対し硬化療法を行い，縮小を維持していた．1週間前から左耳下部に腫脹と疼痛を自覚．

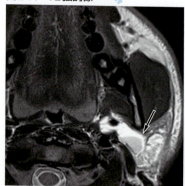
図2-A T2強調像 KEY

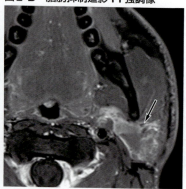
図2-B 脂肪抑制造影T1強調像

症例3 1歳5か月，女児．生下時から右耳下部に腫瘤を認め，経時的に増大．

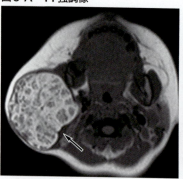
図3-A T1強調像

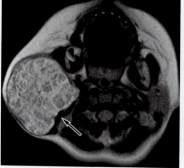
図3-B T2強調像

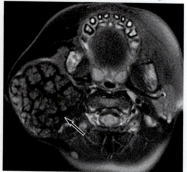
図3-C 脂肪抑制T2強調像 KEY

■画像の読影■

症例1：単純CT（図1-A）で，右耳下腺に境界明瞭な低吸収腫瘤を認める．造影CTで，中心部に増強効果を認める（図1-B；→）．T2強調像では，腫瘤は比較的均一な高信号を呈する（図1-C；→）．腫瘤内には類円形の石灰化，T2強調像で低信号域を認め，静脈石（phlebolith）と考えられた（図1；▶）．以上の所見から，血管（静脈）奇形と診断された．手術希望はなく，経過観察中である．

症例2：左耳下腺から傍咽頭間隙に広がる多房性嚢胞性病変を認める（図2-A, B）．T2強調像で嚢胞内容は高信号主体だが，fluid-fluid levelを認め（図2-A；→），出血が示唆される．脂肪抑制造影T1強調像で，被膜に増強効果を認める（図2-B；→）．経過と画像所見から，出血・感染を伴ったリンパ管腫と診断された．他院での治療を希望され，転院となった．

症例3：右耳下腺に6cm大の境界明瞭な分葉状腫瘤を認め，辺縁には被膜様構造を認める（図3-A〜C；→）．腫瘤は大部分がT1強調像（図3-A）で高信号，T2強調像（図3-B）で高信号を呈し，脂肪抑制T2強調像（図3-C）で信号が抑制される．腫瘤内には，腺組織と考えられる部位がT1強調像（図3-A），T2強調像（図3-B）で分葉状の低信号域を示し，造影MRIで淡い増強効果を認めた（非提示）．手術でsialolipomaと診断された．

■一般的知識と画像所見■

1）血管奇形：血管奇形は，発生学的に胎生期の末梢血管系形成期の異常によって生じる．その構成成分によって，血管奇形は静脈奇形，リンパ管奇形，毛細血管奇形，動静脈奇形，動静脈瘻が単独，ないしこれらの混合として認められる．これらの中で，静脈奇形は非上皮性唾液腺腫瘍で最多の病変である．従来，海綿状血管腫と呼ばれてきた病変で，自然退縮しない．

画像所見 静脈奇形は，MRIのT1強調像で中等度信号，T2強調像で強い高信号を示す[1]．一部出血を反映した液面形成を認めることがある．造影後には均一な増強効果を認めるのが典型的であるが，器質化の程度により増強効果に乏しい場合がある．腫瘍内の遅い血流により生じる静脈石が，静脈奇形に特徴的である．CTでは石灰化，MRIでは無信号として認められる．

リンパ管奇形は，間隙に沿って進展する多房性嚢胞性病変として認められる．嚢胞内容はT1強調像で低信号，T2強調像で高信号を呈し，造影効果は認めない．内部に出血を伴うことがあり，その場合はfluid-fluid levelを認める．

2）脂肪腫：耳下腺原発の脂肪腫の発生頻度は0.5％以下と稀である．sialolipomaは近年になって確立された脂肪腫の亜型で，分化度の高い豊富な成熟脂肪細胞と，正常な唾液腺組織から構成される腫瘍である[2]．耳下腺に多く発生するが，口蓋など小唾液腺にも生じる．成人での報告が多く，小児例は稀である[3]．

画像所見 脂肪腫は，CTで脂肪と同程度の低吸収を呈し，MRIではT1強調像で高信号，T2強調像で高信号，脂肪抑制像で信号抑制を認める．sialolipomaは，病変の大部分が成熟脂肪を反映して，T1強調像，T2強調像で高信号を呈すが，腺組織を反映してT2強調像低信号域の混在を認める．

参考文献

1) Soler R, Bargiela A, Requejo I, et al: Pictorial review: MR imaging of parotid tumours. Clin Radiol 52: 269-275, 1997.
2) Nagao T, Sugano I, Ishida Y, et al: Sialolipoma: a report of seven cases of a new variant of salivary gland lipoma. Histopathology 38: 30-36, 2001.
3) Kidambi T, Been MJ, Maddalozzo J: Congenital sialolipoma of the parotid gland: presentation, diagnosis, and management. Am J Otolaryngol 33: 279-281, 2012.

唾石症
sialolithiasis

小野澤裕昌，藤井裕之，藤田晃史

症例1 70歳代，女性．左顎下部の腫脹，圧痛を主訴に来院．

図1-A　造影CT

図1-B　単純CT（骨条件） **KEY**

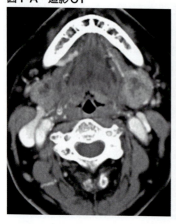
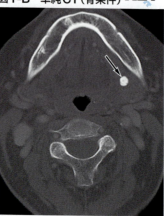

症例2 10歳代，男性．1か月前から左耳下部の腫脹．

図2　造影CT **KEY**

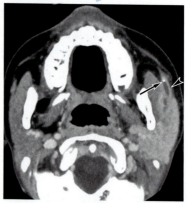

症例3 60歳代，女性．左顎下部の腫脹を自覚．

図3-A　造影CT **KEY**

図3-B　造影CT冠状断像

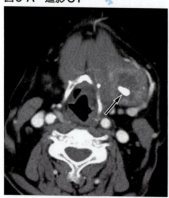
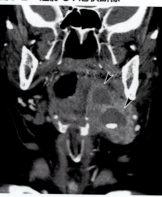

症例4 60歳代，男性．1週間ほど前から左顎下部の腫脹．

図4　脂肪抑制造影T1強調像

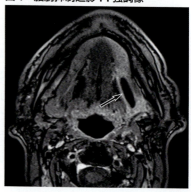

> **NOTE　唾石症におけるMRIの役割**
>
> heavily T2強調像を用いたMR sialographyによって，非侵襲的に唾液腺管の描出ができ，唾液腺管や唾石の描出において，超音波検査や従来の造影剤を使った唾液腺造影と同等に有用であると報告されている[2]．また，顎下腺唾石症の検出において，SWI（susceptibility-weighted imaging）がCTと同程度に有用であると報告されている[3]．

参考文献

1) Sobrino-Guijiarro B, Cascarini L, Lingam RK: Advances in imaging of obstructed salivary glands can improve diagnostic outcomes. Oral Maxillofac Surg 17: 11-19, 2013.
2) Jäger L, Menauer F, Holzknecht N, et al: Sialolithiasis: MR sialography of the submandibular duct-an alternative to conventional sialography and US? Radiology 216: 665-671, 2000.
3) Fatemi-Ardekani A, Boylan C, Noseworthy MD: Magnetic resonance imaging sialolithography: direct visualization of calculi in the submandibular gland using susceptibility-weighted imaging (SWI) at 3 Tesla. J Comput Assist Tomogr 35: 46-49, 2011.

画像の読影

症例1：造影CTでは，左顎下腺の腫大を認める（図1-A）．単純CT（骨条件）では，左顎下腺から顎下腺管移行部に類円形結石を認める（図1-B；→）．症状が乏しく，経過観察中である．

症例2：左耳下腺は対側と比較して腫脹し，強い造影効果を呈している．造影CTでは，耳下腺管内の結石（図2；→）と中枢側の耳下腺管の拡張を認める（図2；▶）．抗菌薬治療により症状は改善した．

症例3：造影CTでは，左顎下腺内に棍棒状の結石を認める（図3-A；→）．造影CT冠状断像では，左顎下腺の腫大，辺縁の毛羽立ち，顎下腺内に膿瘍を考える被膜様の増強効果を伴う低吸収域を認める（図3-B；▶）．抗菌薬治療により改善した．

症例4：左顎下腺管の走行に一致して，脂肪抑制造影T1強調像にて棒状の低信号域を認める（図4；→）．手術希望はなく，外来にて経過観察中である．

一般的知識と画像所見

唾石症の好発年齢は30〜60歳代で，男性に多い．小児では稀で症例全体の3%程度とされる．80〜90%は顎下腺に，10〜20%が耳下腺に，1〜7%が舌下腺に生じる．小唾液腺の唾石症は稀だが，上口唇や頬粘膜に生じる．大半が単発性だが，20〜30%程度では多発性，両側性の発生も認められる．

顎下腺唾石症は約85%が顎下腺管（Wharton's duct）に生じ，次いで腺管移行部に多く，腺内は少ない．顎下腺に好発する原因として，顎下腺管が長く上向きに走行すること，耳下腺と異なり粘液腺が存在すること，pHが高いこと，カルシウム・リン酸塩の濃度が高いこと，顎下腺管に対して開口部が狭いことが挙げられる．カルシウム代謝異常は唾石症のリスクにならないとされる．痛風では尿酸結石を生じうる．唾石が腺管を閉塞すると摂食時に唾疝痛（salivary colic），meal-time syndromeと呼ばれる疼痛を来し，細菌の増殖が起こり，急性唾液腺炎の原因となる[1]．

画像所見 唾石の検出にはCTが適している．造影CTでは，微小な結石と血管の石灰化との区別がつかないことがあり，耳下腺炎や顎下腺炎の精査で唾石が原因として疑われる時には，単純CTが有用である．大部分は石灰化結石であるが，顎下腺結石，耳下腺結石のうち，それぞれ20%，40%程度はX線透過性とされる[1]．かつては唾液腺造影が行われていたが，急性期の施行が困難であり，超音波検査やMR sialography（▶NOTE）がその役割を担っている[1]．

唾液腺炎は急性期では腫大し，正常唾液腺と比較して強い造影効果を呈する．唾液腺炎が遷延すると内部に膿瘍を形成することがあり，嚢胞状構造と被膜様の造影効果を認める．慢性耳下腺炎では脂肪沈着のため，CTでは低吸収，MRIのT1強調像では高信号を示す．慢性期では，大きな唾石を伴った顎下腺の萎縮を偶発的に指摘することも稀ではなく，著明な萎縮による不明瞭化を示す．

鑑別診断のポイント

[血管腫] 静脈石を有する場合に鑑別が問題となるが，臨床所見から鑑別は容易と考えられる．

[唾液腺腫瘍] 腫瘍内に石灰化を伴うことがあり，MRIでの精査を要することがある．

5. 唾液腺

木村病
Kimura disease

藤井裕之, 藤田晃史

症例1 30歳代, 男性. 1年前から両側耳下腺腫脹を自覚. 好酸球増多.

図1-A　T2強調像 **KEY**

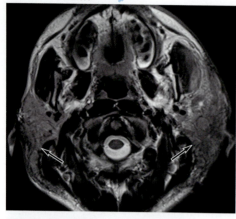

図1-B　脂肪抑制造影T1強調像

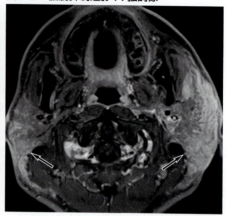

図1-C　T2強調像

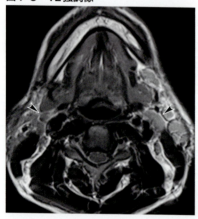

症例2 20歳代, 男性. 3年前から右耳介後部の腫脹を自覚.

図2-A　造影CT **KEY**

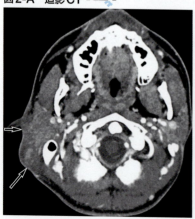

図2-B　造影CT

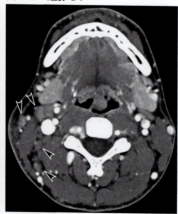

画像の読影

症例1：両側耳下腺から周囲脂肪組織に広がる，境界不明瞭な腫瘤性病変を認める．T2強調像では不均一な低信号（図1-A；→），脂肪抑制造影T1強調像では比較的均一な増強効果を認める（図1-B；→）．T2強調像では，両側頸部リンパ節腫大を認める（図1-C；▶）．生検組織から木村病と診断された．ステロイド治療で腫脹は改善した．

症例2：造影CTで，右耳下腺から周囲脂肪織に広がる境界不明瞭な腫瘤性病変（図2-A；→）と，右頸部リンパ節腫大を認める（図2-B；▶）．生検組織から木村病と診断された．ステロイド治療で腫脹は改善した．

一般的知識と画像所見

木村病は，1948年に木村らが報告した，皮下軟部組織に腫瘤を形成する原因不明の慢性炎症性疾患である．病理学的には，好酸球性浸潤を伴う大小不動のリンパ濾胞の増生，血管増生，線維化を特徴とする．軟部好酸球性肉芽腫とも呼ばれる．アジアに多く，欧米では稀とされる（▶NOTE）．10〜30歳代に好発し，ほとんどが男性に生じる．

全身のあらゆる部位に生じうるが，90％以上が頭頸部に生じ，耳下腺や周囲組織に好発する．同側の頸部リンパ節腫大を伴うことが多い．経過は慢性で，寛解と増悪を繰り返すが，悪性転化の報告はない．末梢血での著明な好酸球増多，IgE増加が特徴的である．

画像所見 画像上は境界不明瞭な腫瘤を形成し，典型的には耳下腺周囲皮下脂肪織から耳下腺内に連続する腫瘤として認められる[1]．病変の線維化や血管増生の程度により，様々な信号，造影効果を呈しうる[2]．82％で頸部リンパ節腫脹を認める．

鑑別診断のポイント

［唾液腺悪性腫瘍］ 画像のみでの鑑別は困難なことが多い．耳下腺から耳下腺周囲組織に広がる病変をみた場合には，木村病を鑑別に挙げる必要がある．

> **NOTE** **ALHE（angiolymphoid hyperplasia with eosinophilia）**
>
> 組織学的に，血管内皮細胞の増殖とリンパ球や好酸球の浸潤を特徴とする類上皮血管腫である．頭頸部に，掻痒感を伴う易出血性の紅色丘疹や結節を認める[3]．木村病と類似しているが，ALHEは白人女性に多く，リンパ節腫大や組織学的な線維化の頻度は低い[2,3]．

参考文献

1) Takahashi S, Ueda J, Furukawa T, et al: Kimura disease: CT and MR findings. AJNR 17: 382-385, 1996.
2) Park SW, Kim HJ, Sung KJ, et al: Kimura disease: CT and MR imaging findings. AJNR 33: 784-788, 2012.
3) Gopinathan A, Tan TY: Kimura's disease: Imaging patterns on computed tomography. Clin Radiol 64: 994-999, 2009.

Sjögren症候群
Sjögren syndrome

藤井裕之, 藤田晃史

症例1 60歳代, 女性. 口腔内乾燥, 左頬部腫脹を自覚.

図1-A　T2強調像 **KEY**　　　　　図1-B　T2強調像

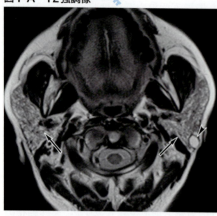
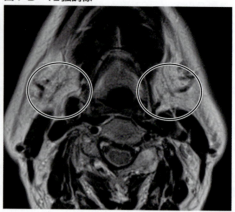

図1-C　STIR冠状断像 **KEY**

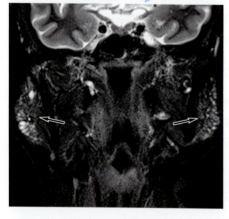

症例2 70歳代, 女性. 口蓋腫瘤を自覚.

図2-A　T2強調像　　　　　図2-B　ADC map **KEY**

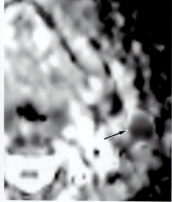

画像の読影

症例1：T2強調像では，両側耳下腺（図1-A；→），顎下腺（図1-B；○）は萎縮している．STIR冠状断像では，両側耳下腺内に小囊胞が多発している（図1-C；→）．左耳下腺内には比較的大きな囊胞性病変を認める（図1-A；▸）．口唇生検，唾液腺シンチグラフィ（非提示）から，Sjögren症候群と診断された．左耳下腺内囊胞はリンパ上皮囊胞と考えられた．

症例2：左耳下腺は萎縮している．耳下腺内に境界明瞭な腫瘤性病変を認める．T2強調像で筋よりも軽度高信号，ADC低値を呈する（図2-A，B；→）．口蓋にも同様の信号変化を示す腫瘤を認め（非提示），口蓋腫瘤の生検からMALTリンパ腫と診断され，耳下腺病変も一連の病変と考えられた．放射線治療が行われ，再発なく経過してる．口唇生検，唾液腺シンチグラフィ（非提示）から，Sjögren症候群と診断された．

一般的知識と画像所見

Sjögren症候群は，慢性唾液腺炎と乾燥性角結膜炎を主徴とし，多彩な自己抗体の出現や高ガンマグロブリン血症を来す自己免疫疾患のひとつである．病理学的には，唾液腺や涙腺などの導管，腺房周囲の著しいリンパ球浸潤と，これによる導管，腺房細胞の破壊を特徴とする．40〜60歳代に好発し，男女比は1：9と女性に多い．

Sjögren症候群は，他の膠原病の合併がみられない1次性と，関節リウマチや全身性エリテマトーデスなどの膠原病を合併する2次性とに大別される．1次性Sjögren症候群は，病変が涙腺，唾液腺に限局する腺型と，病変が全身諸臓器に及ぶ腺外型とに分けられる．Sjögren症候群に悪性リンパ腫が合併する相対リスクは，16〜44倍と高い．組織型はMALTリンパ腫が多い．

画像所見 画像診断法としては，従来は唾液腺造影検査がgold standardとされ，末梢の唾液腺管の拡張を反映したapple tree appearanceが特徴的とされる．唾液腺管の破壊の程度により，punctate, globular, cavitary, destructiveの4段階に分類される．唾液腺造影検査は侵襲性が高いことから，現在はMR sialographyに置き換えられている[1]．

Sjögren症候群の初期は，唾液腺のびまん性腫大を認める．CTでは高吸収域と低吸収域が混在し，MRIではT1強調像やT2強調像で高信号と低信号が混在し，salt and pepper appearanceと呼ばれる[2]．慢性期には両側耳下腺，顎下腺の萎縮，脂肪置換を認め，CTでは石灰化を認めることがある．囊胞性あるいは充実性のリンパ上皮性病変を認めることがある．

鑑別診断のポイント

[IgG4関連疾患] 急性期での鑑別は困難である．

[HIV関連耳下腺リンパ上皮性病変] 耳下腺病変のみでの鑑別は困難であるが，Sjögren症候群のリンパ上皮病変では囊胞が比較的小さく，数が多い傾向にある．

[悪性リンパ腫] 充実性のリンパ上皮性病変では，悪性リンパ腫との鑑別が問題となる．増大傾向を示す，均一な拡散低下を伴う腫瘤をみた場合には悪性リンパ腫の合併を考える．

参考文献

1) Tonami H, Ogawa Y, Matoba M, et al: MR sialography in patients with Sjögren syndrome. AJNR 19: 1199-1203, 1998.
2) Takashima S, Takeuchi N, Morimoto S, et al: MR imaging of Sjögren syndrome: correlation with sialography and pathology. J Comput Assist Tomogr 15: 393-400, 1991.

IgG4関連疾患
IgG4-related disease

藤井裕之，藤田晃史

症例1 50歳代，女性．右眼瞼腫脹を自覚．

図1-A　T2強調冠状断像 **KEY**

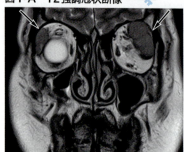

図1-B　T2強調像

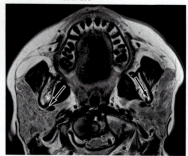

図1-C　T2強調像

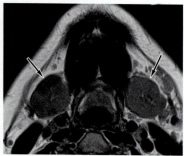

図1-D　腹部造影CT（動脈優位相） **KEY**

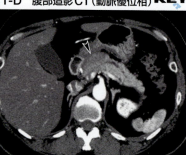

図1-E　腹部造影CT（遅延相）

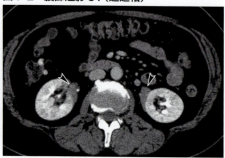

症例2 80歳代，女性．1か月前に右顎下部腫瘤を自覚．

図2-A　T2強調像 **KEY**

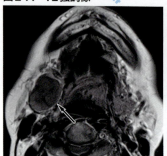

図2-B　T2強調像（術後3年）

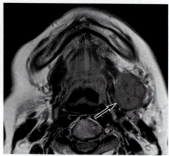

図2-C　腹部造影CT（術後3年）

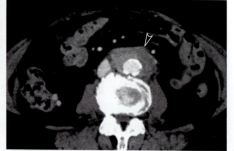

画像の読影

症例1：T2強調像では，両側涙腺（図1-A；→），両側顎下腺（図1-C；→）に腫大を認め，耳下腺では多結節状病変を認める（図1-B；→）．腹部造影CTでは，膵頭部－体部に腫大を伴う増強不良域，主膵管狭小化（図1-D；▶），両側腎周囲に軟部組織を認める（図1-E；▶）．眼瞼生検からIgG4関連疾患（Mikulicz病）と診断された．ステロイド治療により病変は縮小した．

症例2：右顎下腺の腫大を認め，内部はT2強調像で軽度低信号を呈する（図2-A；→）．顎下腺

摘出術が施行され，Küttner腫瘍（慢性硬化性唾液腺炎）と診断された．術後3年目に左顎下腺腫大を自覚．MRIで左顎下腺腫大を認め，T2強調像で中等度信号を呈した（図2-B；→）．腹部造影CTで大動脈周囲に軟部組織（図2-C；▶），血液所見でIgG4高値を認め，IgG4関連疾患と診断された．ステロイド治療により病変は縮小した．

一般的知識と画像所見

　IgG4関連疾患は，病理組織学的にリンパ球とIgG4陽性形質細胞の著しい浸潤と線維化により，同時性あるいは異時性に全身諸臓器に腫大や結節，肥厚性病変などを認める原因不明の疾患である[1]．頭頸部領域はIgG4関連疾患の好発部位であり，唾液腺，涙腺，眼窩，甲状腺，リンパ節，鼻副鼻腔，下垂体柄での報告がある．唾液腺病変では，Mikulicz病，Küttner腫瘍（慢性硬化性唾液腺炎）が，現在ではIgG4関連疾患に含まれる．

　IgG4関連疾患の後ろ向き検討[2]では，男女比は4：1と男性に多い．中央年齢は67歳で，約90％の患者は50〜70歳代で診断される．30％は無症状で偶発的に発見されるが，残りの70％は有症状で発見される．最多の症状は，膵腫大に伴う閉塞性黄疸や涙腺腫大に伴う眼球突出など，罹患臓器による圧排症状である．罹患臓器は膵が60％と最多で，次いで唾液腺，腎，涙腺，動脈周囲の順に多い．95％の患者では，この5つの臓器病変のうち，最低でもひとつの臓器病変を有している．動脈周囲炎は男性に多く，唾液腺炎や涙腺炎は女性に多い．硬化性胆管炎，間質性腎炎，動脈周囲炎が他病変を有する頻度が高い．

　画像所見　Mikulicz病は50〜60歳代の女性に多い．両側対称性の涙腺，顎下腺，舌下腺，小唾液腺のいずれかの無痛性腫脹が特徴である．CTでは均一な吸収値を示し，造影後に均一な増強効果を伴う腫脹を認める．MRIではT1強調像で筋と等信号，T2強調像では低〜中等度信号を示し，造影後は均一に増強される[3〜5]．

　Küttner腫瘍は60歳代の男性に多い．ほとんどが顎下腺に生じるが，耳下腺にも発生する．典型的には，片側または両側の顎下腺腫大として認められる．画像所見はMikulicz病と同様である[3〜5]．

鑑別診断のポイント

　［悪性リンパ腫，サルコイドーシス］　鑑別は困難なことが多い．唾液腺外病変の評価が鑑別に有用である．
　［Sjögren症候群］　急性期の場合，鑑別は困難である．
　［顎下腺腫瘍］　片側性で顎下腺を置換する場合，悪性唾液腺腫瘍や悪性リンパ腫との鑑別が問題となる．

参考文献

1) 厚生労働省難治性疾患克服研究事業　奨励研究分野 IgG4関連全身硬化性疾患の診断法の確立と治療方法の開発に関する研究班，新規疾患，IgG4関連多臓器リンパ増殖性疾患（IgG4＋MOLPS）の確立のための研究班：IgG4関連疾患包括診断基準2011．日内会誌101: 795-804, 2012.
2) Inoue D, Yoshida K, Yoneda N, et al: IgG4-related disease: dataset of 235 consecutive patients. Medicine (Baltimore) 94: e680, 2015.
3) Fujita A, Sakai O, Chapman MN, et al: IgG4-related disease of the head and neck: CT and MR imaging manifestations. RadioGraphics 32: 1945-1958, 2012.
4) Toyoda K, Oba H, Kutomi K, et al: MR imaging of IgG4-related disease in the head and neck and brain. AJNR 33: 2136-2139, 2012.
5) Katsura M, Mori H, Kunimatsu A, et al: Radiological features of IgG4-related disease in the head, neck, and brain. Neuroradiology 54: 873-882, 2012.

サルコイドーシス
sarcoidosis

菊地智博，藤井裕之，藤田晃史

症例1 20歳代，女性．両側耳下部腫脹を主訴に来院．

図1-A　STIR冠状断像

図1-B　脂肪抑制造影T1強調像

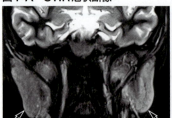
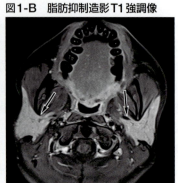

症例2 50歳代，女性．眼のかすみ，左顔面神経麻痺を主訴に来院．

図2-A　脂肪抑制造影T1強調冠状断像

図2-B　^{67}Ga-citrateシンチグラム **KEY**

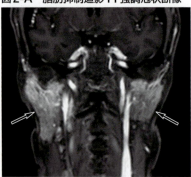
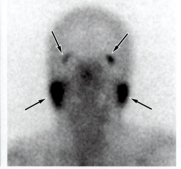

症例3 50歳代，女性．サルコイドーシスの既往あり．両側耳下部の腫瘤を自覚．

図3-A　T2強調像

図3-B　STIR冠状断像

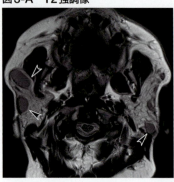
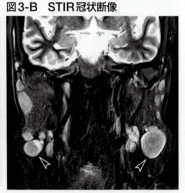

::: 参考文献 :::
1) Morimoto T, Azuma A, Abe S, et al: Epidemiology of sarcoidosis in Japan. Eur Respir J 31: 372-379, 2008.
2) Chapman MN, Fujita A, Sung EK, et al: Sarcoidosis in the head and neck: an illustrative review of clinical presentations and imaging findings. AJR 208: 66-75, 2017.
3) 石渡俊次，小山　良，本間紀之・他：末梢神経障害が残存した完全型Heerfordt症候群の1例．日呼吸会誌 44: 749-753, 2006.

■画像の読影■

症例1：STIR冠状断像で両側耳下腺腫大，信号上昇を認める（図1-A；→）．脂肪抑制造影T1強調像で均一な増強効果を認める（図1-B；→）．全身精査でサルコイドーシスと診断された．無痛性の耳下腺腫大は無加療で，自然軽快した．

症例2：脂肪抑制造影T1強調冠状断像で，両側耳下腺腫大と増強効果を認める（図2-A；→）．^{67}Ga-citrateシンチグラムで両側耳下腺，涙腺に異常集積を認める（panda sign，図2-B；→）．全身精査でサルコイドーシスと診断され，顔面神経麻痺，両側耳下腺腫脹，ぶどう膜炎が認められることから，完全型Heerfordt症候群（▶NOTE）と診断された．経口ステロイドにより症状は軽快したが，減量により顔面神経麻痺が複数回再燃している．

症例3：T2強調像で，両側耳下腺内に中等度信号を呈する，境界明瞭な結節が多発している（図3-A；▶）．STIR冠状断像では軽度高信号を呈する．同様の結節が耳下腺外にも認められ（図3-B；▶），それぞれの結節に癒合傾向はない．生検でサルコイドーシスによるリンパ節腫大と判断された．無加療で自然軽快した．

■一般的知識と画像所見■

サルコイドーシスは，原因不明の非乾酪性肉芽腫を特徴とする全身疾患である．罹患率は地域や人種によって顕著な差があり，わが国での罹患率は人口10万人当たり1人と，他国と比較して低い．わが国での男女比は1：1.8と女性に多く，発症年齢は2相性で，25～34歳と60～64歳にピークがある[1]．全身のあらゆる臓器に病変を来しうるが，特に頭頸部領域においては，リンパ節，唾液腺，および涙腺病変の頻度が高い．唾液腺病変はサルコイドーシス患者の5～10％程度に認められ，特に耳下腺での頻度が高い．

画像所見 片側あるいは両側性の無痛性耳下腺腫脹が最も典型的で，MRIではT2強調像およびSTIR像で内部均一な腫大と信号上昇を認める．造影T1強調像では，比較的強い均一な増強効果を示すことが多い[2]．^{67}Ga-citrateシンチグラフィでは両側耳下腺に集積亢進を認め，両側涙腺にも病変を認める場合には，鼻咽頭への正常な集積と併せて"panda sign"を呈する．サルコイドーシスによる耳下腺内リンパ節の腫脹を認めることがあり，悪性リンパ腫や耳下腺腫瘍と鑑別を要する．

■鑑別診断のポイント■

サルコイドーシスによる耳下腺腫脹は非特異的で，他疾患との鑑別は困難な場合も多い．唾液腺外にもサルコイドーシスによる異常所見が認められる場合には，判断は比較的容易と思われるが，画像上の鑑別は，感染（結核，流行性耳下腺炎），肉芽腫・炎症性疾患（Sjögren症候群，IgG4関連疾患，多発血管炎肉芽腫症，木村病），腫瘍性病変（耳下腺腫瘍，悪性リンパ腫）など多岐にわたる[2]．臨床情報も含めた総合的な判断が求められる．

> **NOTE　Heerfordt症候群**
>
> 顔面神経麻痺，耳下腺腫脹，ぶどう膜炎の3徴候に微熱を伴うサルコイドーシスの一型である．3徴候が揃うものを完全型，3徴候のうち2つが揃うものを不全型と呼ぶ．本症候群の発症は2～5％であるが，完全型はさらに稀で0.3～0.7％ほどとされる[3]．ステロイドへの反応は良いが，漸減により，しばしば再燃する．

HIVに関連する耳下腺リンパ上皮性病変
HIV-related parotid lymphoepithelial lesion

小川一成, 藤井裕之, 藤田晃史

症例 60歳代, 男性. 3年前から両側耳下部腫脹を自覚. 良性病変として経過観察されていたが, 徐々に増大傾向があり精査.

図1-A　T2強調像 **KEY**

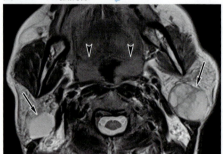

図1-B　T2強調像 **KEY**

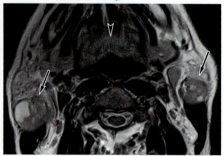

図1-C　脂肪抑制造影T1強調像

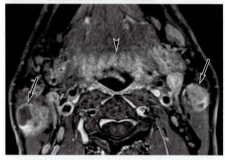

参考症例 ① 40歳代, 男性
　　HIV感染症による多発リンパ節腫大

② 30歳代, 女性
　　結核性リンパ節炎を契機に発見されたHIV感染症

図2　造影CT

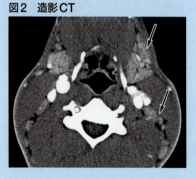

図3　造影CT

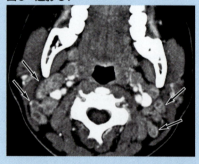

参考症例①および②は, ともに頸部リンパ節腫大を契機に受診し, 腫瘍性のリンパ節腫大が疑われたが, 精査でHIV陽性が確認され, ①は反応性リンパ節腫大（図2；→）, ②は結核性リンパ節炎（図3；→）と診断された.

参考文献

1) Greaves WO, Wang SA: Selected topics on lymphoid lesions in the head and neck regions. Head Neck Pathol 5: 41-50, 2011.
2) Kirshenbaum KJ, Nadimpalli SR, Friedman M, et al: Benign lymphoepithelial parotid tumors in AIDS patients: CT and MR findings in nine cases. AJNR 12: 271-274, 1991.
3) Ablanedo-Terrazas Y, Alvarado-de la Barrera C, Ormsby CE, et al: Head and neck manifestations of the immune reconstitution syndrome in HIV-infected patients: a cohort study. Otolaryngol Head Neck Surg 147: 52-56, 2012.

画像の読影

両側耳下腺内に多発する結節状腫瘤を認め，T2強調像では高～中等度信号であり（図1-A, B；→），高信号の部分は造影後の増強効果がない（図1-C；→）．充実成分と囊胞成分が混在した病変である．咽頭扁桃や口蓋扁桃の腫大（図1-A～C；▶）および頸部の小リンパ節腫大が散見される．精査にてHIV陽性が確認され，HIV感染によるリンパ上皮性病変を診断された．

一般的知識と画像所見

HIV（human immunodeficiency virus）感染症は，感染症法に基づき発生報告が義務づけられている第5類感染症である．厚生労働省エイズ発生動向委員会によると，新規HIV感染者報告数は2000年代から横ばい傾向にあり，現在わが国では年間1000件程度である（▶NOTE①）．

HIV感染症患者のうち，耳下腺リンパ上皮性病変を生じる頻度は10%程度であり，感染後比較的早期に認められることが多い．初期では囊胞性病変が特徴的であることからリンパ上皮囊胞とされていたが，充実性結節も認められるため，リンパ上皮性病変と呼ばれている．病理学的には薄い重層扁平上皮で裏打ちされ，上皮下にリンパ性組織を認める．成因は腺内導管の閉塞や，耳下腺内リンパ節の囊胞状腫大といった機序が考えられている．耳下腺のリンパ上皮性病変はAIDS（acquired immune deficiency syndrome）を発症していなくとも認められるため，上記の所見を伴っている場合には，問診などでHIV感染を疑うことが重要である（参考症例）．

病変は，HAART療法（highly active anti-retroviral therapy）の導入とともに縮小することが多い（▶NOTE②）[1]．

画像所見 MRIでは，囊胞部分がT1強調像で低～中等度信号，T2強調像で高信号を呈し，充実性部分はT2強調像で低～中等度信号を呈する[2]．両側，多発性に生じることが多く，アデノイドや扁桃腫大，頸部リンパ節腫大を伴うことが多い．

鑑別診断のポイント

[Sjögren症候群] 耳下腺病変のみでの鑑別は困難であるが，Sjögren症候群の耳下腺病変では囊胞が比較的小さく，数が多い傾向がある．

[Warthin腫瘍] 形態的には鑑別は困難であるが，Warthin腫瘍では充実部がダイナミック造影で早期濃染－著明な洗い出しを示すことが，鑑別の一助となる．

> **NOTE** ① HIV脳症
>
> HIV脳症とは，HIVの脳への感染そのものによる見当識障害，運動障害，行動障害のことで，本項の耳下腺病変と異なり，HIV感染末期に生じる．画像所見上，進行性びまん性脳萎縮，造影効果を伴わない白質病変を認め，皮質下が保たれることを特徴とする．
>
> ② 免疫再構築症候群
>
> 免疫不全が進行した状態でHAART療法を開始した後に，日和見感染症などが発症，再発，再増悪することがある．これは，HAART療法により，機能不全に陥っていた単球・マクロファージ・NK細胞などの機能が回復し，体内の病原微生物に対する免疫応答が過剰に誘導されるためと考えられている．このような症候を"免疫再構築症候群（immune reconstitution inflammatory syndrome；IRIS）"と呼び，頭頸部領域でもKaposi肉腫，結核，非結核性抗酸菌症やヘルペスウイルス感染症などの報告がある[3]．

6章

咽頭・喉頭

検査法のポイント／正常解剖と解剖のKey
咽頭・喉頭総論

久野博文

●●● 検査法のポイント

　咽頭・喉頭は，呼吸・食事（咀嚼・嚥下）など生命を維持する上で必要な機能，さらに社会生活を送る上で重要な発声の機能が集中するため，特に悪性腫瘍の場合には，根治性と予想される機能予後の双方を考慮しながら，それぞれの原発巣や亜部位と局所進行度により治療戦略が決定される．そのため，咽頭や喉頭の画像診断では，腫瘍の深部構造への病変の広がりや病期など，適切な治療方針を決定するための画像情報を提供することが求められる．

　この領域の画像診断は，CTとMRIが中心であるが，そのモダリティ選択や撮像法が診断に影響する．また，臨床医による咽頭・喉頭内視鏡所見を含めた臨床情報が診断に必要で，画像診断医，臨床医，診療放射線技師との連携が重要な領域といえる．以下に，モダリティ別，領域別に検査法のポイントを概説する．

1. モダリティ選択と撮像プロトコール

CT

　多列検出器CT（multi detector row CT；MDCT）を用いて，頭頸部全体（頭蓋底から上縦隔まで）を収集スライス厚0.5mmで撮影した後，咽頭や喉頭領域に合わせた再構成像を作成するのが一般的である．造影CTは，造影剤投与後60～70秒にスキャンを行い，造影前スキャン，動脈相でのスキャンを適宜追加する．局所腫瘍評価を目的とする場合には，0.75～2mmスライス厚での横断像および冠状断再構成像を基本とする．すべての所属リンパ節を評価するためには，頭頸部全範囲に対して少なくとも3mmスライス厚以下の横断像を再構成する．質的診断や病変範囲については軟部条件での再構成像で，骨評価や石灰化・異物の指摘に対しては，骨条件での再構成像で評価する．CTは，特に骨の同定・評価に優れ，リンパ節転移や肺転移をはじめとする血行性の遠隔転移などの検索にも活用されている．

MRI

　MRIは，CTと比較して組織コントラストに優れ，口腔内金属による画像の劣化も問題となることが少ないため，局所病変の評価において有用なモダリティである．撮像方法（表）は，その施設での使用装置，他の検査法との役割分担，放射線診断医の考えによって多様であるが，腫瘍進展範囲の評価を目的とする場合は，少なくとも3mm厚以下の高画質・高分解能画像を必要とする．

　3T MRIは，高磁場強度，高S/Nであり，近年の撮像装置・RF装置の新技術，受信コイルの発達や，各種撮像法の開発により，咽頭・喉頭領域でも広く活用されている．また，アプリケーションの進歩により，3D撮像法にてvolume dataの取得が容易となり，3次元データ収集後に薄いスラ

表　MRIルーチンの撮像法

シーケンス	T1強調像	T2強調像	STIR像	拡散強調像・ADC map	脂肪抑制造影T1強調像	3D撮像法（造影3D-T1強調像，3D-T2強調像など）
断面	横断・冠状断	横断	冠状断（横断）	横断	横断・冠状断	任意断面を再構成（喉頭・下咽頭は声帯平行）

イスの任意断面を作成することが可能となったため，解剖学的に煩雑で繊細な評価を要する咽頭癌や喉頭癌には，積極的に使用する．造影後は脂肪抑制を併用することが多いが，含気などによる磁化率差に起因するアーチファクトに注意が必要である．さらに，拡散強調像および拡散強調像から計算される見かけの拡散係数（apparent diffusion coefficient；ADC）が病変の鑑別だけではなく，癌の治療効果判定や効果予測，再発病変の評価にも用いられる[1]．

FDG-PET

悪性腫瘍において，リンパ節や遠隔の転移診断，治療効果判定，経過観察における再発診断に有用である．治療後効果判定におけるFDG-PETの診断能は，感度72～80%，特異度およそ90%とされ，放射線治療終了後12週以降の評価が最も高い診断能を示すとされている[2]．特に，特異度および陰性適中率が高く，適切な時期に撮像されたFDG-PETにおいて異常集積を示さない場合には，概ね腫瘍が制御されていると判断してもよいと思われる．

注意すべき点は，陽性適中率が52～58%程度である点であり，FDG-PETで異常集積を示したとしても，必ずしも腫瘍残存や再発を反映しているとは限らず，CTやMRIと併せた評価が必要となる．

その他

咽頭病変や嚥下機能の評価などに下咽頭造影検査が行われる．また，骨転移に対しては骨シンチグラフィが，リンパ節転移に対しては頸部超音波検査が選択される．

2. 領域別検査法のポイント

1. 上咽頭

局所病変の評価には，組織コントラストに優れるMRIが第1選択となる．輪状軟骨下縁より尾側の下頸部〜鎖骨上窩リンパ節転移は予後不良因子である（N3に分類される）ため，CTでの頸部リンパ節転移・遠隔転移有無の評価を別に行い，相補的な診断を行う．MRIは3mmのルーチンに加え，3D撮像法を加える．CTは転移病変検索の他，局所の頭蓋底骨浸潤の評価に骨条件が有用で，MRI所見と組み合わせて評価する．また，area detector CT（ADCT）などで位置補正可能なサブトラクション画像が取得可能である場合には，頭蓋底浸潤の範囲同定や，頭蓋内進展の評価に役立つ[3]．

2. 中咽頭

口腔内金属によるメタルアーチファクトの影響が強く，組織コントラストの観点からも，MRIが第1選択となる．舌根や声門上喉頭，輪状後部，咽頭後壁などの病変には，矢状断像を適宜追加する．MRIは3mmのルーチンに加え，3D撮像法などを加える．造影CTでは，口腔内金属による画像劣化のある症例では，SEMAR（single energy metal artifact reduction）などのmetal artifact reductionを併用する．

3. 喉頭・下咽頭領域

頭頸部領域の中では，アーチファクトの影響を受けやすく，造影CTが第1選択となる．喉頭軟骨や椎前筋など周囲軟部組織への浸潤評価には，MRIを用いて相補的な評価を行う．撮影時は被験者に安静呼吸を指示する．これは，呼吸停止による撮影では声帯が内転（声門が閉鎖）し，声門病変の評価が困難になるためである．また，深呼吸での撮影も声帯の動きによる画像劣化の原因となるため，声帯の動きをリラックスさせるよう被験者に声かけすることが重要である．撮影時のアナウンスは撮影機器にもよるが，「楽にして下さい」などを選択する．

図1　声門癌（T1a）に対するCT横断像の再構成例

図1-A　声帯に平行となるよう再構成（C5～C6椎間腔のラインに一致）

図1-B　喉頭内視鏡像

図1-C　通常の横断像での再構成

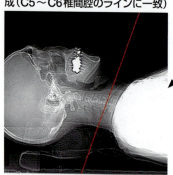
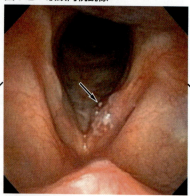
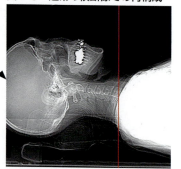

図1-D　造影CT（声帯に平行となるように再構成）

図1-E　造影CT（通常の横断像での再構成）

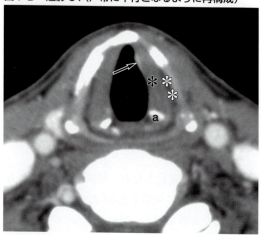
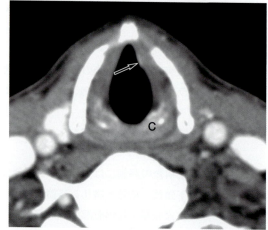

声帯に平行となるように作成された横断像（図1-D）では，左声帯上縁の早期病変（図1-B；→）が描出されているスライスにて深部の声帯筋（図1-D；黒＊）や傍声帯間隙（図1-D；白＊；甲状軟骨内面に沿った薄い線状脂肪層），披裂軟骨（図1-D；a）や披裂部が観察できる．一方で，通常の横断像（図1-C，1-E）では，病変が描出されているスライスでは後方で輪状軟骨（図1-E；C）が描出されており（声門下喉頭），披裂部，声帯筋，声帯レベルでの傍声帯間隙脂肪層を同一スライスにて観察することができない．甲状軟骨の骨化軟骨と非骨化軟骨のみえ方も大きく変わってくる．喉頭癌および下咽頭癌の原発巣を評価する際には，図1-A，1-Dの声帯に平行に再構成することが重要である．

　原発巣の同定を目的とする再構成では，舌骨から輪状軟骨下縁までの範囲プラス2cmを目安として，声帯に平行となるよう横断像を作成する（図1）．スライス厚は，機器の性能に合わせ1～2mmを選択する．再構成作成画面の矢状断像において声帯を同定し，その傾きに合わせて横断像を作成すると確実である．声門レベルの特定は「披裂軟骨（特に声帯突起）」が良い指標となる．難しい場合には，スカウトビューにて舌骨や喉頭室，あるいはC4-5かC5-6椎間腔の傾きを目安とするとよい．横断像・冠状断像と併せ，声門上や輪状後部，後壁の病変には矢状断像も作成する．dual energy CT（DECT）が利用できる場合には，iodine-overlay image（iodine mapを仮想単純画像に重ねた画像）を作成し，非骨化軟骨と腫瘍浸潤の評価に用いる（p.275「下咽頭癌－梨状陥凹癌T3，T4－」参照）[4]．MRIを撮像する場合も，横断像は声帯と平行に撮像する．3D撮像法では，声帯に平行となるよう再構成像を作成する．

図2 咽頭の全体像（後面からみた図）

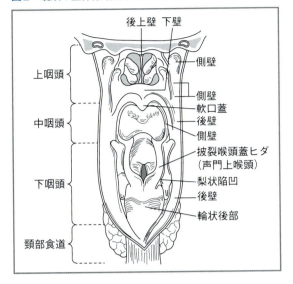

図3 上咽頭と周囲構造との位置関係
T2強調矢状断像

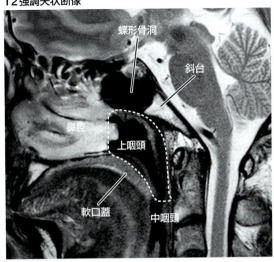

図4 上咽頭MRIの正常解剖
T2強調像（上咽頭レベル）

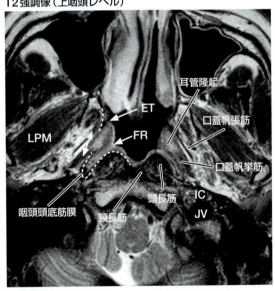

咽頭頭底筋膜は，T2強調像において上咽頭粘膜を裏打ちする低信号帯として描出される．上咽頭癌の腫瘍進展において，ある程度バリアーとしての役割を担っているが，咽頭頭底筋膜の両側方では耳管軟骨部および口蓋帆挙筋が貫通する欠損部があり，Morgagni洞と呼ばれ，上咽頭からの腫瘍進展経路のひとつとして重要である．
ET：耳管開口部，FR：Rosenmüller窩，IC：内頸動脈，JV：内頸静脈，LPM：外側翼突筋，↔：Morgagni洞．

●●● 正常解剖と解剖の Key

　咽頭は頭蓋底に始まり，輪状軟骨下縁までの消化器系管腔構造であり，上咽頭，中咽頭，下咽頭に分けられる（図2）．舌骨相当部で最も広く（径約5cm），頸部食道入口部で最も狭い（径約1.5cm）．

1. 上咽頭

　上咽頭は，鼻腔と中咽頭を結ぶ狭い管腔構造からなり，上咽頭収縮筋を吊り下げる強靱な筋膜である咽頭頭底筋膜によって，ある程度強固に形状が保たれ，それにより気道の一部としての役割を担っている．上方は蝶形骨洞底部と斜台，前方は後鼻孔を介して鼻腔，下方は軟口蓋自由縁レベルで中咽頭と連続する（図3）．側壁には耳管開口部とそれを囲む耳管隆起，その後方にRosenmüller窩があり，耳管（eustachian tube）を介して，中耳腔へと連続している（図4）．

図5 中咽頭亜部位のシェーマ

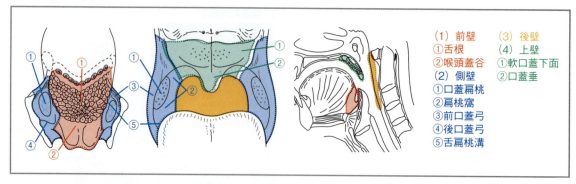

図6 中咽頭MRIの正常解剖，中咽頭と翼突下顎縫線との関係

図6-A　T2強調像（口蓋扁桃レベル）

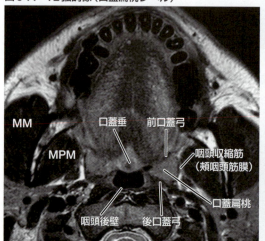

図6-B　T2強調像（扁桃上極レベル）

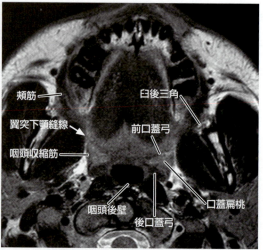

前口蓋弓の前方深部には，頬筋と咽頭収縮筋との接合部である翼突下顎縫線（図6-B；→）が存在する．
MM：咬筋，MPM：内側翼突筋．

　耳管軟骨部および口蓋帆挙筋が咽頭頭底筋膜を貫通する欠損部はMorgagni洞と呼ばれ，上咽頭病変の側方進展の経路として重要である（図4）．咽頭頭底筋膜と頬咽頭筋膜を越えると，両側方に傍咽頭間隙（parapharyngeal space；PPS）が，後方には咽頭後間隙（retropharyngeal space）が位置する．傍咽頭間隙は，口蓋帆張筋とそれに関連する筋膜によって，前・後茎突区（pre/post-styloid compartment）に二分される．

2. 中咽頭

　中咽頭は，咽頭のうち軟口蓋下面から舌骨レベルの間であり，上方が硬口蓋と軟口蓋の接合部（アーライン），両側方は前口蓋弓（口蓋舌弓），下方は舌の有郭乳頭の舌分界溝により描かれる円形線（口峡）までとされ，それより前方は口腔と定義される．中咽頭は，大きく，前壁・側壁・後壁・上壁に分けられ，さらに，それぞれ細かい亜部位に細分される．側壁は，口蓋扁桃，扁桃窩，前口蓋弓，後口蓋弓，舌扁桃溝などが含まれ，前壁は舌根や喉頭蓋谷が含まれる（図5）．HPV（human papillomavirus）関連癌は口蓋扁桃や舌根に多く，HPV非関連癌では前口蓋弓や扁桃窩など口蓋扁桃以外の側壁が多い．前方深部には，頬筋と咽頭収縮筋との接合部である翼突下顎縫線が存在し，これらの立体的な位置関係は，画像でのみ評価可能となる深部病変の病態や，頭蓋底方向およ

NOTE 舌根の組織層構造（図7）

舌根部気道側より平行に，1：舌根扁桃リンパ組織（中等度信号），2：粘膜下脂肪層（高信号），3：内舌筋（低信号），4：筋間脂肪層（高信号）の4層が認められる（1,2は区別が難しいことが多い）．原発不明頸部リンパ節転移の際に，舌根の4つの組織層構造の同定と，その破綻を示す早期浸潤性変化に注目することが，舌根癌早期病変を発見する手がかりとして重要である[5]．

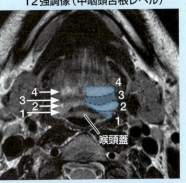

図7　舌根の組織層構造
T2強調像（中咽頭舌根レベル）

図8　下咽頭・喉頭のCT：正常解剖

図8-A　舌骨レベル

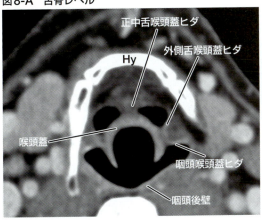

図8-B　声門上部レベル

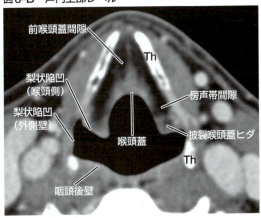

図8-C　声門レベル

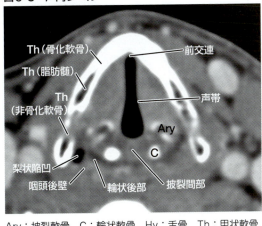

図8-D　声門下レベル

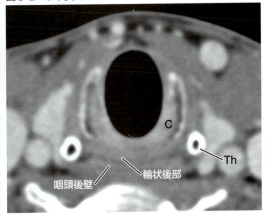

Ary：披裂軟骨，C：輪状軟骨，Hy：舌骨，Th：甲状軟骨．

び白後三角方向への腫瘍進展の経路として重要である（図6）．扁桃と舌根は，原発不明頸部リンパ節転移病変の早期原発病変として顕在化することがあり，画像による浸潤性病変の同定が重要となる（▶NOTE，図7）．

図9　喉頭鏡写真による喉頭正常解剖

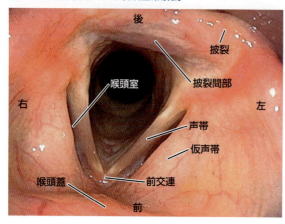

喉頭領域の画像診断には，喉頭鏡や内視鏡による喉頭や咽頭粘膜所見との対比が重要である（内視鏡像では上下左右が逆の像となる）．

図10　喉頭断面シェーマ

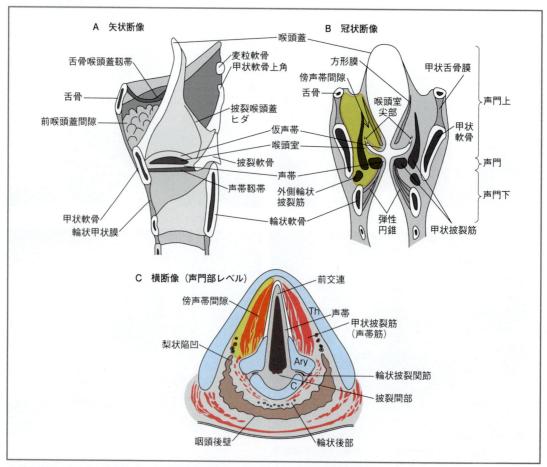

傍声帯間隙（黄色）は脂肪を主とした粗な結合組織よりなり，リンパ網の発達が著しく，リンパ節転移の危険が高まる．喉頭癌の規約において，声帯固定の有無にかかわらず，画像上，傍声帯間隙に腫瘍進展を示す場合にはT3となる．
傍声帯間隙の解剖学的位置関係：側方は甲状軟骨内側，内側は喉頭粘膜／喉頭室，後方は梨状陥凹粘膜，上方は前喉頭蓋間隙，下内側は弾性円錐からなる．Ary：披裂軟骨，C：輪状軟骨，Th：甲状軟骨．

3. 下咽頭・喉頭領域

　下咽頭は，咽頭のうち舌骨上縁（または喉頭蓋谷底部）から輪状軟骨下縁の高さまでの範囲をいい，梨状陥凹，後壁および輪状後部の3亜部位に分けられる（図8）．梨状陥凹は，咽頭喉頭蓋ヒダから食道上縁までで，外側は甲状軟骨の外側線，内側は披裂喉頭蓋ヒダの下咽頭面と披裂軟骨および輪状軟骨板の側縁を境界とし，甲状軟骨側の梨状陥凹外側壁と，披裂喉頭蓋ヒダ喉頭側の梨状陥凹内側壁（喉頭側）に分けられる．輪状後部は，下咽頭の前壁を構成し，披裂軟骨と披裂間部の高さから輪状軟骨下縁までの範囲をいう．咽頭後壁は，下咽頭の後壁を構成し，舌骨上縁（喉頭蓋谷の底部）の高さから輪状軟骨下縁までであり，甲状軟骨外側線にて両側の梨状陥凹と境界する[6]．

　喉頭は，舌骨のレベルよりやや上の喉頭蓋尖から輪状軟骨下縁までの，軟骨，靱帯，筋で囲まれる構造物（laryngeal box）であり，気道と消化管を分離し，気道の確保，発声，嚥下（誤嚥防止）の役割を担う．背側に下咽頭が隣接する．喉頭は，声門上部，声門部，声門下部の3亜部位に分けられる．声門上部は喉頭蓋（喉頭蓋舌面を含む）から喉頭室までで，舌骨上喉頭蓋，舌骨下喉頭蓋，披裂喉頭蓋ヒダ喉頭面，披裂部，仮声帯，喉頭室が含まれる．声門部は，声帯，前交連，披裂間部（後交連）が含まれる．声門下部は，輪状軟骨下縁までの輪状軟骨内腔を覆う粘膜が含まれる（図9）．

　喉頭および下咽頭は，甲状軟骨，輪状軟骨，披裂軟骨などの複数の軟骨に囲まれている．甲状軟骨は喉頭軟骨の中で最大で，喉頭の前壁から外側壁を作る．輪状軟骨は喉頭軟骨で唯一，輪状であり，喉頭骨格の基本となる．披裂軟骨は1対の三角錐状形態の軟骨で，発声に重要な役割を果たす．舌骨と甲状軟骨の間を甲状舌骨膜が，甲状軟骨と輪状軟骨との間に輪状甲状膜が張る．

　喉頭内粘膜下組織間隙として，前喉頭蓋間隙（preepiglottic space）と傍声帯間隙（paraglottic space）が，癌の病期診断において重要である（図10）．前喉頭蓋間隙は，上方を喉頭蓋谷底部の粘膜を裏打ちする舌骨喉頭蓋靱帯，前方を甲状舌骨膜および甲状軟骨上部，後下方を喉頭蓋軟骨，甲状喉頭蓋靱帯および方形膜に境界される，脂肪に満ちた間隙である．正中矢状断像では三角形，横断像では逆V字の脂肪濃度として認められ，側方では傍声帯間隙へと交通する．

　傍声帯間隙は，前側方を甲状軟骨，下内方を弾性円錐，内側を喉頭粘膜および喉頭室，後方を梨状陥凹粘膜が境界し，内・外甲状披裂筋を含む（図10）．声帯レベルでは傍声帯間隙は著しく狭小化している．間隙内は脂肪を主とした結合織であるが，リンパ網の発達が著しく，リンパ節転移を伴う可能性が高い．また，前喉頭蓋間隙は比較的乏血性であり，組織酸素濃度が低く，放射線に対する組織感受性が低いとされ，局所制御率を低下させる．

参考文献

1) Ailianou A, Mundada P, De Perrot T, et al: MRI with DWI for the detection of posttreatment head and neck squamous cell carcinoma: Why morphologic MRI criteria matter. AJNR 39: 748-755, 2018.
2) Gupta T, Master Z, Kannan S, et al: Diagnostic performance of post-treatment FDG PET or FDG PET/CT imaging in head and neck cancer: a systematic review and meta-analysis. Eur J Nucl Med Mol Imaging 38: 2083-2095, 2011.
3) Kuno H, Sekiya K, Chapman MN, et al: Miscellaneous and emerging applications of dual-energy computed tomography for the evaluation of intracranial pathology. Neuroimaging Clin N Am 27: 411-427, 2017.
4) Kuno H, Onaya H, Iwata R, et al: Evaluation of cartilage invasion by laryngeal and hypopharyngeal squamous cell carcinoma with dual-energy CT. Radiology 265: 488-496, 2012.
5) 尾尻博也：頭頸部癌の画像診断-臨床において重要な画像所見-．頭頸部癌 35: 234-239, 2009.
6) 日本頭頸部癌学会（編）；頭頸部癌取扱い規約，第6版．金原出版，p.44-48, 2018.

上咽頭癌
nasopharyngeal carcinoma

久野博文

症例 1 70歳代，女性．頸部腫脹を主訴に受診．

図1-A　T2強調像（舌根レベル）

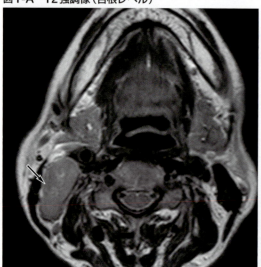

図1-B　T2強調像（上咽頭レベル）

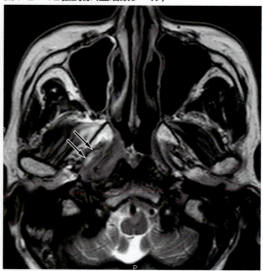

図1-C　脂肪抑制造影T1強調像

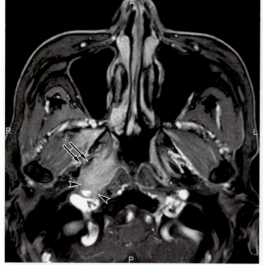

図1-D　脂肪抑制造影T1強調冠状断像

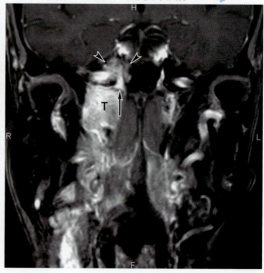

症例2 50歳代，男性．頭痛と難聴にて近医受診．

図2-A　造影CT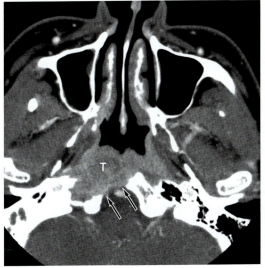

図2-B　T2強調像 **KEY**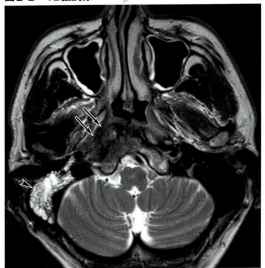

■画像の読影■

症例1：T2強調像にて，右頸部に比較的内部均質な腫大リンパ節を認める（図1-A；→）．上咽頭レベルでは右Rosenmüller窩を中心とする腫瘤を認め，傍咽頭間隙への進展を示す（図1-B；→）．造影T1強調像では，傍咽頭間隙前茎突区（図1-C；→）と後茎突区（図1-C；▶；頸動脈間隙）への進展を認める．造影T1強調冠状断像では，右破裂孔（図1-D；→）周囲の頭蓋底骨（錐体骨や斜台）への腫瘍（T）の浸潤を認める（図1-D；▶）．生検により上咽頭癌（非角化扁平上皮癌，未分化型EBV陽性，T4N3bM0）の診断にて，化学放射線療法が行われた．

症例2：造影CTにおいて，右椎前筋や斜台に浸潤する腫瘍（T）を認める（図2-A；→）．T2強調像にて右傍咽頭間隙に進展し（図2-B；→），右側の乳突洞内は，耳管機能不全に伴う液体貯留を反映して高信号を呈している（図2-B；▶）．生検により上咽頭癌（角化型，T4N1M0）の診断にて，化学放射線療法が施行された．

■一般的知識と画像所見■

上咽頭癌は地理的および人種的な分布の差があり，中国東南地方に多いが，わが国では欧米諸国と同様に比較的稀である．耳閉感，鼻閉感，鼻漏，頸部リンパ節腫脹などが主訴となる．好発年齢は40～60歳代であるが，10～30歳代の若年者にも多く発症する．耳閉感や中耳乳突洞炎による伝音性難聴は，上咽頭癌による耳管機能不全が生じた場合に引き起こされるが，成人の片側性中耳炎は稀な病態であり，原因として上咽頭癌の存在を考慮する必要がある．

組織学的に，以前ではWHO type分類（I型～III型）が用いられていたが，2005年にWHO分類が現在の分類に改訂され，2017年WHO分類では，①角化扁平上皮癌（keratinizing squamous cell carcinoma，旧分類のWHO-I型に相当），②非角化扁平上皮癌（nonkeratinizing squamous carcinoma），③類基底扁平上皮癌（basaloid squamous cell carcinoma）の3型に分類される[1)2)]．非角化扁平上皮癌は最も一般的な組織型（87％）であり，さらに①分化型（differentiated subtype,

旧分類のWHO-II型に相当）および，②未分化型（undifferentiated subtype，旧分類のWHO-III型に相当）に分類され，後者はEBウイルスとの関連が強く示唆されている[1)2)]．放射線感受性が高く，5年生存率は65％以上とされている．角化扁平上皮癌は喫煙や飲酒と関連し，非角化癌に比べ放射線感受性が悪く，5年生存率は37％で予後不良である．

　治療は，いずれの組織型でも放射線治療および化学放射線療法が行われる．

　画像所見　好発部位であるRosenmüller窩の非対称性の腫瘍と，多発するリンパ節転移が典型的であり，未分化型の非角化癌では，時に悪性リンパ腫と類似した画像所見を呈する．上咽頭癌は，原発病変が小さくとも高頻度でリンパ節転移を呈することが多い[3)]．

　上咽頭癌における画像診断の役割は，腫瘍進展範囲の詳細な描出と，正確な病期診断にある[2)]．これらは適切な治療方針の決定，さらに放射線治療の適切な照射範囲設定に直結し，治療成績の改善に寄与することで重要な役割を果たす．特にMRIは，腫瘍進展を正確に描出することに優れたモダリティであり，上咽頭癌において必須の検査となっている．2018年1月から施行されているAJCC第8版では，上咽頭癌のT分類とN分類が大きく変更されている（▶NOTE，表）[4)5)]．咽頭頭底筋膜を越えた傍咽頭間隙への進展（T2に相当），破裂孔周囲の錐体骨・翼状突起基部・斜台や蝶形骨体部などの頭蓋底浸潤の有無（T3に相当），頭蓋窩硬膜への直接浸潤や卵円孔・正円孔を介した神経周囲進展による頭蓋内進展の有無（T4に相当）などを注意深く評価する必要がある．

■鑑別診断のポイント

［上咽頭腫瘤］　上咽頭に腫瘤性病変を認めた際は，上咽頭癌，悪性リンパ腫，アデノイドなどが鑑別となる．

> **NOTE　病期分類（AJCC第8版）の変更点[4)5)]**
>
> 　T分類では，やや曖昧な表現であった側頭下窩・咀嚼筋間隙の定義がなくなり[4)]，T2に内・外翼突筋や椎前筋が，T3に頸椎や翼状構造（内外翼突板・翼状体部・翼状突起）の骨組織が，T4に耳下腺が追加となった．また，新たにT0（原発同定不可で，かつEBV陽性のリンパ節転移の場合）が設けられた．リンパ節分類は，N3a・N3bがN3に統一され，鎖骨上窩リンパ節の定義に代わって輪状軟骨下縁を境界とした下頸部リンパ節転移がN3となった[5)]．

表　上咽頭癌のTNM分類（AJCC・UICC第8版）

T0	原発同定不可かつEBV陽性のリンパ節転移
T1	上～中咽頭・鼻腔に限局する腫瘍
T2	傍咽頭間隙，**内側翼突筋，外側翼突筋，椎前筋**
T3	頭蓋底・**頸椎・翼状構造の骨組織**，副鼻腔
T4	頭蓋内進展，脳神経，下咽頭，眼窩，**耳下腺，外側翼突筋の外側縁を越える進展**
*Txは原発腫瘍の評価が不可能，Tisは上皮内癌．	
N0	所属リンパ節転移なし
N1	片側頸部リンパ節（≦6 cm，**輪状軟骨下縁より上方**），片側/両側咽頭後リンパ節
N2	両側頸部リンパ節（≦6 cm，**輪状軟骨下縁より上方**）
N3	**輪状軟骨下縁より下方**の頸部リンパ節，>6cm
*太字は変更箇所．Nは患側，健側の区別はしない．	
M0	遠隔転移なし
M1	遠隔転移あり

（文献5）より改変して転載）

上咽頭癌は局所浸潤傾向の強い頭頸部悪性腫瘍であり，深部の組織間隙や頭蓋底・頭蓋内へ進展することが多い[6]．

　悪性リンパ腫は，周囲の組織に対して圧排性に発育する傾向を示し，ほぼ対称性で比較的大きな腫瘤を形成して，内部構造が均一な軟部組織として造影効果を示すのが典型的である[7]．悪性リンパ腫はADC値が低いため，角化型上咽頭癌との鑑別には有用とされているが，非角化型（特に未分化型）上咽頭癌はリンパ腫に類似した信号強度を示すため，ADCによる鑑別は難しい場合も多い[8]．

　アデノイドは，上咽頭腔に限局した左右対称性で内部均一な軟部組織としてみられ，造影後に縞状の増強効果を示すことが特徴的な所見として知られている[9]．また，上咽頭癌では深部粘膜下の線状造影効果が破綻することが多いのに対し，悪性リンパ腫やアデノイドでは保たれることが多く，早期上咽頭癌との鑑別に有用と報告されている[3]．

[原発不明頸部リンパ節転移]　上咽頭癌は，原発病変が小さくても高頻度でリンパ節転移を呈することが多く，原発不明癌の原発巣として発見されることも少なくない．原発不明癌の検索において上咽頭癌を検出できれば，不必要な頸部リンパ節郭清術を回避し，適切な治療方針が選択可能となることで臨床的意義が大きいと考えられる．頸部リンパ節転移で発見される原発不明癌の画像診断による精査（CT・MRI）において，上咽頭癌の好発部位であるRosenmüller窩の非対称性の形態変化と，造影MRIおよびCTにおける上咽頭の表面を覆う正常の線状造影効果の破綻（早期の浸潤性変化を疑う所見）を慎重に観察することが，小さな上咽頭癌を見出す重要な手がかりとなる[3]．

　また，仮に画像診断により原発病変の同定ができない場合でも，上咽頭癌のリンパ節転移好発部位である咽頭後リンパ節や，レベルIIに多発するリンパ節転移病変に遭遇した際には，EBV陽性上咽頭癌を鑑別に挙げておく必要がある．AJCC第8版では，原発不明リンパ節転移の症例に対してリンパ節巣のEBV（p16に関しては，p.262「HPV関連（p16陽性）中咽頭癌」，p.266「中咽頭扁平上皮癌（p16陰性）」の項を参照）を測定することが推奨されており[1,2]，EBV陽性であった場合には，臨床的・画像所見にて上咽頭癌が証明できなくても，上咽頭癌のT0病変として治療が行われる．

参考文献

1) Stelow EB, Wenig BM: Update from the 4th edition of the World Health Organization Classification of Head and Neck Tumours: Nasopharynx. Head and Neck Pathology 11: 16-22, 2017.
2) Chan JKC, Slootweg PJ (2017) Tumours of the nasopharynx: carcinomas In El-Naggar AK, Chan JKC, Grandis JR, Takata T, Slootweg PJ (eds); WHO classification of head and neck tumours, 4th edition. IARC, Lyon, p.63-70, 2017.
3) King AD, Wong LYS, Law BKH, et al: MR imaging criteria for the detection of nasopharyngeal carcinoma: discrimination of early-stage primary tumors from benign hyperplasia. AJNR 39: 515-523, 2018.
4) Tang LL, Li WF, Chen L, et al: Prognostic value and staging categories of anatomic masticator space involvement in nasopharyngeal carcinoma: a study of 924 cases with MR imaging. Radiology 257: 151-157, 2010.
5) Amin MB, Edge SB, Greene FL, et al (eds); AJCC cancer staging manual, 8th ed. Springer, New York. p.103-111, 2017.
6) Dubrulle F, Souillard R, Hermans R: Extension patterns of nasopharyngeal carcinoma. Eur Radiol 17: 2622-2630, 2007.
7) Liu XW, Xie CM, Mo YX, et al: Magnetic resonance imaging features of nasopharyngeal carcinoma and nasopharyngeal non-Hodgkin's lymphoma: Are there differences? Eur J Radiol 81: 1146-1154, 2012.
8) Ichikawa Y, Sumi M, Sasaki M, et al: Efficacy of diffusion-weighted imaging for the differentiation between lymphomas and carcinomas of the nasopharynx and oropharynx: correlations of apparent diffusion coefficients and histologic features. AJNR 33: 761-766, 2012.
9) King AD, Vlantis AC, Bhatia KS, et al: Primary nasopharyngeal carcinoma: diagnostic accuracy of MR imaging versus that of endoscopy and endoscopic biopsy. Radiology 258: 531-537, 2011.

上咽頭悪性リンパ腫
nasopharyngeal malignant lymphoma

久野博文

症例 60歳代，男性．鼻閉，耳閉感にて近医受診．滲出性中耳炎として加療するも改善せず．精査にて，上咽頭癌疑いで紹介受診．

図1-A　造影CT

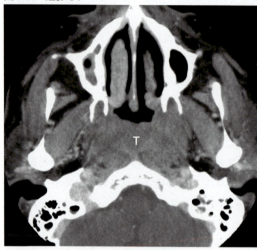

図1-B　T2強調像

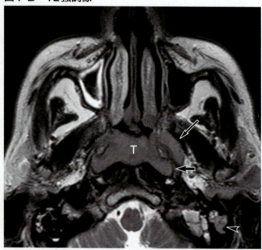

図1-C　脂肪抑制造影T1強調像

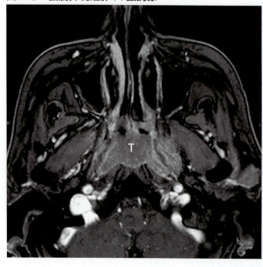

図1-D　ADC map

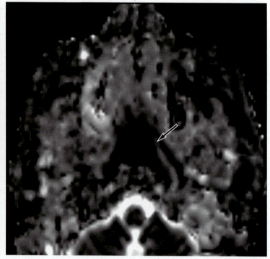

参考文献

1) Liu XW, Xie CM, Mo YX, et al: Magnetic resonance imaging features of nasopharyngeal carcinoma and nasopharyngeal non-Hodgkin's lymphoma: Are there differences? Eur J Radiol 81: 1146-1154, 2012.
2) Ichikawa Y, Sumi M, Sasaki M, et al: Efficacy of diffusion-weighted imaging for the differentiation between lymphomas and carcinomas of the nasopharynx and oropharynx: correlations of apparent diffusion coefficients and histologic features. AJNR 33: 761-766, 2012.
3) Maeda M, Kato H, Sakuma H, et al: Usefulness of the apparent diffusion coefficient in line scan diffusion-weighted imaging for distinguishing between squamous cell carcinomas and malignant lymphomas of the head and neck. AJNR 26: 1186-1192, 2005.

画像の読影

造影CT（図1-A）にて，上咽頭に比較的均一に増強される腫瘍（T）を認める．T2強調像では均一な中等度高信号を示し（T），左傍咽頭間隙に進展するが（図1-B；→），圧排を主とする発育形態であり，口蓋帆挙筋（図1-B；➡），咽頭頭底筋膜などの低信号は保たれる．左乳突蜂巣には液貯留を認め，耳管機能不全に伴う炎症が示唆される（図1-B；▶）．造影T1強調像（図1-C）では，腫瘍（T）は均一な増強効果を呈する．ADC mapでは，脳実質より低い信号を呈する（図1-D；→）．生検にてびまん性大細胞型B細胞性リンパ腫（diffuse large B-cell lymphoma；DLBCL）と診断され，化学療法が行われた．

一般的知識と画像所見

悪性リンパ腫は，上咽頭に発生する悪性腫瘍としては上咽頭癌に次いで2番目に多いとされる．臨床症状は上咽頭癌に類似し，耳閉感，鼻閉感，鼻漏，頸部リンパ節腫脹などが主訴となる．Hodgkinリンパ腫，非Hodgkinリンパ腫（non-Hodgkin lymphoma；NHL）のいずれにも生じうるが，わが国ではNHLが80〜90％を占める．NHLの中では，びまん性大細胞型B細胞性リンパ腫（DLBCL）が最も多く，中高年に好発し，発症年齢のピークは60歳代である．

頸部腫瘤と上咽頭腫瘤を契機に発見された場合，臨床的に上咽頭癌が疑われることが多い．画像診断において悪性リンパ腫の可能性を指摘できることは，生検方法（採取量）や追加検査，治療戦略などの決定に大きく影響するため，臨床上重要である．

画像所見 上咽頭腫瘍のCT・MRIにおいて悪性リンパ腫を考慮すべき特徴としては，周囲の組織に対して圧排性に発育する傾向を示し，ほぼ対称性で比較的大きな腫瘤を形成して，内部構造が均一な軟部組織として造影効果を示すのが典型的である[1]．リンパ節病変も同様であり，多くは内部均一で複数領域に多発するリンパ節腫大（多くが両側性）を呈する．

しかし，上咽頭癌は内部が比較的均一な傾向があることや，悪性リンパ腫でも頭蓋底などへの浸潤性発育傾向があること，内部壊死を示す上咽頭癌に類似所見を示す場合があり，時に上皮性悪性腫瘍と鑑別が困難な場合がある（表）．リンパ節病変においても，高悪性度群，重複感染例などでは，内部不均一性を示して，扁平上皮癌の転移性リンパ節に類似することがあるため，両者の鑑別が困難な場合があるため注意を要する．

鑑別診断のポイント

ADC mapでは，悪性リンパ腫においてADC値が低いため，中咽頭悪性リンパ腫を含め扁平上皮癌との鑑別に有用である．しかし，上咽頭癌は非角化型（特に未分化型）の頻度が高く，悪性リンパ腫と類似した組織であることからADC値が低く，その鑑別には有用ではないとされている[2]．ただし，角化型上咽頭癌との鑑別には有用である[2,3]．傍咽頭間隙や咽頭後間隙への進展は両者にみられ，同様に耳管機能不全を呈する．しかし，後茎突区に進展した場合にも，悪性リンパ腫は下位神経障害を呈することは稀とされる（表）[1]．

表　上咽頭悪性リンパ腫と上咽頭癌の鑑別

悪性リンパ腫	上咽頭癌
・両側対称性分布の原発巣・リンパ節病変	・非対称性分布
・頭蓋底浸潤や頭蓋内進展は稀（3〜4％）	・頭蓋底浸潤（T3）や頭蓋内進展（T4）が多い
・神経孔への進展は稀	・神経孔（卵円孔，正円孔）や破裂孔への進展が多い
・傍咽頭間隙の脂肪組織内に進展	・口蓋帆挙筋などの筋構造に沿った浸潤
・脳神経障害は稀	・脳神経症障害を来しやすい
・時に篩骨洞・上顎洞に進展	・篩骨洞・上顎洞への進展は稀

（文献1）を元に作成）

HPV関連（p16陽性）中咽頭癌
HPV-related oropharyngeal cancer（p16 positive）

久野博文

症例1 70歳代，男性．頸部腫脹を主訴に受診．咽頭腫瘍を指摘され，紹介受診．

図1-A　造影CT

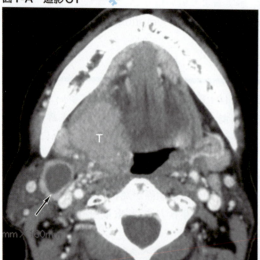

図1-B　T2強調像（舌根レベル）

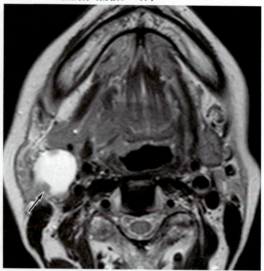

図1-C　T2強調像（口蓋扁桃レベル）

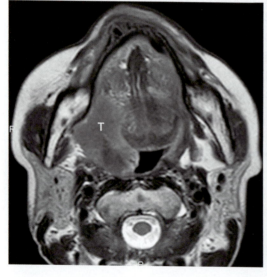

図1-D　脂肪抑制造影T1強調冠状断像

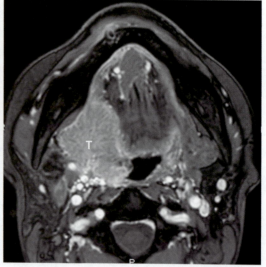

画像の読影

症例1：造影CT（図1-A）にて，右扁桃から舌根にかけて腫瘍（T）を認める．造影CTおよびT2強調像において，右レベルⅡリンパ節腫大を認め，囊胞状壊死を伴う（図1-A, B；→）．T2強調像（図1-C）および造影T1強調像（図1-D）において，腫瘍（T）は比較的境界明瞭で内部均質である．p16陽性中咽頭癌T4N1M0の診断のもと，化学放射線療法が施行された．

症例2：T2強調像（舌根レベル）にて，左頸部に囊胞状腫瘍を認める（図2-A；→）．T2強調像（口蓋扁桃レベル）では中咽頭口蓋扁桃を含め，明らかな腫瘍性病変は指摘できない（図2-B；→）．

症例2 40歳代，男性．左頸部腫瘤を自覚し，近医受診．

図2-A　T2強調像（舌根レベル）

図2-B　T2強調像（口蓋扁桃レベル）

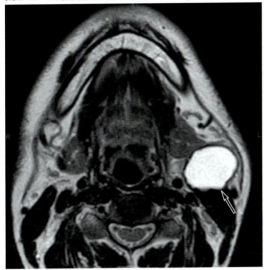
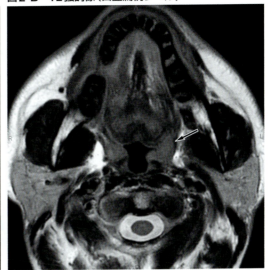

左頸部腫瘤の組織学的精査によりp16陽性扁平上皮癌と診断され，その後の内視鏡精査において，左口蓋扁桃に10mm以下の微小扁平上皮癌が確認された．p16陽性中咽頭癌T1N1M0の診断で，化学放射線療法が施行された．

一般的知識と画像所見

　近年，従来の喫煙や飲酒による中咽頭癌は減少する一方で，発癌ハイリスク型HPVに関連した扁桃・舌根癌が世界的に増加している[1]．複数の研究により，HPV関連の中咽頭癌は，HPV非関連の癌に比べて全身状態が良好な若い年齢層に好発し，治療反応が良く，予後が良好であることがわかってきた（表1）．その後，国際多施設による共同コホート研究の1,907例のHPV関連中咽頭癌の解析結果に基づき[2]，AJCC第8版よりHPV感染の代用マーカーであるp16の過剰発現の免疫組織学的な同定に応じて，p16陽性中咽頭癌の病期分類が新設された（表2）[3)4]．

　今後は，発症原因の違いを認識して，HPV関連中咽頭癌（p16陽性）を異なる癌として対応することになる．病理組織学的免疫染色にてp16の発現が全細胞数の75%以上の場合は，p16陽性と

表1　HPV関連中咽頭癌とHPV非関連中咽頭癌の臨床的・疫学的特徴の違い

	HPV関連（p16陽性）癌	HPV非関連（p16陰性）癌
臨床的因子		
好発亜部位	口蓋扁桃，舌根	全亜部位
年齢・性別	若い年齢層・男性	中高年・男性
組織学的特徴	中～低分化の傾向	中～高分化の傾向
治療反応	良好	不良
予後	良好	不良
疫学的因子		
喫煙歴	少ない	多い
飲酒歴	少ない	多い
性行動	関連あり	関連なし
重複癌・2次性癌発生	少ない	多い
罹患率	増加	減少

表2　中咽頭癌のTNM分類（AJCC・UICC第8版）p16陰性と陽性の違い

p16 陽性		p16 陰性または不明	
T0	原発同定不可かつp16陽性	Tis	上皮内癌
T1	≦2cm	T1	≦2cm
T2	≦4cm	T2	≦4cm
T3	>4cm，喉頭蓋舌面	T3	>4cm，喉頭蓋舌面
T4	喉頭，外舌筋，内側翼突筋，硬口蓋，下顎骨，外側翼突筋，翼突板，上咽頭外側壁，頭蓋底，頸動脈（全周性）	T4a	喉頭，外舌筋，内側翼突筋，硬口蓋，下顎骨
		T4b	外側翼突筋，翼突板，上咽頭外側壁，頭蓋底，頸動脈（全周性）

＊Txは原発腫瘍の評価が不可能，Tisは上皮内癌．

N0	転移なし	N0		転移なし
N1	患側（≦6cm）	N1		患側・単発，≦3cm
N2	両側／健側（≦6cm）	N2	N2a	患側・単発，≦3cm
			N2b	患側・多発
			N2c	両側・健側
N3	>6cm	N3a		>6cm
		N3b		臨床的節外浸潤あり＊

＊p16陽性中咽頭癌では，臨床的節外浸潤は病期に影響しない．p16陰性中咽頭癌の臨床的節外浸潤は，周囲組織への固着・結合を伴う軟部組織浸潤や神経症状，皮膚浸潤など，理学的にほぼ節外浸潤が確定的な場合に分類する．

（文献3）より改変して転載）

> **NOTE** 原発不明頸部リンパ節転移とp16
>
> AJCC第8版では，原発不明リンパ節転移の症例に対して，リンパ節巣のp16とEBVを測定することが推奨されており，p16陽性であった場合にはp16陽性中咽頭癌のT0病変として扱うことになった．HPVは扁桃陰窩から侵入し，基底細胞感染後に発癌へ関与することから，扁桃組織の深部で腫瘍が発生することが多く，視診上は扁桃表面に異常を認めないことがある．よって，原発巣が容易に発見できないような微小癌であるにもかかわらず，早い段階から囊胞状のリンパ節転移を来すため，頸部囊胞病変に遭遇した際には，HPV陽性癌を鑑別に挙げておく必要がある．

定義されている（▶NOTE）．わが国での中咽頭癌のHPV陽性率は約50%とされ，近年その割合は増加傾向である[5]．現時点では，p16陽性と陰性により治療方針を変更すべきかどうかは定まっていないが，前述したように，HPV陽性例は陰性例と比べて化学放射線療法など治療への反応が良好であるため，現在，HPV感染（p16の免疫染色性）に対する個別化治療に向けた臨床試験が，多数進行中である．

画像所見　HPV関連（p16陽性）中咽頭癌は，口蓋扁桃，舌根に発生することが圧倒的に多い[6]．画像診断における原発巣の特徴としては，HPV陰性中咽頭癌に比べて腫瘍が小さく，比較的境界明瞭であることが報告されているが[6,7]，必ずしも特異的な所見ではない．リンパ節転移の頻度は高く，転移巣が囊胞状を呈する頻度が高いことが特徴的とされる[8]．また，転移性リンパ節の病理組織学的な節外浸潤の頻度は高いが，予後は良好であるとされ[9]，p16陰性中咽頭癌とは異なりp16陽性中咽頭癌のリンパ節病期分類には節外進展・節外浸潤は反映されない（表3）[3,4]．

表3 HPV関連中咽頭癌とHPV非関連中咽頭癌の画像所見の違い

	HPV関連（p16陽性）癌	HPV非関連（p16陰性）癌
原発腫瘍		
局在	口蓋扁桃, 舌根（舌扁桃）	側壁, 舌根, 軟口蓋, 後壁
大きさ	比較的小さい傾向	比較的大きい傾向
腫瘍境界	境界明瞭な傾向	境界不明瞭な傾向
腫瘍形態	外向性発育	浸潤性
リンパ節転移		
部位	レベルII, レベルIII	
壊死形態	囊胞性（液体濃度・液体信号）	角化・壊死（低濃度・中間〜高信号）
節外進展・節外浸潤	頻度は高い・予後良好	頻度は比較的低い・予後不良

■鑑別診断のポイント■

[中咽頭腫瘤] HPV関連中咽頭癌の場合，非角化性で中〜低分化の傾向にあり，口蓋扁桃や舌根に比較的内部均質な腫瘤として生じることが多いため，悪性リンパ腫との鑑別が必要となる．悪性リンパ腫の原発病変やリンパ節転移病変は対称性であることが多く，リンパ節病変の囊胞性変化は稀である．悪性リンパ腫における拡散強調像のADC値は，扁平上皮癌に比べて有意に低いと報告されており[10]，また，p16陽性中咽頭癌とp16陰性中咽頭癌とでは拡散強調像のADC値に差はないとされているため[11]，p16陽性中咽頭癌と悪性リンパ腫にも有用と考えられる．

[囊胞性リンパ節] p16陽性中咽頭癌のリンパ節転移は，薄い被膜で内部が均一な液体濃度・信号を示す囊胞状を呈する頻度が高いため，充実成分などを伴わない場合に，頸部囊胞病変との鑑別が必要となる．特にレベルII領域では，第2鰓裂囊胞（側頸囊胞；Bailey type 2）が重要な鑑別になりうる．HPV関連中咽頭癌の概念が確立する以前に鰓性癌として報告されてきた症例の多くは，潜在性の扁桃癌からの囊胞性リンパ節転移であったと考えられている．

参考文献

1) Marur S, D'Souza G, Westra WH, et al: HPV-associated head and neck cancer: a virus-related cancer epidemic. Lancet Oncol 11: 781-789, 2010.
2) O'Sullivan B, Huang SH, Su J, et al: Development and validation of a staging system for HPV-related oropharyngeal cancer by the International Collaboration on Oropharyngeal Cancer Network for Staging (ICON-S): a multicentre cohort study. Lancet Oncol 17: 440-451, 2016.
3) Amin MB, Edge SB, Greene FL, et al (eds); AJCC cancer staging manual, 8th ed. Springer, New York, p.128-129, 2017.
4) Glastonbury CM, Mukherji SK, O'Sullivan B, et al: Setting the stage for 2018: How the changes in the American Joint Committee on Cancer/Union for International Cancer Control Cancer Staging Manual eighth edition impact radiologists. AJNR 38: 2231-2237, 2017.
5) Hama T, Tokumaru Y, Fujii M, et al: Prevalence of human papillomavirus in oropharyngeal cancer: a multicenter study in Japan. Oncology 87: 173-182, 2014.
6) Cantrell SC, Peck BW, Li G, et al: Differences in imaging characteristics of HPV-positive and HPV-negative oropharyngeal cancers: a blinded matched-pair analysis. AJNR 34: 2005-2009, 2013.
7) Chan MW, Yu E, Bartlett E, et al: Morphologic and topographic radiologic features of human papillomavirus-related and -unrelated oropharyngeal carcinoma. Head Neck 39: 1524-1534, 2017.
8) Goldenberg D, Begum S, Westra WH, et al: Cystic lymph node metastasis in patients with head and neck cancer: an HPV-associated phenomenon. Head Neck 30: 898-903, 2008.
9) Fujita A, Buch K, Truong MT, et al: Imaging characteristics of metastatic nodes and outcomes by HPV status in head and neck cancers. Laryngoscope 126: 392-398, 2016.
10) Park M, Kim J, Choi YS, et al: Application of dynamic contrast-enhanced MRI parameters for differentiating squamous cell carcinoma and malignant lymphoma of the oropharynx. AJR 206: 401-407, 2016.
11) Schouten C, de Graaf P, Bloemena E, et al: Quantitative diffusion-weighted MRI parameters and human papillomavirus status in oropharyngeal squamous cell carcinoma. AJNR 36: 763-767, 2015.

中咽頭扁平上皮癌（p16陰性）
squamous cell carcinoma of oropharynx（p16 negative）

久野博文

症例1 60歳代，男性．喫煙・飲酒歴あり．咽頭腫瘤を自覚し近医受診．

図1-A 造影CT

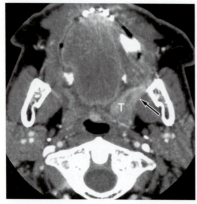

図1-B T2強調像（口蓋扁桃レベル）

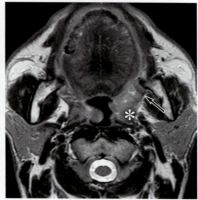

図1-C T2強調像（軟口蓋レベル）

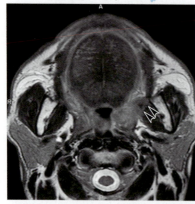

図1-D 脂肪抑制造影T1強調冠状断像

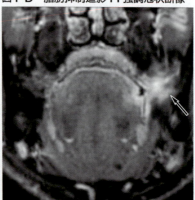

症例2 40歳代，男性．喫煙・飲酒歴あり．嚥下時違和感にて近医受診．

図2-A T2強調矢状断像

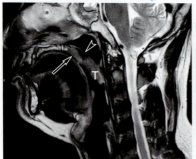

図2-B 脂肪抑制造影T1強調冠状断像

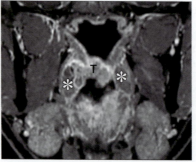

画像の読影

症例1：造影CTで，左前口蓋弓を中心とした境界不明瞭な腫瘍（T）を認める（図1-A；→）．T2強調像では，正常の口蓋扁桃（図1-B；＊）や後口蓋弓は後方へ圧排されており，前方は臼後方向に進展している（図1-B；→）．さらに，上のスライスでは翼突下顎縫線に進展し，内側翼突筋と不整に接する（図1-C；▶）．造影T1強調像では，臼後三角の下顎骨皮質の不明瞭化と骨髄内の増強効果を認め（図1-D；→），下顎骨浸潤が疑われる．中咽頭癌（側壁，p16陰性）T4aN1M0の診断のもと，初期治療として手術と化学放射線療法の説明を行い，化学放射線療法が選択された．

症例2：T2強調矢状断像（図2-A）において，軟口蓋正中に腫瘤（T）を認める．正常な軟口蓋で確認できる口蓋腺組織層の中等度高信号（図2-A；→）と口蓋筋層の低信号（図2-A；▶）が，腫瘍により消失し，上咽頭下壁（軟口蓋上面）に達する浸潤が疑われる．造影T1強調冠状断像（図2-B）では，軟口蓋の腫瘍（T）と両側の口蓋扁桃（＊）との境界は比較的明瞭である．中咽頭癌（上壁：軟口蓋，p16陰性）T3N2bM0の診断のもと，外科的切除術が提示された．

一般的知識と画像所見

p16陰性中咽頭癌は，喫煙や飲酒といった従来から指摘されている危険因子が原因とされる．HPV関連癌が口蓋扁桃や舌根に多く生じるのに対し，HPV非関連癌はすべての亜部位に生じ，側壁の前口蓋弓，咽頭後壁，軟口蓋などに生じる中咽頭癌は，多くがHPV非関連癌である．比較的分化度の高い角化型扁平上皮癌であることが多く，口腔癌に類似した生物学的性質を示すことから，放射線治療などの治療反応性は不良な傾向にある[1]．病期分類は，p16陰性（もしくは不明）中咽頭癌の分類が使用される（前項「HPV関連中咽頭癌」参照）[2][3]．ただし，画像検査を行う際にはp16検査結果が不明であることが多いため，双方の可能性を考慮して病期決定を行うことが必要となる．p16陰性中咽頭癌では，cN分類，pN分類ともに節外浸潤の項目が追加されている．

手術可能な中咽頭癌の場合の治療戦略は，根治性，治療後予想される機能低下や合併症，再発時や腫瘍残存時の救済治療の可否など，複数の要因を加味して総合的に判断する．外科的切除を考慮する際には，その術式と切除範囲が術後の咀嚼と嚥下の両方の機能に大きくかかわることから，原発巣の進展範囲を正確に評価することが治療方針決定の前提となるため，画像診断の役割は大きい．

画像所見 多くが境界不明瞭な腫瘍形態を示し，高頻度に隣接する組織への浸潤を示す．翼突下顎縫線や口蓋帆挙筋・茎突咽頭筋などの咽頭側方筋群に沿った進展様式が重要である．これらの腫瘍浸潤は主に画像診断のみで判断可能であり，上咽頭，頭蓋底，下顎骨，頸動脈などの重要解剖構造に至る進展経路になりうるため，臨床的意義が高い．

鑑別診断のポイント

p16陰性中咽頭癌は，HPV関連（p16陽性）中咽頭癌に比べて腫瘍が比較的大きく，浸潤性の腫瘍形態を示し，境界が不明瞭であることが多いと報告されている[4][5]．

参考文献

1) Marur S, D'Souza G, Westra WH, et al: HPV-associated head and neck cancer: a virus-related cancer epidemic. Lancet Oncol 11: 781-789, 2010.
2) Glastonbury CM, Mukherji SK, O'Sullivan B, et al: Setting the stage for 2018: How the changes in the American Joint Committee on Cancer/Union for International Cancer Control Cancer Staging Manual eighth edition impact radiologists. AJNR 38: 2231-2237, 2017.
3) Amin MB, Edge SB, Greene FL, et al (eds); AJCC cancer staging manual, 8th ed. Springer, New York, 2017.
4) Cantrell SC, Peck BW, Li G, et al: Differences in imaging characteristics of HPV-positive and HPV-negative oropharyngeal cancers: a blinded matched-pair analysis. AJNR 34: 2005-2009, 2013.
5) Chan MW, Yu E, Bartlett E, et al: Morphologic and topographic radiologic features of human papillomavirus-related and -unrelated oropharyngeal carcinoma. Head Neck 39: 1524-1534, 2017.

中咽頭悪性リンパ腫
malignant lymphoma of oropharynx

久野博文

症例1 60歳代，女性．前頸部の痛みにより受診．扁桃に腫瘤を認め紹介受診．

図1-A　造影CT

図1-B　¹⁸F-FDG-PET/CT

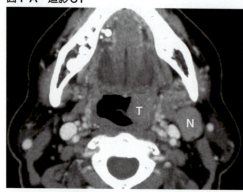
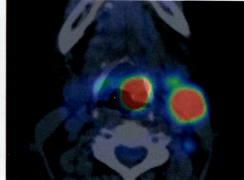

図1-C　T2強調像

図1-D　ADC map

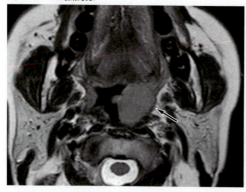
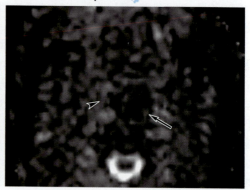

症例2 70歳代，女性．嚥下時のつかえ感にて受診．

図2-A　造影CT矢状断像

図2-B　T2強調像

図2-C　ADC map

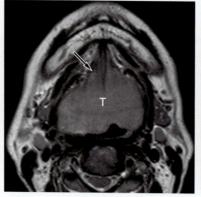
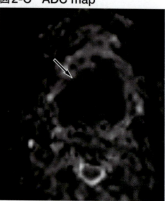

画像の読影

症例1：造影CT（図1-A）において，左扁桃の腫大（T）と左頸部リンパ節の腫脹（N）を認める．FDG-PET/CT（図1-B）において，同部位に強いFDGの集積が認められる．T2強調像にて，腫瘍は比較的均質な中等度高信号を呈し，外側に裏打ちされる咽頭収縮筋（図1-C；→）の低信号は保持される．ADC mapでは，対側扁桃（図1-D；▶）に比べて著明な低信号を示す（図1-D；→）．生検にて悪性リンパ腫（DLBCL）の診断が得られ，化学療法が施行された．

症例2：造影CT矢状断像（図2-A）において，舌根正中に辺縁比較的平滑で内部均質な軟部腫瘤（T）を認める．T2強調像では，腫瘍（T）は均質な中等度高信号を呈し，オトガイ舌筋間に入り込むような進展を認める（図2-B；→）．ADC mapでは，低いADC値（$0.5 \times 10^{-3} mm^2/sec$）を呈する（図2-C；→）．生検にて悪性リンパ腫（末梢性T細胞リンパ腫；peripheral T-cell lymphoma）の診断が得られ，化学療法が施行された．

一般的知識と画像所見

中咽頭悪性リンパ腫は，多くが口蓋扁桃および舌扁桃（舌根）に生じる．中咽頭の扁平上皮癌と悪性リンパ腫は，ほぼ3：1の割合であり，口蓋扁桃に限れば同等の比率で発生する．Hodgkinリンパ腫，非Hodgkinリンパ腫（NHL）のいずれにも生じうるが，わが国ではNHLが80〜90％を占める．NHLの中ではDLBCLが最も多く，中高年に好発し，発症年齢のピークは60歳代である．

画像所見 上咽頭悪性リンパ腫と同様に，多くが対称性で比較的大きな腫瘤を形成して，内部構造が均一な軟部組織として造影効果を示すのが典型的である．扁平上皮癌と比べて，深部の構造が保持されることが多い．CT・MRIにおいて，腫瘍の大きさに比して深部の舌根層構造，咽頭収縮筋や口蓋弓の低信号，傍咽頭間隙などが保たれている場合は，悪性リンパ腫を疑う．

鑑別診断のポイント

p16陽性の扁平上皮癌の場合，口蓋扁桃や舌根に比較的内部均質な腫瘤として生じることが多いため，通常のT2強調像による腫瘍形態のみでは鑑別が難しい場合がある．拡散強調像のADC値は，扁平上皮癌に比べ悪性リンパ腫で（$0.5 \times 10^{-3} mm^2/sec$以下）と有意に低く，鑑別に有用とされている[1)2)]．FDG-PETと拡散強調像を含めた定量的評価でも，拡散強調像のみが鑑別に有用と報告されている[3)]．

参考文献

1) Ichikawa Y, Sumi M, Sasaki M, et al: Efficacy of diffusion-weighted imaging for the differentiation between lymphomas and carcinomas of the nasopharynx and oropharynx: correlations of apparent diffusion coefficients and histologic features. AJNR 33: 761-766, 2012.
2) Park M, Kim J, Choi YS, et al: Application of dynamic contrast-enhanced MRI parameters for differentiating squamous cell carcinoma and malignant lymphoma of the oropharynx. AJR 206: 401-407, 2016.
3) Kato H, Kanematsu M, Kawaguchi S, et al: Evaluation of imaging findings differentiating extranodal non-Hodgkin's lymphoma from squamous cell carcinoma in naso-and oropharynx. Clin Imaging 37: 657-663, 2013.

下咽頭癌 —梨状陥凹癌T1, T2—
hypopharyngeal cancer（pyriform sinus cancer T1, T2）

久野博文

症例1 70歳代，男性．喫煙・飲酒歴あり．上部消化管内視鏡にて，右梨状陥凹から披裂部にかけて病変を指摘．

図1-A 上部消化管内視鏡像　　図1-B 造影CT（仮声帯レベル）　　図1-C 造影CT冠状断像

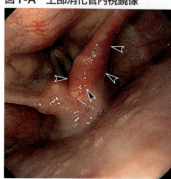
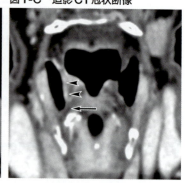

症例2 80歳代，女性．喫煙・飲酒歴あり．咽頭痛にて近医受診し，下咽頭腫瘍を指摘．

図2-A 造影CT（仮声帯レベル）　　図2-B iodine-overlay image（DECT）

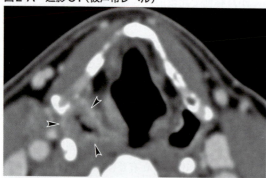
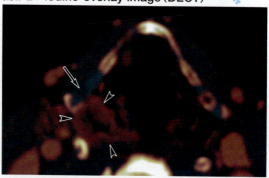

図2-C T2強調像　　図2-D 造影CT（術後3か月）

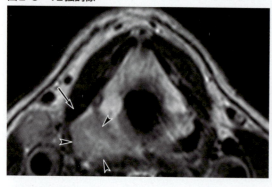
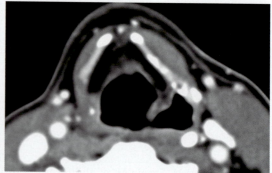

参考文献
1) Laccourreye O, Mérite-Drancy A, Brasnu D, et al: Supracricoid hemilaryngopharyngectomy in selected pyriform sinus carcinoma staged as T2. Laryngoscope 103: 1373-1379, 1993.
2) 林 隆一，海老原 敏：下咽頭癌に対する喉頭温存手術．JOHNS 19: 1089-1092, 2003.
3) Muto M, Nakane M, Katada C, et al: Squamous cell carcinoma *in situ* at oropharyngeal and hypopharyngeal mucosal sites. Cancer 101: 1375-1381, 2004.

■画像の読影■

症例1：上部消化管内視鏡像にて，右梨状陥凹喉頭側に粘膜不整病変を認める（図1-A；▶）．狭帯域光観察（narrow band imaging；NBI）にて血管異型あり（非提示）．造影CTにて，内視鏡病変に一致して増強効果を伴う壁肥厚を認める（図1-B；▶）．造影CT冠状断像では，病変は梨状陥凹内側壁に留まり（図1-C；▶），輪状披裂関節付近や梨状陥凹尖部への進展は明らかではない（図1-C；→）．生検より，下咽頭癌（右梨状陥凹）cT1N0M0の診断のもと，全身麻酔下にて，彎曲型喉頭鏡と上部消化管内視鏡を組み合わせた内視鏡的咽喉頭手術（ELPS/ESD）が施行された．

症例2：造影CTにて，右梨状陥凹から後壁右側にかけて，表面不整な壁肥厚を認める（図2-A；▶）．dual-energy CT（DECT）によるiodine-overlay imageでは，造影効果を伴う壁肥厚が明瞭に描出され（図2-B；▶），隣接する甲状軟骨の非骨化軟骨と明瞭に区別される（図2-B；→）．T2強調像では，腫瘍が中等度高信号（図2-C；▶），非骨化軟骨が低信号を呈する（図2-C；→）．生検より，下咽頭癌（右梨状陥凹）cT2N0M0の診断のもと，喉頭温存下咽頭部分切除が施行された．術後3か月の造影CT（図2-D）にて，甲状軟骨後端部が切除されているが，喉頭機能は温存されている．

■一般的知識と画像所見■

下咽頭癌は，梨状陥凹（梨状窩），（下）咽頭後壁，輪状後部の3亜部位に分けられており，それぞれ治療戦略（特に喉頭機能温存治療が可能か否かの判断）や腫瘍進展様式が異なる．梨状陥凹癌は下咽頭癌の亜部位で最も多く（66〜75％），最近では，NBI検査など内視鏡機器の発達とともに早期表在癌として発見されることも多い．

早期の梨状陥凹癌の治療は，（化学）放射線療法と外科的治療に大別される．放射線療法は，根治が得られれば喉頭温存が可能であるが，同一部位への照射は原則として一度しか行えず，残存・再発時の救済手術は合併症発症率も高くなる．外科的治療では，外切開による喉頭温存手術（下咽頭部分切除術）や経口的切除術，咽頭癌の表在癌に対してELPS/ESDなどが行われている[1)〜3)]．

画像所見 下咽頭癌は，必ずしも腫瘍を形成しながら深部方向へ浸潤する病変だけではなく，粘膜や粘膜下を中心として比較的表在性の進展を示す症例も多く経験する．それらの治療方針決定には，内視鏡所見と画像所見と対比させた総合的な判断を必要とし，とりわけ画像診断の役割は，内視鏡では評価が難しい深部方向への浸潤の有無と，梨状陥凹尖部や輪状後部などの尾側方向への進展を見出すことである．

筋層や深部組織に達する浸潤は内視鏡的切除術の適応から外れ，梨状陥凹尖部や輪状後部へ病変が及ぶ場合には，原則として喉頭を温存する部分切除術の適応から外れる．したがって，それらを画像によって同定することが，適切な治療方針にとって重要となる．造影CTやMRIにおいて，下咽頭癌の表層進展は，粘膜面の壁肥厚と不整な増強効果として描出される．ただし，最終的には臨床医との合同カンファレンスにより，内視鏡所見と画像所見を対比させながら診断することが重要と考えられる．

■鑑別診断のポイント■

造影CTやMRIにおいて，下咽頭癌の早期表在癌や表層進展は，粘膜面の壁肥厚と不整な増強効果として描出される．粘膜面の炎症などとの鑑別が難しいことも多く，最終的には臨床医との合同カンファレンスにより，内視鏡所見と画像所見を対比させながら，病変の存在や進展範囲を診断することが重要と考えられる．

下咽頭癌 ―梨状陥凹癌T3，T4―
hypopharyngeal cancer（pyriform sinus cancer T3, T4）

久野博文

症例1 50歳代，男性．喫煙・飲酒歴あり．発声困難・呼吸苦にて受診．下咽頭に腫瘤を認め，紹介受診．

図1-A　造影CT（仮声帯レベル）

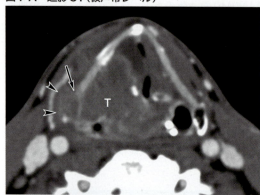

図1-B　iodine-overlay image（DECT）

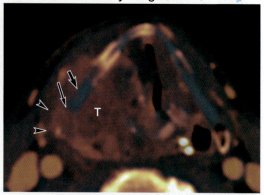

図1-C　T2強調像

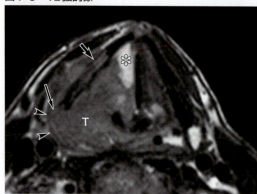

図1-D　脂肪抑制造影T1強調像

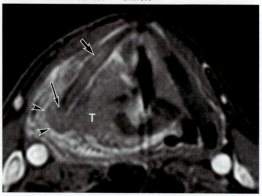

症例2 60歳代，男性．喫煙・飲酒歴あり．咽頭違和感と頸部腫脹にて受診．下咽頭腫瘍を認め，紹介受診．

図2-A　造影CT

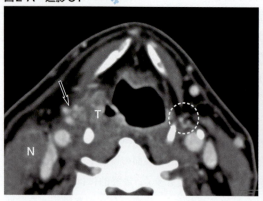

図2-B　iodine-overlay image（DECT）

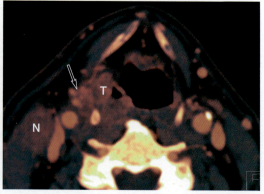

画像の読影

症例1：造影CTにて，下咽頭梨状陥凹内側壁を中心に浸潤性腫瘍（T）を認める．甲状軟骨右側板後端の融解像（図1-A；→）と，その外側を取り囲む喉頭外進展（図1-A；▶）を認め，甲状軟骨浸潤の所見と考えられる．DECTによるiodine-overlay imageでは，軟骨浸潤部（図1-B；→）と非浸潤部（図1-B；➡）が明瞭に区別される（▶NOTE）．T2強調像では，軟骨浸潤部分は腫瘍と同等の信号に置換され（図1-C；→），骨化軟骨部は一部高信号を呈する（図1-C；➡）．造影T1強調像では，甲状軟骨の浸潤を受けていない骨化軟骨部（図1-D；➡）が，浸潤部位（図1-D；→）と同等の増強効果を示している．生検より，下咽頭癌（梨状陥凹）cT4aN1M0の診断のもと，下咽頭・喉頭頸部食道摘出術が施行された．

症例2：造影CTにて，右梨状陥凹外側壁に辺縁不整な腫瘍（T）を認める．明らかな軟骨浸潤の所見は認めないが（非提示），右上喉頭神経血管束周囲の脂肪濃度（点線円；健側）が患側で上昇し（図2-A；→），DECTによるiodine-overlay imageで造影効果を認め（図2-B；→），喉頭外軟部組織進展と考えられた．右レベルⅢに辺縁不整なリンパ節転移（N）を認める．生検より，下咽頭癌（梨状陥凹外側壁）cT4aN2bM0の診断のもと，初期治療として化学放射線療法が選択された．

一般的知識と画像所見

梨状陥凹癌の60％以上は，初診時にT3もしくはT4の局所進行病変として発見され，既にリンパ節転移を伴っていることが多い．下咽頭癌のTNM分類を表1[1]に示す．一般的に，喉頭軟骨浸潤を伴う下咽頭癌は，原則として喉頭の機能温存を目指した治療法（喉頭温存部分切除術や化学放射線療法など）の適応から外れ，下咽頭喉頭頸部食道摘出術が行われる．近年，明らかな喉頭軟骨浸潤を示さないもしくは軽微な軟骨浸潤にとどまるT4aの梨状陥凹癌に対して，初期治療として化学放射線療法などの喉頭温存を目指した集学的治療が行われている．

表1 下咽頭癌のTNM分類（AJCC・UICC第8版）

Tis	上皮内癌	
T1	≦2cm および1亜部位	
T2	≦4cm，または2亜部位以上	
T3	＞4cm，または声帯固定，頸部食道進展	
T4a	甲状軟骨，輪状軟骨，舌骨，甲状腺，喉頭外進展（中心軟部組織）	
T4b	椎前筋膜，縦隔構造，頸動脈（全周性）	
＊Txは原発腫瘍の評価が不可能．		
N0	リンパ節転移なし	
N1	患側・単発，≦3cm	
N2	N2a	患側・単発，≦3cm
	N2b	患側・多発
	N2c	両側・健側
N3a	＞6cm	
N3b	臨床的節外浸潤あり＊	
＊臨床的節外浸潤は，周囲組織への固着・結合を伴う軟部組織浸潤や神経症状，皮膚浸潤など，理学的にほぼ節外浸潤が確定的な場合に分類する．		
M0	遠隔転移なし	
M1	遠隔転移あり	

（文献1）より改変して転載）

画像所見 梨状陥凹癌の局所進行病変の画像診断では，喉頭軟骨浸潤（特に甲状軟骨側板への浸潤）と甲状舌骨膜（膜様部）や咽頭収縮筋を介した喉頭外軟部組織進展の診断（どちらも局所病期T4a因子）が重要である．特に軟骨浸潤の評価は，CT/MRI双方において慎重に行う必要がある．CTによる喉頭軟骨浸潤は，シングルスライスCTが用いられていた時代の研究にて，感度71％，特異度83％とされていたが[2]，近年のマルチスライスCTを用いた薄いスライスでの評価では，感度は上昇するものの，むしろ特異度は低下して過大評価の傾向にあるとされている[3)4]．その原因として，非骨化軟骨とヨード造影剤注入後の腫瘍のCT値が類似すること，加齢による軟骨の骨化により多彩なCT値を示すことが挙げられる[4]．DECTが利用可能な施設では，可能であればdual-energy imagingを用いた軟骨浸潤の評価を考慮する（▶NOTE①）．

一方，MRIは喉頭軟骨浸潤の診断において，高い感度（甲状軟骨；96％）と高い陰性的中率を示す有用なモダリティであるが，腫瘍が存在することによる2次性の炎症性変化によって偽陽性所見を呈することから特異度は低いと報告されている（甲状軟骨；65〜75％）[5]．MRIを用いて喉頭軟骨浸潤を評価する際には，炎症性細胞浸潤があたかも腫瘍浸潤のように描出される可能性を考慮して，慎重に判断すべきである．造影CT（DECTを含む）・造影MRIによる正常喉頭軟骨の画像所見，喉頭軟骨浸潤の診断基準を示す（表2，▶NOTE②）．

下咽頭癌の病期診断において，喉頭外軟部組織進展も重要なT4a因子のひとつである[6)7]．喉頭軟骨浸潤を介さない喉頭外進展がT4の40％以上を占め，腫瘍容積や進展範囲によっては機能温存治療の適応となりうる．CTやMRIにて喉頭外進展の有無を確実に判定するには，喉頭外進展が生じやすい経路を理解しておくと診断の一助となる．下咽頭癌では，①咽頭収縮筋に沿って甲状軟骨側板後縁を回り込む進展経路（wrap around spread），②甲状舌骨膜を貫通する上喉頭神経血管束の走行に沿った進展経路，の2つの経路による喉頭外進展が多い[7]．

■鑑別診断のポイント■

下咽頭腫瘍の局所進行病変はほとんどが扁平上皮癌であり，他には腺様嚢胞癌や肉腫があるが稀である．披裂喉頭蓋ヒダを中心とする腫瘍の場合は，梨状陥凹喉頭側から発生した癌と披裂喉頭蓋ヒダ発生の声門上喉頭癌との区別が困難な場合もある．その両者のTNMは異なった分類であることから，画像診断上，腫瘍の局在が下咽頭優位か声門上喉頭優位かを評価する必要があり，最終的には内視鏡所見と画像所見を対比させながら決定する．

::: 参考文献 :::

1) Amin MB, Edge SB, Greene FL, et al (eds); AJCC cancer staging manual, 8th ed. Springer, New York. p.123-136, 2017.
2) Becker M, Zbären P, Delavelle J, et al: Neoplastic invasion of the laryngeal cartilage: reassessment of criteria for diagnosis at CT. Radiology 203: 521-532, 1997.
3) Li B, Bobinski M, Gandour-Edwards R, et al: Overstaging of cartilage invasion by multidetector CT scan for laryngeal cancer and its potential effect on the use of organ preservation with chemoradiation. Br J Radiol 84: 64-69, 2011.
4) Kuno H, Onaya H, Iwata R, et al: Evaluation of cartilage invasion by laryngeal and hypopharyngeal squamous cell carcinoma with dual-energy CT. Radiology 265: 488-496, 2012.
5) Becker M, Zbaren P, Casselman JW, et al: Neoplastic invasion of laryngeal cartilage: reassessment of criteria for diagnosis at MR imaging. Radiology 249: 551-559, 2008.
6) Beitler JJ, Muller S, Grist WJ, et al: Prognostic accuracy of computed tomography findings for patients with laryngeal cancer undergoing laryngectomy. J Clin Oncol 28: 2318-2322, 2010.
7) Kuno H, Onaya H, Fujii S, et al: Primary staging of laryngeal and hypopharyngeal cacancer: CT, MR imaging and dual-energy CT. Eur J Radiol 83: e23-e35, 2014.
8) Kuno H, Sakamaki K, Fujii S, et al: Comparison of MR imaging and dual-energy CT for the evaluation of cartilage invasion by laryngeal and hypopharyngeal squamous cell carcinoma. AJNR 39: 524-531, 2018.

> **NOTE** ① dual energy imaging を用いた喉頭軟骨浸潤
>
> dual energy imaging では，ヨード造影剤（造影される腫瘍），軟部組織，非骨化軟骨を識別し，腫瘍浸潤部分と非浸潤部分が区別できる iodine-overlay image が作成可能である．通常の CT 単独の評価に比べて，iodine-overlay image を評価に加えることで，感度（86％）を落とすことなく特異度を有意に上昇（70％→96％）するとされる[4]．
> また dual energy CT（DECT）は，MRI に比べて嚥下運動によるモーションアーチファクトの影響が少なく，仮想 120kV 像（weighted-average image）により骨皮質の微細な形態変化（びらん等）を併せて評価できる．そのため，喉頭軟骨内の 2 次性炎症性変化による偽陽性が造影 MRI による評価に比べて減少し，特異度が有意に向上する[8]．

表2　正常軟骨と軟骨浸潤のCT/MRI所見

		信号強度・吸収値・造影効果		
		骨化軟骨（皮質骨）	骨化軟骨（脂肪髄）	非骨化軟骨
正常軟骨				
CT（DECT）	軟部条件・骨条件*	高吸収	低吸収	腫瘍と同じ等吸収
	DECT（iodine-overlay image）	評価不能	ヨード増強なし（低吸収）	ヨード増強なし（低吸収）
MRI	T1 強調像	無信号	高信号	低信号
	T2 強調像	無信号	高信号	低信号
	造影 T1 強調像	造影効果なし	造影効果なし	造影効果なし
軟骨浸潤陽性				
CT（DECT）	軟部条件・骨条件*	びらん，融解像，軟骨貫通を伴う喉頭外進展		
	DECT（iodine-overlay image）	CT（軟部・骨条件）のびらん・融解像部位に一致してヨード増強効果あり		
MRI	T1 強調像	腫瘍と同等の信号強度（低信号）		
	T2 強調像	腫瘍と同等の信号強度（中等度高信号）		
	造影 T1 強調像	腫瘍と同等の増強効果		

＊dual energy CT（DECT）では weighted-average image（仮想 120kV 像）．

> **NOTE** ②甲状軟骨浸潤の画像評価[2)4)]
>
> 軟骨浸潤評価に重要な CT 所見（図3）：①びらん，②融解像，③軟骨貫通を伴う喉頭外進展
> 1. まずは軟部条件・骨条件にて軟骨の形態を評価する．
> 2. DECT の iodine-overlay image にて，①〜③の形態異常を示す部分のヨード造影の有無を評価する（表2）．
> ＊非対称性骨硬化所見は特異度が低く，甲状軟骨に対しては積極的に軟骨浸潤の所見とはしない．

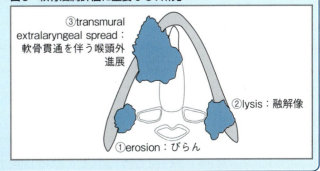

図3　軟骨浸潤評価に重要なCT所見

下咽頭癌 —輪状後部・後壁癌—
hypopharyngeal cancer (postcricoid and posterior wall cancer)

久野博文

症例1 70歳代，男性．喫煙・飲酒歴あり．嚥下痛・嗄声を主訴に近医受診．

図1-A　造影CT矢状断像
図1-B　造影CT（仮声帯レベル）

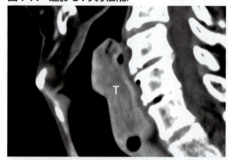
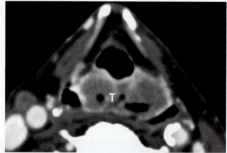

図1-C　造影CT（声帯下面レベル）
図1-D　iodine-overlay image（DECT）

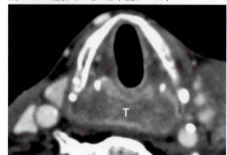
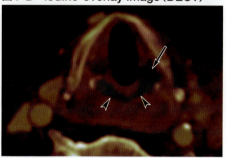

症例2 70歳代，男性．飲酒歴あり．嚥下困難にて近医受診．

図2-A　造影CT
図2-B　T2強調像
図2-C　脂肪抑制造影T1強調像

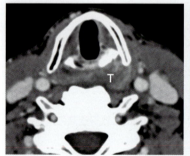
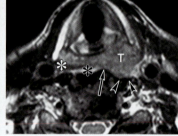
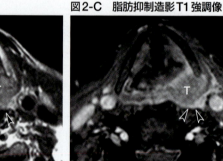

::: 参考文献 :::

1) Hsu WC, Loevner LA, Karpati R, et al: Accuracy of magnetic resonance imaging in predicting absence of fixation of head and neck cancer to the prevertebral space. Head Neck 27: 95-100, 2005.
2) Righi PD, Kelley DJ, Ernst R, et al: Evaluation of prevertebral muscle invasion by squamous cell carcinoma-Can computed tomography replace open neck exploration？ Arch Otolaryngol Head Neck Surg 122: 660-663, 1996.
3) Imre A, Pinar E, Erdoğan N, et al: Prevertebral space invasion in head and neck cancer: negative predictive value of imaging techniques. Ann Otol Rhinol Laryngol 124: 378-383, 2015.
4) Loevner LA, Ott IL, Yousem DM, et al: Neoplastic fixation to the prevertebral compartment by squamous cell carcinoma of the head and neck. AJR 170: 1389-1394, 1998.

■画像の読影■

症例1：造影CT矢状断像（図1-A）および横断像（図1-B，C）において，輪状後部を中心とする軟部腫瘤（T）を認める．輪状軟骨と密に接するが，DECTによるiodine-overlay image（図1-D）では，輪状軟骨（図1-D；►）や披裂軟骨（図1-D；→）に明らかな造影効果は認めない．T3N2cM0と診断され，喉頭温存希望により根治的放射線療法が行われた．治療終了2か月後の効果判定において，画像および組織学的に腫瘍の残存が確認されたため，救済手術（下咽頭・喉頭食道全摘術）が施行されている．

症例2：造影CT，T2強調像および脂肪抑制造影T1強調像で（図2-A～C），下咽頭後壁左側～頸部食道入口部を中心とした，辺縁不整な軟部腫瘤（T）を認める．T2強調像では，後方で咽頭収縮筋の低信号（図2-B；白＊）および咽頭後間隙の脂肪層（図2-B；黒＊）が途絶し（図2-B；→），椎前筋膜と接するが，椎前筋前面との境界は整である（図2-B，C；►）．左側で，咽頭収縮筋を介して喉頭外進展が認められた（非提示）．下咽頭癌（咽頭後壁）cT4aN0M0の診断のもと，化学放射線療法が行われた．

■一般的知識と画像所見■

1）下咽頭輪状後部癌：輪状後部は，披裂軟骨，披裂間部から輪状軟骨下縁までの頭尾方向3～4cmの範囲で，輪状軟骨後面を覆う粘膜を指す（下咽頭前壁に相当）．輪状後部を原発とする下咽頭癌は比較的稀であり，多くが梨状陥凹癌や頸部食道癌，喉頭癌などからの進展が多い．輪状後部に病変が及ぶ場合には，原則として喉頭機能を温存した部分切除術の適応から外れる．

2）下咽頭後壁癌：下咽頭後壁癌は，中咽頭後壁（もしくは頸部食道後壁）と連続して認められることがあり，治療上は"咽頭後壁癌"としてひとつの病態で扱う場合も多い．咽頭後壁癌の治療方針を決定する上で重要な画像診断の役割のひとつとして，後方（深さ方向）への腫瘍進展の評価が挙げられる．その評価の画像所見としては，CTおよびMRIで咽頭後間隙の脂肪層を同定することが重要である（▶NOTE）．

■鑑別診断のポイント■

腫瘍が大きくなると，輪状後部癌と後壁癌との鑑別が画像上難しいことがある．正常な状態の輪状後部は虚脱し，内視鏡検査でも直接観察することがしばしば難しいため，画像診断において粘膜下や深部構造（咽頭後間隙など）の脂肪構造や筋組織の同定と破綻の評価が鑑別に有用である．

> **NOTE** **切除不能因子：椎前筋膜浸潤（prevertebral fascia invasion）**
>
> 中咽頭癌および下咽頭癌において，椎前筋膜，椎前間隙，頸椎などへの直接浸潤を示す場合は根治的な切除が難しいとされ，T4b因子のひとつに定義される．その評価に重要な画像所見は，CTおよびMRIで咽頭後間隙の脂肪層を同定することであり，それらが保たれる場合の椎前筋浸潤に対する陰性的中率は，おのおの82％と97.5％と報告され，概ね椎前筋浸潤は陰性となる[1)～3)]．咽頭収縮筋および咽頭後間隙脂肪層の途絶や不明瞭化がみられる場合，椎前筋前面との輪郭が保たれているか否かを観察することが必須となる．一般的に，濃度分解能の高い造影MRIが，より優れている[1)～3)]．
>
> 椎前筋浸潤を疑う所見として，椎前筋前縁と腫瘍との輪郭の不整，椎前筋の腫瘍と同等の信号強度への置換，椎前筋の非対称性陥凹などが挙げられるが，これらの画像所見は特異性の高い所見ではない．現時点においても，椎前筋浸潤の有無を確定するのに画像所見のみでは困難とされており，最終的には術中所見による判断が必要とされる[4)]．

喉頭癌 －声門上癌－
laryngeal cancer（supraglottic cancer）

久野博文

症例1 70歳代，男性．喫煙・飲酒歴あり．右上頸部の腫瘤を自覚し近医受診．喉頭蓋腫瘤を指摘され紹介受診．

図1-A　造影CT（舌骨レベル）

図1-B　造影CT矢状断像

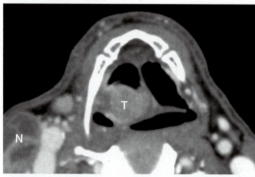
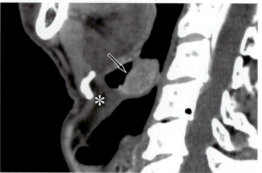

症例2 60歳代，男性．喫煙・飲酒歴あり．嗄声，咽頭痛にて受診．声門上喉頭に腫瘤を指摘．

図2-A　造影CT（披裂喉頭蓋ヒダレベル）

図2-B　造影CT（仮声帯レベル）

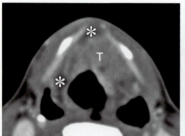
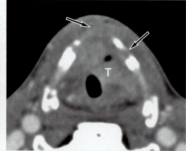

図2-C　iodine-overlay image（DECT）

図2-D　T2強調像

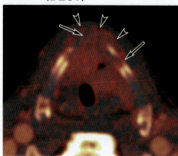
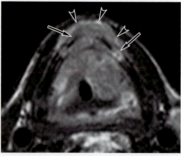

::: 参考文献 :::

1) Loevner LA, Yousem DM, Montone KT, et al: Can radiologists accurately predict preepiglottic space invasion with MR imaging?　AJR 169: 1681-1687, 1997.
2) Amin MB, Edge SB, Greene FL, et al (eds)；AJCC cancer staging manual, 8th ed.　Springer, New York. p.149-161, 2017.
3) Baugnon KL, Beitler JJ: Pitfalls in the staging of cancer of the laryngeal squamous cell carcinoma.　Neuroimaging Clin N Am 23: 81-105, 2013.

■画像の読影

症例1：造影CT（舌骨レベル，図1-A）において，喉頭蓋舌面右側に腫瘤（T）を認める．右頸部には壊死を伴うリンパ節転移（N）あり．造影CT矢状断像では，腫瘍は喉頭蓋舌面に留まり（図1-B；→），前喉頭蓋間隙（図1-B；＊）や舌根方向への進展は認められない．声門上喉頭癌cT1N2bM0の診断にて，化学放射線療法が行われた．

症例2：造影CTにて，左前方優位で声門上喉頭を占拠する境界不明瞭な浸潤性腫瘤（T）を認める．腫瘍は前喉頭蓋間隙（図2-A；＊）や傍声帯間隙に広く浸潤し，甲状軟骨は前方部分で全層性の融解像を示す（図2-B；→）．DECTによるiodine-overlay imageでは，甲状軟骨浸潤（図2-C；→）を介して，前方喉頭外組織（前方の舌骨下筋群など）への進展が明瞭に観察できる（図2-C；▶）．T2強調像では，甲状軟骨の信号強度が腫瘍と同等の信号に置換され（図2-D；→），前方の舌骨下筋群への浸潤が認められる（図2-D；▶）．喉頭全摘術と術後放射線療法が行われた．

■一般的知識と画像所見

声門上喉頭は，上は喉頭蓋から下は声帯の直上，喉頭室レベルまでの含む領域で，喉頭癌発生の約30％を占める．亜部位は喉頭蓋（舌骨上・舌骨下），披裂喉頭蓋ヒダ喉頭面，披裂部，仮声帯に区分される．初期では，無症状での経過や咽頭違和感，嚥下時痛の症状が多く，進行するまで発見されにくいため，嗄声症状が早期に出現しやすい声門癌に比べて予後不良とされる．リンパ節転移の頻度が約半数と高く，頸部リンパ節腫大による頸部腫瘤が初発症状の場合も多い．

早期病変（T1，T2）の場合には，喉頭部分切除術や化学放射線治療などの機能温存治療が行われる．進行病変は，病期や腫瘍容積により根治性と予想される機能予後の双方を考慮しながら，放射線療法，化学療法，手術療法を組み合わせた集学的治療が行われる．

画像所見 喉頭内視鏡による観察において，その病変の存在診断と生検による組織診断が可能であるため，画像診断の目的は，病変の深部方向の進展範囲と病期の決定にある．声門上癌では，T3因子では前喉頭蓋間隙進展[1]，傍声帯間隙進展，甲状軟骨内側板，T4因子では甲状軟骨全層性浸潤，喉頭外軟部組織進展の評価が，治療方針決定に重要となる（表）[2]．

声門上癌における前喉頭蓋間隙への進展は，放射線治療への反応不良の原因とされ，さらに頸部リンパ節転移の頻度が約90％と高くなる．また，前喉頭蓋間隙を広範に侵す高腫瘍容積病変は，高い頻度で甲状軟骨浸潤（特に甲状軟骨上縁側）を伴う．甲状軟骨浸潤を伴わなくても，甲状舌骨膜や輪状甲状膜を介した喉頭外軟部組織への進展（全T4病変の40％以上を占める）も，重要なT4a因子である[3]．特に声門上癌では，比較的早期病変でも上喉頭神経血管束に沿った甲状舌骨膜を介する進展の頻度が高い．

■鑑別診断のポイント

進行例では，声門上喉頭と声門にまたがる腫瘍進展（経声門進展）を示す場合があり，内視鏡および画像における腫瘍の中心点の局在，進展様式，一般的な発生頻度などを考慮し，声門癌と声門上癌のどちらの病期分類を用いるか決定する．

表 声門上癌のT分類（AJCC・UICC第8版）

Tis	上皮内癌
T1	声帯運動正常かつ声門上部の1亜部位
T2	声帯固定なく，声門上部の2亜部位以上，声門，声門上喉頭外（舌根粘膜，喉頭蓋谷，梨状陥凹内側壁など）の粘膜に浸潤
T3	声帯固定があり喉頭内に限局，または輪状後部，前喉頭蓋間隙，傍声帯間隙，甲状軟骨内側皮質に浸潤
T4a	甲状軟骨全層性浸潤，または喉頭外進展
T4b	椎前組織，頸動脈浸潤（全周性），あるいは縦隔に進展

（文献2）より改変して転載）

喉頭癌 —声門癌—
laryngeal cancer (glottic cancer)

久野博文

症例 60歳代，男性．喫煙・飲酒歴あり．嗄声を自覚し，近医耳鼻科受診．喉頭鏡にて，声帯腫瘍を指摘され紹介受診．

図1-A 喉頭ファイバー像

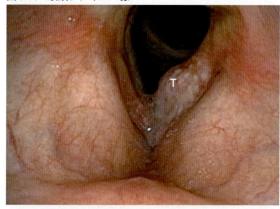

図1-B 造影CT（声門レベル，軟部条件）

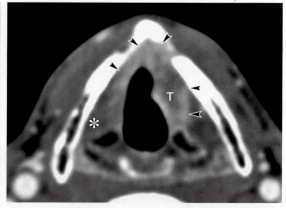

図1-C 造影CT（骨条件）

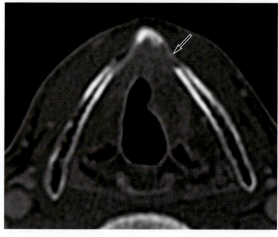

図1-D iodine-overlay image（DECT）

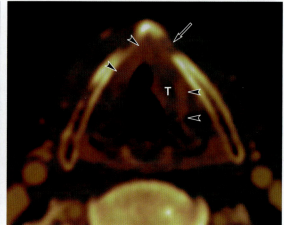

画像の読影

喉頭ファイバー像（図1-A）において，左声帯を中心に腫瘍（T）を認める．前方で前交連から右声帯に進展があり，両側声帯の可動性は良好であった．造影CTでは，左声帯のほぼ全長から前交連を介して，右声帯にわたる軟部組織肥厚（T）を認め，深部では傍声帯間隙に広く進展を伴う（図1-B；▶，正常を対側＊で示す）．造影CT（骨条件）では，隣接する甲状軟骨内側皮質のびらんを認める（図1-C；→）．iodine-overlay imageでは，傍声帯間隙に進展する腫瘍（T）が明瞭に描出され（図1-D；▶），甲状軟骨皮質のびらん領域に一致してiodineの造影効果を認めることから（図1-D；→），内側皮質への浸潤と考えられた．外側皮質を破って浸潤する所見はない．喉頭癌（声門癌）cT3N0M0の診断で，化学放射線療法が選択された．

一般的知識と画像所見

喉頭癌の中で声門癌が最も多く，約65%を占める．亜部位は，左右声帯（上面，自由縁，下面），前交連，後交連（披裂間部）が含まれる．嗄声症状での発症が多く，比較的早期病変で発見される傾向にある．

早期病変（T1, T2, 声帯固定を伴わないT3）では，（化学）放射線治療，経口レーザー治療，機能温存手術などが選択される．T3以上の進行病変は，病期や腫瘍容積により放射線療法，化学療法，手術療法を組み合わせた集学的治療が選択される．近年は，化学放射線治療の進歩により，喉頭全摘術は主に機能温存治療後の再発・残存病変への救済手術として施行される場合が増えている．

画像所見 比較的表層を中心とした病変の場合，声門癌の局所病期T1, T2の診断は，喉頭粘膜病変の広がりにより定義され，喉頭内視鏡による診断が優先される．画像診断では，T3およびT4因子の同定や否定を行うことが重要な役割のひとつであり，臨床的にT1, T2が疑われる病変であっても，（喉頭鏡のみではとらえにくい）粘膜下進展を生じる場合があるために，可能な限り画像検査の施行が推奨される．

声門癌の局所病期T3は，①臨床的に声帯が固定している場合，②（画像診断において）傍声帯間隙に進展している場合，のいずれかと定義されている（表）[1]．臨床的に声帯が固定している場合には，画像上も傍声帯間隙進展の所見を呈する場合がほとんどであるが，逆に，臨床的に声帯の可動性が良好でも，画像においてのみ傍声帯間隙進展の所見を示す場合も多く，T3に分類される．

早期の傍声帯間隙の進展については，CT, MRI上，外側輪状披裂筋の不明瞭化，甲状軟骨側板内側に沿う薄い脂肪層の消失などから確認する．甲状軟骨浸潤は，甲状軟骨内側皮質に限局した浸潤はT3，甲状軟骨外側板を破って喉頭外組織に浸潤する場合にT4aに区分され，詳細な評価を必要とする[2]〜[4]．声門癌の声門下進展は，次項「喉頭癌−声門下癌，声門下進展−」を参照されたい．

鑑別診断のポイント

声門癌早期病変は声帯ポリープや乳頭腫などが鑑別となるが，喉頭鏡と生検による診断が優先され，画像診断の意義は低い．

表　声門癌のT分類（AJCC・UICC第8版）

Tis	上皮内癌
T1	声帯運動正常かつ声帯に限局する腫瘍（前交連・後交連に達してもよい）
T1a	一側声帯に限局
T1b	両側声帯に浸潤
T2	声門上または声門下に進展，声帯運動の制限を伴う腫瘍
T3	声帯固定があり喉頭内に限局，または傍声帯間隙，甲状軟骨内側皮質に浸潤
T4a	甲状軟骨外側板を破って浸潤，または喉頭外進展
T4b	椎前組織，頸動脈浸潤（全周性），あるいは縦隔に進展

（文献1）より改変して転載）

参考文献

1) Amin MB, Edge SB, Greene FL, et al (eds); AJCC cancer staging manual, 8th ed. Springer, New York. p.149-161, 2017.
2) Kuno H, Sakamaki K, Fujii S, et al: Comparison of MR imaging and dual-energy CT for the evaluation of cartilage invasion by laryngeal and hypopharyngeal squamous cell carcinoma. AJNR 2018 (doi: 10.3174/ajnr.A5530)
3) Becker M, Zbären P, Delavelle J, et al: Neoplastic invasion of the laryngeal cartilage: reassessment of criteria for diagnosis at CT. Radiology 203: 521-532, 1997.
4) Kuno H, Onaya H, Fujii S, et al: Primary staging of laryngeal and hypopharyngeal cancer: CT, MR imaging and dual-energy CT. Eur J Radiol 83: e23-e35, 2014.

喉頭癌 —声門下癌，声門下進展—
laryngeal cancer（subglottic cancer, subglottic extension）

久野博文

症例1 50歳代，男性．喫煙者．嗄声を自覚し近医受診．声帯麻痺を指摘され紹介受診．

図1-A　喉頭ファイバー像

図1-B　造影CT（声門下レベル，軟部条件）

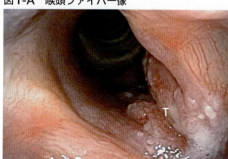
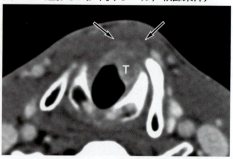

図1-C　単純CT（骨条件）

図1-D　iodine-overlay image（DECT）

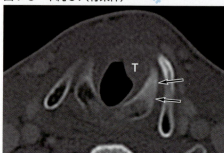
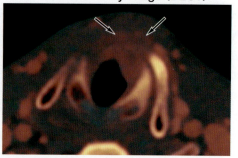

症例2 60歳代，女性．喫煙歴なし．嗄声を自覚し近医受診．声帯腫瘍を疑われ紹介受診．

図2-A　喉頭ファイバー像

図2-B　造影CT（声帯レベル）

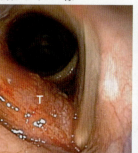
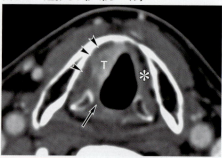

図2-C　造影CT（声門下レベル）

図2-D　造影CT冠状断像

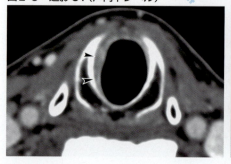
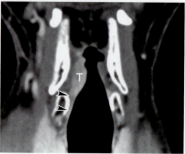

画像の読影

症例1：喉頭ファイバー像（図1-A）にて，声門下喉頭正中に不整隆起病変（T）を認める．造影CTでは声門下喉頭に不整形腫瘍（T）を認め，前方の左深部で，輪状甲状膜を介した喉頭外軟部組織への進展を認める（図1-B；→）．単純CT（骨条件）では，腫瘍に接する輪状軟骨左側が淡い硬化を伴う（図1-C；→）．DECTによるiodine-overlay imageでは，喉頭外進展がより明瞭に描出される（図1-D；→）．初期治療として，喉頭全摘術，甲状腺全摘術，両側頸部郭清術が行われた．

症例2：喉頭ファイバー像（図2-A）にて，右声帯全域に発赤を伴う不整隆起病変（T）を認める．声帯の可動性は良好で，臨床的に病期T2と診断された．造影CT（声帯レベル）では，右声帯を中心に境界不明瞭な腫瘍（T）を認め，傍声帯間隙の脂肪層の吸収値上昇を伴う（図2-B；▶，対側＊；正常脂肪層）．右披裂軟骨内側面に沿った軟部組織肥厚を認め（図2-B；→），披裂部進展と考えられた（左側では，左披裂軟骨内側面は気道腔と接するように認められる）．造影CT（声門下レベルおよび冠状断像）では，輪状軟骨右側内面の軟部組織肥厚を認め（図2-C, D；▶），声門癌の声門下進展を反映している．傍声帯間隙浸潤と声門下進展を伴う声門癌T3N0M0の診断で，喉頭温存の希望により根治的放射線療法が行われたが，治療終了2か月後の効果判定において，画像および組織学的に腫瘍の残存が確認されたため，救済手術（喉頭全摘術）が施行されている．

一般的知識と画像所見

1）声門下癌：声門下癌は，上は声帯下面から輪状軟骨下縁レベルまでに初発する癌であり，喉頭癌の5%程度で稀とされる．内視鏡での十分な観察が困難な例も多く，症状を来しにくいことから，既に声帯固定や輪状軟骨・喉頭外軟部組織への浸潤を来す局所進行病変が多い．早期病変では嗄声など非特異的な症状のみであるが，進行例では急速な気道閉塞症状を来す症例も認められる．リンパ節転移の頻度は10%程度で，気管傍リンパ節や前喉頭リンパ節が重要である．

2）声門下進展：声門下喉頭を侵す病変の多くは，声門癌や声門上癌からの腫瘍進展（声門下進展）である．声門下進展は，弾性円錐に沿って粘膜下に進展することが多く，喉頭鏡のみでの評価は限られ，過小評価される傾向にある．輪状軟骨レベルへの声門下進展は，原則的に機能温存手術の適応を外れるため，画像による同定と進展評価は臨床的意義が高い．

画像所見 声門下癌および声門下進展を示唆する画像所見は，原発巣との連続性を有する輪状軟骨気道面の軟部組織肥厚像と接する輪状軟骨の硬化が挙げられる．CT上，輪状軟骨内面は気道に直接接してみられるのが正常であるため，輪状軟骨内面に原発腫瘍と連続する軟部組織肥厚が確認されれば，異常と判断される[1]．前方の声門下進展は，輪状甲状膜を介した喉頭外軟部組織進展を来しやすく，この病態は軟骨浸潤の有無にかかわらずT4aに分類される（表）[2]．

鑑別診断のポイント

輪状軟骨内面の軟部組織肥厚は放射線治療後変化でも生じうるため，病歴の把握が重要となる．声門下に発生する他の腫瘍として腺様囊胞癌を含めた腺癌が鑑別となるが，画像診断のみでの鑑別は難しく，喉頭鏡と生検による診断が優先される．

表　声門下癌のT分類（AJCC・UICC第8版）

Tis	上皮内癌
T1	声門下部に限局
T2	声門に進展，声帯運動の制限を伴う腫瘍
T3	声帯固定があり喉頭内に限局，または傍声帯間隙，甲状軟骨内側板に浸潤
T4a	輪状軟骨・甲状軟骨に浸潤，または喉頭外進展
T4b	椎前組織，頸動脈浸潤（全周性），あるいは縦隔に進展

（文献2）より改変して転載）

参考文献

1) 尾尻博也：6章 喉頭．頭頸部の臨床画像診断学，改訂第3版．南江堂，p.297-380, 2017.
2) Amin MB, Edge SB, Greene FL, et al（eds）；AJCC cancer staging manual, 8th ed. Springer, New York. p.149-161, 2017.

喉頭軟骨肉腫
laryngeal chondrosarcoma

藤田晃史

症例1 80歳代，女性．前頸部腫瘤．5年前に左甲状軟骨由来の腫瘤を指摘されていたが，本人の希望で経過観察中．最近，腫脹の増悪を自覚して来院．

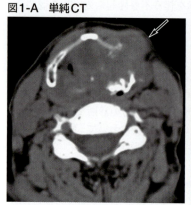
図1-A　単純CT

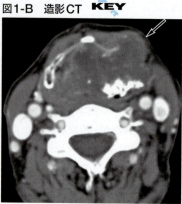
図1-B　造影CT

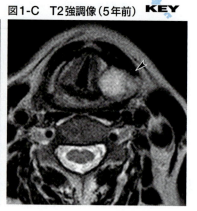
図1-C　T2強調像（5年前）

症例2 70歳代，女性．前頸部腫瘤を自覚して来院．

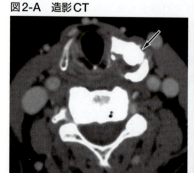
図2-A　造影CT

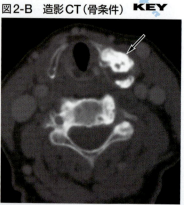
図2-B　造影CT（骨条件）

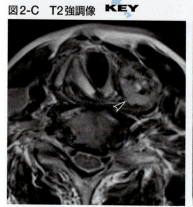
図2-C　T2強調像

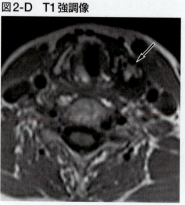
図2-D　T1強調像

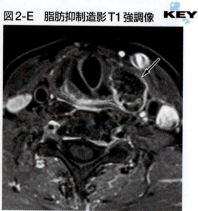
図2-E　脂肪抑制造影T1強調像

画像の読影

症例1：CTで，左甲状軟骨を破壊する著明な腫瘤形成を認め，内部は不均一な造影効果を示している（図1-A, B；→）．5年前のT2強調像では，ほぼ均一な高信号の境界明瞭な腫瘤として認められており（図1-C；►），5年の経過で緩徐に増大したものと思われる．細胞診で軟骨肉腫を診断されたが，高齢でもあり本人の希望により，気道閉塞に対して気管切開を施行して経過観察となった．

症例2：CTで，左甲状軟骨に粗大な石灰化を伴う膨隆性腫瘤を認める（図2-A, B；→）．T2強調像では，軟部腫瘤の部分は軟骨基質を反映していると思われる高信号を示し（図2-C；►），石灰化の強い部分は骨化し，脂肪髄化が確認できる（図2-D, E；→）．細胞診で軟骨由来の腫瘍が確認されたが，経過観察で増大傾向がないため，軟骨腫（あるいは低悪性度の軟骨肉腫）として経過観察中である．

一般的知識と画像所見

喉頭に発生する軟骨肉腫は全喉頭腫瘍の1％以下とされており，他の領域に発生するものと比較して低悪性度である[1)2)]．中高年の男性に多いとされており，喉頭の軟骨肉腫は硝子軟骨から発生するため，輪状軟骨から発生しているものがほとんどで，次いで甲状軟骨に多いとされている[1)2)]．転移することは稀であることから，局所切除が施行されるが，術後の局所再発は多いとされている[1)]．基本的に予後は良好である．稀ではあるが脱分化型の軟骨肉腫の報告があり，この場合は急速な増大が認められ，予後不良とされている[3)]．

画像所見 喉頭の軟骨肉腫の大部分には石灰化を認め，CTで容易に点状および不規則な石灰化を指摘できる．複数の軟骨にまたがって膨隆性，および周囲組織に対して圧排性に発育することが多く，浸潤性ではない．内部には造影効果を認める．MRIでは，軟骨基質を反映してT2強調像で高信号を示すことが一般的であるが，内部は不均一信号である．CTと比較して辺縁境界の描出には優れている．

軟骨由来の腫瘍性病変であることは，CTで石灰化を指摘できることで診断可能だが，良性の軟骨腫や悪性度の高い脱分化型脂肪肉腫と比較して特異的な所見はなく，画像診断のみでの鑑別は困難とされているが[2)]，MRIの拡散強調像およびFDG-PETが脱分化した部分をしてできるとする報告がある[4)]．

鑑別診断のポイント

CTによる腫瘍内部の石灰化，および喉頭軟骨発生であることで診断が可能であるが，軟骨腫，軟骨肉腫および脱分化型脂肪肉腫との鑑別は困難で，臨床的な腫瘍増大の有無などを把握して総合的に診断する必要がある．

参考文献

1) Baatenburg de Jong RJ, van Lent S, Hogendoorn PC: Chondroma and chondrosarcoma of the larynx. Curr Opin Otolaryngol Head Neck Surg 12: 98-105, 2004.
2) Chin OY, Dubal PM, Sheikh AB, et al: Laryngeal chondrosarcoma: A systematic review of 592 cases. Laryngoscope 127: 430-439, 2017.
3) Sakai O, Curtin HD, Faquin WC, et al: Dedifferentiated chondrosarcoma of the larynx. AJNR 21: 584-586, 2000.
4) Purohit BS, Dulguerov P, Burkhardt K, et al: Dedifferentiated laryngeal chondrosarcoma: combined morphologic and functional imaging with positron-emission tomography/magnetic resonance imaging. Laryngoscope 124: E274-E277, 2014.

286 6. 咽頭・喉頭

声帯麻痺
vocal cord paralysis

久野博文

症例1 60歳代，女性．声の出しにくさと嗄声を自覚し，近医耳鼻科受診．右声帯麻痺を指摘され精査．

図1-A　造影CT（声帯レベル）　KEY　　　　図1-B　造影CT（頸部下部レベル）

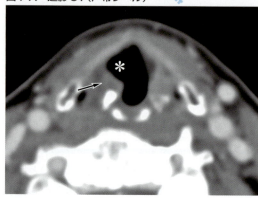
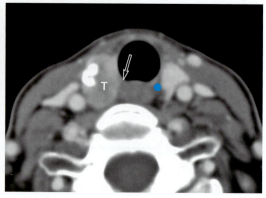

症例2 70歳代，男性．嗄声を主訴に近医耳鼻科受診．左声帯麻痺を指摘され精査．

図2-A　造影CT（声帯レベル）　KEY　　　　図2-B　造影CT（胸部レベル）

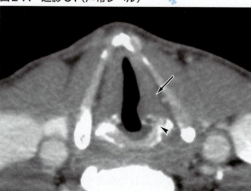
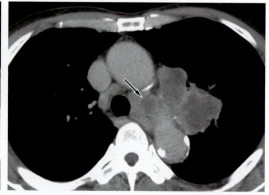

症例3 70歳代，男性．耳下腺癌術後，多発肺転移に対する化学療法施行中に，嗄声と嚥下困難が出現．

図3-A　造影CT（声帯レベル）　KEY　　　　図3-B　脂肪抑制造影T1強調像

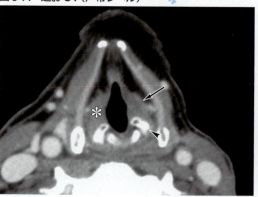
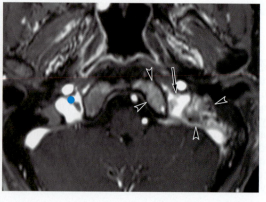

画像の読影

症例1：造影CTにて，右声帯筋の萎縮（図1-A；→）と2次性の喉頭室の拡大を認める（図1-A；＊）．頸部下部レベルでは，甲状腺右葉に石灰化を伴う腫瘤（T）を認め，気管食道溝に進展を示す（図1-B；→，対側の青色○；左反回神経の走行）．甲状腺癌の浸潤による右反回神経麻痺と考えられた．生検にて甲状腺乳頭癌と診断され，甲状腺右葉切除と頸部リンパ節郭清術が施行された．

症例2：造影CTにて，左声帯筋の軽度萎縮（図2-A；→）と左披裂軟骨の軽度内側前方偏位（図2-A；▶）を認める．胸部CTでは，左肺門上部から縦隔にかけて複数の腫瘤を認め，大動脈弓直下の脂肪織への浸潤を認める（図2-B；→）．原発性肺癌，多発リンパ節転移による反回神経麻痺と診断された．

症例3：造影CTにて，左声帯筋の吸収値低下（図3-A；→，＊；対側）と左披裂軟骨の内側前方偏位を認める（図3-A；▶）．脂肪抑制造影T1強調像では，斜台や左側頭骨に頭蓋底転移を認め（図3-B；▶），左頸静脈孔に浸潤を認める（図3-B；→）．頭蓋底転移による左迷走神経麻痺（青色○；対側での右迷走神経）と考えられた．

一般的知識と画像所見

声帯麻痺は大きく，迷走神経麻痺またはその枝である上喉頭神経麻痺，反回神経麻痺の3つに分けられる．反回神経麻痺が最も多く，左反回神経の方が経路が長いことから，4：1の割合で左が多い．症状は嗄声，声質の変化，息切れなどを訴える．原因としては，特発性，外傷性，医原性（手術，気管挿管，放射線治療後など），腫瘍性，心大血管性（大動脈瘤や弁膜症など）が挙げられる（表）．

画像所見 画像診断では，脳幹部から喉頭に至る迷走神経，反回神経の解剖学的走行の理解が重要となる．迷走神経は，脳幹から頸静脈孔を介して頸動脈間隙内を下行する．反回神経は，縦隔内で迷走神経から分岐し，右は鎖骨下動脈，左は大動脈弓を反回し，おのおのの左右の気管食道溝を上行，輪状甲状関節の近傍を通過して喉頭内に入る[1)2)]．

鑑別診断のポイント

反回神経麻痺では，甲状披裂筋の萎縮，披裂軟骨の前内側偏位などがみられ，迷走神経麻痺に伴うものであれば咽頭収縮筋の萎縮を示す場合もある[1)〜3)]．梨状陥凹の非対称性は，咽頭収縮筋弛緩に伴う間接的な所見としてみられる（▶NOTE）．

表　声帯麻痺の病変部位と原因疾患

病変部位	神経	原因疾患
脳幹	迷走神経	出血，梗塞，脱髄性疾患，腫瘍など
頸静脈孔		転移（頭蓋底転移，リンパ節転移），髄膜腫，下位脳神経腫瘍，傍神経節腫など
頸動脈と内頸静脈の間		リンパ節転移（レベルⅡ・Ⅲ・Ⅳ），神経原性腫瘍（迷走神経や交感神経），MLなど
大動脈弓周囲（左）	反回神経	大動脈瘤，心拡大，リンパ節転移（縦隔，右鎖骨上），縦隔腫瘍，肺癌，MLなど
右鎖骨下動脈周囲（右）		
気管食道溝		リンパ節転移（レベルⅡ・Ⅲ・Ⅳ），甲状腺病変（腫瘍，甲状腺腫），食道癌など
喉頭の気質的病変		喉頭癌，下咽頭癌，輪状披裂関節の脱臼など

ML：malignant lymphoma.

> **NOTE　声帯麻痺の画像所見[1)〜3)]**
>
> 患側声帯筋萎縮（声帯の菲薄化，脂肪浸潤による濃度低下），患側披裂軟骨の前内側への偏位，患側喉頭室および梨状陥凹の拡大，健側の声帯や咽頭収縮筋のFDG高集積がみられる．

参考文献

1) Agha FP: Recurrent laryngeal nerve paralysis: a laryngographic and computed tomographic study. Radiology 148: 149-155, 1983.
2) Romo LV, Curtin HD: Atrophy of the posterior cricoarytenoid muscle as an indicator of recurrent laryngeal nerve palsy. AJNR 20: 467-471, 1999.
3) Paquette CM, Manos DC, Psooy BJ: Unilateral vocal cord paralysis: a review of CT findings, mediastinal causes, and the course of the recurrent laryngeal nerves. RadioGraphics 32: 721-740, 2012.

288   6. 咽頭・喉頭

喉頭瘤
laryngocele

藤田晃史

症例1 50歳代，男性．右頸部リンパ節腫大の精査でCTを施行．

図1-A 造影CT **KEY**　　図1-B 造影CT冠状断像 **KEY**

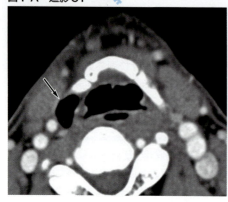
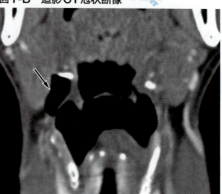

症例2 50歳代，男性．喉頭癌術前にMRIを施行．

図2 T2強調像 **KEY**

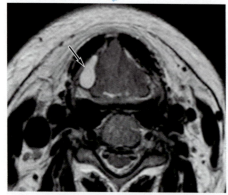

症例3 70歳代，女性．発熱，嚥下痛，喉頭痛．

図3-A 造影CT　　図3-B 造影CT冠状断像

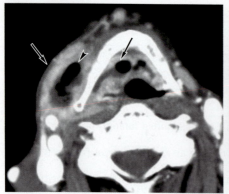
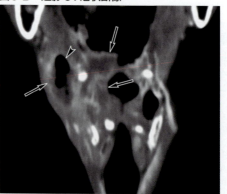

7章

口腔

検査法のポイント／正常解剖と解剖のKey
口腔総論

馬場 亮

●●● 検査法のポイント

　口腔領域の画像診断としては，口内法やパノラマX線写真などの単純X線写真が汎用される一方で，3次元的な進展範囲の把握により，下顎管などの重要構造との相対的位置関係を評価する点において，CT, MRIの有用性が高い．CT, MRIでは，より正確に内部性状の評価も可能であり，正確な質的診断に寄与する．PETは，口腔癌のTNM病期診断における補填的役割を担う．

CT

　CTは撮影範囲の設定が容易であり，高い空間分解能・時間分解能・検査効率により有用であり，画像による精査として第1選択となる場合も多い[1]が，歯の金属修復物などによるアーチファクトに伴う画質劣化が問題となる．骨条件CTは，単純X線撮影では検出困難な骨折や骨吸収・骨硬化，骨皮質の破壊・侵食性変化の評価に優れる[1]．

　口腔領域に限局して撮影する際は，造影あるいは単純CTの軟部濃度条件および骨条件，3mm以下の横断像・冠状断像に再構成して表示する（表1）．口腔癌では頸部リンパ節病変評価目的のため，頭蓋底から胸郭入口部までの撮影範囲が必須となり，他臓器転移評価では胸部領域を含めるのが望ましい．軟部組織病変の評価では，可能な限りヨード造影剤経静脈投与が施行される．病変の詳細な質的診断目的にダイナミック・スタディ，口腔癌動注療法前評価目的に4D-CTAによる血行動態・栄養血管の評価をすることもある．

表1　CTでの撮影・再構成条件

検出器	0.625mm×64列
ヘリカルピッチ	57
回転速度（秒/rot）	0.5
管電圧	120kV
管電流	200mAs
再構成スライス厚 – 間隔 (mm)	3.0-3.0
MPR・3次元画像用	1.0 ～ 0.5

使用装置：Brilliance 64（フィリップス製）

MRI

　MRIはコントラスト分解能が高いため，より正確な質的診断が可能である．時間分解能はやや低く，高い空間分解能を保つためには撮像範囲の制限がある．また，腫瘍の進展範囲や骨髄内への浸潤の評価に優れる[1]．一般に，CTと比して歯の金属修復物などによるアーチファクトに伴う画質劣化が軽度であり，同領域の評価に有用な場合が多い．当院では，1.5T MRIにおいてフレックスMコイル，3T MRIにおいて頭頸部用コイルを使用している．

　基本的には，口腔領域に絞る撮像範囲を設定（スライス厚3～4mm／間隔0.3～0.4mm, FOVは15cm程度）する必要がある．撮像方法はT1強調像・T2強調像の横断像および冠状断像が基本となり（表2），STIR像ないし造影T1強調像，拡散強調像，ADC mapが診断に有用となる場合がある（▶NOTE）．

図1 口腔の正常画像解剖(3T MRI)

図1-A T2強調像

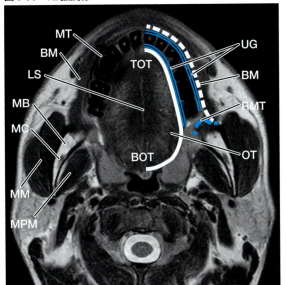

図1-B T2強調像

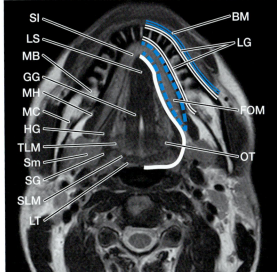

図1-C T2強調冠状断像

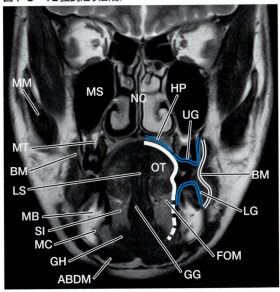

図1-D T2強調冠状断像

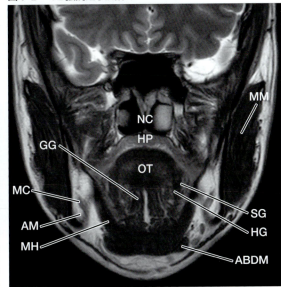

解剖名

ABDM	顎二腹筋前腹 anterior belly of digastric muscle	LG	下歯肉 lower gingiva	NC	鼻腔 nasal cavity
AM	下顎骨角部 angle of mandible	LS	舌中隔 lingual septum	OT	舌 oral tongue
BM	頬筋 buccinator muscle	LT	舌扁桃 lingual tonsil	RMT	臼後三角 retromolar trigone
BM	頬粘膜 buccal mucosa	MB	下顎骨 mandibular bone	SG	茎突舌筋 styloglossus muscle
BOT	舌根 base of tongue	MC	下顎管 mandibular canal	SI	舌下腺 sublingual gland
FOM	口腔底 floor of mouth	MH	顎舌骨筋 mylohyoid muscle	SLM	上縦舌筋 superior longitudinal muscle
GG	オトガイ舌筋 genioglossus muscle	MM	咬筋 masseter muscle	Sm	顎下腺 submandibular gland
GH	オトガイ舌骨筋 geniohyoid muscle	MPM	内側翼突筋 medial pterygoid muscle	TLM	横舌筋 transverse muscle
HG	舌骨舌筋 hyoglossus muscle	MS	上顎洞 maxillary sinus	TOT	舌尖 tip of tongue
HP	硬口蓋 hard palate	MT	上顎歯列 maxillary teeth	UG	上歯肉 upper gingiva

表2 MRIの基本的撮像法

	series 1	series 2	series 3	series 4	series 5
パルス系列	T2強調像	T1強調像	STIR像	拡散強調像	造影T1強調像
撮像面	横断	横断	横断	横断	横断，冠状断
備考		必要に応じて冠状断			疾患によっては省略可 脂肪抑制あり

> **NOTE** CTおよびMRIにおける造影剤使用の意義
>
> 造影剤の使用は組織コントラスト上昇を目的とする．病変の血流の有無，内部性状の評価（充実性病変ないし囊胞性病変か，多血性ないし乏血性病変か），腫瘍と2次性炎症部分との区別，膿瘍と蜂窩織炎との鑑別（**参考症例**），血栓性静脈炎の有無の評価などに有用である．また動脈相での撮像であれば，各動脈の正確な解剖が描出される．

参考症例 50歳代，女性
造影剤使用による膿瘍の検出

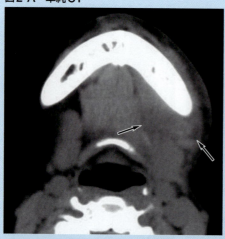
図2-A　単純CT

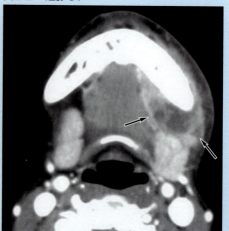
図2-B　造影CT

単純CTにて，左顎下領域に不明瞭な軟部濃度領域を認め（図2-A；→），炎症性変化の存在は示唆されるものの，膿瘍の存在を確定的には判断できない．造影CTにおいては，左顎下領域に辺縁にやや不整な増強効果帯を伴う液体濃度貯留を認め（図2-B；→），膿瘍の存在を確認できる．

PET

　PETは，口腔癌における頸部リンパ節病変の有無（N病期）と局所・頸部再発の評価に有用である．郭清範囲ないし放射線治療における照射範囲の決定，再発病変と瘢痕組織との鑑別に関して有用な場合がある．PETでも小さなリンパ節転移は偽陰性を示すことから，FDG集積陰性が頸部郭清の適応を除外する理由とはならない[2]．反応性リンパ節は偽陽性となる場合があること，また舌下腺や活動性の筋への生理的集積，歯性感染などへの集積にも注意が必要である．

●●● 正常解剖と解剖の Key

　口腔は，前方は口唇より始まり，外側では歯肉頬粘膜，尾側では顎舌骨筋，頭側では硬口蓋にて区切られる（図1）．後方では，上方は硬口蓋・軟口蓋接合部，外側は前口蓋弓，下方は舌の有郭乳頭の線（分界溝）により，後方の中咽頭と区別される（口腔の正常画像解剖を図1に示す）．歯列よりも外側（頬粘膜側）を口腔前庭，内側を固有口腔という．

　AJCC（American Joint Committee on Cancer）では，口腔は亜部位として以下の舌，口腔底，頬粘膜，硬口蓋，上・下歯肉，臼後三角に区別される．

1. 舌可動部（oral tongue）
　舌の前方2/3で，起始・付着ともに舌内にある内舌筋（上縦舌筋，下縦舌筋，横舌筋，垂直舌筋）と，舌外に起始をもつ外舌筋（オトガイ舌筋，舌骨舌筋，茎突舌筋，口蓋舌筋）を含む．前方を舌尖，上面を舌背という．正中に舌中隔がある．後方では有郭乳頭で隔てられ，その後方は中咽頭領域の舌根（後方1/3）と区分される．

2. 口腔底（floor of mouth）
　下歯肉との接合部から舌下面までの粘膜領域で，U字型を示す．粘膜下に潜在する左右の舌下間隙は，舌骨舌筋，舌神経，舌咽神経，舌下神経，舌動静脈，舌下腺，顎下腺導管（Wharton管），顎下腺深部などを含む．下顎骨舌側から舌骨に連続する顎舌骨筋は，口腔底を筋性隔壁として支持する．舌との分離には，冠状断像での評価が有用である．

3. 頬粘膜（buccal mucosa）
　頬粘膜は，上下口唇が接する部分より後方，頭尾側では歯肉頬粘膜溝，翼突下顎縫線まで裏打ちする粘膜面を示す．口腔前庭の外側壁をなし，頬筋がこれを裏打ちする．通常は虚脱してみられ，冠状断像での評価が有用である．上顎第2大臼歯レベルの頬粘膜に，耳下腺管が開口する．

4. 硬口蓋（hard palate）
　上顎骨の口蓋突起が大部分をなす．口腔の頭側に位置し，後方の軟口蓋は上咽頭と中咽頭の境をなす．後方の軟口蓋との接合部両側方に，三叉神経V2の大・小口蓋神経を通す大・小口蓋孔が位置する．

5. 歯肉（gingiva）
　歯槽突起を覆う粘膜，粘膜下組織であり，頬粘膜側では歯肉頬粘膜溝が位置し，下顎では舌側で口腔底外側部，舌筋，後方で臼後三角，上顎では舌側で硬口蓋，後方で軟口蓋が位置する．

6. 臼後三角（retromolar trigone）
　最後臼歯の後方で下顎骨上行枝前面を覆う三角形の粘膜領域を指す．後方直下には下顎骨上行枝前縁が位置する．口腔，中咽頭，上咽頭などの境界という特徴的な解剖学的位置から，同部発生の腫瘍は多彩な進展形式を示し，隣接する下顎骨に容易に浸潤を示す．深部には翼突下顎縫線が存在する．

::: 参考文献 :::

1) Law CP, Chandra RV, Hoang JK, et al: Imaging the oral cavity: key concepts for the radiologist. Br J Radiol 84: 944-957, 2011.
2) Fleming AJ, Smith SP, Paul CM, et al: Impact of [18F]-2-fluorodeoxyglucose-positron emission tomography/computed tomography on previously untreated head and neck cancer patients. Laryngoscope 117: 1173-1179, 2007.

314　7. 口腔

舌扁平上皮癌
oral tongue squamous cell carcinoma

馬場 亮

症例 60歳代，男性．1年前から舌に義歯接触による潰瘍を自覚．　（図1A〜C，Eは文献1）より転載）

図1-A　造影CT **KEY**

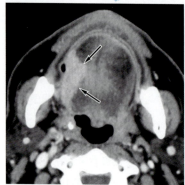

図1-B　T1強調像

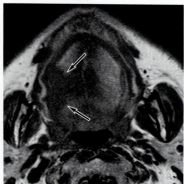

図1-C　T2強調像 **KEY**

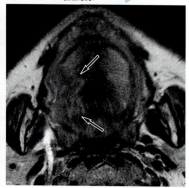

図1-D　拡散強調像

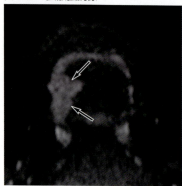

図1-E　脂肪抑制造影T1強調像 **KEY**

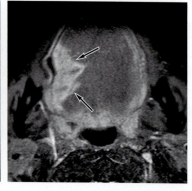

画像の読影

造影CTにて，右舌縁に沿った淡い増強効果を伴う浸潤性腫瘍性病変を認める（図1-A；→）．T1強調像では筋と同程度の低信号腫瘍（図1-B；→），T2強調像では淡い高信号腫瘍としてみられる（図1-C；→）．拡散強調像では病変に一致した高信号を認め（図1-D；→），高い細胞密度を反映する．脂肪抑制造影T1強調像では，内部に不均一な増強効果を認める（図1-E；→）．造影CTやT1強調像と比較すると，T2強調像や脂肪抑制造影T1強調像では，炎症などの影響により病変はわずかに大きくみられる．生検にて扁平上皮癌と診断された．舌右半側切除，右頸部郭清術が施行された．

一般的知識と画像所見

口腔癌は頭頸部癌の26.3%[2]であり，わが国では舌癌が最も多い（55.2%）[2]．口腔癌全体の92.5%[2]，舌癌の96.5%[2]が扁平上皮癌である．舌外側縁の発生が最も多い．口腔では，視触診，生検によって質的診断がなされ，病変の進展範囲や頸部リンパ節転移の有無を含めた転移病変の検索が画像診断の役割となる．舌根，顎骨，口腔底，舌中隔，神経血管束，対側への進展・浸潤などは，注意深く評価する必要がある．横断像，冠状断像による評価が基本となり，舌根進展に関し

表　AJCC Cancer Staging System, 8th edにおける口腔癌のT病期

T分類	
TX	評価が不可能
T0	病変を認めない
Tis	上皮内癌
T1	最大径が2cm以下でdepth of invasion（DOI）が5mm以下
T2	最大径が2cm以下でDOIが5mmより大きく10mm以下 または最大径が2cmより大きく4cm以下でDOIが10mm以下
T3	腫瘍が4cmより大きい，またはDOIが10mmより大きい
T4a	顎骨骨皮質*ないし上顎洞ないし顔面皮膚などの隣接構造への浸潤
T4b	咀嚼筋間隙，翼状突起ないし頭蓋底への浸潤， および/または内頸動脈を全周性に取り囲む病変

＊歯肉原発病変の骨および歯槽のみに表在性浸潤を示す場合は，T4aと評価しない．
（文献3）より転載）

ては矢状断像が有用となる．

　AJCC第8版および「頭頸部癌取扱い規約第6版」では，T1〜T3病変の評価項目にて腫瘍長径に加え，想定される粘膜基底膜からの深度として定義されるDOI（depth of invasion）が追加され，外舌筋浸潤が除外された（表）[3)4)]．DOIの評価に関しては，組織分解能の高いMRIのT1強調像が最も病理組織学的所見との整合性が高いとされ[5)]，T2強調像，造影T1強調像は炎症などによる過大評価の可能性が高くなる．NCCN（National Comprehensive Cancer Network）では，腫瘍の深達度が4mm以上の舌癌にて予防的頸部郭清が推奨されており[6)]，高い組織分解能を有し病理的深達度との相関がみられ[7)]，MRIはその推定に有用と考えられる．

画像所見　CTでは，造影剤による淡い増強効果を伴う不整形軟部濃度腫瘍として認められるが，金属アーチファクトにより評価が困難な場合も多い．MRIのT1強調像で筋と同等の低信号，T2強調像で通常高信号を呈する．造影T1強調像で増強効果を伴う．拡散強調像で高信号，ADC mapで低信号としてみられ，高い細胞密度を反映する．周囲浸潤傾向を示し，時に潰瘍形成や内部壊死などによる不均一な増強効果を認めることもある．舌癌は対側頸部リンパ節転移も稀でなく，特にレベルI，II領域では頻度が高いため，注意深い読影が必要となる．

■鑑別診断のポイント■

　鑑別を要する腺様嚢胞癌や粘表皮癌は，舌下腺や小唾液腺由来の唾液腺腫瘍として舌を浸潤することがある．前者は神経周囲進展が特徴的であり，後者は高悪性度病変では充実性・浸潤性腫瘍としてみられる．舌甲状腺は異所性甲状腺組織が舌根正中に位置し，CTにて境界明瞭，高濃度腫瘤としてみられる．

参考文献

1) 馬場 亮, 山内英臣, 荻野展広・他：口腔の扁平上皮癌．画像診断 37: 684-698, 2017.
2) Japan Society for Head and Neck Cancer Registry Committee: Report of head and neck cancer registry of Japan. Clinical statistics of registered patients, 2014. Jpn J Head and Neck Cancer 42 (supplement), 2016.
3) Ridge JA, Lydiatt WM, Patel SG, et al: Lip and Oral Cavity. In Amin MB, Edge SB, Greene FL, et al (eds); AJCC cancer staging manual, 8th ed. Springer, New York, p.79-94, 2016.
4) 日本頭頸部癌学会（編）；頭頸部癌取扱い規約，第6版．金原出版，p.33-62, 2018.
5) Lam P, Au-Yeung KM, Cheng PW, et al: Correlating MRI and histologic tumor thickness in the assessment of oral tongue cancer. AJR 182: 803-808, 2004.
6) NCCN Clinical Practice Guidelines in Oncology Head and Neck Cancers v.2. 2017. (Accessed October 20, 2017, https://www.nccn.org/professionals/physician_gls/pdf/head-and-neck.pdf)
7) Jung J, Cho NH, Kim J, et al: Significant invasion depth of early oral tongue cancer originated from the lateral border to predict regional metastases and prognosis. Int J Oral Maxillofac Surg 38: 653-660, 2009.

下歯肉扁平上皮癌
squamous cell carcinoma of the lower gingiva

馬場 亮

症例1 80歳代，女性．左下歯肉に腫瘤性病変を認め，臨床上，下歯肉癌疑い．

図1-A 造影CT

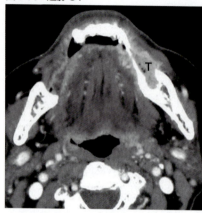

図1-B 単純CT冠状断像（骨条件）

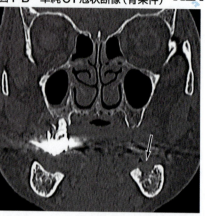

症例2 60歳代，女性．左下顎第1大臼歯抜歯後の治癒不全を来し，同部に潰瘍性腫瘤性病変を認め，下歯肉癌疑い．（文献1）より転載）

図2-A 造影CT

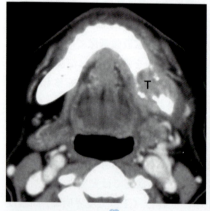

図2-B 単純CT冠状断像（骨条件）

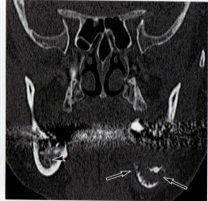

図2-C T1強調像

図2-D 脂肪抑制造影T1強調像

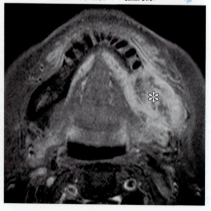

画像の読影

症例1：造影CT（図1-A）にて，下顎骨左体部レベルの歯肉に一致した浸潤性腫瘍性病変（T）を認め，下歯肉癌の所見に一致する．単純CT冠状断像（骨条件）にて，腫瘍に隣接する下顎骨左体部歯槽頂部の限局性浸潤性変化（図1-B；→）を認める．（T4aには相当しない）歯槽頂に限局した顎骨浸潤であり，病変の大きさからT2病変相当と考えられた．扁平上皮癌の診断のもと，手術が施行された．

症例2：造影CT（図2-A）にて，下顎骨左体部後方を中心とした浸潤性腫瘍性病変（T）を認め，下歯肉癌の所見に一致する．下顎骨髄内に著明な浸潤を示し，T4a病変に相当する．単純CT冠状断像（骨条件）にて下顎骨左体部に著明な破壊を認め，頬舌側で骨皮質の途絶・破壊（図2-B；→）を伴う．下顎骨右側では正常にみられる下顎管（図2-B；▶）は確認されず，浸潤が示唆される．T1強調像（図2-C）にて下顎骨左体部に浸潤性破壊性変化を認め，健常部で確認可能な正常脂肪髄の高信号（M）を置換する低信号病変を認める（図2-C；▶）．舌側および頬粘膜側において，皮質を示す低信号帯の途絶を伴う．脂肪抑制造影T1強調像では，腫瘍は不整な増強効果を示す（図2-D；＊）．

一般的知識と画像所見

口腔癌全体の92.5%[2]，歯肉癌の92.5%[2]が扁平上皮癌である．大・小臼歯部の歯牙辺縁の発生が多い．歯肉癌は視触診，生検により質的診断が行われ，粘膜病変は肉眼的に評価できるため，画像診断の役割としては病変の粘膜下への進展範囲（特に解剖学的に隣接する顎骨浸潤），下歯槽神経に沿った神経周囲進展の有無などの評価にあり，顎骨切除の術式，切除範囲の評価・決定において重要となる．顎骨皮質骨浸潤は空間分解能の高いCT，骨髄浸潤は組織分解能が優れるMRIが観察しやすいが[3]，骨髄炎による所見の修飾もしばしばみられ，確定的判断が困難な症例も多い．

顎骨浸潤はT4aと判断されるが，歯槽頂/上部表層のみの限局した浸潤ではT4aとは判断されない[4]．下顎骨浸潤で下顎管へ進展する際は，下顎神経（三叉神経第3枝；V3）に沿った神経周囲進展の可能性を念頭に置き[3]，下顎孔から内外側翼突筋間，卵円孔，Meckel腔，海綿静脈洞に至るV3の経路を確認することが重要となる．上顎骨浸潤は下顎骨浸潤より頻度が低いが，大・小口蓋管ないし後上歯槽神経から上顎神経（三叉神経第2枝；V2）を介した翼口蓋窩への神経周囲進展がみられることがあり，注意が必要となる．

画像所見 CTで歯肉を中心とする不整形軟部濃度腫瘤として認められ，造影剤による淡い増強効果を伴う．MRIではT1強調像で筋と比して等〜低信号，T2強調像で通常高信号を呈する．造影T1強調像で増強効果を伴う．拡散強調像で高信号，ADC mapで低信号としてみられ，高い細胞密度を反映する．顎骨浸潤は，CTで骨皮質の不整や途絶，骨破壊としてみられ，MRIでは骨皮質浸潤は皮質に相当する低信号帯の途絶としてみられ，骨髄病変はT1強調像で正常脂肪髄の高信号を置換する低信号病変，造影剤投与によって増強効果を示す[3]．

鑑別診断のポイント

粘表皮癌は小唾液腺腫瘍であり，歯肉粘膜下から発生し，時に骨内発生病変もみられる．歯肉悪性リンパ腫は非常に稀であり，歯肉から骨髄に及ぶ病変において骨皮質が保たれる所見が特徴的である．歯肉腫（epulis）は，慢性の機械性刺激などによる粘膜過形成，肉芽腫である．

参考文献

1) 馬場 亮，山内英臣，荻野展広・他：口腔の扁平上皮癌．画像診断 37: 684-698, 2017.
2) Japan Society for Head and Neck Cancer Registry Committee: Report of head and neck cancer registry of Japan. Clinical statistics of registered patients, 2014. Jpn J Head and Neck Cancer 42 (suppl), 2016.
3) Trotta BM, Pease CS, Rasamny JJ, et al: Oral cavity and oropharyngeal squamous cell cancer: key imaging findings for staging and treatment planning. RadioGraphics 31: 339-354, 2011.
4) Ridge JA, Lydiatt WM, Patel SG, et al: Lip and Oral Cavity. In Amin MB, EdgeSB, Greene FL, et al (eds); AJCC cancer staging manual, 8th ed. Springer, New York, p.79-94, 2016.

口腔底腺様嚢胞癌
adenoid cystic carcinoma of the floor of the mouth

馬場 亮

症例 80歳代，男性．3年前から左下顎智歯部周囲の腫脹を自覚．智歯抜歯後も改善ないため，精査目的にて受診．

図1-A　造影CT（口腔底レベル）

図1-B　造影CT（下顎孔レベル）

図1-C　T2強調像

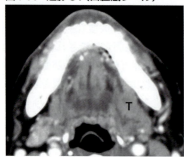
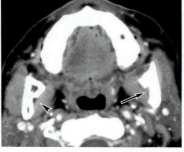
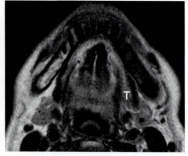

図1-D　脂肪抑制造影T1強調像（口腔底レベル）

図1-E　脂肪抑制造影T1強調像（下顎骨上行枝下部レベル）

図1-F　脂肪抑制造影T1強調像（下顎孔レベル）

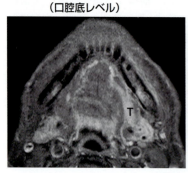

参考症例 70歳代，男性　左下歯肉癌CRT後

図2　造影CT冠状断像

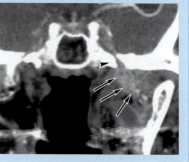

造影CT冠状断像において，三叉神経・V3の走行に沿った増強効果を示す索状腫瘤（図2；→）を認め，神経周囲進展を示す．軽度拡大した卵円孔（図2；▶）レベルに進展している．Meckel腔への進展は判然としない．
（文献1）より転載）

参考文献

1) 馬場 亮，山内英臣，荻野展広・他：口腔の扁平上皮癌．画像診断 37: 684-698, 2017.
2) Steman G, Licitra L, Said-Al-Naief N, et al: World Health Organization classification of tumors: WHO classification of head and neck tumors, 4th ed. IARC Press, Lyon, p.164-165, 2017.
3) Fujita A, Chapman M, Sakai O: Adenoid cystic carcinoma. In Sakai O (ed); Head and neck imaging cases. McGraw-Hill Professional Publishing, New York, p.767-769, 2011.
4) 尾尻博也；頭頸部の臨床画像診断学，改訂第3版．南江堂，p.875-918, 2016.

画像の読影

　口腔底レベルの造影CT（図1-A）にて，左顎下領域を中心とした浸潤性腫瘤性病変（T）を認める．下顎孔レベルの造影CT（図1-B）にて，左下顎孔は軽度の拡大とともに，右下顎孔にみられる正常な脂肪濃度（図1-B；▶）が軟部濃度に置換してみられ（図1-B；→），下歯槽神経に沿った神経周囲進展が示唆される．MRIにおいては，口腔底レベルにて左舌下腺後方レベルに辺縁不整な腫瘤性病変を認め，T2強調像（図1-C）にてやや淡い高信号（T），T1強調像（非提示）では低信号，口腔底レベルの脂肪抑制造影T1強調像（図1-D）にて，不均一な増強効果（T）を認める．下顎骨上行枝下部レベルの脂肪抑制造影T1強調像（図1-E）にて，舌神経・V3に沿った不整な増強効果を示す腫瘤性病変（T），下顎孔レベルの脂肪抑制造影T1強調像（図1-F）にて，左下顎孔に一致した増強効果を認め（図1-F；→），舌神経から下顎神経合流部を介して，下歯槽神経への逆行性の経路をたどる神経周囲進展が示唆される．生検，病理検査にて腺様嚢胞癌と診断された．

一般的知識と画像所見

　腺様嚢胞癌は，組織学的に導管上皮細胞と基底細胞様の腫瘍性筋上皮細胞で構成される．頻度は稀（頭頸部癌のうちの1％以下）[2]で，唾液腺腫瘍の約10％以下である[2]．大唾液腺に最も多いが，1/3以上は口腔や副鼻腔などの小唾液腺から発生し[2]，顎下腺，舌下腺の悪性腫瘍で最多である．好発年齢は50〜60歳代，やや女性に多くみられる[2]．臨床的には腫脹ないし腫瘤としてみられ，痺れや麻痺，疼痛などを伴うことがある[2]．運動神経への浸潤により，顔面，舌の麻痺を示すこともある[2]．組織学的悪性度に関係なく通常は緩徐な増大を示すが，広範な浸潤が特徴的であり，不良な転帰を示す傾向にある．神経周囲進展（参考症例，▶NOTE）が有名であり，高い再発率，肺や骨などへの遠隔転移を来す傾向にある．扁平上皮癌と比してリンパ節転移の頻度は低い．病理学的には管状，篩状，充実性パターンがあり，充実型組織の割合が多いほど悪性度が高い．

　治療は外科的根治切除（場合により術後放射線療法）の他，重粒子線を含む放射線治療の対象となるが，神経周囲進展に伴う頭蓋内進展，局所再発例などによる手術困難例も少なくない．

　画像所見　画像所見は非特異的なことが多いが，T2強調像では充実性パターンでみられる低信号は高い細胞密度を反映し予後不良，高信号では比較的予後良好の管状，篩状パターンが示唆される．小病変や低悪性度病変では境界明瞭，圧排性発育を示すが，高悪性度病変では浸潤性発育を示し，扁平上皮癌との鑑別が困難であることが多い[3]．画像診断において神経周囲進展の病変範囲を同定することは，治療計画に影響を及ぼし重要である．腫瘍が粘膜下主体で主病変の浸潤範囲に比して神経周囲進展の所見が目立つなどの場合は，腺様嚢胞癌が鑑別に挙げられる．口腔底病変では舌神経・下顎神経に沿った神経周囲進展の評価に，舌下間隙から内・外側翼突筋に沿った経路を確認する．神経周囲進展の評価はMRIが優れ，T1強調像で正常脂肪信号の消失，脂肪抑制造影T1強調像にて増強効果を示す．CTでは神経周囲の脂肪識消失や神経孔の拡大などを確認する．

鑑別診断のポイント

　多形腺腫はT2強調像にて境界明瞭な高信号腫瘤としてみられるが，時に低悪性度の腺様嚢胞癌との鑑別は困難である．粘表皮癌は，画像診断のみにおいて腺様嚢胞癌との鑑別は困難であることが多い．悪性リンパ腫は均一な腫瘤性病変としてみられ，T2強調像での低信号，拡散強調像での拡散低下は，高い細胞密度を示唆する．

> **NOTE**　神経周囲進展（perineural spread）
> 　神経周囲進展は，原発病変が神経鞘や神経内膜に沿って，神経周囲腔に播種する転移様式である．病理組織学的な "神経周囲浸潤（perineural invasion）" は，顕微鏡観察下での原発内部における神経周囲への浸潤を指すため，原発病変の輪郭から外れて認められる "神経周囲進展" とは異なる[4]．両者は口腔癌の予後不良因子として重要である[4]．

320　7. 口腔

頬粘膜粘表皮癌
mucoepidermoid carcinoma of buccal mucosa

馬場 亮

症例 50歳代，男性．数年前から右臼後部近傍の頬粘膜に膨隆を自覚．徐々に増大を認めていた．精査目的にて受診．

図1-A　造影CT

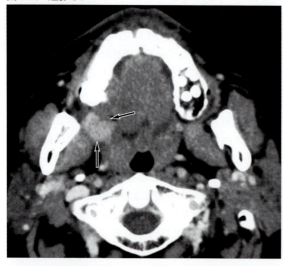

図1-B　T2強調像　KEY

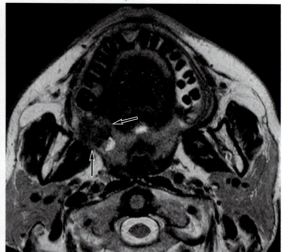

図1-C　T1強調像

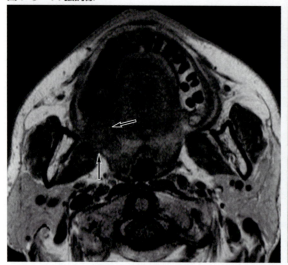

図1-D　脂肪抑制造影T1強調像　KEY

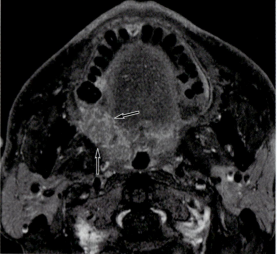

画像の読影

造影CTにて，臼後レベル内側に淡い増強効果を伴い，比較的境界明瞭な腫瘍を認める（図1-A；→）．腫瘍は，T2強調像およびT1強調像にて，境界は比較的明瞭でやや不整形の低信号を示す（図1-B，C；→）．脂肪抑制造影T1強調像にて，腫瘍に一致した不均一な軽度の増強効果を認める（図1-D；→）．腫瘍切除術を施行し，高分化型粘表皮癌の診断が確認された．

一般的知識と画像所見

粘表皮癌は唾液腺の導管上皮細胞に由来する悪性腫瘍であり，様々な割合の粘液産生細胞，類表皮細胞，中間細胞で構成され，時に囊胞性の増殖を示す[1]．大唾液腺，小唾液腺において，頻度の高い悪性腫瘍のひとつである．小唾液腺由来の粘表皮癌は頻度が稀であるが，口腔内に最も多い[1]．口蓋が最も頻度が高く[1]，他は頰粘膜，舌，口腔底，口唇，臼後に発生する[2]．女性にやや多く60歳代で多いが[1]，広範囲の年齢分布を示す．20歳以下の発生頻度は少ないものの，小児の唾液腺悪性腫瘍では最も多い．

多くが無症候性であり[1]，緩徐に発育する孤立性・無痛性腫瘤を呈する．組織学的悪性度により低悪性度，中悪性度，高悪性度に分類され，予後に影響する[2]．T分類（進展範囲）の評価は，発生部位の扁平上皮癌に準じる．扁平上皮癌に比してリンパ節転移は稀であるが，高悪性度病変では比較的高率にみられる[2]．

 画像所見 画像所見は，組織学的悪性度に依存するため多様かつ非特異的で，境界明瞭な病変の場合は多形腺腫や他の低悪性度腫瘍，浸潤性病変の場合は扁平上皮癌や腺様囊胞癌との鑑別は困難となる[2]．時に著明な囊胞変性を示すことがあり，内部はT2強調像・T1強調像ともに高信号を示す[3]．充実性成分はT2強調像で低信号を示し，豊富な線維組織を反映する[3]．

低悪性度病変は辺縁平滑，良性病変様にみられ，ムチンを含む囊胞状構造や時に石灰化を伴うことがある．高悪性度病変は不整な辺縁を示し，周囲構造への浸潤性発育，囊胞成分に乏しい充実性病変を示し，T2強調像にて不均一な中〜低信号を示し，高い細胞密度を反映する[3]．神経周囲進展を示す場合もあるが，腺様囊胞癌に比して頻度は低い[2]．

鑑別診断のポイント

扁平上皮癌は頰粘膜で最も頻度の高い腫瘍で，通常はCT，MRIで境界不明瞭，辺縁不整で不均一な濃度，信号，増強効果を示す腫瘤としてみられる．腺様囊胞癌はしばしば緩徐な増大を示し，神経周囲進展を伴う病変として認められる．

参考文献

1) Inagaki H, Bell D, Brandwein-Gensler M: World Health Organization classification of tumors: WHO classification of head and neck tumors, 4th ed. IARC Press, Lyon, p.127, 2017.
2) 久野博文：小唾液腺・口腔/中咽頭疾患のCT，MRI．画像診断 33: 343-354, 2013.
3) Kato H, Mian A, Sakai O: Mucoepidermoid carcinoma-palate. *In* Sakai O (ed); Head and neck imaging cases. McGraw-Hill Professional Publishing, New York, p.807-810, 2011.

舌の脱神経萎縮
denervation atrophy of the tongue

馬場 亮

症例1 40歳代，女性．2年前に左舌癌切除術を施行．後発リンパ節転移に対して左頸部郭清術を施行．

図1-A 造影CT（術後3か月）

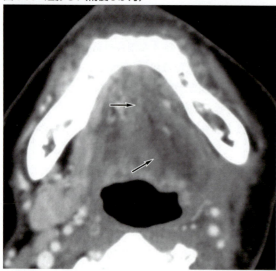

図1-B 造影CT（術後8年）

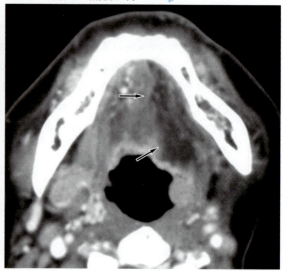

症例2 70歳代，男性．3年前に左下歯肉癌に対して下顎左側半側切除，左頸部郭清術を施行．

図2-A T1強調像（術後3年）

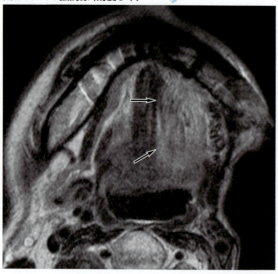

図2-B T2強調像（術後3年）

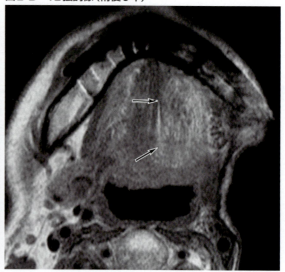

::: 参考文献 :::
1) Fujita A, Chapman M, Sakai O: Denervation of the tongue. *In* Sakai O (ed); Head and neck imaging cases. McGraw-Hill Professional Publishing, New York, p.764-766, 2011.
2) Forgani R, Smoker WRK, Curtin HD: Pathology of the oral region. *In* Som PM, Curtin HD (eds); Head and neck imaging, 5th ed. Mosby, St. Louis, p.1643-1748, 2011.

画像の読影

症例1：術後3か月の造影CTで，舌左側は右側に比して弛緩による膨隆とともに低濃度を示し（図1-A；→），脂肪置換が示唆される．術後8年の造影CTでは，舌左側はより低濃度化してみられる（図1-B；→）．脱神経による経時的変化（萎縮）を示す．

症例2：術後3年のT1強調像，T2強調像で，舌左側に高信号を認め（図2-A, B；→），脂肪置換が示唆される．脱神経性変化（萎縮）を示唆する．

一般的知識と画像所見

舌筋の脱神経性変化は，腫瘍浸潤や外傷，手術などによる舌下神経の損傷により，損傷された下位運動神経の支配領域の筋に生じる．舌下神経は舌で唯一の運動神経であり，障害されると4～6週間後に片側性の麻痺と萎縮が生じ，舌筋の脂肪変性を来す．脱神経変化は近位側の神経障害によって起こるため，腫瘍性原因の否定には舌下神経の走行全体を評価する必要がある．

画像所見 舌の脱神経性変化は舌下神経障害側に限局し，正中に明瞭な辺縁を伴う[1]．脱神経性変化は急性期（～1か月），亜急性期（1～12か月ないし1～3か月），慢性期（12か月～）と定義される[2]．CTにて急性期では低濃度にみられ，慢性期ではさらに低濃度化・脂肪置換としてみられる[2]．MRIにて，急性期ではT2強調像，STIR像にて高信号，T1強調像にて低信号，造影剤投与により強い増強効果を示し，筋容量が増加する（denervation myositis）[1]．

これらの信号は，細胞外腔の拡張および筋の血管床の増加による増強効果の亢進，細胞外液の増加によるT2強調像での高信号として説明される（表）[2]．亜急性期～慢性期ではT1強調像にて高信号，T2強調像，STIR像にて高信号を示す．後期慢性期ではT1強調像にて高信号，STIR像にて低信号を示し，造影効果を伴わない[1]．

舌は張筋の役割があり，脱神経によって筋緊張の低下による舌の腫大・後方偏位・中咽頭腔への突出を示すことにより，再発ないし残存腫瘍と類似すること[1]や，炎症性変化と腫瘍性病変は急性期～亜急性期の脱神経性変化に類似すること，脱神経による萎縮を示した対側の正常舌を病的所見と判断する可能性に関しては，注意を要する．

鑑別診断のポイント

後方への舌の膨隆は，再発病変ないし残存病変に画像上類似することがある．臨床上は粘膜所見や触診にて鑑別は容易である．血管腫は最も頻度の高い良性腫瘍であり，T2強調像で著明な高信号を示す傾向にある．増殖性筋炎は稀な病態であるが，急性期および亜急性期の脱神経性変化との鑑別が困難である．

表 運動神経障害によるMRI所見の特徴

	急性期	亜急性期	初期慢性期	後期慢性期
筋容量	↑	↑	→	↓
T2強調像での高信号	＋	＋	－	－
脂肪置換	－	＋	＋	＋＋
造影効果	＋	＋	－	－

↑；増加，→；著変なし，↓；減少，＋；所見あり，＋＋；強い所見あり，
－；所見なし．

7. 口腔

舌リンパ管腫 / リンパ管奇形
lymphangioma / lymphatic malformation of the tongue

馬場 亮

症例1 生後約2週間, 女児. 生後から, 舌, 頸部リンパ管奇形を指摘.

図1-A　造影CT

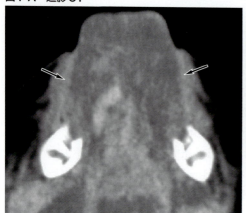

図1-B　T2強調像　KEY

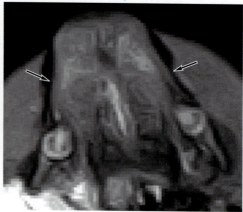

図1-C　T1強調像

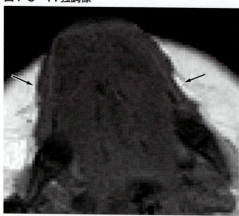

症例2 40歳代, 男性. 1週間前から舌左側の疼痛を自覚.

図2-A　T2強調像

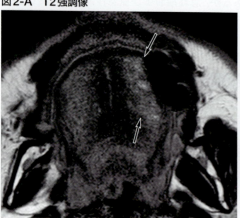

図2-B　STIR像　KEY

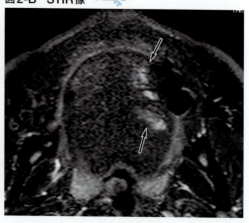

■ 画像の読影 ■

症例1：造影CTにて舌は全体に軽度腫大を示し，増強効果は不良である（図1-A；→）．T2強調像にて舌は全体的に高信号を示し（図1-B；→），T1強調像では低信号を示す（図1-C；→）．MRI（図1-B, C）においても，舌はやや腫大してみられる．リンパ管奇形の所見に矛盾ない．リンパ管奇形の診断のもと，他院にて加療の方針となった．

症例2：T2強調像にて舌左側に境界不明瞭な高信号を認め（図2-A；→），STIR像ではより分布が明瞭である（図2-B；→）．T1強調像（非提示）では，病変部は淡い不明瞭な低信号としてみられる．臨床・画像所見から，リンパ管奇形（ないし静脈奇形）と診断，経過観察の方針となった．

■ 一般的知識と画像所見 ■

　　リンパ管腫/リンパ管奇形はリンパ管の形成不全であり，胎生期の未熟リンパ組織がリンパ管や静脈に接合できず，孤立して囊腫状に拡張した病変と考えられている．多くは先天的に発生し，主に小児に発生する．これまでリンパ管腫は，粗大囊胞を形成するタイプをcystic hygroma，微細囊胞の集簇性病変をlymphangiomaとしてきたが，近年の国際血管奇形研究学会（International Society for the Study of Vascular Anomalies；ISSVA）による疾患概念では，生物学的に腫瘍的性質に乏しいことから脈管奇形と考えられ，リンパ管奇形（lymphatic malformation）と総括された[1]．

　　感染や外傷を契機として急速な増大を示すことがあるが，増大の誘因が明らかでない症例も少なくない．慢性的に炎症を繰り返す病変では血液増加，血管増生を認め，内出血を来す．口腔内では舌に最もよくみられるが[2]，その他の頭頸部領域に広く分布することも多い．舌ではびまん性，小囊胞性，境界不明瞭な病変としてみられ，舌前方2/3，舌背に多い[2]．口腔咽頭などの大きさや占拠部位により，上気道狭窄，閉口障害，発語困難などの機能障害を示すことがある[1]．組織間隙，筋膜による解剖学的区画とは無関係に増大し，しばしば筋組織内や血管周囲に入り込む進展形式が特徴的である．

　　大囊胞性（macrocystic type）と小囊胞性（microcystic type）と両者の混在したものに分類される[1]．囊胞の大きさの境界基準は明確には規定されておらず，成書には0.5cmや1cmなどの記載がある[1]．小囊胞性の方がびまん性分布を示し，根治が困難な傾向にある．病型や広がり・分布の評価が治療方針選択に有用となる．外科的治療は病変の縮小，症状や機能障害の改善に有効であるが，全摘は困難なことが多く，合併症や再発の可能性を十分に考慮する必要がある[1]．

　　画像所見　画像診断の役割は，部位，広がり，鑑別診断に加えて，治療法選択の補助，治療効果の判定や経過観察（合併症の診断）にある[1]．CTでは内部に液体濃度を伴う囊胞状構造として認められ，時に隔壁構造を有する．MRIではT2強調像・STIR像で高信号，T1強調像で低信号の水信号を示すことが多いが，時に合併する出血を反映してT1強調像で高信号を示す．STIR像は周囲正常構造との分離に優れ，病変の存在・進展範囲評価に有用である．通常はほとんど造影効果を示さないが，小さな囊胞の隔壁の造影効果や，混在した静脈奇形成分に一致した造影効果が，充実性腫瘍やその他の静脈奇形と類似することがある[1]．時に，周囲に拡張ないし異常形態の静脈がみられる[1]．

■ 鑑別診断のポイント ■

　　鑑別にがま腫や類皮囊腫，甲状舌管囊胞などが挙げられる．がま腫は舌下間隙から顎下間隙の囊胞性病変としてみられ，顎下型では舌下間隙後方にtail signとしての連続性を示す．類皮囊腫は典型的には脂肪を含み，sack of marblesの所見を呈する．甲状舌管囊胞は舌骨体部正中前面に近接する囊胞性病変としてみられる．

参考文献

1) 「難治性血管腫・血管奇形・リンパ管腫・リンパ管腫症および関連疾患についての調査研究」班：血管腫・血管奇形・リンパ管奇形診療ガイドライン2017，第2版．〈http://www.marianna-u.ac.jp/va/files/vascular%20anomalies%20practice%20guideline%202017.pdf〉

2) Wiegand S, Eivazi B, Zimmermann AP, et al: Microcystic lymphatic malformations of the tongue: diagnosis, classification, and treatment. Arch Otolaryngol Head Neck Surg 135: 976-983, 2009.

舌甲状腺
lingual thyroid

馬場 亮

症例 60歳代，女性．約1年前から咽頭の違和感を自覚．舌根部正中に表面平滑な隆起性病変を認める．甲状腺機能低下症．

図1-A 単純CT
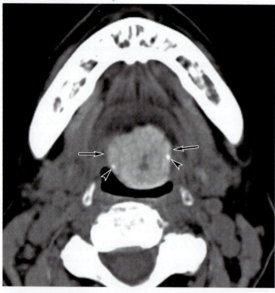

図1-B 造影CT
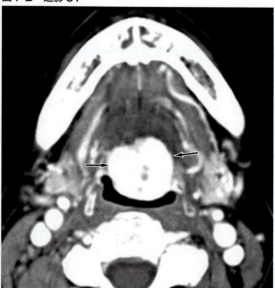

図1-C T2強調像
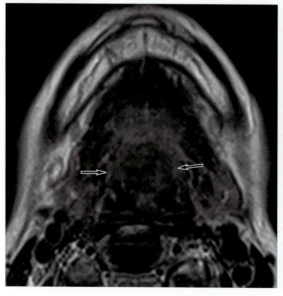

図1-D T1強調像
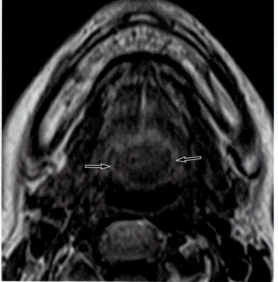

■画像の読影

単純CTにて，舌根部正中に境界明瞭で高濃度を示す腫瘤性病変を認め（図1-A；→），一部に石灰化を伴う（図1-A；▶）．造影CTにて，著明な増強効果を示す（図1-B；→）．T2強調像，T1強調像にて，筋組織よりわずかに淡い高信号を示す（図1-C, D；→）．舌甲状腺・異所性甲状腺の診断のもと，甲状腺機能低下症に対してホルモン補充療法にて経過観察されている．

■一般的知識と画像所見

異所性甲状腺は胎生期の甲状腺の移動過程で起こる異常であり[1]，CT，MRI，超音波検査などの画像検査にて偶発的に指摘されることも多い．甲状舌管が走行する領域にみられ，正中に位置することが多い[2]．舌根が最も多く（約90％），他には舌下領域，舌骨/前喉頭領域，側頸部，縦隔，きわめて稀に咽頭，食道，気管，肺，心臓，乳腺，十二指腸，腸間膜，副腎にみられる[1]．異所性甲状腺の有病率は1/10万～30万人であり，性比は4～7：1で女性に多い[1]．

幼少期，思春期，青年期に症候を示し診断されることが多いが，成人期では，妊娠，感染，外傷，閉経などの時期に代謝異常で過剰刺激された異所性組織の急速な増大により診断される[1]．基本的には無症状であるが[2]，大きさによって発声障害，嚥下障害，咽喉頭異常感症，呼吸困難，慢性咳嗽，睡眠時無呼吸などが起こりうる[1]．舌甲状腺を有する症例の80％までで正常甲状腺の欠損を認め[1]，約70％で甲状腺機能低下を伴う[3]．

舌甲状腺の切除は甲状腺機能低下を来し，その後のホルモン補充療法が必要となる[3]．そのため，局所以外の甲状腺組織の有無，位置，機能の評価が重要となる[3]．

画像所見 異所性甲状腺組織は，CTおよびMRIにて正常の甲状腺と同様の濃度，信号を示す．CTでは主に舌根正中に位置し，分葉状辺縁・被包化を伴う均一な高濃度，造影効果を示す腫瘤として認められる．MRIでは，T1強調像・T2強調像ともに中等度ないしわずかに高信号を示し，多数の囊胞状構造を含む．造影T1強調像では，不均一な増強効果を示す．不均一な濃度・信号を示す際は，異所性甲状腺から発生しうる甲状腺乳頭癌の可能性も考慮すべきである[3]．^{99m}Tcや^{123}Iなどの核医学検査は，異所性および正常位置での甲状腺組織の検出や機能評価に有用である．

■鑑別診断のポイント

舌根部腫瘍で最も頻度が高い扁平上皮癌や腺様囊胞癌，粘表皮癌などの小唾液腺腫瘍は，CTおよびMRIで不均一な濃度，信号，造影効果を示し，不整な辺縁を伴うが，病変によっては異所性甲状腺と所見が類似し，鑑別が困難な場合がある．悪性リンパ腫は，内部性状が均一で中等度の造影効果を伴う病変としてみられ，壊死変性を伴わないことが多い．リンパ組織過形成は粗大病変としてみられるが，内部に線状・隔壁様構造を保持することが特徴である．

参考文献

1) Fiaschetti V, Claroni G, Scarano AL, et al: Diagnostic evaluation of a case of lingual thyroid ectopia. Radiology Case Reports 11: 165-170, 2016.
2) Santangelo G, Pellino G, De Falco N, et al: Prevalence, diagnosis and management of ectopic thyroid glands. Int J Surg 28: S1-S6, 2016.
3) Sakai O, Weller D: Lingual thyroid, ectopic thyroid. *In* Sakai O (ed); Head and neck imaging cases. McGraw-Hill Professional Publishing, New York, p.746-748, 2011.

がま腫
ranula

馬場 亮

症例1 20歳代，女性．2年前に舌下部右側の腫脹を認めていたが消失．その後，右舌下部の腫脹再発を認め，精査目的に来院．

図1-A　T2強調像　**KEY**

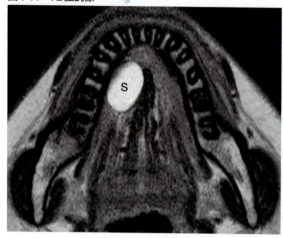

図1-B　T2強調冠状断像

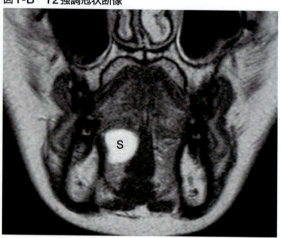

症例2 30歳代，男性．1か月前から右顎下部の腫脹を自覚．精査目的に来院．

図2-A　T2強調像　**KEY**

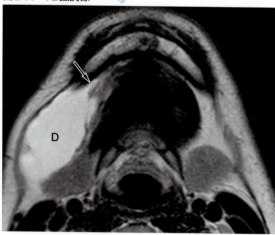

図2-B　T2強調冠状断像

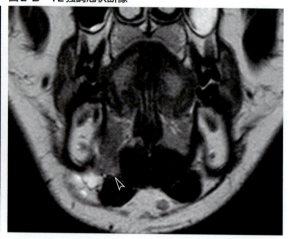

> **NOTE** OK-432（ピシバニール®；picibanil®）
>
> 　高悪性腫瘍薬，リンパ管腫治療薬の1種である．リンパ管腫に対する作用機序として，リンパ管腫内に炎症を惹起し，内皮細胞を破壊することで，嚢胞が縮小・治癒すると考えられている．OK-432局注後は，誘導・活性化された細胞から産生されたTNF-αなどのサイトカインが作用し，内皮の透過性が高まり，リンパ液の排出が促進されるとともに狭窄部位の拡張によりリンパ液の疎通が改善され，嚢胞状の管腔が縮小するとされる[1]．

画像の読影

症例1：T2強調像（図1-A），T2強調冠状断像（図1-B）にて，右口腔底，右舌下間隙前方に境界明瞭，辺縁平滑な囊胞性病変（S）を認め，内部は高信号を示す．開窓術を施行し，病理にて舌下型・単純性がま腫の診断となった．

症例2：T2強調像（図2-A）にて右顎下部，右顎下腺前方に境界明瞭，辺縁やや分葉状辺縁を示す囊胞性病変（D）を認め，内部は高信号を示す．前方では，顎舌骨筋欠損部から顎下部に脱出した舌下腺との連続性を認める（図2-A；→）．T2強調冠状断像にて，右舌下腺が顎舌骨筋の欠損部から顎下間隙に露出している（図2-B；▶）．顎下型・潜入性がま腫の診断のもと，本人希望により経過観察となる．

一般的知識と画像所見

がま腫は，舌下腺からの唾液導管の破綻，ないし舌下腺から直接分泌物が漏出することにより生じる舌下間隙由来の粘液貯留囊胞である．炎症性の他に，外傷性，医原性などの原因がある．舌下腺は粘液腺と漿液腺の混合腺であり，内容は透明粘性を示す．一般に無痛性で，時に腫瘤による圧迫感や異物感を呈する．

進展範囲・形式から，舌下型・単純性がま腫，顎下型・潜入性がま腫および両者の混合型に分類され，顎舌骨筋の頭側で舌下間隙に生じるものを舌下型・単純性がま腫，顎舌骨筋の外側下方で顎下間隙に進展したものを顎下型・潜入性がま腫という．単純性がま腫は囊胞上皮に裏打ちされる真性囊胞，潜入性がま腫は裏打ちのない偽性囊胞であり，単純性がま腫の破裂により深頸部領域に進展しうる潜入性がま腫が生じる．

治療として，開窓術や外科的摘出術，OK-432（▶NOTE）による硬化療法などが選択される．経口腔的ないし経頸部的手術の治療計画において画像診断は有用となる．

画像所見 CTにて境界明瞭，辺縁平滑な囊胞状液体濃度としてみられ，MRIのT2強調像にて高信号，T1強調像にて低信号の水信号を示す．CT，MRIいずれも造影検査で内部に増強効果を認めない．舌下型・単純性がま腫は，舌下間隙に限局する単房性囊胞性腫瘤として認められる．冠状断像で顎舌骨筋の頭側に留まる位置関係がみられる．顎下型・潜入性がま腫は顎下間隙を中心とした囊胞性腫瘤として認められ，T2強調像での舌下間隙との連続性（tail sign）[2]や，CT・MRIでの顎舌骨筋の欠損での舌下間隙との連続性[3]が確認できれば，本症が診断される．時に，オトガイ舌筋，オトガイ舌骨筋などの間を介して対側進展，顎下間隙から連続する傍咽頭間隙への進展を示すこともある．

鑑別診断のポイント

鑑別にリンパ管奇形，類上皮腫，小唾液腺あるいは舌下腺由来の主に囊胞主体の腫瘍などが挙げられる．類皮囊胞，皮様囊胞は，上皮成分や皮膚付属器を含む先天性囊胞性病変で，通常は正中，傍正中に位置する．画像で脂肪成分が同定される際は診断が容易である．リンパ管奇形は頭頸部領域にあらゆる部位に発生し，T2強調像にて高信号を示し，造影剤による増強効果を認めない．膿瘍は辺縁に造影効果を伴う液体貯留として認められる．

参考文献

1) Rho MH, Kim DW, Kwon JS, et al: OK-432 sclerotherapy of plunging ranula in 21 patients: it can be a substitute for surgery. AJNR 27: 1090-1095, 2006.
2) Kurabayashi T, Ida M, Yasumoto M, et al: MRI of ranulas. Neuroradiology 42: 917-922, 2000.
3) Lee JY, Lee HY, Kim HJ, et al: Plunging ranulas revisited: a CT study with emphasis on a defect of the mylohyoid muscle as the primary route of lesion propagation. Korean J Radiol 17: 264-270, 2016.

口腔底類皮嚢胞
dermoid cyst in the floor of the mouths

馬場 亮

症例1 5歳，女児．2か月前から腫瘤を自覚．

図1-A　T2強調像　**KEY**

図1-B　T1強調冠状断像

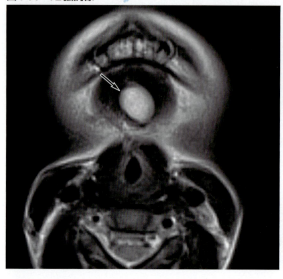
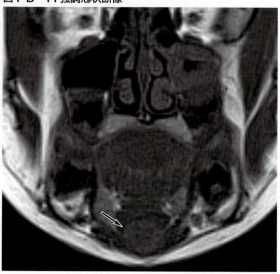

症例2 30歳代，女性．左顎下腫瘤の精査目的にて受診．

図2-A　単純CT　**KEY**

図2-B　造影CT冠状断像

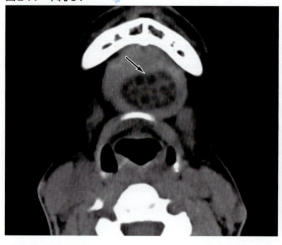
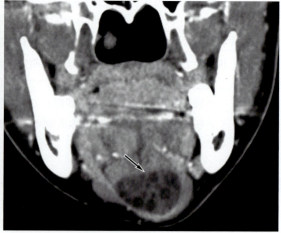

::: 参考文献 :::

1) Iannessi A, Marcy PY, Poissonnet G, et al: Dermoid cyst in the floor of the mouth. Answer to the e-quid "Dysphagia and snoring without odynophagia". Diagn Interv Imaging 94: 913-918, 2013.
2) Ikeda K, Koseki T, Maehara M, et al: Hourglass-shaped sublingual dermoid cyst: MRI features. Radiat Med 25: 306-308, 2007.
3) Fujita A, Chapman M, Sakai O: Dermoid. In Sakai O (ed); Head and neck imaging cases. McGraw-Hill Professional Publishing, New York, p.770-772, 2011.

画像の読影

症例1：T2強調像にて，口腔底正中領域に境界明瞭な囊胞状構造を認め，内部は高信号を示す（図1-A；→）．T1強調冠状断像にて内部は淡い高信号を認め（図1-B；→），高蛋白成分や脂肪あるいは出血性成分を示している可能性がある．手術が施行され，類皮囊胞と診断された．

症例2：単純CTにて口腔底傍正中左側に境界明瞭，辺縁平滑な腫瘤を認め，内部は低濃度を示す結節様構造が集簇した特徴的所見（sack of marble, 図2-A；→）を示す．造影CT冠状断像では，内部に明らかな増強効果を認めない（図2-B；→）．類皮囊胞の診断にて手術施行後，再発所見なし．

一般的知識と画像所見

類表皮囊胞（epidermoid cyst；表皮成分のみ），類皮囊胞（dermoid cyst；汗腺・皮脂腺あり），奇形腫（teratoma；三胚葉あり）の区別はしばしば困難であるが，鑑別の臨床的意義は乏しい．いずれも胚細胞腫瘍のひとつであり，全身のどの部位にも生じうる．囊胞壁は扁平上皮で裏打ちされ，内部に表皮や汗腺，皮脂腺，毛根を不均等な割合で含む．類皮囊胞はすべての先天性腫瘍の中で15％を示し[1]，精巣・卵巣由来が最も多いが，約7％が頭頸部領域に発生する[2]．

口腔底類皮囊胞は，口腔底囊胞性腫瘤の中でがま腫に次いで多く，頭頸部の類皮囊胞の中で眼窩に次いで多い．緩徐な増大を示す可動性無痛性腫瘤としてみられる．胎生期の頭頸部領域病変の約10％が，口腔底領域前方にみられる[2]．第1および第2鰓弓の外胚葉組織の迷入，異所性形成のため，正中に位置する[1)2)]．舌下領域正中が最も多く，次いでオトガイ下領域，顎下領域正中にみられるが，稀に側方にも発生する．典型例では，10～20歳代の青年期，若年成人に多く増大する口腔底腫瘤としてみつかり，嚥下や発音障害の原因となりうる[3]．

病変が顎舌骨筋より尾側（submental or submandibular type），あるいは頭側（sublingual type）に位置するかによって，手術のアプローチが異なる[3]．sublingual typeでは経口腔的切除，submental or submandibular typeでは経頸部的切除となり[3]，画像診断が手術計画決定に有用となるため，顎舌骨筋と病変との位置関係の把握目的に必要に応じて，矢状断像，冠状断像の追加が望ましい．

画像所見 口腔底の類皮囊胞は，他部位の類皮囊胞・類表皮囊胞と同様，境界明瞭，辺縁平滑で明瞭な壁構造をもつ単房性囊胞性腫瘤として認められる．CT, MRIともに，病変内部に小球状構造が内部液体に浮遊して"ビー玉袋（sack of marbles）"様の特徴的所見が認められるが[1)2)]，同所見は欠如する場合も多い．CTでは内部は通常，低吸収値を示す．小球状構造はケラチンと脂肪成分からなるとされ，単純CTでは高吸収として描出される傾向にある．MRIにおいて内部はT1強調像で低信号，T2強調像で高信号を示し，小球状構造はケラチン（蛋白）成分を反映し，T1強調像では高信号を示す．造影検査においては，CT, MRIともに内部は増強効果を示さず，壁にのみ増強効果を示す．

鑑別診断のポイント

囊胞性病変として，甲状舌管囊胞，がま腫，リンパ管奇形などが鑑別に挙がる．既述の特徴的所見があれば比較的鑑別は容易と考える．甲状舌管囊胞は甲状舌管の走行上に発生し，舌骨上病変は時に鑑別が困難となるが，舌根寄りに発生する．がま腫は舌下間隙に生じるが，通常は正中からは外側寄りに位置する．リンパ管奇形は頭頸部領域のあらゆる領域に多房状，分葉状辺縁を有する囊胞状構造としてみられるのが通常で，時に出血成分を有する．

歯原性膿瘍
odontogenic abscess

馬場 亮

症例1 30歳代，女性．左顎下部蜂窩織炎の治療目的にて紹介受診．（文献1）より転載）

図1-A　造影CT　　　　図1-B　単純CT（骨条件）　KEY

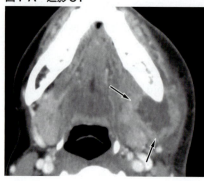
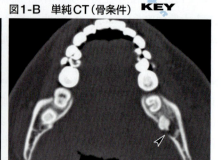

症例2 40歳代，男性．左頬部蜂窩織炎の精査・治療目的にて紹介受診．

図2-A　造影CT　　　　図2-B　単純CT冠状断像（骨条件）　KEY

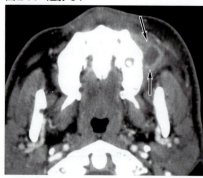
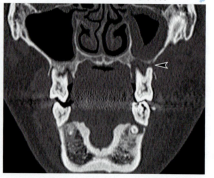

症例3 80歳代，男性．約半月前からの左頬部腫脹の増大精査・治療目的にて紹介受診．

図3-A　造影CT　　　　図3-B　単純CT（骨条件）　KEY

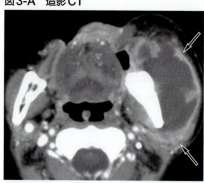
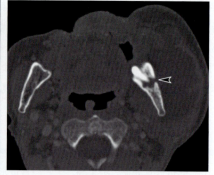

画像の読影

症例1：造影CTにて，左顎下間隙に辺縁に明瞭な増強効果を伴う液体濃度貯留を認め（図1-A；→），膿瘍形成の所見に一致する．単純CT（骨条件）にて，左下顎第3大臼歯に根尖周囲透亮像を認め，舌側骨皮質欠損を伴う（図1-B；▶）．既述の膿瘍所見と連続してみられ，原因歯と考えられ

る．全身麻酔下に消炎手術を施行した．

症例2：造影CTにて，左頬部皮下に辺縁に不整な増強効果を伴う液体濃度貯留を認め（図2-A；→），膿瘍形成の所見に一致する．単純CT冠状断像（骨条件）にて，左上顎第1大臼歯に根尖周囲透亮像を認め，頬粘膜側骨皮質欠損を伴う（図2-B；▶）．既述の膿瘍所見と連続してみられ，原因歯と考えられる．切開排膿術を施行した．

症例3：造影CTにて，左咬筋，咀嚼筋間隙に辺縁に明瞭な増強効果を伴う液体濃度貯留を認め（図3-A；→），膿瘍形成の所見に一致する．単純CT（骨条件）にて，左下顎第3大臼歯に根尖周囲透亮像を認め，頬粘膜側骨皮質欠損を伴う（図3-B；▶）．既述の膿瘍所見と連続してみられ，原因歯と考えられる．切開排膿術を施行した．

■一般的知識と画像所見■

口腔内感染のほとんどは口腔内に限局するが，重度の歯周病，歯根尖部周囲炎，歯冠周囲炎は，深頸部領域に炎症が進展，時に歯原性膿瘍に発展することがある[2)4)]．症状としては，疼痛，腫脹，熱感などの局所症状，発熱，悪寒，炎症マーカーの上昇などの全身症状を呈する[2)]．病変は舌下間隙，顎下間隙，咀嚼筋間隙，傍咽頭間隙などの深頸部領域に及び，顎下間隙に最もよくみられる[3)4)]．時に歯牙領域から遠隔に炎症波及を来し，縦隔炎や眼窩蜂窩織炎を来すこともある[2)4)]．下顎臼歯発生の歯性膿瘍は舌側骨皮質に穿孔，上顎では頬粘膜側骨皮質に穿孔する傾向にある[3)]．

下顎第2・3大臼歯は歯根部最下端が顎舌骨筋の起始部より下に位置するため，顎下間隙に進展，それ以外の臼歯は歯根部最下端が顎舌骨筋付着より上に位置するため，舌下間隙へ進展する[2)]．歯原性膿瘍は，膿瘍切開，膿瘍ドレナージ，抗生剤，抜歯により治療される．

画像所見 画像診断においては，質的診断，進展範囲の把握，合併症の有無，ドレナージ治療の必要性の有無，深頸部膿瘍の活動性を経時的に評価するなどの役割を担う．

臨床上，縦隔への膿瘍進展の可能性が疑われる際は，胸部領域を造影CTの撮影範囲に含める必要がある．CTにおける膿瘍と炎症による液体貯留との鑑別，および静脈血栓や化膿性リンパ節炎の存在評価には造影剤の使用が不可欠となる．蜂窩織炎は，CTにおいて脂肪織の混濁，腫瘍，浅頸筋膜の肥厚として認められる．膿瘍は，辺縁にリム状造影効果を伴う，単房または多房状の液体濃度貯留として認められる[2)4)]．造影CTは，蜂窩織炎と膿瘍との鑑別[3)]，および原因となる歯性感染所見や骨髄炎などの評価に有用であり[3)]，その評価においては骨関数表示のCTが有用となる．MRIでは，内部はT2強調像にて高信号，T1強調像にて低信号，造影検査ではCT同様に辺縁にリム状増強効果，拡散強調像にて高信号，ADC mapにて低信号を示す．

■鑑別診断のポイント■

化膿性リンパ節炎やリンパ節転移は，辺縁の不整な造影効果，内部造影不良・低吸収域を示す結節・腫瘤性病変としてみられ，時に膿瘍との鑑別が困難である．舌下間隙や顎下間隙に進展した膿瘍とがま腫，類表皮囊胞/類皮囊胞，リンパ管奇形などとの鑑別は，辺縁の不整な造影効果の有無によって判断されるが，時に後者が感染合併による壁肥厚を伴う場合に鑑別は困難となる．

∷∷ 参考文献 ∷∷

1) 馬場 亮，山内英臣，荻野展広・他：上咽頭，中咽頭，口腔．画像診断 38: 771-781, 2018.
2) Scheinfeld MH, Shifteh K, Avery LL, et al: Teeth: what radiologists should know. RadioGraphics 32: 1927-1944, 2012.
3) Schuknecht B, Stergiou G, Graetz K: Masticator space abscess derived from odontogenic infection: imaging manifestation and pathways of extension depicted by CT and MR in 30 patients. Eur Radiol 18: 1972-1979, 2008.
4) Chapman MN, Nadgir RN, Akman AS, et al: Periapical lucency around the tooth: radiologic evaluation and differential diagnosis. RadioGraphics 33: E15-E32, 2013.

8章

顎骨

顎骨総論

検査法のポイント／正常解剖と解剖のKey

小田昌史，森本泰宏

●●● 検査法のポイント

顎骨には特有の器官として歯が植立しており，その周囲を歯槽骨が取り囲んでいる．歯や歯周組織に対する治療には，それらを詳細に描出する必要がある．そのため，高い空間分解能をもつ画像と顎骨全体を総覧して評価する画像として，基本的には口内法とパノラマX線検査が挙げられる．特に，口内法X線写真は増感紙を用いないため非常に高い空間分解能をもち，歯と歯周組織を詳細に描出することが可能である．一方，パノラマX線写真は上顎骨および下顎骨を総覧的に描出することが可能で，比較的広範囲の顎骨内病変を描出するためには必須である．しかし，両検査とも2次元画像であるため，3次元的な描出を行うことは不可能である．

そこで，1990年代に開発された歯科用コーンビーム(cone beam；CB)CTも，歯や歯周組織の評価に大いに力を発揮する．歯科用CBCTは，歯や歯周組織を口内法X線写真のように詳細で，かつ3次元表示することを可能にする．したがって，口内法やパノラマX線写真でとらえにくい歯根膜と病変との関係や，病変の頬舌側的拡大などを把握することが可能となる．ただし，歯科用CBCTでは軟組織間コントラストが低いため，腫瘍性病変の質的な評価にはMDCT (multi-detector row CT) やMRI検査が選択される．歯性感染による軟組織の変化にも歯科用CBCTでの評価は難しく，MDCTやMRIが選択されるべきである．

下顎骨は蝶形骨との間に顎関節を形成し，咀嚼や発音などに必要な動きを可能にしている．顎関節はその形態および機能が特殊であることから，パノラマX線検査に加え特有の画像を追加して評価する場合がある．具体的には，パノラマ4分割撮影，側斜位頭頭蓋撮影および眼窩下顎枝投影が挙げられる．さらに，顎関節円板など周囲の軟組織についてはMRIで評価する以外，判断することは難しい．顎骨に対する悪性腫瘍（特に歯肉癌）の浸潤や転移性リンパ節の評価に対して，[18]F-FDG-PET/CTが応用されている．

口内法およびパノラマX線検査

口内法X線検査はフィルムもしくはセンサーを口腔内に挿入し，歯や歯周組織を中心に描出する撮影法である．管電圧および管電流が一定の，口内法X線専用の撮影装置が用いられる[1]．歯のう蝕や，歯周炎による骨の消失状態を評価する際に適している．パノラマX線検査も専用の撮影装置を用いて，上・下顎骨を1枚の画像として総覧的に描出するものである（図1）[1]．したがって，顎骨内に広範囲にみられる病変の存在や骨折といった疾患に有効だが，断層撮影であるため画像の鮮鋭度は低い．う蝕や歯周病の状態を詳細に評価する際には，口内法X線検査を選択するべきである．

歯科用CBCT

歯科用CBCTは，歯や歯周組織の詳細な3次元像を描出することが可能であり，う蝕の進行状態，歯性感染（歯周炎など）による骨の消失状態を3次元的にとらえる上で有効である．顎骨内に埋入している歯の評価にも有効である．被ばく量が少ないため小児に応用する際，MDCTより安全である．ただし，軟組織間コントラストが低いため，軟組織の評価に用いることは難しいことを認識しておくべきである．

MDCT

　顎骨は，歯という特有の器官を有する硬組織が大半を占めている．そのためMDCTは，MRIより上・下顎骨に発症した疾患の描出に有効性が高い．さらに，治療を行う上で詳細な歯や歯周組織の情報を得るために，空間分解能が高い点でも有効である．撮影に際しては，スライス厚やヘリカルピッチを小さくする必要がある．上・下顎骨には歯科用修復物として金属が用いられていることが多く，読影において障害となる．これを可能な限り避けるためには，軸位面が咬合平面と平行となるように設定し，撮影するとよい[1]．

　撮影条件を上記のように設定することで，multi-planar reconstruction（MPR）にて横断だけではなく，冠状断，矢状断で解像度の高い画像を作り出すことができる（図2）．同時に，volume rendering法を応用することでシャープな立体表示も可能となる（図2）．撮影領域は病変の広がりに合わせて決定する必要があるが，可能な限り眼窩は含まないように配慮するべきである．基本的には，上顎骨もしくは/および下顎骨全体を含むようにする．

　顎骨内の腫瘍性病変，歯性感染や悪性腫瘍の顎骨浸潤など，腫瘤の質的診断および軟組織の評価が必要な場合は，造影CT検査を施行する場合もある．

MRI

　MRIは，顎骨内に発症した疾患の質的評価，口腔粘膜や歯肉といった顎骨周囲の軟組織の評価に有用である（図2）．特に，顎骨内腫瘍の質的評価，歯性感染の軟組織波及や悪性腫瘍（特に歯肉癌）の顎骨浸潤に有効である．加えて，顎骨骨髄炎はCTより早期に検出することができる．

　基本的シーケンスは，脂肪抑制fast spin echo（FSE）T2強調像，FSE T1強調像および造影FSE T1強調像である．脂肪抑制法には，磁化率アーチファクトの影響を受けにくいshort TI inversion recovery（STIR）法が推奨される[2]．基本撮像に加え，腫瘍の性質や膿瘍形成の有無を判断する目的で，拡散強調像やそのデータを基にしたapparent diffusion coefficient（ADC）mapが用いられる[3]〜[5]．

●●● 正常解剖と解剖のKey

1. パノラマX線写真

　パノラマX線写真は，顎骨およびその周囲にかけて総覧的に描出することができ，断層域により歯列に沿った領域の硬組織が明瞭に描出される．一方，断層域より後方に位置する構造物は，相対的に拡大され不明瞭に描出される．主な正常構造物を図1に示す．様々な陰影が重なっているため，トレース像は重なりを避け，2つに分けて解説する．

2. 上顎，下顎レベルの単純CT（骨条件）・MRI（T1強調像，T2強調像，STIR像）

　上顎骨および下顎骨の正常構造を図2に提示する．各画像でのCT値，MR信号強度を確認していただきたい．上下顎骨の骨髄は脂肪髄化しているため，CTではCT値−100HU，T1強調像およびT2強調像では高信号，STIR像では無信号となる．CTでは骨梁構造も描出することができる．

3. 顎関節のパノラマ4分割撮影

　顎関節の診断に用いられる．4つの画像のうち（図3-A），左2つは右側顎関節部の画像（図3-Bはそのトレース像），右の2つは左側顎関節部の画像である．また，内側の2つは咬頭嵌合位，外側の2つは最大開口位での画像である．開口障害がない場合，最大開口時に下顎頭は関節結節の直下からその前方まで移動している．その他，正常な骨の形態，皮質骨および骨髄の画像所見を確認していただきたい．

図1 正常解剖：パノラマX線写真

図1-A パノラマX線写真

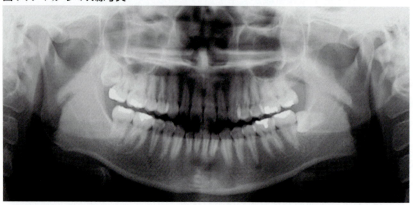

図1-B トレース像1

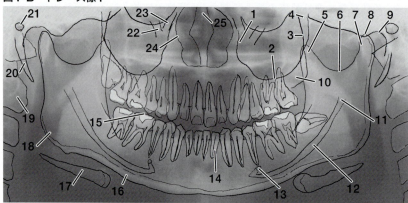

図1-C トレース像2

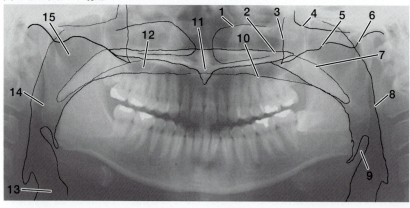

B トレース像1
1：上顎洞前壁（解剖学上での上顎洞前壁と内壁の移行部）
2：上顎洞底線
3：上顎洞後壁（解剖学上での上顎洞後壁と内壁の移行部）
4：翼口蓋窩
5：筋突起
6：下顎切痕
7：下顎頭
8：関節隆起
9：下顎窩
10：上顎結節
11：下顎孔
12：下顎管
13：オトガイ孔
14：歯
15：金属補綴物
16：下顎骨下縁皮質骨
17：舌骨
18：下顎角
19：頸椎
20：茎状突起
21：外耳孔
22：眼窩下管
23：鼻涙管
24：梨状孔
25：鼻中隔

C トレース像2
1：下鼻甲介
2：硬口蓋
3：パノラマ無名線
4：頬骨弓上縁
5：頬骨弓下縁
6：関節結節
7：軟口蓋
8：咽頭後壁
9：喉頭蓋
10：舌上縁
11：前鼻棘
12：口腔気道
13：気管
14：咽頭気道
15：鼻腔気道

図2　正常解剖：MDCT

図2-A　単純CT（上顎レベル，骨条件）

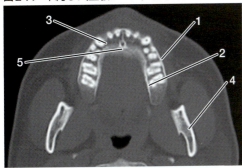

図2-B　T1強調像（上顎レベル）

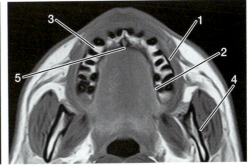

図2-C　T2強調像（上顎レベル）

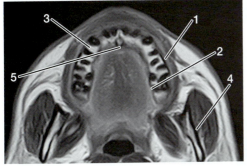

図2-D　STIR像（上顎レベル）

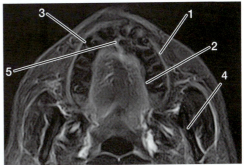

図2-E　単純CT（下顎レベル，骨条件）

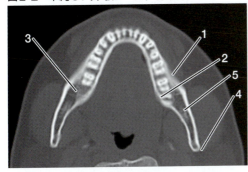

図2-F　T1強調像（下顎レベル）

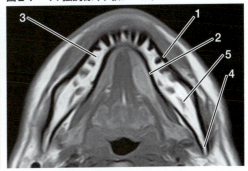

図2-G　T2強調像（下顎レベル）

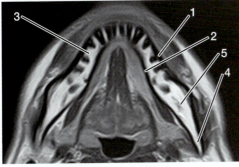

A～D　上顎レベル
1：上顎骨頬側皮質骨
2：上顎骨口蓋側皮質骨
3：上顎骨骨髄
4：下顎枝
5：切歯管

E～H　下顎レベル
1：下顎骨頬側皮質骨
2：下顎骨舌側皮質骨
3：下顎骨骨髄
4：下顎角部
5：下顎管

図3 顎関節のパノラマ4分割撮影

図3-A　パノラマX線写真（顎関節4分割）

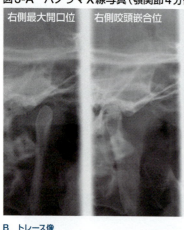
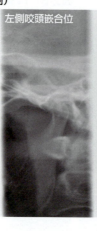
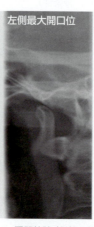

右側最大開口位　右側咬頭嵌合位　左側咬頭嵌合位　左側最大開口位

図3-B　トレース像（右側のみ）

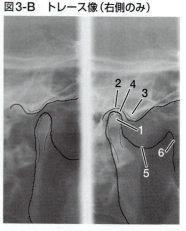

B　トレース像
1：下顎頭（明瞭かつスムーズな皮質骨と骨髄）
2：下顎窩
3：関節隆起（明瞭かつスムーズな皮質骨と骨髄）
4：顎関節隙（関節円板が存在するが，パノラマ4分割撮影では描出されない）
5：下顎切痕
6：筋突起

図4 顎関節のCT

図4-A　単純CT（骨条件）

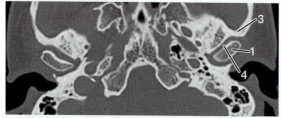

1：下顎頭
2：関節隆起
3：関節結節
4：顎関節隙（顎関節円板が存在するが，単純CTでは描出されない）
5：下顎窩

図4-B　単純CT矢状断像

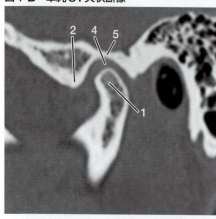

図4-C　単純CT 3D再構成像

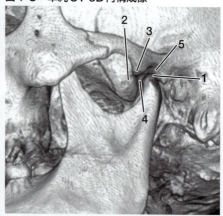

4. 顎関節の単純CT・MRI（閉口時，開口時のプロトン密度強調像とT2強調像）

正常な顎関節について，その形態，CT値およびMR信号強度を確認していただきたい．CTでは，顎関節円板は描出されない（図4）．MRIでは，顎関節円板の形態および位置を診断することができる（図5）．正常顎関節では，顎関節円板は蝶ネクタイ状の形態を呈しており，前方肥厚部，中央

図5　顎関節のMRI

図5-A　プロトン密度強調像（閉口時）
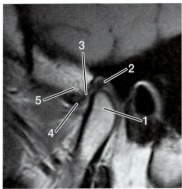

図5-B　T2強調像（閉口時）
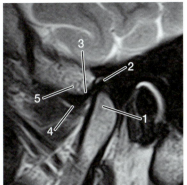

図5-C　プロトン密度強調像（開口時）
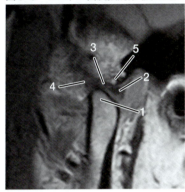

図5-D　T2強調像（開口時）
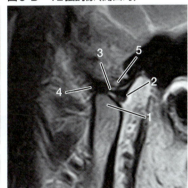

1：下顎頭
2：後方肥厚部
3：中央狭窄部
4：前方肥厚部
5：関節隆起

狭窄部および後方肥厚部に分けられる．また，正常な顎関節円板の位置は閉口時は下顎頭の軸面に対し，中央狭窄部が10時，後方肥厚部が12時の位置に認められる．開口時は中央狭窄部が下顎頭と関節隆起の間に認められる．なお，T2強調像においては，関節円板周囲組織も関節円板と同程度のMR信号強度を示す．そのため，顎関節円板はプロトン密度強調像にて診断する（図5-A）．

参考文献

1) 酒井　修，金田　隆（編）；顎・口腔のCT・MRI．メディカル・サイエンス・インターナショナル，p.35-38, 2016.
2) Morimoto Y, Tanaka T, Kito S, et al: Instability of background fat intensity suppression using fat-saturated (FS) MR imaging techniques according to region and reconstruction procedure in patients with oral cancer. Oral Oncol 40: 332-340, 2004.
3) Kito S, Morimoto Y, Tanaka T, et al: Utility of diffusion-weighted images using fast asymmetric spin-echo sequences for detection of abscess formation in the head and neck region. Oral Surg Oral Med Oral Pathol Oral Radiol Endod 101: 231-238, 2006.
4) Sumi M, Van Cauteren M, Sumi T, et al: Salivary gland tumors: use of intravoxel incoherent motion MR imaging for assessment of diffusion and perfusion for the differentiation of benign from malignant tumors. Radiology 263: 770-777, 2012.
5) Ichikawa Y, Sumi M, Sasaki M, et al: Efficacy of diffusion-weighted imaging for the differentiation between lymphomas and carcinomas of the nasopharynx and oropharynx: correlations of apparent diffusion coefficients and histologic features. AJNR 33: 761-766, 2012.

歯根嚢胞
radicular cyst

小田昌史

症例 20歳代，男性．下顎左側臼歯部の違和感を主訴に近医歯科を受診．口内法X線検査により，第1大臼歯根尖部の透過像を指摘．

図1-A　口内法X線写真　　　　図1-B　パノラマX線写真

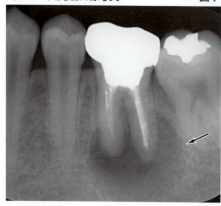
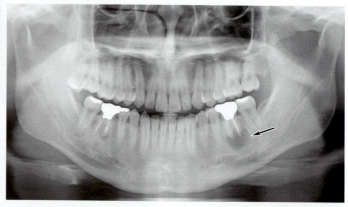

図1-C　単純CT（軟組織条件）　　図1-D　単純CT（骨条件）　　図1-E　単純CT cross section像

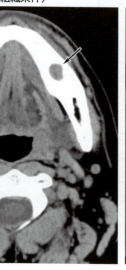
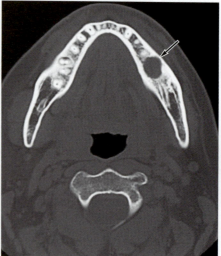
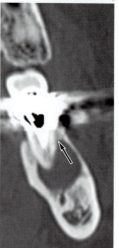

> **NOTE　歯根膜から病変が拡大したことを示す画像診断的根拠**
>
> 　歯根膜腔との連続性を確認することは大変重要である．これが確認されて初めて歯根膜に発生した病変であると判断でき，他の疾患との鑑別が可能となるからである．実際の読影時には，歯根膜腔が病変と連続し，歯槽硬線が病変の辺縁に移行していることを確認する．また逆に，病変に含まれる根尖部分では，歯根膜腔および歯槽硬線を認めないことも確認する．

画像の読影

　口内法X線写真およびパノラマX線写真にて，下顎左側第1大臼歯根尖部に単房性で類円形の透過像を認める（図1-A, B；→）．境界は明瞭で辺縁はスムーズである．下顎左側第1大臼歯は処置歯であり，その歯根膜腔と連続している．周囲には1層の辺縁硬化像を認める．さらに，その周囲骨にはびまん性に広がる不透過像を認める．慢性硬化性骨髄炎の所見である．単純CT（軟組織条件）にて，内部は均一で30HU程度である（図1-C；→）．病変内部は液性成分と考えられる．単純CT（骨条件およびcross section像）にて，病変は下顎左側第1大臼歯の歯根を含んでおり，最大径は約15mmである（図1-D；→）．また，歯根膜腔との連続性についても，より明瞭に観察される（図1-E；→）．歯根嚢胞と診断され，摘出術を施行した．

一般的知識と画像所見

　歯根嚢胞は，2017年のWHO組織分類で炎症性歯原性嚢胞に分類される．歯髄の化膿性炎，歯髄壊死に続発し，根尖への感染の波及が原因となり発生するため，原因歯は必ず失活している[1]．根管治療後でも長期経過により再感染し，発症することがある．原基は歯の発生時に残存したMalassez上皮遺残で，炎症性刺激により根尖周囲の上皮が増殖し，嚢胞化したものである．上述のように，その発生原因が炎症の波及であるため，病理組織学的には嚢胞腔を取り囲む上皮の周囲に炎症性細胞の浸潤を示す．歯科臨床上，顎骨内に発生する嚢胞の中で最も頻度の高い嚢胞である[1]．

　治療法は嚢胞摘出術である．

画像所見　口内法X線写真およびパノラマX線写真上，病変に近接する原因歯の歯根膜腔の拡大を認め，それに連続していることが特徴である[2]．それ以外の部分では，いわゆる典型的な顎骨嚢胞の特徴を示す．すなわち単房性で境界明瞭，辺縁形態はスムーズな類円形の透過像である．また，辺縁硬化像を伴うことが多い．ただし，炎症性変化の修飾を伴う場合には境界が不明瞭化し，辺縁形態もスムーズ性を欠くことがあるため，臨床症状を考慮する必要がある．

　鑑別診断のポイントにも示すように，根尖病変の読影には病変の大きさが重要である．歯科用CBCTおよびMDCTでは，骨消失領域を3次元的にとらえ，その長径を正確に計測することができる[3]．また，病変が複数の歯の根尖を含む場合，原因歯を同定する上で役立つ．内部はMDCTにて概ね20～40HU程度を示す．

鑑別診断のポイント

　歯根肉芽腫との鑑別が，治療方針の策定上，重要である．歯根肉芽腫では根管治療，歯根嚢胞では摘出術が適応となるためである．長径8mmを超える場合は歯根嚢胞の可能性が高く，それ以下のものは鑑別が困難である．また，初期のセメント質骨異形成症も鑑別として挙げられるが，原因歯と考えられる失活歯の存在や歯根膜腔との連続性が鑑別点となる（▶NOTE）．

::: 参考文献 :::

1) Gohel A, Villa A, Sakai O: Benign Jaw Lesions. Dent Clin North Am 60: 125-141, 2016.
2) Chapman MN, Nadgir RN, Akman AS, et al: Periapical lucency around the tooth: radiologic evaluation and differential diagnosis. RadioGraphics 33: E15-E32, 2013.
3) Tanaka T, Morimoto Y, Tanaka T, et al: Application of CT for the study of pathology of the jaws. Computed Tomography-Special Applications. *In* CT imaging/Book 2, InTech Open access Publisher, p.3-19, 2011.

歯原性角化嚢胞
odontogenic keratocyst

小田昌史

症例 40歳代，男性．左側下顎大臼歯部の腫脹を主訴に近医歯科を受診し，パノラマX線検査にて左側下顎骨体部の病変を指摘．

図1-A　パノラマX線写真

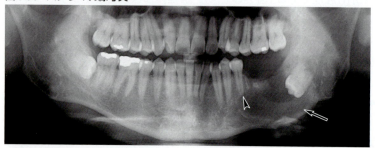

図1-B　単純CT（軟組織条件）

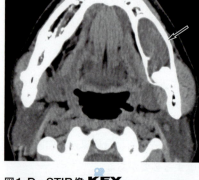

図1-C　単純CT（骨条件）

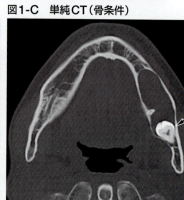

図1-D　STIR像 **KEY**

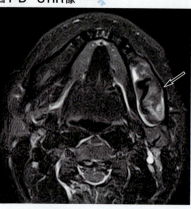

図1-E　T1強調像 **KEY**

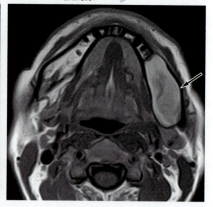

> **NOTE** **PTCHと基底細胞母斑症候群**
>
> 　　基底細胞母斑症候群の多くはPTCH1遺伝子に変異を認めるが，この遺伝子変異は歯原性角化嚢胞の発生にも関与している．そのため嚢胞が多発した場合，基底細胞母斑症候群の可能性を考慮する必要がある．この症候群では，歯原性角化嚢胞の平均発症年齢は10歳代前半で，無症候性のものと比較するとやや若年である．

画像の読影

　　パノラマX線写真にて，左側下顎骨体部に広がる単房性で類円形の透過像を認める（図1-A；→）．境界は明瞭で辺縁はスムーズである．下顎左側第2小臼歯根尖は吸収されている（図1-A；▶）．単純CT（軟組織条件）にて，内部不均一で概ね50HU程度である（図1-B；→）．単純CT（骨条件）にて，病変は下顎左側智歯の歯冠を含んでいる（図1-C；→），下顎骨体に沿って進展し，頬舌側の骨膨隆の程度は比較的小さい．STIR像上，内部は不均一で低〜高信号を呈し（図1-D；→）．T1強調像でも内部不均一な高信号を示している（図1-E；→）．これらより，内部は蛋白質濃度が高く不均一な成分であることがわかる．歯原性角化囊胞と診断され，摘出術を施行した．

一般的知識と画像所見

　　本疾患は，2005年のWHO分類では"角化囊胞性歯原性腫瘍"として腫瘍に分類されていたが，2017年の改訂では歯原性囊胞に分類され，"歯原性角化囊胞"と呼称されるようになった．歯の形成前の歯胚上皮，または形成後石灰化する前の残存した歯原性上皮が囊胞を形成したものとされ，*PTCH*などの遺伝子変異が報告されている[1]（▶NOTE）．

　　病理組織学的には，角化を示す重層扁平上皮に裏層されている．囊胞腔内には剥離した"おから状"の角化物が認められる．上皮下の線維性結合組織層に，娘囊胞や歯原性上皮島の形成が認められることがある．歯原性囊胞としては再発率が高く，摘出搔爬術のみでは50〜60%とされている．下顎に多く発生し，特に下顎智歯の歯冠部に多い．また，27%程度は埋伏歯を含むが，その大部分は埋伏智歯である[2]．好発年齢は10〜30歳代と50〜60歳代の2峰性のピークを示す．近接する根尖の吸収を生じることもある．骨膨隆はさほど顕著ではなく，骨の長軸方向に拡大する傾向があるが，大きな病変では顕著な膨隆および皮質骨の穿孔を認めることもある[3]．

　　治療は摘出術，開窓術，切除術が適応される．

画像所見　口内法およびパノラマX線写真上，主に単房性で境界明瞭，辺縁形態はスムーズな透過像として認められる．周囲には1層の辺縁硬化像を伴う．これはいわゆる顎骨囊胞の特徴であり，多くの場合，明らかな固有の特徴的画像所見はないといえる．ただし，多房像や辺縁の弧状形態を呈し，良性腫瘍性病変に類似する場合もある[3]．下顎管に接触することも多く，CT検査にて壁の消失や管の偏位から両者の接触を診断することも重要である．内部に角化物を含んでいるため，MDCTではその他の囊胞よりもCT値が高く，50HU程度となることも経験する．MRI検査では，多くの場合はT2強調像で高信号を呈する．ただし，角化の程度により不均一である場合や，T1強調像にて低〜高信号，T2強調像でも低〜高信号と様々な場合がある．囊胞が多発した場合は基底細胞母斑症候群の可能性を考慮すべきである．

鑑別診断のポイント

　　埋伏歯の歯冠を含む場合，含歯性囊胞との鑑別が比較的困難となるが，上述の弧状形態や角化物による内部不均一の所見が認められた場合は，これらが鑑別点となる．エナメル上皮腫は歯原性角化囊胞と比較して，皮質骨の膨隆傾向や歯根吸収を示す頻度が圧倒的に高い．

参考文献

1) Wright JM, Vered M: Update from the 4th edition of the World Health Organization classification of head and neck tumours: odontogenic and maxillofacial bone tumors. Head Neck Pathol 11: 68-77, 2017.
2) Mortazavi H, Baharvand M: Jaw lesions associated with impacted tooth: a radiographic diagnostic guide. Imaging Sci Dent 46: 147-157, 2016.
3) Gohel A, Villa A, Sakai O: Benign Jaw Lesions. Dent Clin North Am 60: 125-141, 2016.

含歯性嚢胞
dentigerous cyst

小田昌史

症例 40歳代，男性．下顎左側大臼歯部の違和感を主訴に来院．

図1-A　パノラマX線写真

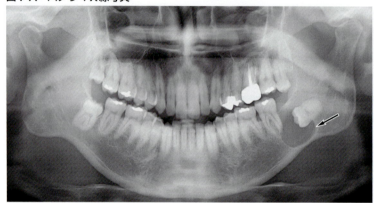

図1-B　単純CT（軟組織条件）

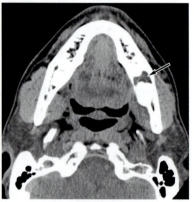

図1-C　単純CT（骨条件）

図1-D　単純CT cross section像

図1-E　単純CT panoramic section像

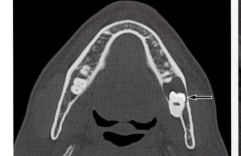
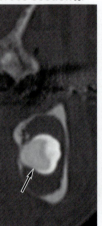
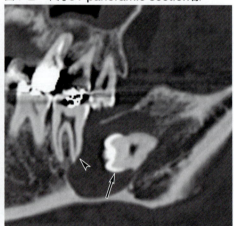

::: 参考文献 :::

1) Gohel A, Villa A, Sakai O: Benign Jaw Lesions. Dent Clin North Am 60: 125-141, 2016.
2) 森本泰宏，金田　隆（監著）；含歯性嚢胞．今さら聞けない歯科用CBCTとCTの読像法 三次元でみる顎顔面領域の正常画像解剖と疾患．クインテッセンス出版, p.83-85, 2017.
3) Devenney-Cakir B, Subramaniam RM, Reddy SM, et al: Cystic and cystic-appearing lesions of the mandible: review. AJR 196 (6 Suppl): WS66-W77, 2011.

画像の読影

パノラマX線写真にて，下顎左側第3大臼歯根尖部に単房性で類円形の透過像を認める（図1-A；→）．境界は明瞭で辺縁はスムーズである．透過像は下顎左側第3大臼歯の歯冠を含んでいる．周囲には辺縁硬化像を認める．単純CT（軟組織条件）にて，内部はアーチファクトのためやや不均一にもみえるが，30HU程度であり，病変内部は液性成分と考えられる（図1-B；→）．単純CT（骨条件，cross section像およびpanoramic section像）にて，病変は下顎左側第3大臼歯を含んでいる（図1-C～E；→）．病変に近接する下顎左側第2大臼歯根尖は，わずかに吸収されている（図1-E；▶）．含歯性囊胞と診断され，囊胞摘出術および下顎左側第3大臼歯抜歯術を施行した．

一般的知識と画像所見

含歯性囊胞は，2017年のWHO組織分類で発育性囊胞に分類される．歯胚が成長し，歯冠形成がある程度進んだ状態で，それを覆う上皮に変性が生じることが原因である．囊胞を形成する上皮は，退縮エナメル上皮由来である[1]．病理組織学的には囊胞腔の外側は非重層扁平上皮に，その周囲は線維性結合組織に裏層されている．約75%は下顎に発症し，最も好発する部位は下顎第3大臼歯の歯冠部である[2]．次いで，上顎犬歯，上顎第3大臼歯，下顎第2小臼歯部での発症が多い．また，過剰埋伏歯の歯冠にも発症する．歯牙腫に関連して生じることもある．10～30歳代の比較的若年者に多い．顎骨に生じる囊胞としては歯根囊胞に次いで多い．囊胞が小さいうちは無症候性で偶発的に発見されるが，大きく発育することもあり，その場合は腫脹を主訴として来院する．

治療は，摘出術とともに埋伏歯の抜歯を行う．病変が大きく下顎管と接触している場合，開窓術を行うこともある．

画像所見 口内法およびパノラマX線写真上では，埋伏歯の歯冠を含む透過像である．単房性で境界明瞭，辺縁形態はスムーズな透過性病変である．辺縁硬化像を伴い，いわゆる顎骨囊胞の典型的な所見である[3]．ただし，下顎第3大臼歯に発生した場合，炎症性変化の修飾を伴うことも多く，その場合は境界が不明瞭化し，辺縁形態もスムーズ性を欠くこともある．囊胞と近接する歯根が吸収することは稀で，歯が偏位することが多い．歯冠を覆っている歯囊が囊胞に連続するため，歯囊が拡大した状態と囊胞化を鑑別することは難しい．画像上では歯囊の幅が3mmを基準とし，それを超えた場合に囊胞化と診断する[2]．

前述のように下顎第3大臼歯の歯冠部での発症が最も多いため，歯科用CBCTあるいはMDCTで，病変および埋伏歯に近走する下顎管との位置関係を評価する必要がある．含歯性囊胞を近走する下顎管壁が消失している場合や下顎管が偏位している場合，両者は接触していると判断できる．また，頰舌的に拡大する傾向があり，近接する皮質骨の膨隆・菲薄化について評価することも必要である[3]．含歯性囊胞では，内部は概ね20～40HU程度である．MRIでは内部のMR信号は均一で，T1強調像では低～中等度の信号を示し，T2強調像では高信号を示す．また，埋伏歯の歯冠が無信号域として描出される．

鑑別診断のポイント

エナメル上皮腫（単囊胞性）や歯原性角化囊胞が埋伏歯の歯冠を伴う場合，鑑別が困難であることが多い．エナメル上皮腫はよりaggressiveな発育傾向を示すため，骨膨隆や歯根吸収が高度である．逆に，歯原性角化囊胞では膨隆傾向は弱く，顎骨の長軸方向に進展しやすい．

エナメル上皮腫
ameloblastoma

小田昌史

症例 50歳代，男性．下顎前歯部の腫脹を主訴に来院した．同部の疼痛なし．

図1-A　パノラマX線写真

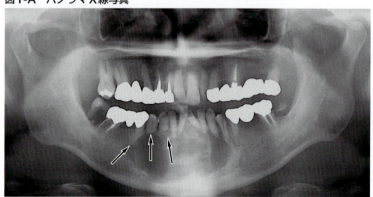

図1-B　単純CT（骨条件）

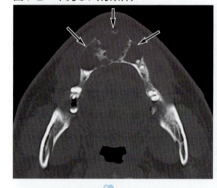

図1-C　単純CT（軟組織条件）

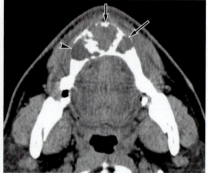

図1-D　STIR像

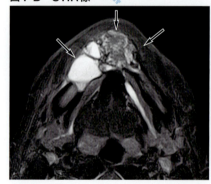

図1-E　T1強調像

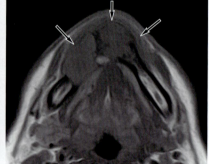

参考文献

1) Speight PM, Takata T: New tumour entities in the 4th edition of the World Health Organization classification of head and neck tumours: odontogenic and maxillofacial bone tumours. Virchows Arch 472: 331-339, 2018.
2) Mortazavi H, Baharvand M: Jaw lesions associated with impacted tooth: a radiographic diagnostic guide. Imaging Sci Dent 46: 147-157, 2016.
3) Minami M, Kaneda T, Yamamoto H, et al: Ameloblastoma in the maxillomandibular region: MR imaging. Radiology 184: 389-393, 1992.

画像の読影

　パノラマX線写真にて，下顎右側第1小臼歯部〜下顎左側第1小臼歯に広がる類円形の透過像を認める．境界は明瞭で辺縁はスムーズである．辺縁は弧状形態を示しており，辺縁硬化像を認める．病変に近接する歯根（下顎右側第1小臼歯部〜下顎左側第1小臼歯）にナイフカット状の吸収像を認める（図1-A；→）．単純CT（骨条件）にて，病変は多房性であり（図1-B；→），近接する唇側皮質骨に膨隆を認め，一部は消失している．単純CT（軟組織条件）にて，正中部〜左側では病変内部は60HU程度（図1-C；→），右側部では30HU程度を示している（図1-C；▶）．MRIのSTIR像上，内部は不均一で低〜高信号（図1-D；→），T1強調像では筋よりわずかに高い信号を示している（図1-E；→）．充実部と囊胞性の部分を有する良性腫瘤性病変の所見である．

一般的知識と画像所見

　エナメル上皮腫は，2017年のWHO組織分類で良性上皮性歯原性腫瘍に分類されている．2005年のWHO分類では，充実型/多囊胞型，類腺型，骨外型/周辺型，単囊胞型の4型に分類されていた．2017年の改訂版では，前二者は臨床的な特徴から（従来型・典型の）エナメル上皮腫として統合し，これ以外の亜型を単囊胞型，骨外型/周辺型，転移性エナメル上皮腫に分類している[1]．大半が以前，充実型/多囊胞型に分類されていたもので，約15%程度が単囊胞型である[2]．転移性エナメル上皮腫は，病理組織学的には良性に分類されるが，遠隔転移をするものを指し，悪性エナメル上皮癌とは区別されている．

　腫瘍細胞は，発育中または退縮過程にある歯胚や歯堤の上皮に由来し，エナメル器に類似した構造を示す．約8割が下顎に発症する[2]．好発部位は下顎臼歯部から下顎枝であり，次いで下顎前歯部に多い．好発年齢は青壮年期で，男性に多い．

　治療方針は腫瘍摘出術を基本とするが，充実性のものほど再発率が高いとされ，顎骨部分切除を施行する必要がある．また，若年者の単房性病変や下顎管を圧迫，偏位している場合などは，囊胞に準じる開窓療法が有効である．再発を繰り返すと，悪性化の可能性も高くなることに留意する．

　画像所見　口内法およびパノラマX線写真上，主に下顎臼歯部に単房性もしくは多房性の透過像として認められる．境界は明瞭で辺縁形態はスムーズである．辺縁硬化像を伴うことが多い．辺縁は弧状形態を呈する症例も多い．エナメル上皮腫と近接する隣在歯の歯根は，ナイフカット状に消失することが多い．多囊胞型エナメル上皮腫では，特徴的な隔壁様構造として石けんの泡状や蜂巣状構造を示すことがある[2]．

　CT画像では囊胞性腫瘤とは異なり，エナメル上皮腫と近接する皮質骨では頰舌側とも膨隆・菲薄化することが多い．CT値から内部の一部が充実性であることを同定できれば，腫瘍であることを判断できる．ただし，単囊胞型の場合は概ね20〜40HU程度であり，顎骨囊胞との鑑別が難しい．MRIではT1強調像にて低信号，T2強調像にて高信号を呈する内容液をもつ．不規則な厚みの壁をもつ囊胞性病変のように描出されるが，その一部に乳頭状の突起や腫瘍塊が高頻度に描出されるため，多くの場合，腫瘍性疾患であることは判断可能である[3]．造影CT検査でもそれらの腫瘍塊が描出され，診断は比較的容易である．

鑑別診断のポイント

　歯原性角化囊胞や含歯性囊胞との鑑別は時に困難であるが，CT検査やMRI検査により一部でも充実性領域を検出できれば，囊胞との鑑別は可能である[3]．エナメル上皮腫は石灰化物を含まないため，石灰化上皮性歯原性腫瘍，石灰化歯原性囊胞，腺腫様歯原性腫瘍との鑑別は可能であるが，それらが明らかな石灰化物を含んでいない場合は鑑別困難である．

巨細胞肉芽腫
giant cell granuloma

小田昌史

症例 50歳代，男性．下顎左側智歯部の腫脹および疼痛を自覚し，近医歯科を受診した．智歯周囲炎の診断のもとパノラマX線検査を施行したところ，左側下顎骨の病変を指摘．

図1-A　パノラマX線写真

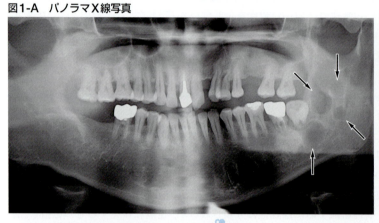

図1-B　単純CT（骨条件）

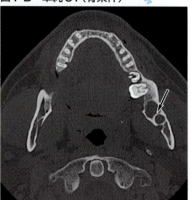

図1-C　単純CT panoramic section像

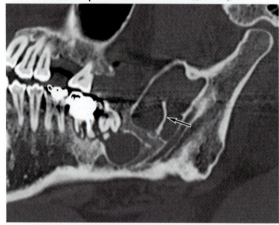

図1-D　単純CT（軟組織条件）

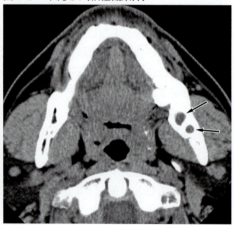

NOTE　その他の巨細胞性病変

その他の巨細胞性病変として，褐色腫やケルビズムが挙げられる．前者は，副甲状腺機能亢進症にみられる．後者は遺伝子疾患であり，SH3BP2遺伝子変異による．成長発育期に両側顎骨は変形し，いわゆる天使様顔貌を呈する．

参考文献

1) Koenig LJ: Gubernaculum dentis. In Koenig LJ (ed); Diagnostic imaging: oral and maxillofacial. Amirsys, Salt Lake City, p.II.3.188-II.3.190, 2012.
2) Slootweg PJ (ed); Dental and oral pathology. Springer International Publishing, Suttgart, p.185-190, 2016.
3) Dunfee BL, Sakai O, Pistey R, et al: Radiologic and pathologic characteristics of benign and malignant lesions of the mandible. RadioGraphics 26: 1751-1768, 2006.

画像の読影

　　パノラマX線写真にて，下顎左側智歯部から左側下顎枝に広がる多房性の透過像を認める（図1-A；→）．境界は明瞭で辺縁形態はスムーズである．単純CT（骨条件およびpanoramic section）にて，隔壁が明瞭に描出されており（図1-B, C；→），近接する皮質骨はわずかに膨隆している．単純CT（軟組織条件）にて，内部は筋よりわずかに低いCT値を示している（図1-D；→）．良性腫瘍性病変に類似した所見である．

一般的知識と画像所見

　　巨細胞肉芽腫は，2017年の改訂により"巨細胞性病変と骨嚢胞"に分類されている（▶NOTE）．病態はあくまで巨細胞を伴う肉芽腫であり，真の巨細胞腫とは区別される．何らかの原因で，顎骨もしくは歯肉の局所あるいは広範囲に多核巨細胞が出現し，骨を貪食する．次に，この修復機転として肉芽腫性組織に置換された状態である．結果として骨の不整な消失が生じる．病期により異なった病理像を呈し，活発な発育時期には単核や多核巨細胞の割合が多く，線維性結合組織や骨新生は少ない．活動が緩やかになると，線維性結合組織と骨新生が増してくる．

　　顎骨では下顎に多く，70％以上を占める．顎骨における好発部位は下顎臼歯部で，10～30歳代に多くみられ，65％程度は女性に発症する[1]．以前は"巨細胞性修復性肉芽腫"と名がついていたものの，本当に修復性の過程をたどるかについてはエビデンスに乏しい[2]．実際に，真の腫瘍のように破壊的な振る舞いをする例を経験することもある．

　　顎骨に発生する巨細胞肉芽腫の多くは無痛性であり，顎骨膨隆を示すか，X線写真にて偶発的に発見されることもある．歯肉に発症することもあり，顎骨中心性のものよりはるかに多い．妊娠中では拡大が速いとする報告もある[2]．肉芽腫が大きな病変や巨細胞が均一に広がるものほど，高い再発率を示す．

　　顎骨中心性の巨細胞肉芽腫に対する治療は，病巣の掻爬または切除が中心である．再発率は11～35％程度であるが，長期予後は良好である．

　画像所見　比較的境界明瞭な透過像であり，単房性の所見を呈する場合もあれば，多房像を示す場合もある[3]．一般的には辺縁硬化像を伴わず，大きさも様々である．活動期は不透過像の存在はほとんど認めないが，静止期になると不透過像が出現してくる．CT画像上では境界が明瞭，もしくは若干不明瞭である．病変と隣接する骨梁や頰舌側皮質骨は，不整に消失することも多い．隣接する歯の偏位や歯根を吸収することが多い．骨消失の状態は，あたかも悪性腫瘍の挙動を呈する[3]．

　　MRIでは，T2強調像で中等度の高信号を呈する．隣接組織との関係はCT画像と同様，境界が明瞭なこともあるが，悪性腫瘍のように浸潤性であることも多い．

鑑別診断のポイント

　　エナメル上皮腫や歯原性粘液腫との鑑別が困難な場合があるが，好発年齢やそれぞれの疾患に特徴的な隔壁の存在が鑑別点となる．また，時に動脈瘤様骨嚢胞（以前は脈瘤性骨嚢胞と呼ばれていた）とも鑑別困難であるが，CTやMRI検査により，大きな血管の存在やfluid-fluid levelを確認することで鑑別が可能である．

静止性骨空洞（Stafne骨空洞）
static bone cavity（Stafne bone cavity）

小田昌史

症例 30歳代，男性．歯周病の治療目的で来院した．パノラマX線撮影を行ったところ，左側下顎角部に類円形の透過像を指摘．

図1-A　パノラマX線写真

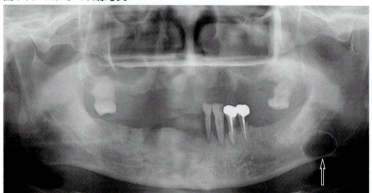

図1-B　単純CT（骨条件）

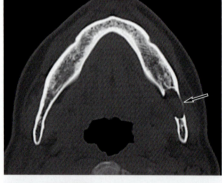

図1-C　単純CT（軟組織条件）

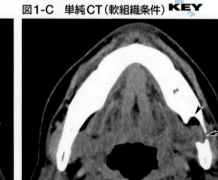

図1-D　T1強調像

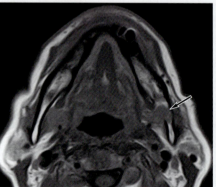

図1-E　STIR像

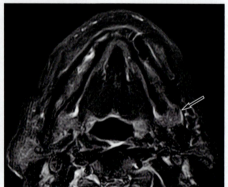

::: 参考文献 :::
1) Devenney-Cakir B, Subramaniam RM, Reddy SM, et al: Cystic and cystic-appearing lesions of the mandible: review. AJR 196 (6 Suppl): WS66-WS77, 2011.
2) Nishimura S, Osawa K, Tanaka T, et al: Multiple mandibular static bone depressions attached to the three major salivary glands: a case report. Oral Radiology 2017. (https://doi.org/10.1007/s11282-017-0304-x)
3) Gohel A, Villa A, Sakai O: Benign Jaw Lesions. Dent Clin North Am 60: 125-141, 2016.

■画像の読影■

パノラマX線写真にて，左側下顎角部に単房性の透過像を認める（図1-A；→）．境界は明瞭で辺縁形態はスムーズである．周囲に1層の不透過像を認める．単純CT（骨条件）にて，左側下顎角部に骨欠損を認める（図1-B；→）．舌側皮質骨は認めない．頬側皮質骨は菲薄化している．単純CT（軟組織条件）にて，骨欠損内部には顎下腺と連続する軟組織の迷入（図1-C；→）および脂肪組織を認める（図1-C；▶）．MRIのT1強調像およびSTIR像にて，内部に迷入している軟組織は顎下腺と同等のMR信号を示していることから，顎下腺が迷入していることがわかる（図1-D, E；→）．明らかな腫瘍性病変は認めない．静止性骨空洞と診断され，経過観察となった．

■一般的知識と画像所見■

静止性骨空洞は，1942年にStafneにより初めて報告され，"Stafne骨空洞"とも呼ばれたが，実際は骨の陥凹である[1]．原因はいまだはっきりしないが，大唾液腺や血管による圧力が原因と考えられている．ほとんどは下顎角から第1大臼歯の間で，下顎管より下方の下顎骨体部舌側面に片側性に認められる．当該部位は顎下腺に接する部位である．稀ながら，両側性，分葉状あるいは下顎管より上方に認められることもある．静止性骨空洞は下顎前歯部（切歯〜小臼歯の間，顎舌骨筋より上方）付近の舌側にも生じ，また下顎枝後縁の頬舌側にも稀ながら認められることがある．それぞれ舌下腺，耳下腺と接触する部位に一致して認められる[2]．男女比は6：1と男性に多い．無症状なため，臨床上は偶発的にみつかることが多い．頻度は0.1〜0.5％程度であり[2]，50歳以上になると発見される頻度は高くなる．

治療は不要であり，経過観察とする．

画像所見 パノラマX線写真では楕円形で境界明瞭，辺縁スムーズな透過像である．周囲には1層の不透過像を認める[1]．これは，陥凹した表層の皮質骨が接線効果により明瞭に描出されたものであり，腫瘍性病変にみられる辺縁硬化像とは異なる．

CTでは，骨の陥凹部に組織が迷入した所見を確認することができる．内部のCT値は10〜50HU程度であることが多いとされるが，これは迷入した軟組織を反映した値であるため，症例によって異なる．迷入する軟組織としては，正常な唾液腺，血管，脂肪組織，空気などの報告がある[1〜3]．また，陥凹部表層には菲薄ではあるが，1層の皮質骨を確認することができる．MRIでもその内容物に準じた信号強度を示す[3]．

■鑑別診断のポイント■

パノラマX線写真上では顎骨内に腫瘍性病変が存在するようにみえ，境界および辺縁も嚢胞様である．そのため，顎骨内に発生した良性腫瘍性病変との鑑別が必要である．鑑別には，特徴的な発症部位を把握しておくことが重要である．また，CT検査を施行すると，骨の陥凹および迷入した正常な軟組織が明確に診断できる．CBCTにおいては内部性状の診断は困難であるが，陥凹部に1層の皮質骨を認めた場合，静止性骨空洞の診断を下してよい．静止性骨空洞に特徴的な発症部位である下顎管より下方や，下顎枝に発生する疾患としては好酸性肉芽腫が挙げられる．ただし，これは辺縁硬化像を認めず，骨膜反応を伴うこともある．また，若年者に多い疾患であるため鑑別は比較的容易である．

残留嚢胞などの歯原性嚢胞は，大臼歯部では下顎管より上方に存在するため，発生部位によって鑑別可能である．ただし，前歯部のものはパノラマX線写真上，舌下腺部に発症した静止性骨空洞と類似した所見となる．CT検査にて，顎骨中心性に発生したものか否かを判断し，鑑別する必要がある．

歯牙腫
odontoma

小田昌史

症例 40歳代，女性．歯周病治療を主訴に近医歯科を受診．パノラマX線写真にて，下顎右側犬歯根尖部の不透過像を指摘され来院．

図1-A　パノラマX線写真

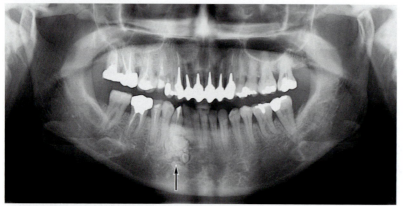

図1-B　単純CT（骨条件）

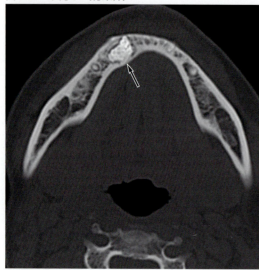

図1-C　単純CT cross section像

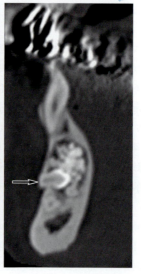

::: 参考文献 :::

1) Gohel A, Villa A, Sakai O: Benign Jaw Lesions. Dent Clin North Am 60: 125-141, 2016.
2) 丸尾尚伸，栗田賢一，渡邉裕之・他：上顎大臼歯部に発生した巨大な集合性歯牙腫の1例．日口腔外会誌 61: 330-334, 2015.
3) Oda M, Miyamoto I, Nishida I, et al: A spatial association between odontomas and the gubernaculum tracts. Oral Surg Oral Med Oral Pathol Oral Radiol 121: 91-95, 2016.

画像の読影

　パノラマX線写真にて，下顎右側犬歯根尖部に不透過像を認め，周囲に1層の透過像を伴っている（図1-A；→）．不透過物は無数の歯牙様の構造を有している．単純CTにて，歯牙様構造物のエナメル質，象牙質および歯髄腔が明瞭に認められる．また，近接する唇舌側皮質骨は，わずかに膨隆している（図1-B, C；→）．

一般的知識と画像所見

　歯牙腫は，2017年に改訂されたWHO組織分類で，"良性上皮間葉混合性歯原性腫瘍"に分類されている．歯の硬組織（エナメル質および象牙質を主体とする）が増生される疾患である．好発年齢は10〜20歳代で性差はない．無症状で偶然発見される，あるいは萌出遅延の原因精査の際に発見されることが多い．病変の大きな症例では，腫脹を主訴として来院することもある．顎骨内に発生するが，一部が萌出する場合がある．他の疾患との併発がみられ，含歯性囊胞，腺腫様歯原性腫瘍，歯原性角化囊胞，石灰化歯原性囊胞などとの関連を指摘されている．

　集合型と複雑型に分類され，集合型は多数の矮小な歯牙様構造物を含むものである．その構造物はおのおの奇形や矮小などの異常を有する歯であるが，エナメル質や象牙質などの構造およびおおまかな形態は歯に類似する[1]．画像上，複数の歯牙様構造物が描出されるため，診断は容易である．好発部位は上顎前歯部である．また，長径30mm以上に達することは稀である[2]．複雑型で形成されている硬組織は，その成分は歯に類似するものの，形態的には歯の層構造を有していない不定形の石灰化物である[1]．好発部位は下顎臼歯部である．長径は大きなものでは30mmを超える．

　治療は両者ともに摘出術で，予後は良好である．また，歯牙腫に関連して埋伏していた歯は，その発育段階によっては萌出も期待されるため，保存可能である．

画像所見　口内法，パノラマX線写真では，硬組織周囲に1層の透過像を伴っている．複雑型ではCT画像上，歯牙の形態は認められず，周囲の歯と比べて同等あるいはそれ以上の吸収値を示す．一般的に周囲に1層の低吸収域を伴っており，境界明瞭で導帯管が認められる（▶NOTE）．ただし，2次感染を伴うこともあり，その場合は周囲の透過像の肥厚や周辺の骨の硬化性変化が認められる．

鑑別診断のポイント

　エナメル質は，人体中で最もX線不透過性が高い特徴的な成分であるため，不透過性の強さが本疾患の特徴となる．本疾患と同様に，歯牙様構造物を認める疾患としては過剰埋伏歯があるが，通常1歯であり，歯牙の形態をよく保っているため診断は容易である．

NOTE　萌出遅延の原因「導帯管」

　未萌出の歯冠と歯槽頂部の間には，導帯管と呼ばれるトンネル状の骨欠損が認められる（図2）．これは，歯の発生初期に歯堤上皮が迷入した痕跡である．歯牙腫はしばしば未萌出歯の歯冠側に発生するが，これは歯牙腫が導帯管内に発生するためである．よって，萌出障害の原因となることは必然である．

図2　単純CT cross section像

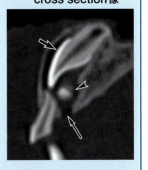

→：導帯管，▶：歯牙腫，➡：上顎切歯

セメント質骨性異形成症
cemento-osseous dysplasia

小田昌史

症例 60歳代，女性．歯周病治療を希望し来院した．歯肉の腫脹の他には自覚症状なし．

図1-A　パノラマX線写真

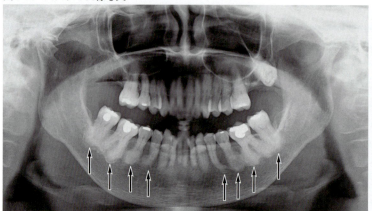

図1-B　単純CT（骨条件）

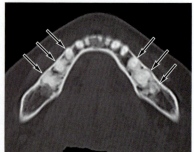

図1-C　単純CT panoramic section像（下顎右側臼歯部）

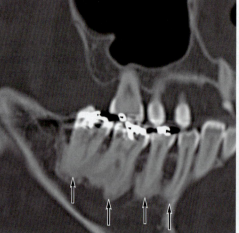

図1-D　単純CT panoramic section像（下顎左側臼歯部）

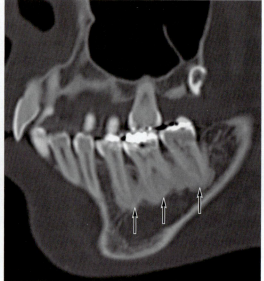

::: 参考文献 :::

1) 森本泰宏, 小田昌史：セメント質骨性異形成症．山下康行(監)；KEY BOOK シリーズ 知っておきたい顎・歯・口腔の画像診断．学研メディカル秀潤社, p.154-157, 2017.
2) Chapman MN, Nadgir RN, Akman AS, et al: Periapical lucency around the tooth: radiologic evaluation and differential diagnosis. RadioGraphics 33: E15-E32, 2013.

画像の読影

パノラマX線写真にて，下顎両側小臼歯から大臼歯の根尖部に不透過像を認める（図1-A；→）．単純CTにて，同部に高吸収域を認める（図1-B〜D；→）．各歯の歯根膜腔は不明瞭ながら確認でき，歯根の形態に異常は認めない．下顎右側大臼歯根尖部のものでは，一部高吸収域の周囲に1層の低吸収域を認める．セメント質骨性異形成症後期と診断され，経過観察となった．

一般的知識と画像所見

本疾患は，2005年のWHO組織分類では"骨性異形成症"と呼ばれていたが，2017年の改訂で名称が変更され"セメント質骨性異形成症"となっている．その病態は，骨様ないしはセメント質様硬組織を伴う線維性結合組織の増生である．病態が成熟するとともに硬組織様構造物の含有量が増加してくるという特徴もある．好発部位は下顎前歯や下顎大臼歯部である．上顎に発症することもあるが頻度は少ない．また，年齢および性別を考慮すると中年女性に多い．病変は大きくなっても1〜2cm程度である[1]．

セメント質骨性異形成症は，臨床症状から発見されることは少なく，多くの場合，歯周炎の症状を有する患者が歯科医院に来院した際に，口内法やパノラマX線写真で偶然発見されることが多い．原因は明らかではない．本疾患を有する歯は易感染性であることに留意する．

画像所見 口内法およびパノラマX線写真上，下顎前歯および大臼歯の根尖部に，不整な不透過物を含む類円形の透過像を認める．大きさは1cm以下のものが多く，ひとつひとつの病変が区別できる場合がほとんどである．病変の成熟度に従って内部の石灰化物が増加するため，不透過性が増す[2]．透過像内部に不透過物が混在している状態を"綿花状"，あるいは"斑紋状"と呼ぶこともある[1]．病変初期のものは不透過物を含まないため，歯根嚢胞や歯根肉芽腫との鑑別診断に注意する必要がある．セメント質骨性異形成症では，各歯の歯根膜腔と透過像との間に連続性はない．鑑別診断における重要な所見である．CTでも，口内法やパノラマX線検査と同様に，不整形な高吸収を示す構造物を含む類円形の低吸収を示す腫瘤として認められる．MRIでは，内部は石灰化度や石灰化物の大きさに従って，T1強調像，T2強調像ともに無〜低信号を示す構造物として描出される．周囲の結合組織は，T2強調像で中等度の高信号を示す．

類似疾患である家族性巨大型セメント質腫では骨内に不透過物を認めるが，透過像がはっきりせず，周囲の骨梁と不透過物との境界がわかりにくい症例が多い．さらに，病変同士が癒合しているものもみられる[2]．CTでは低吸収域が不明瞭で，高吸収の構造物と骨梁が連続しているように描出されることも多い．

鑑別診断のポイント

セメント芽細胞腫や歯根嚢胞と類似した画像所見を有するため，鑑別する必要がある．セメント質骨性異形成症では，上述したように歯根膜腔と透過像の連続性は認めない．さらに，腫瘍ではないため，長径が2cmを超えることはきわめて稀である．一方，セメント芽細胞腫はセメント質が由来であるため，腫瘍と歯根が連続している．歯根嚢胞は歯根膜腔と嚢胞が連続している．さらに，これらの疾患は腫瘍や嚢胞であるため，大きさが2cmを超えて増大する．

骨腫
osteoma

小田昌史

症例1 60歳代，女性．歯周病治療のため近医歯科を受診．パノラマX線写真にて，下顎枝部に重なる不透過像を指摘され，精査のため来院．

図1-A　単純CT（骨条件）KEY

図1-B　単純CT冠状断像
（右側下顎枝部，骨条件）

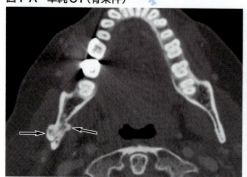
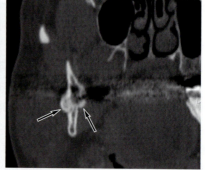

図1-C　3D CT再構成像（右側下顎枝外側面）

図1-D　3D CT再構成像（右側下顎枝内側面）

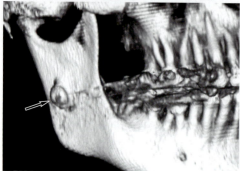
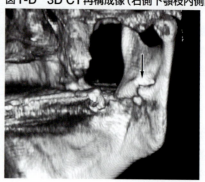

症例2 40歳代，男性．上顎洞炎の検査のためCTを撮影したところ，偶発的に右側下顎頭の病変を発見．

図2-A　単純CT（骨条件）KEY

図2-B　単純CT冠状断像
（右側下顎頭部，骨条件）

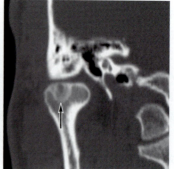

::: 参考文献 :::
1) 細尾麻衣：下顎枝前縁に発生した周辺性骨腫の1例．日口腔外会誌 62: 623-627, 2016.
2) Gohel A, Villa A, Sakai O: Benign Jaw Lesions. Dent Clin North Am 60: 125-141, 2016.

■画像の読影

症例1：単純CTにて，右側下顎枝部頬側および舌側に骨の突出を認める（図1-A〜D；→）．皮質骨部は境界明瞭，辺縁はスムーズである．内部には一部海綿骨様の部分が認められる．周辺性骨腫を疑い，経過観察とした．2年経過後も無症状で，増大傾向は認められない．

症例2：単純CTにて，右側下顎頭に辺縁が高吸収を示し，内部は低吸収を示す部位を認める（図2-A, B；→）．形態は類円形で，比較的境界は明瞭である．中心性骨腫を疑い，経過観察とした．初診から9年後も無症状で，CT画像上も変化は認めない．

■一般的知識と画像所見

骨腫は，分化した緻密骨および海綿骨を増生する良性腫瘍である．骨の外側面にみられる周辺性骨腫と，内側にみられる中心性骨腫に分類される．

周辺性骨腫は骨膜下の皮質骨から生じる．形態は丸く，境界明瞭，外側増殖性である．中心性骨腫は内骨膜から生じ，境界明瞭である．中心性のものは骨の膨隆や歯の偏位を伴うことがある．また，緻密骨骨腫（骨髄が不足した成熟骨の濃度），海綿骨骨腫（十分な骨髄を伴う薄い骨梁），mixed（骨と線維組織）という分類の仕方もある．一般に緻密骨骨腫が多く，海綿骨骨腫はより腫瘍的な性質を有すると考えられている．原因は遺伝性，内分泌障害，外傷や慢性炎症による刺激，筋による牽引力など諸説あるが，はっきりしていない．骨腫が大きく発育し，嚥下障害や顔貌の変形などを自覚し，受診することが多い．上顎よりも下顎に多い．下顎骨では下顎角，オトガイ部下縁，臼歯部舌側に多いが，下顎頭，下顎下縁，下顎枝での報告もあり，ほぼいずれの部位においても発症しうる[1]．多発性の骨腫はGardner症候群の徴候のひとつであるため，注意を要する[2]（▶NOTE）．好発年齢については20〜40歳代や40歳以上と，報告により様々で，いずれの年齢においても発症しうるといえる[1]．緻密骨骨腫は男性に優位であり，海綿骨骨腫は女性に優位である．

発育は遅く，悪性化はせず，経過は良好であるため，無症状の場合は処置を必要としない．審美的な問題，口腔機能の維持，義歯の装着に支障を来す場合などでは切除することがある．再発はきわめて稀である．

画像所見 画像上は境界明瞭で，骨と同程度の吸収値である．

■鑑別診断のポイント

周辺性骨腫と鑑別を要するものとして，非腫瘍性の骨増殖を示す外骨症が挙げられる．外骨症の好発部位は下顎舌側および口蓋中央部であり，それぞれ下顎骨隆起，口蓋隆起と呼ばれる．組織学的鑑別は困難であり，特徴的な発生部位や形状で鑑別する．外骨症は加齢的に頻度が増し，骨腫と比較すると圧倒的に多く，日常臨床で頻繁に認められる．特発性骨硬化症は中心性骨腫と類似するが，拡大せず膨隆や歯の偏位は生じない．硬化性骨炎も口内法やパノラマX線写真上，鑑別困難なことがあるが，主に歯性感染による炎症に続発するため，周囲の炎症所見に注意して鑑別する．

> **NOTE　Gardner症候群**
>
> 骨腫が多発する場合にはGardner症候群を疑う．これはAPC遺伝子の変異で生じ，常染色体優性遺伝する．骨腫，大腸ポリポーシス，軟部腫瘍が3徴候である．このうち大腸ポリポーシスは悪性化するため，早期から腸粘膜摘出を行う必要があり，診断は大変重要である．その他，口腔に関連する所見としては，過剰歯，セメント質過形成，歯牙腫，類表皮嚢胞などがある．

放射線性顎骨壊死
osteoradionecrosis

小田昌史

症例 70歳代，女性．下顎左側大臼歯部の疼痛を主訴に来院した．6年前，右側舌扁平上皮癌にて根治的放射線化学療法（total 66Gy，シスプラチン＋ドセタキセル）の既往がある．なお，放射線化学療法後の抜歯処置は未実施．

図1-A　パノラマX線写真

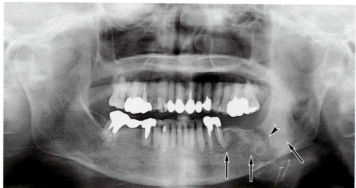

図1-B　単純CT（骨条件）

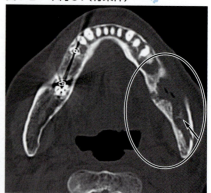

図1-C　単純CT panoramic section像

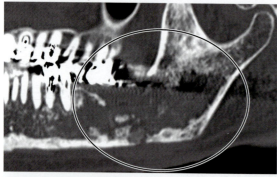

図1-D　単純CT cross section像

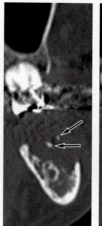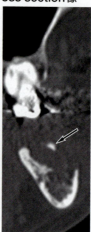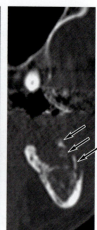

図1-E　3D CT再構成像

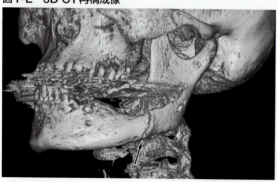

::: 参考文献 :::

1) Dunfee BL, Sakai O, Pistey R, et al: Radiologic and pathologic characteristics of benign and malignant lesions of the mandible. RadioGraphics 26: 1751-1768, 2006.
2) Mallya SM, Tetradis S: Imaging of Radiation-and Medication-Related Osteonecrosis. Radiol Clin North Am 56: 77-89, 2018.
3) Koenig LJ: Mandible-maxilla osteoradionecrosis. *In* Koenig LJ (ed); Diagnostic imaging: oral and maxillofacial. Amirsys, Salt Lake City, p.II.3.42-II.3.45, 2012.

画像の読影

パノラマX線写真にて，左側下顎骨大臼歯相当部に透過像と不透過像が混在する領域を認める（図1-A；→）．骨髄炎の所見である．また，同部には歯槽骨頂部から下顎骨下縁に斜走する線状の透過像を認める（図1-A；►）．病的骨折の所見である．単純CTにて，左側下顎骨に骨消失および周囲骨の硬化性変化を認める（図1-B, C；○の内部全体）．また，分離した腐骨を認める（図1-B, D；→）．3D CT再構成像にて，同部の骨折線の走行が3次元的に確認できる（図1-E；→）．外傷の既往はなく，病的骨折の所見と考えられる．

一般的知識と画像所見

放射線性顎骨壊死は，口腔癌などの放射線治療が原因で起こる骨壊死を指す．血管減少や低酸素状態が主な原因と考えられており，破骨細胞の壊死が骨の修復機転の低下につながることも増悪因子と考えられている[1]．進行性で虫食い状の溶骨性変化を示す．骨露出が継続し疼痛が生じるが，常時持続する疼痛ではない．病理組織学的には骨細胞が消失し，骨小腔が空胞化する．65Gy以上の吸収線量では高リスク群とされる[2]．また，化学療法の併用でリスクがさらに増大する．放射線治療後，4か月〜3年の間に発症することが多い[3]．上顎よりも下顎に圧倒的に多く，特に大臼歯から下顎角にかけての発症が多い．また，切除，外傷の既往，抜歯窩，義歯性潰瘍のある部位では特に生じやすい．総じて，頭頸部領域に放射線治療を行った患者の4〜8％程度の発症率といわれるが，線量分布に依存するため施設間で差が大きいと考えられる[3]．

口腔内の症状が発現してからでは歯科治療が困難であるため，放射線治療に先立って，抜歯などの外科的処置や歯周病治療など口腔環境の改善に努めることが重要である．また，放射線治療後は唾液腺障害も生じる可能性が高く，口腔環境は悪化しやすい．よって，起炎因子を増加させないよう予防処置を継続する必要がある．顎骨壊死の治療については，抗菌薬投与，腐骨除去および高圧酸素療法が選択される場合が多いが，必要があれば切除および再建術も行う．

2012年のがん対策推進基本計画において，がん患者への口腔ケアの推進が明記された．それ以来，周術期管理が徹底されるようになり，現在では周術期口腔機能管理について，依頼科および歯科に保険上の加算が適応されている．今後ますます医科歯科連携の推進が期待される．

画像所見 パノラマX線写真上では，不透過性亢進像と透過性亢進像が混在する[1]．骨壊死が起こった部位では骨が薄く脆弱になり，病的骨折をしている症例もしばしば経験する．また，視診にて粘膜に異常を認めない部位にあっても，X線写真にて骨壊死を疑う所見を認めることがある．CTでは，皮質骨の破壊像や周囲骨の硬化性変化が明瞭に認められる．また，周囲の軟組織の炎症性変化を描出できることもCT検査の利点である．MRIのT1強調像では，骨髄の線維化に伴うMR信号の低下が認められる．T2強調像でも同様に骨髄脂肪信号低下を認めるのが基本であるが，炎症を反映した高信号を示すこともあるため，STIR法などの脂肪抑制像が有用である．

鑑別診断のポイント

広範な重度の顎骨壊死を生じるものとして，骨吸収抑制薬関連顎骨壊死（ARONJ）が挙げられる．ビスホスホネート製剤などARONJの因子となる薬剤が投与されている場合，病因論を考えると，どちらが原因であるか判断するのは困難である．ただし，ARONJの項（表1, p.379）にも記載しているように，「放射線治療の既往がない」ことがARONJの診断基準に含まれているため，診断学的には放射線性顎骨壊死と診断して差し支えない．

下顎骨骨髄炎（慢性化膿性）
mandibular osteomyelitis（chronic suppurative）

小田昌史

症例 60歳代，男性．下顎右側臼歯部の疼痛を主訴に来院した．3か月前，下顎右側第1，第2小臼，第1大臼歯の歯冠崩壊と根尖性歯周炎のため，保存不可能と判断され抜歯した．その後，鈍痛が持続している．外歯瘻を認める．糖尿病の既往あり．

図1-A　パノラマX線写真

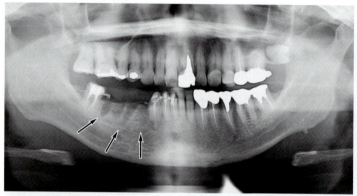

図1-B　単純CT（骨条件）**KEY**

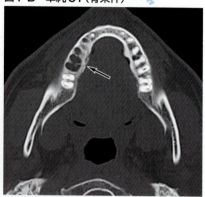

図1-C　T1強調像

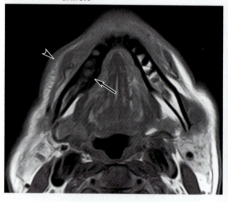

図1-D　STIR像

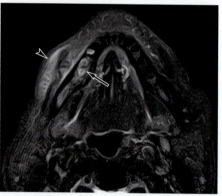

NOTE　歯性感染の有無の診断

歯性感染が原因となることが多いため，歯および歯槽骨の診断を正確に行う必要がある．そのためには，う蝕の有無，歯槽骨レベルの低下のみではなく，歯根膜腔に注意して読影するべきである．歯根膜腔は正常では厚みが0.2mm程度である．0.5mmを超えると歯根膜腔の拡大と判断する．また，同部の炎症による初期変化は歯槽硬線の消失である．これらの所見を正確に評価して初めて，歯性感染の有無を正しく診断することができる．

参考文献

1) Koenig LJ: Mandible-maxilla osteomyelitis. *In* Koenig LJ (ed); Diagnostic imaging: oral and maxillofacial. Amirsys, Salt Lake City, p.II.3.38-II.3.41, 2012.
2) Dunfee BL, Sakai O, Pistey R, et al: Radiologic and pathologic characteristics of benign and malignant lesions of the mandible. RadioGraphics 26: 1751-1768, 2006.
3) 酒井　修，金田　隆（編）；顎・口腔のCT・MRI．メディカル・サイエンス・インターナショナル，p.124-125, 2016.

画像の読影

パノラマX線写真にて，下顎右側第1，第2小臼歯および第1大臼歯抜歯窩を認める（図1-A；→）．その周囲には，びまん性に広がる不透過性亢進像を認める．単純CT（骨条件）にて，抜歯窩の治癒不全および周囲骨の不透過性亢進像を認める．また，同部に近接する舌側皮質骨に骨膜反応を認める（図1-B；→）．T1強調像にて，同部の骨髄のMR信号は低下している（図1-C；→）．また，近接する頬側軟組織に腫脹および脂肪組織の混濁を認める（図1-C；▶）．STIR像にて，同部のMR信号が上昇している（図1-D；→，▶）．慢性化膿性骨髄炎，その周囲の硬化性骨髄炎および頬側軟組織への炎症波及を示す所見である．

一般的知識と画像所見

下顎骨骨髄炎は，顎骨への細菌感染により生じる．そのほとんどは歯性感染が原因で生じるもので（▶NOTE），歯髄腔や歯周ポケットが主な感染経路となる．その他にも，抜歯窩からの感染や手術，外傷などが原因として挙げられる．下顎骨は上顎骨よりも血流が少ないため，骨髄炎に至りやすい[1]．骨Paget病，大理石骨病での発症では重症化しやすい．また，セメント質骨性異形成症では，易感染性のため骨髄炎の発症に注意する必要がある．時に瘻孔形成を伴う場合がある．根尖病変が原因となり膿瘍を形成し，口腔内に瘻孔形成したものを内歯瘻，顔面皮膚を穿孔したものを外歯瘻と呼ぶ．

画像所見 慢性下顎骨骨髄炎は病理学的な骨反応の面から，化膿性骨髄炎と硬化性骨髄炎に分類される．X線写真およびCT上，化膿性骨髄炎では境界不明瞭な骨吸収像を呈する一方で，硬化性骨髄炎では硬化性変化が認められるとともに，境界も明瞭化する[2]．実臨床では溶骨性変化を示す透過像と，硬化性変化を示す不透過像が混在する像として，遭遇することが多い．また，その経過により腐骨分離像や骨膜反応を認めることもある．

骨髄における炎症範囲の精査には，MRI検査が有効である．正常な顎骨の骨髄は，成人では脂肪髄化しているため，骨髄炎の部位のMR信号はT1強調像では低下し，脂肪抑制T2強調像では上昇する[3]．ただし，慢性硬化性変化が進行するとMR信号は低下し，骨化すると無信号へと変化していくため，CT検査との対比は重要である．

膿瘍形成範囲の診断においては，拡散強調像およびADC mapが有用である．膿瘍形成部は拡散強調像では高信号を示し，ADC値は低く描出される．炎症性肉芽や周囲軟組織の炎症との境界が明瞭となり，有用である．また，炎症の原因の特定や周囲軟組織への炎症の波及を診断することも重要である．

鑑別診断のポイント

炎症による骨破壊像は画像上，悪性腫瘍の骨破壊に似る．そのため，悪性腫瘍を除外する必要がある．幸いなことに口腔領域では視診や生検が容易であるため，それらと併せて診断することが可能である．放射線性顎骨壊死や骨吸収抑制薬関連顎骨壊死は，特殊な状況下で生じた重度の骨髄炎と解釈でき，画像上での鑑別は困難であるため，正確な問診が重要である．なお，本項の骨髄炎は原因が除去されると経過は良好であるため，治療効果の追跡は鑑別に有用である．

顎関節症(1)復位性顎関節円板障害(III型a)
temporomandibular joint disorder, temporomandibular joint disc derangement with reduction type IIIa　　小田昌史

症例 60歳代，女性．以前より，開口時に右側顎関節部の疼痛を自覚していた．開口時，右側顎関節部にクリック音あり．

図1-A　パノラマX線写真（顎関節4分割）

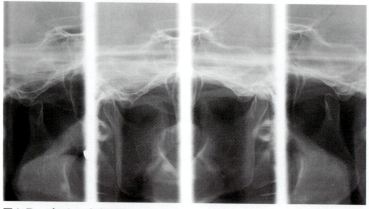

図1-B　プロトン密度強調矢状断像（右側，閉口時）**KEY**

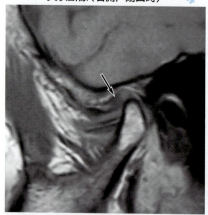

図1-C　T2強調矢状断像（右側，閉口時）

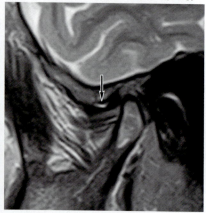

図1-D　プロトン密度強調矢状断像（右側，開口時）**KEY**

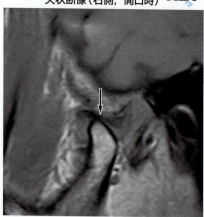

図1-E　T2強調矢状断像（右側，開口時）

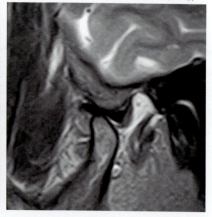

■画像の読影■

　顎関節4分割パノラマX線写真（図1-A）にて，閉口時の下顎頭は両側ともに下顎窩に対して中心部に位置している．開口時，両側下顎頭は関節結節直下より，やや前方に位置している．また，両側顎関節部を構成する骨（下顎頭頂部，側頭骨の関節結節および下顎窩）の皮質骨に，明らかな異常所見は認めない．総じて顎関節4分割パノラマX線写真上，異常所見は認めない．閉口時プロトン密度強調矢状断像にて，右側顎関節円板後方肥厚部は下顎頭の前方に位置している（図1-B；→）．T2強調像にて，上関節腔にわずかながら顕著な高信号を示す部分を認める（図1-C；→）．関節液貯留の所見である．開口時のMRI（図1-D，E）にて，下顎頭は関節結節直下付近に位置しており，可動性の制限は認めない．また，顎関節円板の中央狭窄部は下顎頭と関節隆起の間に位置しており，復位していると判断できる（図1-D；→）．復位性顎関節円板障害（Ⅲ型a）と診断された．

■一般的知識と画像所見■

　かつては，復位を伴う関節円板前方転位と呼んでいた病態であるが，2013年に発表された顎関節症の病態分類にて"復位性顎関節円板障害（Ⅲ型a）"と表記するようになった．安静時の関節円板の位置が前方に転位している状態であり，顎関節の負荷により生じるものである．顎関節円板前方転位の状況下で下顎頭からの外力を受け続けると，円板の形態にも異常が認められるようになる．この形態変化には肥厚，塊状，屈曲などがある．

　開口時に顎関節円板が復位すると，下顎頭と関節結節の間に関節円板中央狭窄部が位置する．また，復位する際にクリック音が生じ，触診にて確認可能である．顎関節円板が復位する開口時と，前方転位の状態に戻る閉口時の両方にクリック音を生じ，これを相反性クリックと呼ぶが，閉口時のクリック音は小さく，触診では確認できない場合もある．開口時に復位した後，顎関節円板は最大開口位まで下顎頭と同調して動くため，最大開口距離には異常を認めない．

　わが国の報告では，一般集団の50％程度に関節雑音や運動時の顎偏位がみられるといわれ，このうち治療が必要なものは約5％とされている[1]．性差は，女性に多いという報告が多い．また，若年者に好発し加齢に伴い増加する．その理由としては，歯列および顎骨の成長に伴う顎関節の変化，心因性ストレスによるクレンチングおよびグラインディング，楽器演奏などが挙げられる[1]．

　画像所見　実臨床上の診断基準は「顎関節症の診断基準（2014年）」[2]に詳述されているため割愛するが，確定診断にはMRIによる画像検査が必要である．正常な顎関節円板は下顎頭の軸面に対し，中央狭窄部が10時，後方肥厚部が12時の位置に認められる．顎関節円板前方転位の具体的な画像診断基準はDC/TMDにより詳述されており[3]，①咬頭嵌合位にて，顎関節円板後方肥厚部が11時30分より前方で，中央狭窄部が下顎頭の前方に位置すること，②最大開口位にて，中央狭窄部が下顎頭と関節隆起の間に位置すること，の両方を満たすこととされている．

■鑑別診断のポイント■

　MRI検査は，顎関節円板を描出することができる唯一の手段である．そのため，非復位性関節円板前方転位との鑑別に有用である．なお，間欠ロックについては円板が復位することもあるため，復位性関節円板前方転位に含める．

参考文献

1) 浅野明子，田邉憲昌，藤澤政紀：若年者における顎関節症発症と心理特性に関する2.5年間の前向きコホート調査．日顎関節会誌 20: 166-173, 2008.
2) 矢谷博文：新たに改訂された日本顎関節学会による顎関節症の病態分類（2013年）と診断基準．日顎関節会誌 27: 76-86, 2015.
3) Schiffman E, Ohrbach R, Truelove E, et al: Diagnostic criteria for temporomandibular disorders (DC/TMD) for clinical and research applications: recommendations of the international RDC/TMD consortium network* and orofacial pain special interest groupdagger. J Oral Facial Pain Headache 28: 6-27, 2014.

顎関節症（2）非復位性顎関節円板障害（III型b）
temporomandibular joint disorder, temporomandibular joint disc derangement with reduction type IIIb　　小田昌史

症例　60歳代，女性．以前より開口障害を認めていたが，疼痛を認めないため受診していなかったという．開口障害を自覚し，顎関節精査のため来院．

図1-A　パノラマX線写真（顎関節4分割）

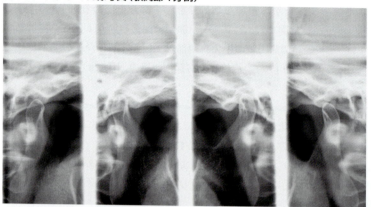

図1-B　プロトン密度強調矢状断像（右側，閉口時）

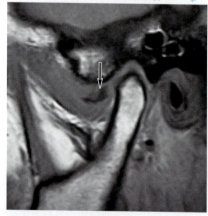

図1-C　T2強調矢状断像（右側，閉口時）

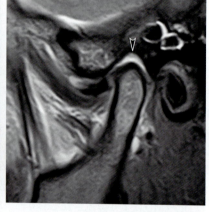

図1-D　プロトン密度強調矢状断像（右側，開口時）

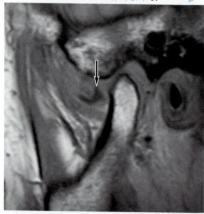

図1-E　T2強調矢状断像（右側，開口時）

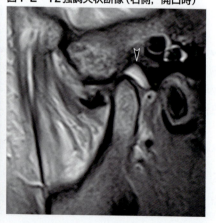

画像の読影

顎関節4分割パノラマX線写真（図1-A）にて，閉口時の下顎頭は両側ともに下顎窩に対して中心部に位置している．正常と考えられる．開口時，両側下顎頭は関節結節直下より後方に位置しており，可動性の制限が認められる．また，両側顎関節部を構成する骨（下顎頭頂部，側頭骨の関節隆起および下顎窩）の皮質骨に明らかな異常所見は認めない．閉口時のMRIにて，右側顎関節円板後方肥厚部は下顎頭の前方に位置し，また関節円板は若干屈曲している（図1-B；→）．開口時のMRIにて，顎関節円板はわずかに前方へ移動しており，復位は認めない（図1-D；→）．また，可動性の制限を認める．プロトン密度強調像およびT2強調像にて，下顎窩に高信号を示す領域を認めるが（図1-C, E；▶），これは顎関節円板後部組織のMR信号変化である（▶NOTE）．

一般的知識と画像所見

かつては，復位を伴わない関節円板前方転位と呼んでいた病態であるが，2013年に発表された顎関節症の病態分類にて"非復位性顎関節円板障害（III型b）"と表記するようになった．前方転位の詳細については，前項「顎関節症（1）復位性顎関節円板障害（III型a）」を参照されたい．

前方転位が継続すると，開口時に下顎頭が関節円板後方肥厚部を乗り越えられなくなり，復位が生じなくなる．これが非復位性顎関節円板障害の病態である[1]．復位性顎関節円板障害の症例のうち，5年後には約2割が非復位性顎関節円板障害に移行するとされる．この場合，当然ながら復位に伴っていたクリック音は生じなくなり，開口量も制限される．ただし，明らかな開口制限が認められないこともあり（最大開口距離40mm以上），その場合は診察による診断は困難である[2]．

画像所見 確定診断を得るためには，MRI検査が必要である．最大開口時に関節円板中央狭窄部が下顎頭の前方に位置している所見をもって，非復位性と判断する．

鑑別診断のポイント

復位性顎関節円板障害との鑑別については，前項「顎関節症（1）復位性顎関節円板障害（III型a）」を参照されたい．

NOTE　関節液貯留（joint effusion）

関節腔に，T2強調像にて顕著な高信号を示す領域を認めることがある．これは関節液貯留（joint effusion，図2；→）と呼ばれるが，実際は滲出液の貯留のみではなく，滑膜過形成および肥厚も含んでいる[3]．関節液貯留は復位性の前方転位症例よりも，より病態が悪化している非復位性の前方転位症例で認められることが多い．関節液の存在と顎関節痛の相関性については賛否両論であり，いまだ一定の結論を得ていない．関節液貯留は，上関節腔で圧倒的に高頻度に認められる．

なお，図1-C, Eに認められる円板後部組織の信号変化は，同部軟組織の血流によるものである．混同しないよう，MR信号強度や顎関節円板との位置関係に注意する．

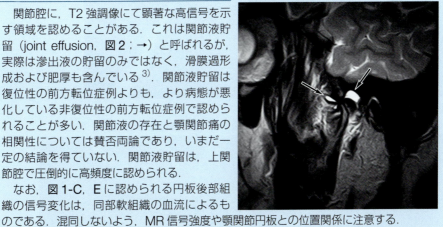

図2　T2強調像

参考文献

1) 酒井 修，金田 隆（編）；顎・口腔のCT・MRI．メディカル・サイエンス・インターナショナル，p.207-215, 2016.
2) 矢谷博文：新たに改訂された日本顎関節学会による顎関節症の病態分類（2013年）と診断基準．日顎関節会誌 27: 76-86, 2015.
3) Segami N, Nishimura M, Kaneyama K, et al: Does joint effusion on T2 magnetic resonance images reflect synovitis? Comparison of arthroscopic findings in internal derangements of the temporomandibular joint. Oral Surg Oral Med Oral Pathol Oral Radiol Endod 92: 341-345, 2001.

顎関節症（3）変形性顎関節症（IV型）
temporomandibular joint disorder, type IV

小田昌史

症例 50歳代，女性．約10年前より，開口時に右側耳前部の疼痛を自覚していた．開口障害が顕著となったため，精査のため来院．

図1-A　パノラマX線写真（顎関節4分割）

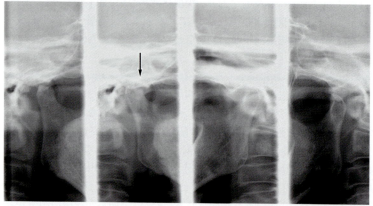

図1-B　単純CT（骨条件）

図1-C　単純CT矢状断像（右側顎関節部）

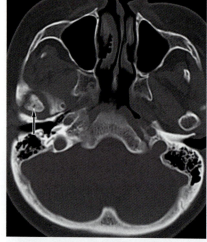
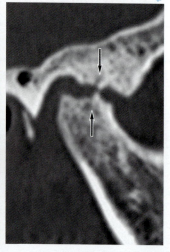

図1-D　プロトン密度強調矢状断像（右側，閉口時）

図1-E　T2強調矢状断像（右側，閉口時）

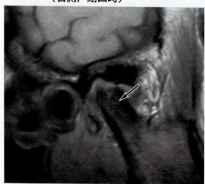
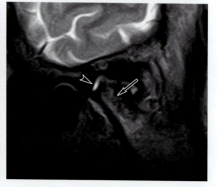

画像の読影

　顎関節4分割パノラマX線写真にて，右側下顎頭頂部および右側関節隆起は平坦化し，皮質骨に破壊像を認める（図1-A；→）．閉口時の右側下顎頭の位置は正常である．最大開口時は関節結節直下より若干後方に位置しており，開口制限を認める．左側顎関節部について異常所見は認めない．単純CTにて，右側下顎頭および関節結節に皮質骨の断裂を認める（図1-B, C；→）．また，同部の骨にはびまん性に広がる硬化性変化を認める．閉口時のプロトン密度強調像においても，同部皮質骨の破壊像および下顎頭骨髄のMR信号低下が認められる（図1-D；→）．顎関節円板は確認できない．T2強調像でも同様に，下顎頭骨髄のMR信号低下が認められる（図1-E；→）．骨髄変性の所見である．顎関節隙には高信号を示す領域を認める（図1-E；▶）．軟組織の浮腫性変化を示す所見である．

一般的知識と画像所見

　変形性顎関節症は，下顎頭と関節結節に骨の吸収，添加などを来す退行性関節障害である．一般的に非復位性関節円板前方転位に続発するもので，顎関節症の後期の病態である．関節円板の異常に伴いクッション性が失われ，骨への負担が過多となることが原因と考えられている．臨床的にはクレピタス（摩擦音，捻髪音）が認められ，加齢に伴い罹患率が増加する．

　「顎関節症の診断基準（2014年）」[1]では，CTまたはMRIにてsubchondral cyst（軟骨下嚢胞），erosion（皮質骨の侵食），generalized sclerosis（全体の骨硬化），osteophyte（骨棘形成）が認められた場合に診断するとされている．また，注意点として，flattening（平坦化）とcortical sclerosis（皮質部の骨硬化）は退行性関節病変の決定的所見とはみなさないことも明記されている．これらは，正常変異，加齢，リモデリングあるいは退行性関節病変の前段階と解釈する．実臨床上はsubchondral cyst, generalized sclerosis, osteophyteが単独で認められる割合は少なく，ほとんどがerosionを伴う[2]．

　画像所見　パノラマX線写真や顎関節4分割パノラマX線写真では，osteophyteおよびgeneralized sclerosisが検出されやすく有効である．一方で，撮影時の位置づけやX線強度によって，正常であっても不透過性が亢進してみえる場合がある．そのため，generalized sclerosisの読影については不透過性の程度ではなく，同部の皮質骨と骨髄腔の境界線が不明瞭であることや，骨梁構造の消失に注意して読影しなくてはならない．欠点として，ほとんどの症例に認められる変形の基本的な所見である侵食については，検出困難な場合があることが挙げられる[2]．そのため，本疾患が疑われる場合にはCTにて精査する必要がある．

　MRIでは，骨髄が変性するとT1強調像でのMR信号が低下する（下顎頭骨髄は，正常な成人では脂肪髄に置換しているため，T1強調像にて高信号）．これは変形性顎関節症に限った変化ではないが，進行性の病変が示唆されるため，注意を要する．

鑑別診断のポイント

　前述したように，下顎頭の変形は変形性顎関節症に限った変化ではないことを，念頭に置く必要がある．「顎関節・咀嚼筋の疾患あるいは障害（2014年）の分類」において，先天異常や全身疾患に起因するものなどは顎関節症とは別に分類されている[1]．そのため，変形性顎関節症の診断には特徴的な変形を把握するだけではなく，その他の疾患あるいは障害を除外する必要がある．

参考文献

1) 矢谷博文：新たに改訂された日本顎関節学会による顎関節症の病態分類（2013年）と診断基準．日顎関節会誌 27: 76-86, 2015.
2) 泉　雅浩：顎関節関連疾患におけるCTおよびMRI所見からのパノラマ読影へのフィードバック．日顎関節会誌 28: 221-231, 2016.

リウマチ性顎関節炎
rheumatoid arthritis of the temporomandibular joint

小田昌史

症例 50歳代，女性．開口不能を主訴に紹介された．関節リウマチの現病歴あり．

図1-A　単純CT（骨条件）

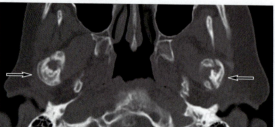

図1-B　単純CT（骨条件）

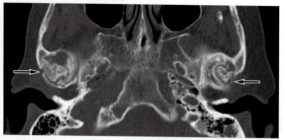

図1-C　単純CT矢状断像（右側顎関節部）

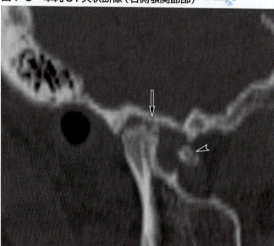

図1-D　単純CT矢状断像（左側顎関節部）

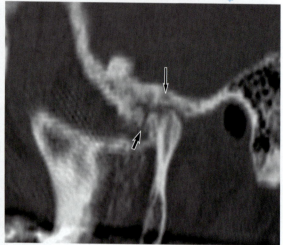

> **NOTE　骨変形と顎関節円板転位**
>
> 顎関節症では，顎関節円板の転位（ほとんどが前方転位）が生じた結果として，円板および下顎頭の変形が生じる．それに対しリウマチ性顎関節炎では，早期の下顎頭の骨破壊および変形が原因となって，顎関節円板転位および円板変形が生じる．よって，骨の変形部位と顎関節円板との位置関係によって，顎関節円板の異常の様相は多彩である．

参考文献

1) Hirahara N, Kaneda T, Muraoka H, et al: Characteristic magnetic resonance imaging findings in rheumatoid arthritis of the temporomandibular joint: focus on abnormal bone marrow signal of the mandibular condyle, pannus, and lymph node swelling in the parotid glands. J Oral Maxillofac Surg 75: 735-741, 2017.
2) Aletaha D, Neogi T, Silman AJ, et al : 2010 Rheumatoid arthritis classification criteria: an American College of Rheumatology/European League Against Rheumatism collaborative initiative. Arthritis Rheum 62: 2569-2581, 2010.
3) 日本リウマチ学会（編）；関節リウマチ診療ガイドライン2014．メディカルレビュー社，2014．
4) 酒井 修，金田 隆（編）；顎・口腔のCT・MRI．メディカル・サイエンス・インターナショナル，p.207-215, 2016．

■画像の読影■

単純CTにて，両側下顎頭および両側側頭骨顎関節部に平坦化，侵食，硬化性変化を認める（図1-A～D；→）．また，右側関節結節は破折し，小骨片が前方に偏位している（図1-C；▶）．左側顎関節隙は狭小化しており，線維性癒着が疑われる（図1-D；→）．関節リウマチの1症状と診断された．咀嚼機能改善を目的に両側関節形成術を施行した．

■一般的知識と画像所見■

関節リウマチは，多関節の滑膜組織を侵す全身的な疾患で，関節滑膜の非特異的炎症を特徴とする自己免疫疾患である．平均発症年齢は40歳程度で，20歳代から認められる疾患である．男女比は約1：3と女性に多い．関節部の骨破壊は発症後約2～3年で顕著に進行し，罹病期間が長い症例においては顎関節にも波及する[1]．

診断には，他関節の診査や血液検査が必要である．顎関節を侵す自己免疫疾患の中では最も頻度が高いが，顎関節初発は稀であり，他関節と併発する．関節リウマチは早期の治療により，骨破壊を阻止することができる．そのため，早期診断・早期治療を目的として，2010年にACR/EULAR (American College of Rheumatology / European League against Rheumatic Diseases) が新たな分類基準を作成し，2014年にはわが国の関節リウマチ診療ガイドラインが一新されている[2)3)]．画像による診断基準としては，X線検査による典型的な骨びらんの存在が挙げられている．

関節リウマチ患者の6割程度が顎関節症状を有するといわれている[4]．病態は滑膜の炎症であり，典型所見は疼痛，こわばり，関節雑音，開口障害である．特に，疼痛および咀嚼筋の圧痛は進行性を示唆する所見である．開口障害の原因は疼痛，筋拘縮，炎症などによる．長期経過症例では両側顎関節の強直を引き起こすこともある．

治療法は，抗リウマチ薬，ステロイド薬および生物学的製剤の投与など，全身疾患としての治療が行われる．顎関節においては症状が緩和しない場合，顎関節洗浄療法も有効である．病変が進行し，開口障害が重度の場合は関節形成術などの外科処置を行う．

画像所見 リウマチ性顎関節炎の典型的な画像所見は，皮質骨のerosion, subcortical cyst, 下顎頭と関節結節の平坦化, subcortical sclerosis, 関節隙の狭小化, 線維性強直症などであるが，これらは特有の所見とはいえない．リウマチ性顎関節炎に特有の画像所見として，パンヌス（pannus）の存在が挙げられる．パンヌスは，滑膜細胞が乳頭状に増殖して形成した組織であり，MRIではT1強調像，T2強調像ともに中等度の信号を示す．また，下顎頭の骨髄変性が認められる頻度が有意に高く，関節リウマチの診断学的特徴および予後予測因子として，骨髄浮腫が挙げられる．さらに，耳下腺リンパ節の腫脹を伴うことも特徴として挙げられる[1]．

■鑑別診断のポイント■

変形性顎関節症と鑑別困難である（▶NOTE）．リウマチ性顎関節炎では顎関節部の骨吸収や関節隙の縮小，あるいは拡大が進行性であり，経過とともに顕著となる．

滑膜性軟骨腫症
synovial chondromatosis

小田昌史

症例 70歳代，男性．数年前から，左側顎関節に違和感を覚えていた．近医歯科を受診したところ，顎関節症を疑われ精査目的で来院．

図1-A パノラマX線写真（顎関節4分割）

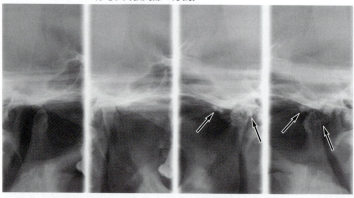

図1-B 単純CT（骨条件）

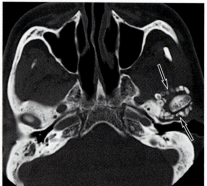

図1-C 単純CT矢状断像（左側顎関節部）

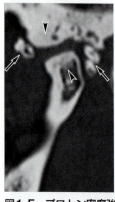

図1-D プロトン密度強調矢状断像（左側，閉口時）

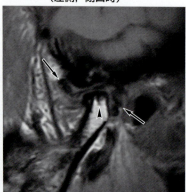

図1-E T2強調矢状断像（左側，閉口時）

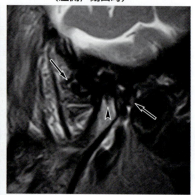

図1-F プロトン密度強調矢状断像（左側，開口時）

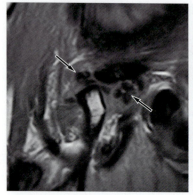

図1-G T2強調矢状断像（左側，開口時）

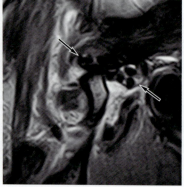

■画像の読影

　顎関節4分割パノラマX線写真にて，左側顎関節部に重なる多数の塊状不透過像を認める（図1-A；→）．同不透過像は，閉口時と開口時でわずかに可動性を認める．また，左側下顎頭には平坦化を認める．単純CTにて，左側下顎頭周囲に散在する石灰化物を多数認める（図1-B, C；→）．左側顎関節部の単純CT矢状断像にて，左側下顎頭の平坦化と皮質骨の肥厚，および左側関節結節の硬化性変化が認められる（図1-C；▶）．閉口時のMRIにて，石灰化物が確認され（図1-D, E；→），下顎頭頂部の骨髄にMR信号の低下領域を認める（図1-D, E；▶）．開口時のMRIにて，石灰化物周囲にはT2強調像で高信号領域を認め，顎関節包に存在していることがわかる（図1-F, G；→）．顎関節包に遊離体を認める典型的な画像所見であり，滑膜性軟骨腫症と診断された．

■一般的知識と画像所見

　滑膜性軟骨腫症は，顎関節に生じる腫瘍類似疾患の中で，最も発生頻度が高い．滑膜から発生し，滑膜から分離した多数の軟骨粒を形成することが特徴である．全身の関節で生じ，他関節と比較すると顎関節での発症は比較的稀である．顎関節では上関節腔での発症が一般的である．平均発症年齢は40歳代後半であり，男性より女性の方が2〜4倍程度多いとされる[1]．病因については詳細不明であるが，外傷による2次的変化や炎症による滑膜細胞の変性などの説がある．

　疼痛，腫脹，開口障害および関節雑音が認められる．顎関節に腫瘤性病変として認められ，周囲骨の破壊像を伴うこともある．病期分類としてMilgramの分類が用いられ，第1期は遊離体を認めず，異形成が滑膜内に限局している活動期，第2期は滑膜の化生と遊離体を認める移行期，第3期は滑膜化生が終了し，遊離体のみを認める時期とされる．一般に第1期は最も破壊性が強く，第2期では骨破壊性は減少し，第3期では破壊性はないと考えられている[2]．

　治療は，軟骨遊離体摘出，病変と連続している滑膜の切除が基本である．

画像所見　パノラマX線写真では，顎関節腔の拡大，下顎頭，関節結節，下顎窩の骨破壊像および顎関節付近の遊離石灰化像などが認められる．CTでは，これらの骨破壊像や遊離石灰化物の描出に優れる．1mm以下の石灰化物を見落とさないため，高解像度のMDCT検査が望ましく，CBCTでの診断の有用性を示す報告もある．しかし，診断が肝要な病変の活動期においては，石灰化が未成熟な遊離体や内部が比較的均一であるため，感度が不十分である．そのため，特にMRIでの診断が重要となる．MRIにて，石灰化物とともに顎関節の滑液貯留像を認める．本症は関節腔内に発症するため，皮膜を有する像にみえるのが基本である．また，病変が大きく関節腔外（咀嚼筋間隙，耳下腺間隙，中頭蓋窩など）まで進展した場合は，不定形となる場合がある．

■鑑別診断のポイント

　顎関節部に遊離体を認める疾患との鑑別が重要である．その中で臨床上において最も頻度が高いのは，変形性顎関節症によって形成された骨棘の破折である．この場合，通常石灰化物はひとつであり，下顎頭前方に位置する．また，変形性顎関節症では，関節隙は狭小化するため鑑別は比較的容易である．偽痛風ではcloud-like（雲状）の石灰化を伴い，滑膜性軟骨腫症にみられる1mm以上の多数の石灰化物とは，その様相が異なる．また，顎関節部に軟骨肉腫が発生することがあり，稀ではあるが鑑別が重要である．軟骨肉腫は悪性腫瘍であるため周囲骨破壊傾向が非常に高く，spicula状の骨膜反応が重要な所見である．

⁝⁝⁝ 参考文献 ⁝⁝⁝

1) Liu X, Huang Z, Zhu W, et al: Clinical and imaging findings of temporomandibular joint synovial chondromatosis: an analysis of 10 cases and literature review. J Oral Maxillofac Surg 74: 2159-2168, 2016.
2) Chen MJ, Yang C, Qiu YT, et al: Synovial chondromatosis of the tempromandibular joint: relationship between MRI information and potential aggressive behavior. J Craniomaxillofac Surg 43: 349-354, 2015.

ピロリン酸カルシウム結晶沈着症（偽痛風）
calcium pyrophosphate dihydrate crystal deposition（CPPD）disease, pseudogout

小田昌史

症例 80歳代，女性．頸部，左側顔面部，左側耳部の疼痛と難聴を主訴に来院した．ピロリン酸カルシウム結晶沈着症の現病歴があり，同疾患との関連性が疑われ紹介．

図1-A 単純CT（骨条件）

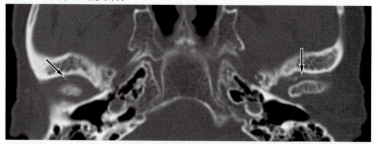

図1-B 単純CT矢状断像（右側顎関節部）　　図1-C 単純CT矢状断像（左側顎関節部）

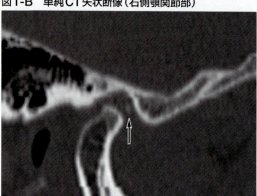 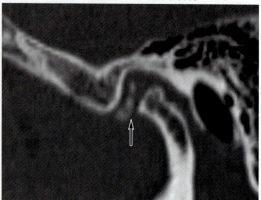

図1-D 3D CT再構成像（左側顎関節部，外下方より）

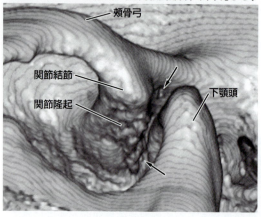

頬骨弓
関節結節
関節隆起
下顎頭

::: 参考文献 :::
1) Srinivasan V, Wensel A, Dutcher P, et al: Calcium pyrophosphate deposition disease of the temporomandibular joint. J Neurol Surg Rep 73: 6-8, 2012.
2) 山本哲彰，宮本郁也，石川文隆・他：顎関節下関節腔に生じた偽痛風の1例．日口外科誌 57: 601-605, 2011.
3) 宮本亮三，藤井雅敏，須田 聡・他：顎関節に生じたピロリン酸カルシウム結晶沈着症（偽痛風）の1例．日口腔外会誌 57: 58-63, 2008.

画像の読影

　単純CTにて，両側顎関節隙に高吸収を示す雲状の構造物（結晶）を認める（図1-A；→）．左側でより顕著である．単純CT矢状断像にて，それらは両側下顎頭前方部に位置している（図1-B，C；→）．また，両側下顎頭に変形を認める．左側顎関節部の3D CT再構成像にて，顎関節と結晶の位置関係およびその大きさが3次元的に把握できる（図1-D；→）．ピロリン酸カルシウム結晶沈着症の1症状と判断した．

一般的知識と画像所見

　ピロリン酸カルシウム結晶沈着症（偽痛風）は，代謝性疾患に分類される全身疾患である．痛風性関節炎を疑う患者の関節液から，痛風において沈着する尿酸ナトリウムではなく，CPPD（calcium pyrophosphate dihydrate）結晶が検出されたことが由来となり，当初は偽痛風と呼ばれた．本疾患は，CPPD結晶沈着により関節炎が誘発されるもので，激しい疼痛を惹起する症例では，痛風性関節炎と臨床症状および画像所見は酷似するが，あくまで病態は異なるものである．現在では，偽痛風との呼び名はCPPD結晶沈着症の中でも関節炎の症状が強く，痛風様であるもののみを指している場合が多い．実臨床では，CPPD結晶が関節組織や軟部組織に沈着しても，その他の症状（炎症や骨変形）を認めない症例が約半数である．

　臨床症状としては，結晶誘発性の急性・慢性炎症，骨関節の破壊，末梢神経や脊髄の圧迫障害，難聴などの報告がある．好発部位は四肢の関節に多いが，稀ながら顎関節に生じることもある．病型は特発性，代謝性疾患に合併するもの，遺伝性（家族性），外傷・手術に続発するものに大別される．炎症を認める場合は白血球数の増加を示す．性差は女性に2倍多いとする報告がある[1]．好発年齢は60〜90歳と高齢者に多い．顎関節の症状は，疼痛，腫脹，開口障害などである[2]．

　偽痛風の診断基準としては，1981年にMartelらによって提唱されたものが用いられるが，その中でX線回折または化学分析によるCPPD結晶を証明することが最も確実な診断に至る．

　治療法は，NSAIDs（non-steroidal anti-inflammatory drugs）による消炎療法，パンピングマニピュレーション，病変の摘出，滑膜や関節円板を含めた病変の切除などである[3]．

　画像所見　CPPD結晶沈着症は，X線写真上で石灰化像として認められることが多いが，顎関節のCPPD結晶沈着症では，パノラマX線検査の断層域や障害陰影のため感度が低い．当然ながら，CT検査は石灰化物の描出に優れるため有用である．MRIでは関節液貯留が認められる．また，顎関節周囲がT1強調像上で低信号を示す症例や，T2強調像にて低信号，高信号を示す症例が報告されている[2]．ただし，画像診断のみでCPPD結晶沈着症と診断することはきわめて困難であり，下顎頭周囲に肉芽組織や滑膜の肥厚を認める場合，下顎頭の良性疾患あるいは顎関節の腫瘍が疑われることもある．また，石灰化物を認めた場合，滑膜性軟骨腫症との臨床診断にて摘出術を施行する症例が多いとの報告がある．さらに，顎関節症と診断され治療を受けている症例の中に，CPPD結晶沈着症が潜在している可能性もあると考えられている[2]．

鑑別診断のポイント

　痛風とは所見が類似するため，確定診断には関節腔滲出液の検査によりCPPD結晶の確認が必要である．腫脹の存在が顎関節症との鑑別点となる．また，滑膜性軟骨腫症（p.372）は時期によっては画像所見が類似する可能性もあるが，同項にも記載のように石灰化物の様相が異なるため，多くの場合，鑑別可能である．

痛風
gout

小田昌史

症例 70歳代，女性．両側顎関節部の疼痛を主訴に来院した．痛風の既往があり，現在加療中である．右側顎関節部に関節雑音を指摘．

図1-A 単純CT（骨条件）

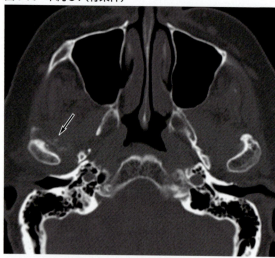

図1-B 単純CT矢状断像（右側顎関節部）

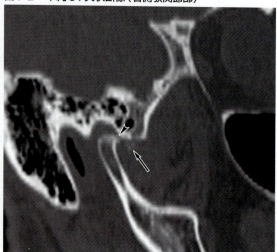

図1-C 単純CT矢状断像（左側顎関節部）

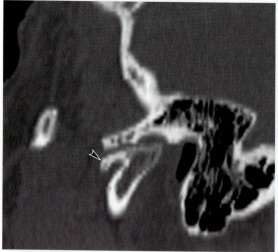

図1-D 単純CT（軟組織条件）

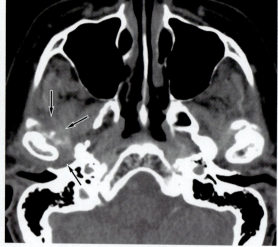

画像の読影

単純CT（骨条件および顎関節部矢状断像）にて，右側下顎頭前方部に石灰化物を認める（図1-A, B；→）．石灰化物は雲状であり，右側顎関節部に限局的である．また，両側下顎頭に骨棘形成を認める（図1-B，C；▶）．特に左側で顕著であり，左側下顎頭および左側関節隆起に平坦化，侵食も認められる．単純CT（軟組織条件）にて，右側下顎頭前方部の石灰化およびその周囲軟組織の腫脹を認める（図1-D；→）．痛風の1症状として発症した痛風性顎関節炎と診断され，全身的な薬物療法を継続することとなった．

一般的知識と画像所見

痛風は，代謝性疾患に分類される全身疾患である．尿酸ナトリウム結晶が関節および軟組織に沈着する病気で，炎症性の疼痛を惹起し，運動障害や高尿酸血症を伴う．組織学的に，結節内に針状の結晶が沈着し，その周囲は異物巨細胞とともに炎症性肉芽に囲まれる[1]．好発年齢は40～50歳で男性に多い．わが国ではプリン体が豊富な食事をとるため，本疾患が比較的多いと考えられている[2]．

足関節は肘関節や膝関節での発症が多いが，一部は顎関節にも生じることがある．顎関節においても，他関節と同様に急激な疼痛，腫脹を主訴とすることが多く，下顎偏位を伴う開口障害，顎関節雑音を症状とする．長期経過すると顎関節の破壊像を呈する．診断の際には，画像検査の他，既往歴の聴取，その他の関節症状や高尿酸値など血液検査の所見が重要となる．

治療は痛風の症状をコントロールすることが先決であり，NSAIDs，グルココルチコイド，コルヒチンなどを投与する．その際，投薬によって症状が寛解することを確認する必要がある．ただし，薬剤のみでは十分な結果が得られないため，局所的に破壊された関節の再建を目的として肉芽の除去を行う．その後の経過観察では，栄養管理や顎関節のリハビリテーションが重要になる[1]．

画像所見 X線検査では尿酸ナトリウム結晶が認められるが，確認できるようになるには数年かかるといわれている．溶骨性変化および造骨性変化は，関節部に限局的である．それに伴い，顎関節隙の狭小化，皮質骨の侵食をはじめとする顎関節の変形，反応性骨硬化，軟組織腫瘤形成などが生じ，後に炎症性変化が近接する軟組織に波及する[3]．CTにて，3次元的に骨破壊の程度を診断することも臨床上有用である．MRIでは，顎関節部の炎症の評価を正確に行うことができる．また，超音波検査で皮下の境界明瞭な腫脹が認められることがある．

鑑別診断のポイント

腫脹の存在が顎関節症との鑑別点となる．一方で，顎関節症が石灰化や顎関節の破壊を伴う場合，画像上では鑑別が困難である．また，溶骨性変化と造骨性変化の混在や石灰化物の存在によっても，偽痛風と類似した所見となる．したがって，確定診断は画像ではなく関節腔滲出液の検査によって尿酸結晶の確認が必要である．

参考文献

1) Dalbeth N, Stamp L, Merriman T: Gout, 1st ed. Oxford Rheumatology Library. Oxford University Press, 2016.
2) Bhattacharyya I, Chehal H, Gremillion H, et al: Gout of the temporomandibular joint: a review of the literature. J Am Dent Assoc 141: 979-985, 2010.
3) Oliveira IN, Gomes RC, Dos Santos RR, et al: Gout of the temporomandibular joint: report of a case. Int Arch Otorhinolaryngol 18: 316-318, 2014.

骨吸収抑制薬関連顎骨壊死（薬剤関連顎骨壊死）
anti-resorptive agents-related osteonecrosis of the jaw（ARONJ）

小田昌史

症例 70歳代，女性．右側下顎骨の疼痛を主訴に来院．乳癌の既往があり，3年前からゾレドロン酸（4mg/月）を静脈内投与されていた．6か月前，近医歯科にて同部の抜歯を行ったが，抜歯窩に治癒がみられず骨が露出．

図1-A　パノラマX線写真

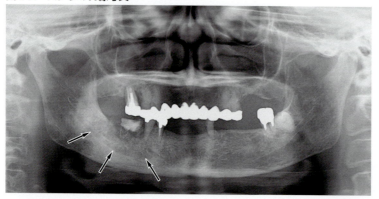

図1-B　単純CT（骨条件）

図1-C　単純CT cross section像

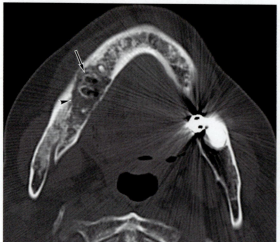
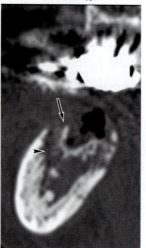

画像の読影

パノラマX線写真にて，下顎右側大臼歯相当部に透過像と不透過像が混在する部位を認める（図1-A；→）．単純CTにて歯槽骨は残存，明瞭化し（図1-B, C；→），周囲に1層の低吸収域を認める（図1-B, C；▶）．腐骨分離像である．また，周囲の下顎骨骨髄にはびまん性に広がる硬化性変化を認める．T1強調像にて同部のMR信号が低下し，STIR像では高信号を示している（図1-D, E；→）．重度の骨髄炎の所見である．一部は炎症性肉芽組織に置換されている（図1-D, E；▶）．頰側軟組織は腫脹し，MR信号が変化している（図1-D, E；➡）．頰側軟組織への炎症の波及を示す所見である．また，右側上内深頸部リンパ節に腫脹を認める（図1-D, E；▷）．

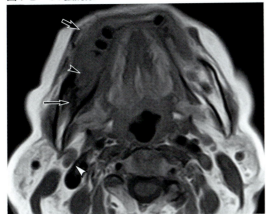
図1-D　T1強調像

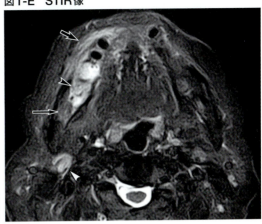
図1-E　STIR像

一般的知識と画像所見

　骨吸収抑制薬関連顎骨壊死は，骨粗鬆症，乳癌などの溶骨性骨転移，多発性骨髄腫などの患者に用いられる骨吸収抑制薬であるビスホスホネート(BP)製剤，デノスマブなどの分子標的治療薬の投与後に発生する重度の顎骨壊死(osteonecrosis of the jaw；ONJ)である．原因となる薬剤により，bisphosphonate-related ONJ(BRONJ)とdenosumab-related ONJ(DRONJ)，およびそれらを総称したanti-resorptive agents-related ONJ(ARONJ)の呼称が用いられる．また，ベバシズマブなどの血管新生阻害薬(癌治療に使用される)でも同様のONJが発生するとして，米国口腔顎顔面外科学会(AAOMS)は薬剤関連顎骨壊死(medication-related ONJ；MRONJ)という呼称を用いている．ただし，2016年に発表された，わが国の「顎骨壊死検討委員会ポジションペーパー2016」では，血管新生阻害薬を原因薬剤ではなくリスク因子のひとつとしてとらえており，ARONJの呼称を用いている(表1)[1]．このように多様な呼び名が存在するが，基本的な病態は同一のものと考えて差し支えない．

　顎骨に特異的に壊死が生じる理由として，口腔領域の細菌感染頻度が高いことが挙げられる．発症原因は抜歯などの観血的処置だけではなく，約1/3は重度歯周炎，義歯による褥瘡や口内炎などによって発症している．上顎より下顎骨に圧倒的に多くみられる．乳癌や骨粗鬆症の発症が女性に多いことを反映し，薬剤関連顎骨壊死の発症も女性に多い[1]．

　発症頻度については，海外で行われた調査によると骨粗鬆症患者より，癌患者で圧倒的に頻度が高いとされている．しかし，わが国では骨粗鬆症患者に対する骨吸収抑制薬の経口投与の割合が多く，27～72%を占めるとの報告がある[2]．経口製剤による発症は決して稀ではないといえる．

表1　ARONJの診断

　従来の診断基準に加えて，AAOMSが2014年に提唱した新たな診断基準を追加し，以下の3項目を満たした場合にARONJと診断する．
1) BPまたはデノスマブによる治療歴がある．
2) 顎骨への放射線照射歴がない．また，骨病変が顎骨への癌転移でないことが確認できる．
3) 医療従事者が指摘してから8週間以上持続して，口腔・顎・顔面領域に骨露出を認める，または口腔内，あるいは口腔外の瘻孔から触知できる骨を8週間以上認める．ただしステージ0に対しては，この基準は適用されない．

(文献1)より改変して転載)

表2 ARONJの臨床症状とステージング

ステージ	臨床症状および画像所見
ステージ0	臨床症状：骨露出/骨壊死なし，深い歯周ポケット，歯牙動揺，口腔粘膜潰瘍，腫脹，膿瘍形成，開口障害，下唇の感覚鈍麻または麻痺（Vincent症状），歯原性では説明できない痛み 画像所見：歯槽骨硬化，歯槽硬線の肥厚と硬化，抜歯窩の残存
ステージ1	臨床症状：無症状で感染を伴わない骨露出や骨壊死，またはプローブで骨を触知できる瘻孔を認める 画像所見：歯槽骨硬化，歯槽硬線の肥厚と硬化，抜歯窩の残存
ステージ2	臨床症状：感染を伴う骨露出，骨壊死やプローブで骨を触知できる瘻孔を認める．骨露出部に疼痛，発赤を伴い，排膿がある場合とない場合とがある 画像所見：歯槽骨から顎骨に及ぶびまん性骨硬化/骨溶解の混合像，下顎管の肥厚，骨膜反応，上顎洞炎，腐骨形成
ステージ3	臨床症状：疼痛，感染または1つ以上の下記の症状を伴う骨露出，骨壊死，またはプローブで触知できる瘻孔 歯槽骨を越えた骨露出，骨壊死（例えば，下顎では下顎下縁や下顎枝に至る．上顎では上顎洞，頬骨に至る）．その結果，病的骨折や口腔外瘻孔，鼻・上顎洞口腔瘻孔形成や下顎下縁や上顎洞までの進展生骨溶解 画像所見：周囲骨（頬骨，口蓋骨）への骨硬化/骨溶解進展，下顎管の病的骨折，上顎洞底への骨溶解進展

注：ステージ0のうち半分はONJに進展しないとの報告があり，過剰診断とならないよう留意する．
（文献1）より改変して転載）

　ARONJの臨床症状とステージングについて，文献1からの抜粋を表2に示す．
　治療の基本方針は，洗浄，積極的な歯科治療，および抗菌性洗口剤や抗菌薬による細菌の排除である．また，近年ではステージ2以上では抜歯，腐骨除去および辺縁切除術などを積極的に行うことが推奨されている[1]．これは，ARONJの発症および増悪の原因が観血的処置自体ではなく，それによる細菌感染であるとの見解に準じる．すなわち，保存的治療を重視するあまり，炎症状態を引き延ばすのは得策ではないということである．ただし，発症の予防が最も重要であり，当該薬剤投与前の歯科検査および予防的歯科治療が最も重要であることを忘れてはならない．
　画像所見　抜歯が行われた場合，抜歯窩皮質骨が肥厚・残存し，明瞭化する．病変が進行するにつれて顎骨の溶骨性変化，硬化性変化および腐骨分離を認める．それらの臨床経過を反映して，CT画像上では，低吸収像と高吸収像の混在や腐骨分離像を呈するようになる．個々の所見は骨吸収抑制薬が投与されていない患者における骨髄炎と同じであるが，進行するときわめて重篤となる．ARONJ患者では破骨細胞活性が抑制されており，硬化性変化が全体的に亢進しやすいとされる[3]．また，破壊された顎骨周囲に炎症性肉芽形成が認められる頻度が高い．

鑑別診断のポイント

　前述のように，骨吸収抑制薬が関与していない骨髄炎との画像による鑑別は困難である．よって，当然のことながら正確な病歴の聴取が重要である（▶NOTE）．また，炎症による骨破壊は悪性腫瘍の骨破壊像に似ることを忘れてはならず，悪性腫瘍の再発や転移病巣が存在する可能性を常に念頭に置いて診査すべきである．画像検査においても鑑別が困難であるが，ARONJでの骨膜反応は規則的で層板状の所見となる一方，悪性腫瘍では不規則となり鑑別できることがある[3]．

> **NOTE** ARONJ の経過
>
> 　50 歳代，女性．パミドロン酸を処方されていた．初回の CT 画像を示す（図 2）．両側下顎骨骨体部に硬化性変化を認める．骨露出は認めず，ARONJ ステージ 0 の所見である．
> 　同一患者の 5 年後の CT 画像を示す（図 3）．歯科受診を怠っていたという．顎骨壊死が進行し，下顎骨には高吸収域と低吸収域が混在している．また，腐骨分離像を示している（図 3；→）．きわめて重度の下顎骨骨髄炎および骨壊死の所見である．下顎骨下縁に至る骨壊死が認められ，ARONJ ステージ 3 と診断された．
> 　このように，初期の変化は慢性硬化性骨髄炎の画像所見と同様であり，ARONJ に特有な所見は認めない．ARONJ の症例では，感染によって急速かつ重篤な骨壊死に至ることがあるため，経過観察および口腔内環境管理はきわめて重要である．
>
> 図 2　単純 CT（骨条件）　　　図 3　単純 CT（骨条件）
>
>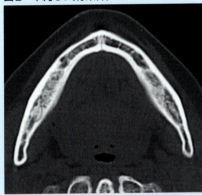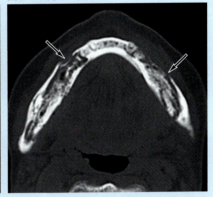

::: 参考文献 :::

1) 顎骨壊死検討委員会：骨吸収抑制薬関連顎骨壊死の病態と管理：顎骨壊死検討委員会ポジションペーパー 2016.（http://jsbmr.umin.jp/guide/pdf/bppositionpaper2016.pdf）
2) 松本亜弓，岡村将宏，平賀智豊・他：東京歯科大学市川総合病院における薬剤関連性顎骨壊死（ARONJ）についての臨床的検討．歯科学報 116: 363-369, 2016.
3) Mallya SM, Tetradis S: Imaging of Radiation-and Medication-Related Osteonecrosis. Radiol Clin North Am 56: 77-89, 2018.

下顎骨骨折
mandibular fracture

小田昌史

症例 10歳代後半，男性．階段で転倒し，下顎を強打した．左側顎関節部の疼痛を主訴に来院．咬合不全，開口障害および左側顎関節部と右側下顎骨体部に圧痛．

図1-A　パノラマX線写真

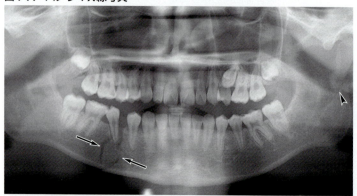

図1-B　単純CT（骨条件，下顎骨体レベル）

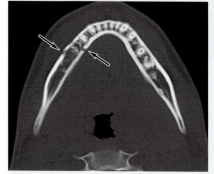

図1-C　単純CT（骨条件，下顎頭レベル）

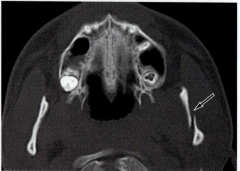

図1-D　3D CT再構成像

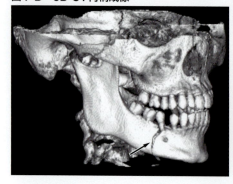

図1-E　3D CT再構成像

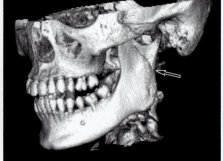

参考文献

1) 近藤雄大，中村友梨，山下善弘：下顎骨骨折・下顎頭（関節突起）骨折．山下康行（監）；KEY BOOKシリーズ 知っておきたい顎・歯・口腔の画像診断．学研メディカル秀潤社, p.164-165, 2017.
2) Buch K, Mottalib A, Nadgir RN, et al: Unifocal versus multifocal mandibular fractures and injury location. Emerg Radiol 23: 161-167, 2016.
3) Ogura I, Kaneda T, Sasaki Y, et al: Prevalence of Temporal Bone Fractures in Patients with Mandibular Fractures Using Multidetector-Row CT. Clin Neuroradiol 25: 137-141, 2015.

画像の読影

　パノラマX線写真にて，下顎右側第2小臼歯から下顎骨下縁に斜走する線状の透過像を認める（図1-A；→）．下顎骨体部骨折の所見である．下顎右側第2小臼歯は脱臼している．また，左側下顎頸部に骨が不連続な部分を認める（図1-A；▶）．基底部骨折の所見である．骨片は偏位しており，一部，重積による不透過像を認める．単純CT（骨条件）にて，右側下顎骨体部および左側下顎頸基底部の骨折線がより明瞭である（図1-B, C；→）．3D CT再構成像にて，骨折線および骨片の偏位が3次元的に把握できる（図1-D, E；→）．

一般的知識と画像所見

　顎顔面部骨折の受傷原因として，近年の高齢化に伴い高齢者の転倒が増加している．その一方で，交通事故による骨折は減少する傾向にある．顎顔面部骨折の好発年齢は10～20歳代で，男性に多い．下顎骨は顔面骨の中で最も外力を受けやすく，骨折の頻度が最も高い[1]．高齢者では介達骨折の頻度が上昇するが，これは無歯顎では有歯顎よりも外力が顎関節部に集中しやすいことが原因である．下顎頸部骨折では，小骨片は外側翼突筋によって，前下内方に偏位することが多い．正中部骨折では，開口時に骨折部が離開する．これは正中部骨折の特徴であり，骨片呼吸と呼ぶ．元来，下顎骨はリング状の形態をしているため，通常，2か所での骨折を認めるとされているが，1か所のみでの骨折であることも半数近くで認められる[2]．また，側頭骨骨折を伴うこともあるため，診断の際には下顎窩および外耳道も十分に観察することが必要である[3]．

　治療は，観血的処置による整復およびプレートによる固定が選択されることが多いが，関節突起骨折については，非観血的処置か観血的処置かの選択は意見が分かれる．基本的には非観血的処置とするが，骨折部が低位である場合や小骨片に外側転位がみられる場合には後遺症が多いとされるため，観血的処置を行う傾向にある．その際，骨の癒合のみではなく，咬合機能の回復を目標としなければならない．幼児の顎骨骨折については成長発育や歯胚への影響を考慮し，非観血的処置を行う傾向にある．小児の関節突起骨折では骨代謝が活発なため，非観血的処置のみでも予後が良好である．

　画像所見　下顎骨以外の顔面部外傷ではその形態が複雑で，単純X線写真では正常構造物が重なるためCT検査が選択されるが，形態が単純な下顎骨骨折では，選択される画像検査が完全にCT検査に置き換わっているとはいいがたい．特に，放射線感受性が高い小児では，可及的に無駄な被ばくは避けるべきである．下顎骨骨折のスクリーニングには，パノラマX線検査が有用である．骨折線は線状透過像を示し，偏位がある場合は皮質骨部にステップを認める．骨片の偏位が大きく画像上重なる場合，重積効果により一部が不透過像として描出される．

　臨床症状と併せて検討し，骨折が疑われる場合，CT検査を行う．CT画像では骨折線の有無，縫合の離開，骨片の偏位を精査する．また，3D CT再構成像を作成し，視覚的・直感的に把握することも有用である．MRI検査では，外傷を原因とした顎関節部の滑液貯留を認めることもある．

鑑別診断のポイント

　下顎骨骨折の読影において，注意すべきは正常構造物である．具体的には，栄養管，下顎管の分枝，臼後管などである．また，パノラマX線写真では，時に舌などの軟組織や気道による濃淡が骨折線のようにみえることもあるため，注意する．

9章

舌骨上頸部間隙

検査法のポイント／正常解剖と解剖のKey
舌骨上頸部間隙総論

藤田晃史

　頭頸部領域は，頸筋膜によって形成される間隙に分類すると理解しやすい．頸筋膜には，皮下組織そのものである浅頸筋膜と，各頸部間隙を形成する深頸筋膜がある．深頸筋膜は浅葉，中葉，深葉の3葉で構成されており，深頸筋膜浅葉は咀嚼間隙，耳下腺間隙，顎下間隙など，中葉は咽頭粘膜間隙，深葉は椎周囲間隙をそれぞれ形成する．その他に，傍咽頭間隙，頸動脈間隙，咽頭後間隙などに分類することで局在診断の把握が容易になり，鑑別診断を絞り込みやすくなる．

●●● 検査法のポイント

CT

　眼窩，副鼻腔，顎骨や聴器などで領域を絞った撮影を行う場合もあるが，頸部領域の精査を目的としたCTでは，頭蓋底から胸郭入口部までの頭頸部全体の撮影を施行することで，病変の進展範囲やリンパ節腫大の評価も併せて行うのが一般的である．また，悪性腫瘍や自己免疫性疾患などの全身疾患の精査の際には，胸腹部骨盤を含めた広範囲の撮影が施行されることも近年は増加しているが，その場合でも可能な限り，頭頸部領域は上肢を下げた状態で撮影して，アーチファクトの軽減に努める．精査において造影検査は必須であり，造影剤を2m*l*/秒以上で急速静注し，頸部動静脈が十分に造影される造影剤注入開始60秒前後での撮影が一般的である．必要に応じて富血管性腫瘍や静脈血栓症などの把握のために，動脈相や遅延相などの多時相撮影を追加する．

　筋膜解剖を詳細に把握するためには3mm以下のスライス厚での横断像が基本であり，適宜1～2mm厚の再構成像を追加する．近年のマルチスライスCTの普及により，再構成冠状断像もルーチン化していると思われ，適宜，矢状断像などの任意の断面での再構成像を追加することで診断精度が上がる．また，骨条件の再構成像も必須であり，頭蓋底や顔面骨，喉頭軟骨などの骨侵食や骨破壊の評価，および側頭骨病変や顎骨病変の検出に有用である．

MRI

　MRIは，CTと比較して画像の組織コントラストが高いことから，筋膜解剖に沿った画像診断に有用である．近年では，高磁場装置（3T）の普及や1.5T装置でも撮像シーケンスの進歩により，高分解能かつ広範囲の撮像が可能になってきている．従来は，CT検査後のさらなる精査として施行される意味合いが強かったと思われるが，舌骨上頸部間隙の精査では初回検査としてMRIが選択されることも少なくない．また，歯科治療による金属アーチファクトの影響も少ないことが多く，口腔周囲の病変の把握にも有用である．

　T1強調像，T2強調像，脂肪抑制T2強調像/STIR像および造影T1強調像などの撮像が基本になることに変わりはなく，近年は撮像シーケンスの進歩により，均一な脂肪抑制効果が得られるようになっていることから，造影後は脂肪抑制併用が一般的である．撮像スライス厚は3～4mmが望ましく，撮像断面は横断像と冠状断像が基本である．椎体周囲間隙の評価では矢状断像が有用である．また最近では，高分解能かつ広範囲な3D撮像が高速にできるようになっており，任意の多断面再構成像による診断も可能になってきている．さらに，拡散強調像や灌流画像などによる新たな知見が得られるようになっており，質的診断や治療効果判定などに寄与する可能性が期待されている．

超音波検査

　他の領域でも同様だが，頭頸部領域においても超音波検査の利点は，その簡便さと低侵襲性である．皮下組織，耳下腺，顎下腺およびリンパ節の評価に有用であり，必要に応じて穿刺吸引細胞診

や針生検を施行できる点でも有用である．パワードプラ法による血流評価も簡便に施行できるため，質的診断にも寄与できる検査である．

核医学検査

CT，MRIおよび超音波検査の普及と進歩により，頭頸部病変の評価のための核医学検査は減少しているが，FDG/PETは，PET-CTの普及により悪性腫瘍の病期診断および治療効果判定などに有用で増加している．特に，リンパ節転移，遠隔転移や重複癌の検出，治療後のCTやMRIで認められる残存病変のバイアビリティ評価，再発病巣の確診の向上などは，治療方針の変更に寄与することも少なくない．

血管造影

質的診断のための血管造影は減少しているが，動静脈奇形，傍神経節腫や若年性鼻咽腔血管線維腫などの富血管性病変では，血管内治療による塞栓術の対象となることがあり，治療方針決定のための詳細な血流動態などを把握する目的で施行される．

●●● 正常解剖と解剖の Key

1. 傍咽頭間隙

傍咽頭間隙は，咽頭頭底筋膜の外側に位置する頭蓋底を底辺として，舌骨の大角を頂点とする逆三角形をしている領域である．椎周囲・椎前間隙の前方，咽頭後・危険間隙の外側，耳下腺間隙の内側，咀嚼間隙の後内側に位置している．傍咽頭間隙の後外側縁については異なる2つの解釈があり，口蓋帆張筋に関係する筋膜であるtensor-vascular-styloid fascia (TVSF) によって，傍咽頭間隙の前茎突区と後茎突区に分ける考え方と，頸動脈鞘により狭義の傍咽頭間隙と頸動脈間隙に分けるという考え方である[1]．多くの教科書や論文では頸動脈間隙（傍咽頭間隙後茎突区）としての記載が多いが，舌骨上領域においては頸動脈鞘の形成は不完全であり，頸動脈間隙の前内側を傍咽頭間隙を前茎突区（狭義の傍咽頭間隙）として所見を記載する方が解剖学的には正しいとされている[1)2)]．画像所見の記載には，傍咽頭間隙（前茎突区）と頸動脈間隙（後茎突区）と呼称する方が，直感的で鑑別診断もイメージしやすいため，本項ではこの名称を用いる．

2. 傍咽頭間隙（前茎突区）

狭義の傍咽頭間隙は，主に脂肪組織と脈管・リンパ組織などの間葉系成分からなり，CTでは低（脂肪）濃度，MRIのT1強調像では高信号として明瞭に描出される（図1-A, D, E；黄色）．真の傍咽頭間隙由来の病変は稀であり，脂肪組織の圧排偏位の様子によって病変の由来する間隙を推定することで，鑑別診断の絞り込みに役立てることができる．耳下腺間隙との境界には明瞭な筋膜構造がないため，傍咽頭間隙病変の大部分は，耳下腺深葉から茎突下顎トンネル(stylo-mandibular tunnel, 図1-A, E；↔)を通して進展してきた病変である（p.400「傍咽頭間隙腫瘍」NOTE参照）[1)2)]．

3. 頸動脈間隙（後茎突区）

頸動脈間隙は，舌骨上領域では主に内頸動静脈で構成されており，通常，内頸静脈は内頸動脈の後外側に位置する．ただし，動脈硬化性変化による動脈の延長および蛇行により，この位置関係が保たれていないことがあり，内頸動脈は咽頭側に偏位して拍動性の咽頭腫瘤として認識されることもある．下位脳神経（IX～XII）および交感神経幹は頸動脈間隙を下降しており，内頸動静脈との位置関係により病変の由来神経を推定できる（p.390「神経原性腫瘍」参照）．また，頸動脈鞘周囲にはリンパ節が豊富であり，非担癌患者でも反応性リンパ節腫大として認められる．

4. 咀嚼間隙

咀嚼間隙は，咬筋，側頭筋，内・外側翼突筋から構成される咀嚼筋群が大部分を占める間隙であり（図1-A, D；橙枠），三叉神経第3枝の本幹が，翼突静脈叢内を走行して多数の分枝をもつことから，神経周囲進展の経路として重要である．背外側では，耳介側頭神経を介した耳下腺内の顔面

図1　正常画像解剖

図1-A　T2強調像（茎突下顎トンネルレベル）

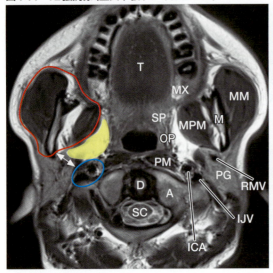

黄色：傍咽頭間隙（parapharyngeal space；PPS）
白↔：茎突下顎トンネル（stylomandibular tunnel）
橙枠：咀嚼間隙（masticator space）
青枠：頸動脈間隙（carotid space）
　　　≒傍咽頭間隙後茎突区（poststyoid PPS）

図1-B　T2強調像（顎下部レベル）

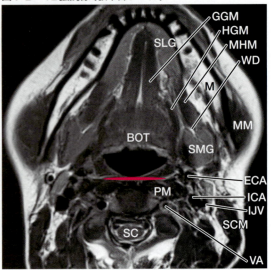

赤色：咽頭後間隙（retropharyngeal space）

図1-C　T2強調像（舌骨レベル）

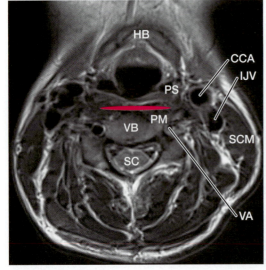

赤色：咽頭後間隙

図1-D　T強調冠状断像（卵円孔のみえるレベル）

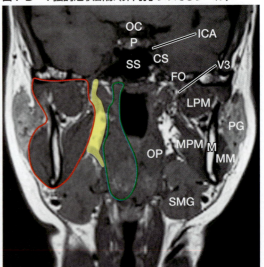

黄色：傍咽頭間隙
橙枠：咀嚼間隙
緑枠：咽頭粘膜間隙（pharyngeal mucosal space）

神経との吻合枝があり，耳下腺内の悪性腫瘍の進展経路となりうる．

5．咽頭後間隙

　咽頭後間隙は，咽頭・食道の背側で椎前筋の腹側に位置する間隙である．前方は臓側筋膜，背側は椎前筋膜，そして外側は頸動脈鞘に境されている．深頸筋膜の深葉である翼筋膜（alar fascia）が，咽頭後間隙を"真の咽頭後間隙"と"危険間隙"に分けているとされており，"真の咽頭後間隙"

図1-E 造影CT（茎突下顎トンネルレベル） 図1-F T1強調正中矢状断像

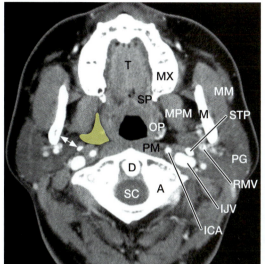
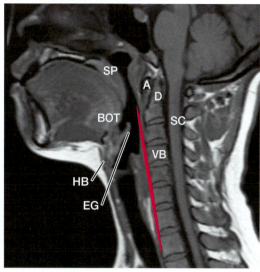

黄色：傍咽頭間隙
白↔：茎突下顎トンネル

赤色：咽頭後間隙

解剖名

A	環椎 atlas		LPM	外側翼突筋 lateral pterygoid muscle		RMV	下顎後静脈 retromandibular vein
BOT	舌根部 base of tongue		M	下顎骨 mandible		SC	脊髄 spinal cord
CCA	総頸動脈 common carotid artery		MHM	顎舌骨筋 mylohyoid muscle		SCM	胸鎖乳突筋 sternocleidomastoideus muscle
CS	海綿静脈洞 cavernous sinus		MM	咬筋 masseter muscle		SLG	舌下腺 sublingual gland
D	歯突起 dens		MPM	内側翼突筋 medial pterygoid muscle		SMG	顎下腺 submandibular gland
ECA	外頸動脈 external carotid artery		MX	上顎骨 maxilla		SP	軟口蓋 soft palate
EG	喉頭蓋 epiglottis		OC	視交叉 optic chiasm		SS	蝶形骨洞 sphenoid sinus
FO	卵円孔 foramen ovale		OP	中咽頭 oropharynx		STP	茎状突起 styloid process
GGM	オトガイ舌筋 genioglossus muscle		P	下垂体 pituitary gland		T	舌 tongue
HB	舌骨 hyoid bone		PG	耳下腺 parotid gland		V3	下顎神経 mandibular nerve
HGM	舌骨舌筋 hyoglossus muscle		PM	椎前筋 prevertebral muscle		VA	椎骨動脈 vertebral artery
ICA	内頸動脈 internal carotid artery		PS	梨状窩 pyriform sinus		VB	椎体 vertebral body
IJV	内頸静脈 internal jugular vein					WD	ワルトン管 Warton's duct

は斜台から翼筋膜が臓側筋膜に癒合している胸椎Th1〜6までで（図1-B, C, F；赤色），危険間隙は後縦隔に連続して横隔膜まで認められる[3]．ただし，翼筋膜はとても薄いため，正常では認識できない．咽頭後間隙には脂肪，小脈管およびリンパ節があり，咽頭後リンパ節は，小児ではしばしば正常でも反応性に腫大している．

6. 椎周囲・椎前間隙

椎周囲・椎前間隙は，椎前筋，斜角筋群，傍脊椎筋および椎体が含まれており，脊椎および軟部組織（筋・神経）由来の病変が頸部領域に進展してくる．耳鼻咽喉科疾患や整形外科的疾患との鑑別を要することがしばしばあり，画像による早期診断が重要である．

咽頭間隙（粘膜）と耳下腺間隙については，それぞれp.251, p.203を参照されたい．

参考文献

1) Som PM, Smoker W, Reidenberg JS, et al: Embryology and anatomy of the neck. In Som PM, Curtin HD (eds); Head and neck imaging, 5th ed. Mosby-Year Book, St. Louis, p.2117-2180, 2011.
2) Games C, Gupta A, Chazen JL, et al: Imaging evaluation of the suprahyoid neck. Radiol Clin N Am 53: 133-144, 2015.
3) Hoang JK, Branstetter BF, Eastwook JD, et al: Multiplanar CT and MRI of collections in the retropharyngeal space: Is it an abscess? AJR 196: W426-W432, 2011.

神経原性腫瘍
neurogenic tumor

小林遼真，藤田晃史

症例1 60歳代，女性．4年前より左頸部腫瘤を自覚．

図1-A　T2強調像　KEY

図1-B　造影T1強調像　KEY

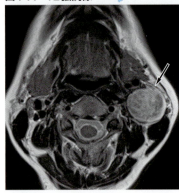
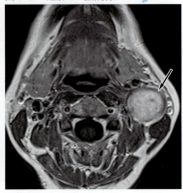

症例2 60歳代，男性．神経線維腫症1型で経過観察中．

図2　造影CT　KEY

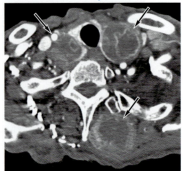

症例3 40歳代，男性．6か月前より上咽頭右側壁の膨隆を自覚．

図3-A　T2強調像　KEY

図3-B　STIR冠状断像

図3-C　造影T1強調冠状断像

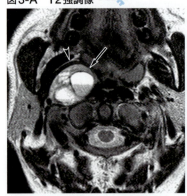
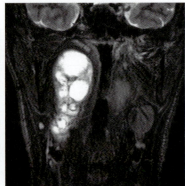
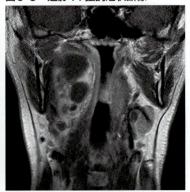

画像の読影

症例1：T2強調像にて，辺縁境界が明瞭で不均一な高信号を示す類円形腫瘤を認める（図1-A；→）．造影T1強調像では増強効果を認める（図1-B；→）．腫瘤切除術が施行され，交感神経由来の神経鞘腫と診断された．

症例2：造影CTで，内部にはリング状の増強効果を認め，いわゆるtarget signを示す腫瘤が多発している（図2；→）．皮膚にも多発する腫瘤を認め，神経線維腫症1型（neurofibromatosis type 1；NF1）に伴う多発する神経線維腫である．皮膚の悪性末梢神経鞘腫（malignant peripheral nerve sheath tumor；MPNST）で複数の手術歴がある．

症例3：T2強調像では，右傍咽頭間隙領域に主座を置く腫瘤を認め（図3-A；→），傍咽頭間隙の脂肪は前方に圧排されており（図3-A；▶），頸動脈間隙由来の腫瘤と考えられる．内部には液面形成（fluid-fluid level）を伴う囊胞がみられる．冠状断像で頭尾方向に進展する腫瘤であることがわかり，内部には多数の囊胞性変化を認める（図3-B, C）．手術では交感神経由来であり，強い変性を伴った，ancient schwannomaと診断された．

神経原性腫瘍　391

症例4 50歳代，女性．1年前より左頸部腫瘤を自覚．

図4-A　T2強調像

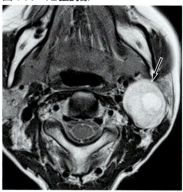

図4-B　脂肪抑制造影T1強調像 **KEY**

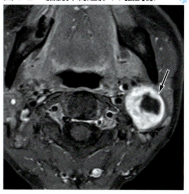

症例5 10歳代後半，男性．神経線維腫症1型で経過観察中に急性リンパ球性白血病を発症．

図5-A　頸部造影CT冠状断像 **KEY**

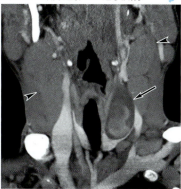

図5-B　腹部T2強調像 **KEY**

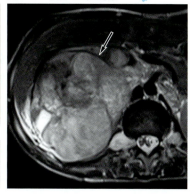

図5-C　腹部脂肪抑制T2強調冠状断像

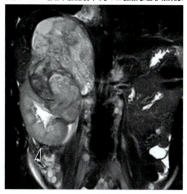

　症例4：T2強調像で，不均一な高信号を示す腫瘤を認め（図4-A；→），腫瘤中心部には囊胞状の構造を認める．脂肪抑制造影T1強調像では，腫瘤内部に2重のリング状の増強効果を認める（図4-B；→）．中心部は囊胞変性により造影効果がなく，周囲を造影効果の強い部分と乏しい部分が取り囲み，black geode sign（▶NOTE①）を呈している．神経鞘腫疑いとして経過観察中である．

　症例5：造影CT冠状断像で，気管左側に紡錘状の腫瘤を認める（図5-A；→）．target signを呈している．神経線維腫症1型として経過観察中であり，今回頸部リンパ節腫大が多発しており（図5-A；▶），急性リンパ性白血病を発症した．白血病治療後の経過観察中に急激に増大する腹部腫瘤を自覚し，T2強調像で，右後腹膜を主体として不均一信号を示す巨大な腫瘤を認める．頸部の腫瘤と比較して，内部の構造は粗糙である（図5-B；→）．脂肪抑制T2強調冠状断像では，腫瘤により右腎が尾側に圧排されている（図5-C；▶）．右後腹膜の腫瘤は左頸部の神経線維腫とは異なり，MPNSTが示唆される所見である．

> **NOTE** ① **black geode sign**
> 造影T1強調像で，腫瘤内に2重のリング状増強効果が認められるという所見であり，頭蓋外の神経鞘腫で特異度が高いとされている．腫瘤中心部は囊胞変性のため造影効果を認めず，内側の厚く不整なリングはAntoni A型，その周囲は造影効果の乏しいAntoni B型，さらに外側の薄く平滑なリングは線維性被膜に相当する[1]．

一般的知識と画像所見

神経原性腫瘍は様々な神経から発生する間葉系腫瘍であり，神経線維に由来する神経鞘腫，神経線維腫，MPNSTなどと，神経節由来の神経節細胞腫，神経芽腫，傍神経節腫，褐色細胞腫などに大別される．

神経鞘腫は，末梢神経の神経鞘を構成するSchwann細胞に由来する良性腫瘍である．軟部組織に生じる良性腫瘍のうち5％を占めるとされ，全身の様々な末梢神経から発生するが，25〜45％が頭頸部領域に認められる．頭蓋内の聴神経腫瘍の占める割合が大きいが，頭蓋外では頸動脈間隙の交感神経幹や迷走神経より生じる頻度が高い（▶NOTE②）．

緩徐に増大する無痛性の腫瘤として自覚される場合が多く，神経脱落症状を生じることは少ない．摘出手術などにより由来神経を損傷すると，交感神経由来であればHorner症候群として縮瞳，眼裂狭小，発汗低下，迷走神経由来であれば嗄声，声帯麻痺などを生じることがあり，手術適応については十分な説明と同意が重要である．病理組織型として，細胞成分が豊富で柵状配列を示すAntoni A型，細胞成分が乏しく粘液状の間質を多く含むAntoni B型があり，様々な割合で腫瘍内に存在する[2]．石灰化は稀である[3]．

神経線維腫は，末梢神経に存在するすべての細胞成分（Schwann細胞，線維芽細胞，神経周膜細胞，軸索）が混在している．NF1患者で好発することが知られているが，これは神経線維腫全体の10％程度である．

頭頸部に発生する神経原性腫瘍の大部分は良性腫瘍であるが，急速な増大や疼痛を認める場合には，悪性の可能性を考慮する必要がある．悪性軟部腫瘍で末梢神経への分化を示すものはMPNSTと呼ばれ，約50％がNF1の患者に由来するとされている．

NOTE ②腫瘍の由来神経の推定

腫瘍の頸動静脈と腫瘤との位置関係により，由来神経を推定することが可能である[4]．

交感神経鞘腫は頸動脈を前外側に圧排し（図6；→：総頸動脈，図6；▶：内頸静脈），頸動静脈を離開させない場合が多い．迷走神経鞘腫は頸動脈を前内側に圧排し，内頸静脈を後方に離開させる場合が多い（図7；→：総頸動脈，図7；▶：内頸静脈）．交感神経鞘腫が頸動脈分岐部近傍に生じると，傍神経節腫－頸動脈小体腫瘍－と同様に内・外頸動脈を離開させることがある（図8；→：内頸動脈・内頸静脈，図8；▶：外頸動脈）．

図6 造影CT（10歳代後半，女性 交感神経鞘腫）

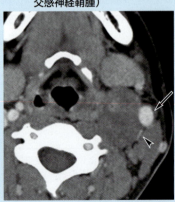

図7 T2強調像（70歳代，女性 迷走神経鞘腫）

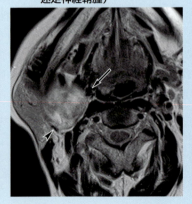

図8 T2強調像（30歳代，女性 交感神経鞘腫）

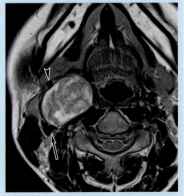

画像所見 神経鞘腫は一般的に辺縁境界明瞭な腫瘍であり，由来神経に沿って紡錘状〜楕円形の形態を示す．T2強調像では，腫瘍全体が高信号に認められることが多いが，辺縁の被膜が1層の低信号域として描出される．病理組織学的に，Antoni A型の部分はT2強調像で中等度信号を示し，Antoni B型の部分はT2強調像で高信号を示す．"target sign"は，神経線維腫でより頻度の高い所見であるとされているが[5]，神経鞘腫でも中心部のAntoni A型の部分が，Antoni B型の部分を腫瘍の辺縁部に圧排すると"target sign"を呈することがあり，鑑別の決め手にはならない．ただし，神経原性腫瘍と他の腫瘍との鑑別には役立つ．

神経鞘腫は，造影T1強調像では一般的に比較的均一な増強効果を認める．しかしながら，血管造影上は比較的乏血性の腫瘍であり，ダイナミック造影検査では漸増性の増強効果を示す．ただし，内部の細胞成分を反映して早期から強い造影効果を示す神経鞘腫も経験されるため，多血腫瘍との鑑別には注意を要する．神経鞘腫の内部にflow voidを認めることがあるが，これらは腫瘍の栄養血管ではなく，変性により拡張した血管をみているとする報告がある[6]．

神経鞘腫は緩徐な増大傾向を示すことから，来院までに長期間経過することがある．そのため，腫瘍の内部に様々な変性を来していることがある．出血を認めるとT2強調像で液面形成（fluid-fluid level），T1強調像で高信号を呈することがあり，T2強調像で水濃度を示し造影効果を認めない嚢胞形成を示すこともある．変性した神経鞘腫は病理組織学的に"ancient schwannoma"と称され，上記のような多彩な画像所見を示すと，他の軟部腫瘍や悪性神経鞘腫との鑑別が困難である．

■鑑別診断のポイント■

[神経線維腫] T2強調像では，腫瘍中心部は比較的低信号を示しており，"target sign"を示すことが多いが，神経鞘腫でもみられる所見である．神経線維腫では被膜は有さず，神経鞘腫のように出血・嚢胞成分はみられない場合が多い．蔓状神経線維腫では間隙に沿った進展を示し，境界が不明瞭なことがある．

[傍神経節腫] 多血性の腫瘍であり，ある程度の大きさになると，T1強調像およびT2強調像で"salt and pepper appearance"と呼ばれる点状の高信号・低信号を示すのが特徴的である．傍結節筋腫－頸動脈小体腫瘍－では，内・外頸動脈を前後に離開するように圧排し，しばしば頸動脈を取り囲むように増殖する．

[MPNST] 5cmを超える境界不明瞭な腫瘍として認められる場合が多い．T2強調像では，腫瘍内部の出血・壊死を反映して不均一な信号を示すが，非特異的な所見であり，ancient schwannomaとの鑑別は難しい．臨床的な増大速度が重要である．嚢胞変性に加えて，辺縁の不整や周囲組織の浮腫を認める場合には本疾患を疑う[7]．

参考文献

1) Kato H, Kanematsu M, Ohno T, et al: Is "black geode" sign a characteristic MRI finding for extracranial schwannomas? J Magn Reson Imaging 37: 830-835, 2013.
2) Wippold FJ II, Lubner M, Perrin RJ, et al: Neuropathology for the neuroradiologist: Antoni A and Antoni B tissue patterns. AJNR 28: 1633-1638, 2007.
3) Isobe K, Shimizu T, Akahane T, et al: Imaging of ancient schwannoma. AJR 183: 331-336, 2004.
4) Anil G, Tan TY: Imaging characteristics of schwannoma of the cervical sympathetic chain: a review of 12 cases. AJNR 31: 1408-1412, 2010.
5) Wu JS, Hochman MG: Soft-tissue tumors and tumorlike lesions: a systematic imaging approach. Radiology 253: 297-316, 2009.
6) Kato H, Kanematsu M, Mizuta K, et al: "Flow-void" sign at MR imaging: a rare finding of extracranial head and neck schwannomas. J Magn Reson Imaging 31: 703-705, 2010.
7) Broski SM, Johnson GB, Howe BM, et al: Evaluation of ^{18}F-FDG PET and MRI in differentiating benign and malignant peripheral nerve sheath tumors. Skeletal Radiol 45: 1097-1105, 2016.

傍神経節腫 —頸動脈小体腫瘍—
paraganglioma（carotid body tumor）

藤井奈々，藤田晃史

症例1 30歳代，女性．左頸部腫瘤を指摘．

図1-A 単純CT

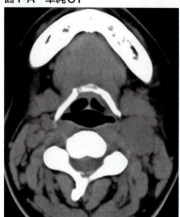

図1-B 造影CT **KEY**

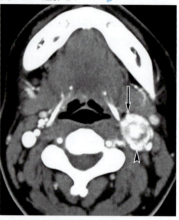

症例2 70歳代，女性．左頸部腫瘤を指摘．

図2 T2強調像 **KEY**

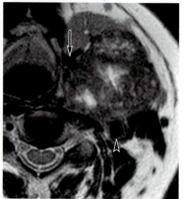

図1-C 3D CT再構成像 **KEY**

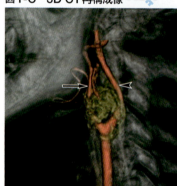

図1-D T2強調像 **KEY**

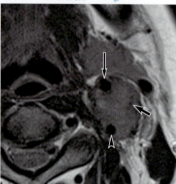

参考症例 70歳代，女性
悪性転化を起こした頸動脈小体腫瘍

図3 T2強調像

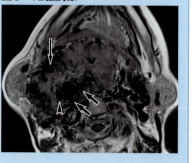

頸動脈小体腫瘍として経過観察中に，肺，肝，骨への転移が認められた．T2強調像で，右頸動脈（図3；→：外頸動脈，▶：内頸動脈）間隙に等～高信号の入り混じった不均一な信号を呈し，腫瘤内部に著明な flow void が認められる（図3；→）．

参考文献

1) van den Berg R: Imaging and management of head and neck paragangliomas. Eur Radiol 15: 1310-1318, 2005.
2) Rao AB, Koeller KK, Adair CF: From the archives of the AFIP. Paragangliomas of the head and neck: radiologic-pathologic correlation. Armed Forces Institute of Pathology. RadioGraphics 19: 1605-1632, 1999.

画像の読影

症例1：左頸動脈間隙に，単純CT（図1-A）で筋肉よりも低吸収，造影CT（図1-B）で強い増強効果を呈する腫瘤を認める．MRIのT2強調像で，高信号と中等度信号が混在する腫瘤を認め，内部にflow voidと思われる点状の低信号を認める（図1-D；→）．この腫瘤により，外頸動脈は前方（図1-B～D；→），内頸動脈は後方（図1-B～D；▶）へ圧排され，離開している．

症例2：左頸動脈間隙に腫瘤を認め，T2強調像で低～高信号の入り混じった不均一な信号を呈している．腫瘤により内外頸動脈は前後に離開している（図2；→：外頸動脈，▶：内頸動脈）．

2症例とも，画像診断で頸動脈小体腫瘍と診断され，無治療で経過観察中である．

一般的知識と画像所見

　傍神経節腫は，神経堤細胞由来の良性腫瘍で，中年に多くみられる．病理学的には副腎褐色細胞腫に似ているが，頭頸部の傍神経節腫はカテコラミンを分泌することは少ない．稀に悪性転化を起こし，リンパ節などへ転移を認めることがある（参考症例）．頭頸部の傍神経節腫は発生部位により，内外頸動脈分岐部では頸動脈小体腫瘍（carotid body tumor），迷走神経神経節では迷走神経糸球傍神経節腫（glomus vagale），頸静脈孔では頸静脈糸球傍神経節腫（glomus jugulare），鼓室では鼓室糸球傍神経節腫（glomus tympanicum）と呼ばれる．

　臨床症状は腫瘍の発生部位により異なり，頸部の無痛性の腫瘤として認められる場合や，下位脳神経障害や拍動性耳鳴が認められる場合もある．治療は外科的切除，放射線治療，経皮的塞栓術，画像による経過観察（wait and scan）などが，症状や腫瘍の大きさなどを考慮して個々に選択される．外科的切除術前には栄養血管の塞栓術を行うこともある．

画像所見　造影CTでは，動脈と同等の強い増強効果を認める．頸静脈孔や鼓室に生じた傍神経節腫では，側頭骨の高分解能CTにより，頸静脈孔の拡大や虫食い状（moth eaten pattern）の骨びらんを認める．MRIではT1強調像で低～等信号，T2強調像で高信号を呈する．豊富な血流を反映して，大きな腫瘍では，内部に"salt and pepper appearance"（▶NOTE）と呼ばれる点状の高信号と低信号の混在を認めることがある．ダイナミック造影では，早期より強く均一な増強効果を認める[1]．血管造影では，拡張した栄養血管，腫瘍の強い濃染，静脈への早期還流がみられる．尿中カテコラミンが高値を示すなど，機能性の傍神経節腫が疑われる場合，methyl iodine benzyl guanidine（MIBG）シンチグラフィが診断に有用である．

　頸動脈小体腫瘍では，内頸動脈を後外側へ，外頸動脈を前外側ないし前内側へ偏位させ，内外頸動脈を離開させることが特徴である．腫瘍の進展範囲や主要血管との関係性を評価することが重要である．また，傍神経節腫は多発することがあるため，本疾患を疑った場合には，対側や他の好発部位を検索する必要がある．

鑑別診断のポイント

次項「傍神経節腫－迷走神経糸球－」を参照されたい．

> **NOTE　salt and pepper appearance**
> 　MRIで点状の高信号と低信号が混在する所見を表す．低信号（pepper）成分は多数のsignal voidを反映し，高信号（salt）成分は比較的遅い血流や出血を反映しており，T1強調像とT2強調像のいずれでもみられる[2]．傍神経節腫に特異的ではなく，腎細胞癌や甲状腺癌の転移など，他の多血性腫瘍でもみられる．

9. 舌骨上頸部間隙

傍神経節腫 —迷走神経糸球—
paraganglioma（glomus vagale）

藤井奈々，藤田晃史

症例 20歳代，女性．2か月前より嗄声が出現．

図1-A　単純CT

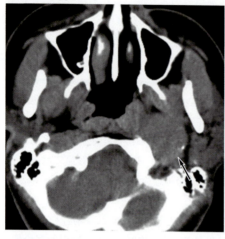

図1-B　造影CT **KEY**

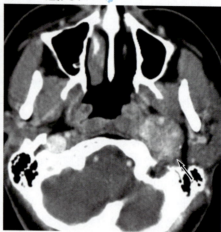

図1-C　T2強調像

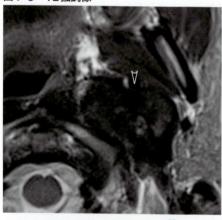

図1-D　ダイナミック造影（早期相） **KEY**

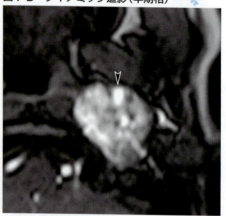

図1-E　左外頸動脈造影（早期相） **KEY**

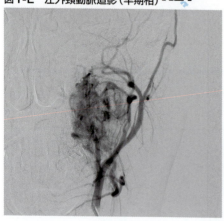

図1-F　左外頸動脈造影（後期相）

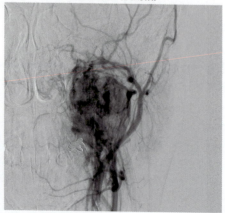

画像の読影

　左頸動脈間隙に，単純CTで筋肉と等吸収を呈し（図1-A；→），造影CTで濃染する腫瘤性病変を認める（図1-B；→）．MRIのT2強調像で強い低信号を呈しており，ダイナミック造影では早期より強い増強効果がみられた．腫瘍により内頸動脈（図1-C, D；▶）は前腹側へ偏位し，内頸静脈は後方に圧排されていた．左外頸動脈造影（図1-E, F）により，早期より腫瘍濃染がみられ，栄養血管は主に上行咽頭動脈，後頭動脈から栄養される富血管性腫瘍であった．

　栄養血管塞栓術後の生検により，高度な変性を伴う傍神経節腫と診断され，経過観察中である．組織学的には大部分が硬化した間質からなり，T2強調像での低信号を反映していると考えられた．

一般的知識と画像所見

　傍神経節腫は，神経堤細胞由来の良性腫瘍で，迷走神経神経節より生じたものを迷走神経糸球傍神経節腫（glomus vagale）と呼ぶ（▶NOTE）[1]．

　迷走神経糸球傍神経節腫は，舌骨上頸部に無痛性腫瘤として認められることが多い．迷走神経の交感神経束に腫瘍の進展が及ぶと，Horner症候群を来す[1]．また，迷走神経糸球傍神経節腫は，頸静脈孔を通じて後頭蓋窩にまで進展することがあり，その場合，頸静脈糸球傍神経節腫と同様の下位脳神経障害を来すことがある．

　画像所見　傍神経節腫の一般的な画像所見については，前項「傍神経節腫－頸動脈小体腫瘍－」を参照されたい．

鑑別診断のポイント

　迷走神経糸球傍神経節腫は，内外頸動脈を離開することなく前内側へ偏位させる点が，頸動脈小体腫瘍との鑑別となる[1]．

[神経鞘腫]　傍神経節腫ほど強い造影効果を呈さないことから，鑑別可能である．内頸動脈は，腫瘍が下位脳神経から生じた場合には内側前方に偏位し，交感神経幹から生じた場合には外側へ偏位することが多い．

[Castleman病]　リンパ増殖性疾患であり，傍神経節腫と同様の強い造影効果を呈することがある．Castleman病では，病変が接する血管の内腔狭小化を来すことがない点が鑑別となる．

[動脈瘤]　動脈瘤では，いずれの造影タイミングでも動脈内と同等の増強効果を呈し，瘤の部分で正常な頸動脈が追えなくなることが鑑別点となる．しかし，仮性動脈瘤の場合は，瘤とは別に頸動脈が描出される場合があるため，注意が必要である．

[リンパ節転移]　腎細胞癌，肝細胞癌，甲状腺癌などからの転移は多血性を示す．リンパ節転移の場合は多発することが多い．

> **NOTE　家族性傍神経節腫瘍**
>
> 　家族性傍神経節腫瘍では，コハク酸脱水素酵素（SDH）遺伝子に変異がみられることがわかっている．孤発性と比べて若年に発症しやすく，多発する頻度が高い．異時性にも発生し，最初の傍神経節腫瘍の診断から18年後に別の傍神経節腫瘍が発生したという報告もあり[2]，長期的なフォローアップが必要である．

参考文献

1) van den Berg R: Imaging and management of head and neck paragangliomas. Eur Radiol 15: 1310-1318, 2005.
2) Szymańska A, Szymański M, Czekajska-Chehab E, et al: Diagnosis and management of multiple paragangliomas of the head and neck. Eur Arch Otorhinolaryngol 272: 1991-1999, 2015.

頸動脈瘤
carotid artery aneurysm

宇賀神 敦, 藤田晃史

症例1 70歳代, 女性. 右下顎部腫脹を主訴に受診.

図1-A 単純CT
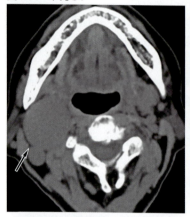

図1-B 造影CT **KEY**
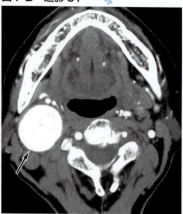

図1-C CTA 3次元再構成像
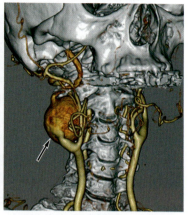

図1-D T1強調像
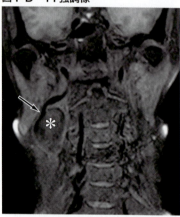

症例2 70歳代, 女性. 中咽頭癌に対する放射線治療後. 左頸部からの出血を主訴に受診.

図2-A 単純CT
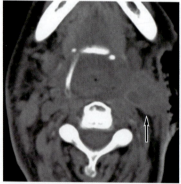

図2-B 造影CT **KEY**
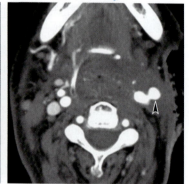

参考症例 30歳代, 男性
内頸動脈仮性瘤

神経線維腫症1型の既往があり, 急激に増悪する嚥下困難感と嚥下痛を主訴に受診.
造影CTで, 上咽頭腔右外側に不均一な濃度の腫瘤があり(図3-A;＊), 右内頸動脈(図3-A;→)から連続する造影剤の血管外漏出を伴う(図3-A;▶).
右総頸動脈造影で, 内頸動脈仮性瘤が確認された(図3-B;＊).

図3-A 造影CT
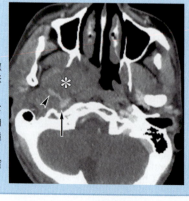

図3-B 右総頸動脈造影
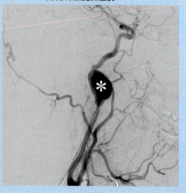

画像の読影

症例1：単純CTでは，右顎下腺後方に境界明瞭な円形の腫瘤を認める（図1-A；→）．造影CTでは，全体が動脈と同程度の強い増強効果を示す（図1-B；→）．CTA 3次元再構成像では，右内頸動脈が瘤状に拡張しており（図1-C；→），巨大な内頸動脈瘤と診断された．なお，MRIのT1強調像では，母血管はflow voidにより低信号として認められるが（図1-D；→），瘤内の信号は淡い高信号を示している（図1-D；＊）．無症候性で高齢でもあることから，経過観察の方針となった．

症例2：単純CTで，左顎下腺後方にやや不整な類円形の腫瘤を認める（図2-A；→）．造影CTでは，中心部が動脈と同程度の強い増強効果を示す（図2-B；▶）．内頸動脈仮性瘤と診断されたが，数日後に破裂し，頓死された．

一般的知識と画像所見

頭蓋外の頸動脈瘤は，頭蓋内のそれと比較して稀な疾患である．成因として，動脈硬化，感染，頭頸部癌，手術（頸部郭清術や頸動脈内膜剥離術），外傷，動脈解離，放射線照射，線維筋性異形成，神経線維腫1型やMarfan症候群，Ehlers-Danlos症候群などの結合組織病が挙げられ，血管壁構造の有無により真性動脈瘤と仮性動脈瘤に分類される（参考症例）．

頸動脈分岐部や内頸動脈近位部に好発し，無症候性の拍動性の頸部腫瘤として発見されることが多い．症候性の場合には脳虚血症状の頻度が高く，巨大になると局所の圧排に伴う下位脳神経障害やHorner徴候，嚥下・呼吸障害を来すこともある．出血発症の頻度は低いが，頭頸部癌手術や放射線治療に続発する仮性動脈瘤破裂（carotid blowout syndrome）がよく知られている[1]．

治療法は，症状の有無，動脈瘤の成因，大きさ，形状，部位などを考慮して選択される．手術治療では，動脈瘤切除術や母血管結紮術が行われ，側副血行路の発達が乏しい場合には血行再建術も必要となる．近年では，金属コイルやステントを用いた血管内治療の報告も増加している．しかしながら，年齢や合併疾患，治療デバイスの制限により，保存的加療が選択されることも少なくない[2]．

画像所見 CTでは，円形・類円形の動脈と同程度の強い造影効果を示す腫瘤性病変として認められる．仮性動脈瘤では周囲を結合織や血腫が取り囲み，不整な形状を示す傾向にある．MRIでは，flow voidが明らかであれば診断に苦慮することはないが，動脈瘤内の乱流や血栓により複雑な信号を示しうるため，注意が必要である．MRAはtime-of-flight（TOF）法が広く用いられ，非造影であっても内腔の評価が可能となる．

MRAのピットフォールに，巨大動脈瘤や母血管狭窄がある場合には，血流信号低下のため動脈瘤全体が十分に描出されないことがあり，その場合にはCTAや造影MRAが有用である．また，血栓化動脈瘤では大きさを過小評価してしまうため，瘤全体の評価には，元画像の確認やblack-blood法といった血管壁の描出に優れた撮像法を追加する必要がある．

鑑別診断のポイント

造影CTを施行した場合には，鑑別診断に迷うことはほとんどない．単純CTであっても，動脈瘤壁や血栓化部分の石灰化から動脈瘤と認識できることが多く，辺縁に石灰化を有する腫瘤性病変では，動脈瘤を念頭に置いて注意深く読影する必要がある．

参考文献

1) Gleysteen J, Clayburgh D, Cohen J: Management of Carotid Blowout from Radiation Necrosis. Otolaryngol Clin North Am 49: 829-839, 2016.
2) Fankhauser GT, Stone WM, Fowl RJ, et al: Surgical and medical management of extracranial carotid artery aneurysms. J Vasc Surg 61: 389-393, 2015.

傍咽頭間隙腫瘍 —多形腺腫—
parapharyngeal space tumor (pleomorphic adenoma)

藤井裕之，藤田晃史

症例1 40歳代，女性．子宮頸癌再発・転移検索目的の^{18}FDG-PET/CTで，右傍咽頭間隙腫瘍を指摘．

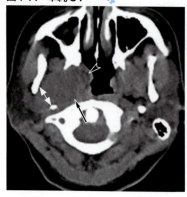
図1-A 単純CT

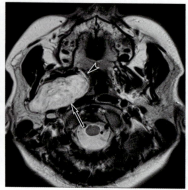
図1-B T2強調像

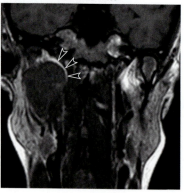
図1-C T1強調冠状断像

症例2 50歳代，女性．甲状腺乳頭癌の術前CTで，右傍咽頭間隙腫瘍を指摘．

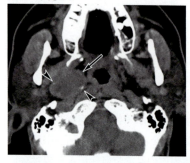
図2 単純CT

参考症例 ❶ 20歳代，女性
頸動脈間隙のリンパ上皮嚢胞

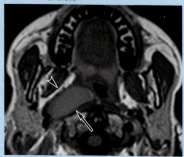
図3 T1強調像

感冒で近医を受診した際に，右咽頭側壁の腫瘤を指摘．T1強調像で，右後茎突区から咽頭後間隙に広がる腫瘤性病変を認める（図3；→）．傍咽頭間隙の脂肪は腹側へ圧排されている（図3；▶）．手術で，頸動脈間隙のリンパ上皮嚢胞と診断された．

❷ 60歳代，女性
咀嚼筋間隙の下顎骨由来の骨肉腫

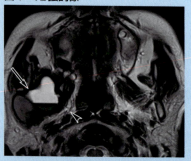
図4 T2強調像

肺癌術前の^{18}FDG-PET/CT（非提示）で右咀嚼筋間隙腫瘍を指摘．T2強調像で，右下顎頭に中等度信号の腫瘤性病変を認め，内側にfluid-fluid levelを伴う嚢胞性病変を認める（図4；→）．傍咽頭間隙の脂肪は背側に圧排されている（図4；▶）．手術で，咀嚼筋間隙の下顎骨由来の骨肉腫と診断された．術後再発なく経過している．

画像の読影

症例1：右耳下腺深部から傍咽頭間隙に進展する分葉状腫瘤を認める．CTでは筋よりも低吸収，T2強調像では不均一な高信号を呈し，辺縁には被膜様低信号を認める（図1-A, B；→）．腫瘤により茎突下顎トンネル（図1-A；↔）が開大し，傍咽頭間隙の脂肪は内側前方に圧排されている（図1-A〜C；▶）．画像から耳下腺深葉由来の多形腺腫が疑われ，手術で多形腺腫と診断された．

症例2：単純CTで，右傍咽頭間隙に境界明瞭な低吸収腫瘤を認め（図2；→），内部に点状の石灰化を認める（図2；▶）．画像から多形腺腫が疑われ，経過観察中である．

一般的知識と画像所見

傍咽頭間隙は，咽頭腔の外側に存在し，頭蓋底を底辺，舌骨大角を頂点とする逆三角形状の間隙である．口蓋帆張筋と関連する筋膜（TVSF）によって茎突前区と茎突後区とに分けられるが，前茎突区を傍咽頭間隙，後茎突区を頸動脈間隙の一部とすることが一般的である．

傍咽頭間隙（茎突前区）はほとんどが脂肪組織から構成されており，CTでマイナスのCT値，MRIではT1強調像で高信号として明瞭に区別される．傍咽頭間隙から発生する腫瘍はほとんどないが，周囲間隙から発生した病変による圧排や浸潤を受けやすく，脂肪組織の偏位から病変の由来間隙を推定することが可能である（参考症例①②）[1]．

傍咽頭間隙は周囲を複数の間隙に囲まれており，前外側を咀嚼筋間隙，外側を耳下腺間隙，後方を頸動脈間隙，内側後方を咽頭後間隙，内側前方を咽頭粘膜間隙と接している．また，尾側では顎下間隙に筋膜を介さず連続している．

耳下腺深部と傍咽頭間隙の間には明瞭な筋膜が存在しないため，耳下腺深葉の多形腺腫は茎突下顎トンネル（▶NOTE）を通って，傍咽頭間隙へ進展する．茎突下顎トンネルが拡大し，傍咽頭間隙の脂肪組織を内側前方に圧排する点が重要である．実際には，傍咽頭間隙腫瘤の大半は耳下腺深葉からの進展で，そのほとんどが多形腺腫である．異所性の小唾液腺由来の多形腺腫も発生することがあるが，頻度は低い．この他，傍咽頭間隙腫瘤に発生する腫瘍性病変として，神経原性腫瘍，血管性病変が挙げられる．

 傍咽頭間隙の多形腺腫の画像所見は，基本的には通常の多形腺腫と同様だが，耳下腺内に留まる多形腺腫と比較して，石灰化や囊胞変性の頻度が高いと報告されている．傍咽頭間隙腫瘤は症状に乏しく，発見されるまでの時間が長いことが原因と考えられている[2]．

鑑別診断のポイント

傍咽頭間隙腫瘤の大半は耳下腺深葉由来の多形腺腫であり，耳下腺深葉との連続性，茎突下顎トンネルの拡大，傍咽頭間隙の脂肪組織の内側前方への圧排を確認することが重要である．

> **NOTE** 茎突下顎トンネル（stylomandibular tunnel）
> 茎状突起と茎突下顎靱帯，蝶下顎靱帯に囲まれた空間であり，この空間を介して耳下腺深葉病変が傍咽頭間隙に進展する．

参考文献

1) Harnsberger HR, Osborn AG: Differential diagnosis of head and neck lesions based on their space of origin. 1. The suprahyoid part of the neck. AJR 157: 147-154, 1991.
2) Kato H, Kanematsu M, Mizuta K, et al: Imaging findings of parapharyngeal space pleomorphic adenoma in comparison with parotid gland pleomorphic adenoma. Jpn J Radiol 31: 724-730, 2013.

静脈奇形・リンパ管奇形
venous malformation・lymphatic malformation

河原悠一郎, 藤田晃史

症例1 40歳代, 女性. 11年前より右側頬粘膜のしこりを自覚.

図1-A　STIR冠状断像 KEY　　図1-B　単純CT（骨条件）KEY

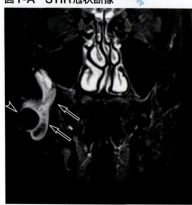 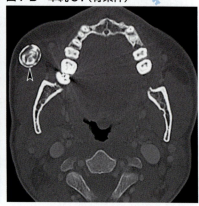

症例2 60歳代, 女性. 左耳下部から顎下部の腫脹を自覚して来院.

図2-A　単純CT　　図2-B　T2強調像 KEY

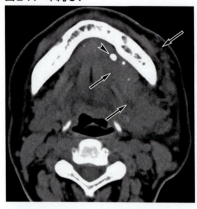 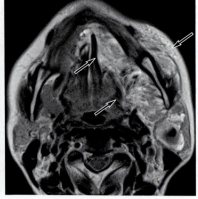

画像の読影

症例1：STIR像で, 右頬部から咀嚼間隙に, 高信号を示す分葉状の腫瘤状構造を認め（図1-A；→）, 内部には低信号の結節状構造がある（図1-A；▶）. 単純CT（骨条件）で, 静脈石と考えられる石灰化を確認できる（図1-B；▶）.

症例2：単純CTで, 左舌下間隙から顎下間隙および頬部皮下に軟部濃度腫瘤が広がっており（図2-A；→）, 舌下間隙には多発する石灰化結節（静脈石, 図2-A；▶）を認める. T2強調像では, 液面形成（fluid-fluid level）を伴った不均一高信号の病変が, CTと同様に間隙を越えて広がっている（図2-B；→）.

症例3：STIR像およびT2強調像で, 右咀嚼間隙, 両側舌下間隙ならびに両側声門上喉頭に, 著明な高信号を示す多発病変を認める（図3-A〜D；→）. 内部に一部静脈石と思われる低信号結節を認める（図3-D；▶）.

いずれも臨床所見と併せて, 静脈成分が主体の静脈奇形と診断され, 経過観察中である.

静脈奇形・リンパ管奇形　403

症例3 10歳代，女性．幼少期より多発顔面血管腫として経過観察中．

図3-A　STIR冠状断像　　図3-B　STIR冠状断像 **KEY**

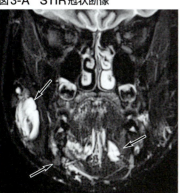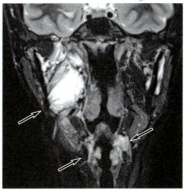

図3-C　T2強調像　　図3-D　T2強調像 **KEY**

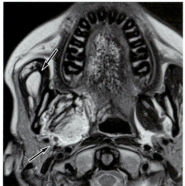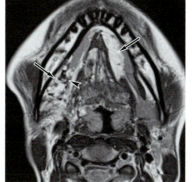

一般的知識と画像所見

　これまで体表および軟部組織の血管腫と呼称されてきた病態は，近年，血管腫と脈管奇形（血管奇形・リンパ管奇形）を区別するISSVA分類（▶NOTE）に基づいて治療方針を決定することが国際的に標準化しつつある．ISSVA分類では，血管奇形を静脈奇形（venous malformation；VM），脳動静脈奇形（arteriovenous malformation；AVM），毛細血管奇形（capillary malformation；CM），リンパ管奇形（lymphatic malformation；LM）に細分化しているが，これまで軟部組織の海綿状血管腫といわれてきた病変は，静脈奇形に分類される[1]．

　なお現在では，血管腫と診断されるものの大部分は乳児血管腫（p.502「血管腫」参照）であり，多くは小児期に自然消褪するが，血管奇形は自然消褪することはなく，上記の構成成分によって臨床像や治療方針が異なってくる．

NOTE　ISSVA分類

　1992年に創設されたThe International Society for the Study of Vascular Anomalies（ISSVA）という，血管腫・脈管奇形診療の国際学会が提唱している分類で，2014年の分類を基にしたわが国の診療ガイドラインも2017年3月に改定された．その後，2018年にISSVA分類はさらに改定されたが，大きな変更はなく，それぞれの疾患の原因遺伝子の情報が追加されている[1]．

症例4 40歳代，男性．左顎下部の腫脹を自覚して来院．

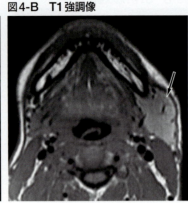
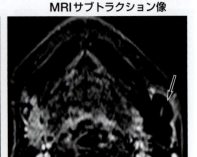

図4-A　T2強調像　　　　　図4-B　T1強調像　　　　　図4-C　造影ダイナミック
　　　　　　　　　　　　　　　　　　　　　　　　　　　　　MRIサブトラクション像

1) 静脈奇形：静脈奇形は最も頻度が高い血管奇形で，男女比は1：1〜2とされている．全身どの部位にも発生し，血液貯留や静脈石，血栓性静脈炎に起因する疼痛や発熱，出血，変色，醜状形成を伴うことがある．静脈奇形の侵襲的治療としては硬化療法，摘出術，レーザー治療などが存在するが，症例に応じた治療選択や組み合わせが必要になる．硬化療法は静脈奇形の治療の第1選択と考えられ，瘢痕を残すことなく低侵襲な治療が可能とされている．硬化剤には無水エタノール，ポリドカノール，オレイン酸モノエタノールアミンなどが用いられる[2]．

画像所見　静脈奇形は，単純CTでは均一な軟部濃度として描出され，間隙に沿った分葉状の形態を示すことが多い．T1強調像では筋肉と同等の低信号，T2強調像では著明な高信号を呈する．出血や血栓がある場合は，T2強調像では液面形成（fluid-fluid level）を呈したり，T1強調像で不均一な高信号として描出されることもある．内部に結節状の低信号（flow void様の無信号）が認められた場合には，静脈石をみている可能性があり，CTで確認すると確定診断できる．ただし，血管腫・脈管奇形は乳幼児や小児患者が多く，必要最小限にすることは重要である．造影後は均一に増強されるのが一般的であるが，ダイナミック造影では緩徐に増強されていく様子が描出される．

診断目的に血管造影が施行されることは通常ないが，静脈奇形の硬化療法の際に直接穿刺造影による還流血管の把握は，治療リスクの推察に重要である．また，静脈奇形の治療方針決定には動脈成分の有無が決め手となるため，flow voidが検出できるMRIのシーケンスやMRDSA，CTの4D撮影などでの血流動態把握が重要である[1]．

2) リンパ管奇形：リンパ管奇形は，これまで主に小児に発生するリンパ管腫と呼ばれてきたが，近年はリンパ管主体の静脈リンパ管奇形の一部に分類されている．嚢胞径によって，マクロシスティック（macrocystic）とミクロシスティック（microcystic），およびその混合型に分類される．経過中に感染や出血を起こすことが多く，急性の腫脹や局所の炎症所見によって発見される．全身性に病変を認める際には，これまでgeneralized lymphangiomatosisと呼ばれてきたが，腫瘍性増殖ではないことから近年はgeneralized lymphatic anomaly（GLA）が呼称として用いられている．また，骨融解と病変部の脈管・リンパ組織の増殖を特徴とする病態は，Gorham-Stout病といわれる．稀ではあるが，頭蓋・顔面骨は好発部位のひとつである[2]．

マクロシスティック型では硬化療法が治療として選択されるが，ミクロシスティック型は硬化療法が無効なことがあり，外科的治療が行われることがある．

画像所見　リンパ管奇形は，静脈奇形と同様にT2強調像およびSTIR像では著明な高信号を示

症例5　20歳代，男性．左顎下部の腫脹および疼痛を自覚して来院．

図5-A　T2強調像　KEY

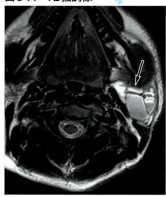

図5-B　脂肪抑制造影T1強調像

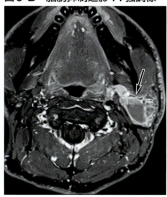

症例6　40歳代，女性．左後頸部のリンパ管腫で経過観察中．急速な増大を自覚．

図6　造影CT

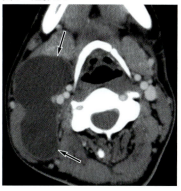

すが，T1強調像では均一な低信号を示すことが多く，造影効果は認めない．出血や感染を伴うと，T1強調像では等～高信号の不均一信号を示すことがあり，造影後は壁の増強効果が目立つ．ミクロシスティック型では細かな隔壁があるため，造影後に増強効果を認めることで充実性腫瘍との鑑別が困難になることもある[1]．

画像の読影

症例4：T2強調像で，左顎下部に著明な高信号を示す腫瘤を認める（図4-A；→）．内部には隔壁構造が認められる．T1強調像では均一な高信号を示しているが（図4-B；→），造影後の増強効果は認めない（図4-C；→）．

症例5：T2強調像で，左耳下部に内部に液面形成（fluid-fluid level）を伴った多房性腫瘤を認める（図5-A；→）．造影後は厚い壁の増強効果を認めており（図5-B；→），感染を伴っていると考えられる．

症例6：造影CTで，右顎下腺背側から深内頸領域に分葉状に広がる単房性囊胞性腫瘤を認める（図6；→）．

いずれもリンパ管奇形と診断され，硬化療法を繰り返しながら経過観察中である．

鑑別診断のポイント

治療方針決定のために，動脈，静脈およびリンパ管の構成成分を把握する必要がある．静脈奇形では，ダイナミック造影で病変は緩徐に造影剤が満たされていく所見が得られ，通常は造影後90秒程度で病変に造影剤が到達し，slow flowの病変として描出される．腫瘤内の静脈石が特徴的で，石灰化を認めることが重要な鑑別点となることがある[3]．AVMではflow voidを認め，リンパ管奇形は囊胞性で内部の造影効果は示さず，fluid-fluid levelを伴っていることがある．

参考文献

1) ISSVA classification of Vascular Anomalies © 2018．（http://www.issva.org/classification）
2) 「難治性血管腫・血管奇形・リンパ管腫・リンパ管腫症および関連疾患についての調査研究」班：血管腫・血管奇形・リンパ管奇形診療ガイドライン2017（第2版）．（http://www.marianna-u.ac.jp/va/guidline.html）
3) Flors L, Leiva-Salinas C, Norton PT, et al: Ten frequently asked questions about MRI evaluation of softtissue vascular anomalies．AJR 201: W554-W562, 2013.

良性咬筋肥大
benign masseteric hypertrophy

宇賀神 敦，藤田晃史

症例1 10歳代後半，女性．頬部腫脹を主訴に受診．

図1-A　単純CT

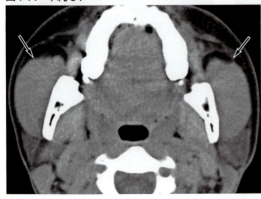

図1-B　造影CT

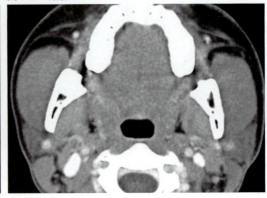

症例2 40歳代，女性．頬部腫脹を主訴に受診．双極性障害があり，口腔内に咬傷あり．

図2-A　T1強調像

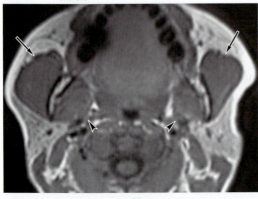

図2-B　T2強調像 KEY

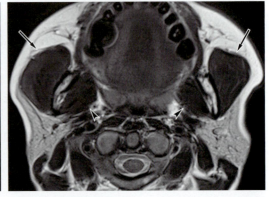

図2-C　T2強調冠状断像 KEY

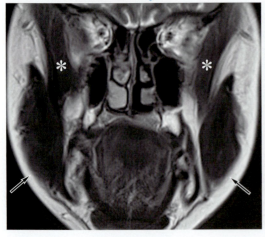

図2-D　STIR冠状断像

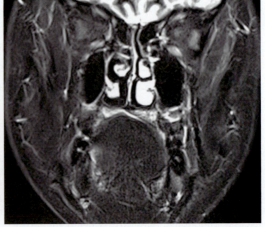

画像の読影

症例1：単純CTでは，咬筋に対称性の腫大を認める（図1-A；→）．造影CT（図1-B）では，異常な増強効果や腫瘤形成は認められない．良性咬筋肥大と診断され，経過観察となった．

症例2：T1強調像，T2強調像では，咬筋に対称性の腫大を認める（図2-A, B；→）．内部信号は正常で腫瘤形成はなく，均一な腫大を示している．また，内側翼突筋にも軽度の腫大を認める（図2-A, B；►）．T2強調冠状断像では，咬筋の腫大（図2-C；→）の他，側頭筋の腫大も確認できる（図2-C；＊）．STIR冠状断像（図2-D）では，腫大した筋に異常信号は認められない．良性咬筋肥大と診断され，経過観察となった．

一般的知識と画像所見

　良性咬筋肥大は，思春期〜青年期に好発する，片側または両側の咬筋の慢性肥大を来す病態である．咬筋のみの肥大を示すことが多いが，その他の咀嚼筋群の肥大を伴うこともある．病因は明らかではないが，歯ぎしりや歯をくいしばる習慣，不正咬合，顎関節症との関連が疑われている．

　疼痛を伴うことがあるとされるものの，基本的には機能的異常は伴わず，顔面の非対称や変形を主訴とすることが多い．以前は稀な病態と考えられていたが，潜在的に多数の症例が存在すると考えられている．

　診断は，病歴聴取や理学的所見からなされることが多い．耳下腺腫脹をはじめとした他疾患との鑑別を要する場合には，超音波検査やCT，MRIが必要となる．

　自覚症状がないため，通常は経過観察されるが，審美性に問題があれば，A型ボツリヌス毒素の筋肉内注射や咬合調整，肥大筋の外科的切除が施行される．

画像所見 CTやMRIでは，片側または両側性の咬筋の腫大を認める．側頭筋や内・外側翼突筋の肥大もあれば，診断はさらに確定的である．腫大した筋の内部は均一で，吸収値や信号強度に異常は認められない[1)2)]．

鑑別診断のポイント

　臨床的には耳下腺咬筋部および下顎角部の膨隆を示すため，耳下腺や下顎骨の炎症，腫瘍性病変との鑑別が重要であるが，画像診断は比較的容易である．

参考文献

1) Braun IF, Torres WE, Landman JA, et al: Computed tomography of benign masseteric hypertrophy. J Comput Assist Tomogr 9: 167-170, 1985.
2) Som PM, Curtin HD: Head and neck imaging, 5th ed. Mosby-Year Book, St. Louis, p.2433-2434, 2011.

鰓裂嚢胞
branchial cleft cyst

伊東典子，藤田晃史

症例1 40歳代，男性．左側頸部腫脹で受診．

図1-A　T2強調像 **KEY**

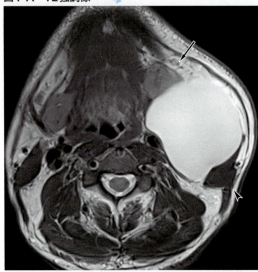

図1-B　T2強調冠状断像

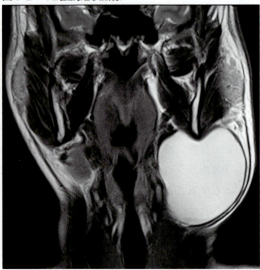

症例2 20歳代，女性．右頸部腫脹，熱感，疼痛で受診．

図2-A　造影CT **KEY**

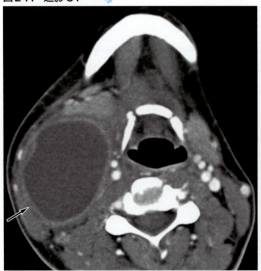

図2-B　造影CT冠状断像

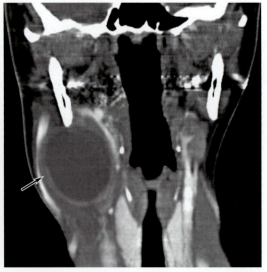

参考文献

1) Benson MT, Dalen K, Mancuso AA, et al: Congenital anomalies of the branchial apparatus: embryology and pathologic anatomy. RadioGraphics 12: 943-960, 1992.
2) Som PM, Curtin HD: Head and neck imaging, 5th ed. Mosby-Year Book, St. Louis, p.2235-2285, 2011.
3) Muller S, Aiken A, Magliocca K, et al: Second branchial cleft cyst. Head and Neck Pathol 9: 379-383, 2015.

■画像の読影

症例1：T2強調像で，左顎下腺背側（図1-A；→），胸鎖乳突筋内側（図1-A；▶），総頸動脈外側に均一な高信号腫瘤を認める．第2鰓裂嚢胞の診断のもとに摘出術が施行された．

症例2：造影CTで，顎下腺後方，胸鎖乳突筋の前縁に壁の厚い嚢胞性腫瘤を認める（図2-A, B；→）．壁の造影効果および周囲の脂肪織濃度の上昇が認められ，感染を合併した第2鰓裂嚢胞の診断のもとに摘出術が施行された．

■一般的知識と画像所見

鰓裂嚢胞は，甲状舌管嚢胞に次いで比較的よくみられる先天性嚢胞である．鰓器官発生異常の90％以上は第2鰓器官由来であり，その75％は嚢胞である[1)2)]．第2鰓器官に次いで多いのが第1鰓器官由来で，第3，4鰓器官由来は非常に稀である．

第2鰓裂嚢胞は，通常，無痛性で可動性のある腫瘤として側頸部に認められ，側頸嚢胞とも呼ばれる．感染の合併により増大や疼痛を認めるため，これを契機に成人以降に診断されることが多い．一方，咽頭や体表と交通して盲端となる洞（sinus）や，両者が繋がる瘻孔（fistula）として認められる場合は，乳幼児期に指摘されることが多い．第1鰓裂嚢胞は，耳下腺部では耳下腺内の嚢胞としてみられ，瘻孔がある場合は外耳道と交通する（参考症例）．第3鰓裂嚢胞は，後頸間隙の嚢胞性病変としてみられる．

画像所見 第2鰓裂嚢胞は，典型的には，胸鎖乳突筋の前縁，頸動脈間隙の側方，顎下腺の後方に境界明瞭な単房性嚢胞性病変として描出される[1)2)]．MRIのT2強調像では高信号で，T1強調像では通常低信号であるが，内部の出血や蛋白濃度を反映して様々な信号をとりうる．感染を伴うと，壁肥厚や壁の不整および造影効果を示す[2)]．

■鑑別診断のポイント

第2鰓裂嚢胞は，典型的な場所に存在する薄壁嚢胞であれば診断は比較的容易であるが，感染を伴った場合には，転移性リンパ節腫大，嚢胞変性した腫瘍性病変（悪性リンパ腫や神経原性腫瘍など），類皮嚢胞（皮様嚢腫），結核や膿瘍などの炎症性病変との鑑別が必要である[2)3)]．近年注目されているHPV（human papillomavirus）関連の中咽頭癌は，嚢胞変性したリンパ節転移を示すことが多いとされており，同じく内部変性を示すことが多い甲状腺乳頭癌のリンパ節転移などとも鑑別に注意が必要である[3)]．

参考症例 70歳代，男性
感染を合併し，膿瘍形成および瘻孔形成を認めた第1鰓裂嚢胞

図3-A　T2強調像　　図3-B　造影CT冠状断像

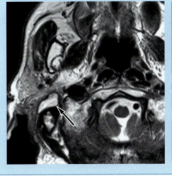
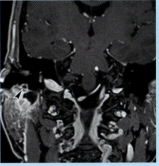

右耳下腺背側，外耳道尾側に，周囲に著明な造影効果を伴った被包化液体貯留を認める（図3-A；→）．また，外耳道への瘻孔形成も認めた（図3-B；▶）．画像から，第1鰓裂由来の感染性嚢胞／膿瘍と診断された．

甲状舌管囊胞
thyroglossal duct cyst

福田友紀子, 藤田晃史

症例1 40歳代, 女性. 頭重感の精査のため撮像したMRIで, 頸部正中に嚢胞性腫瘤を指摘された. 触診では, 緊満感のある3cm大の皮下腫瘤を触れ, 嚥下による上下動あり.

症例2 1歳, 男児. 母親が顎下部正中の腫瘤に気づき受診.

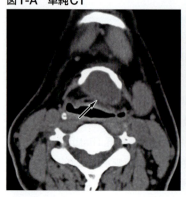
図1-A　単純CT

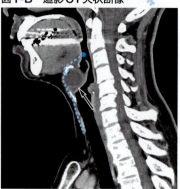
図1-B　造影CT矢状断像　KEY

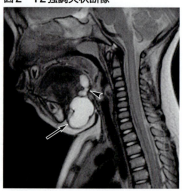
図2　T2強調矢状断像

症例3 30歳代, 男性. 徐々に増大する前頸部腫瘤を主訴に来院. 圧痛, 発熱なし.

症例4 50歳代, 男性. 頸部腫瘤を自覚し受診.

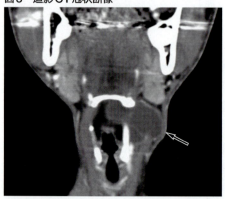
図3　造影CT冠状断像

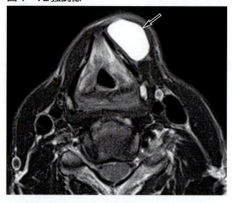
図4　T2強調像

参考症例 10歳代前半, 女児
甲状舌管由来癌

図5　造影CT矢状断像

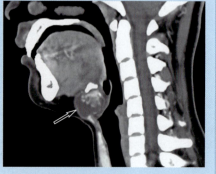

頸部正中に弾性軟の腫瘤を触知. 造影CT矢状断像で, 舌骨下に嚢胞性病変を認める(図5;→). 内部に石灰化および造影される充実成分が認められる. 摘出術により, 甲状舌管嚢胞に発生した乳頭癌と診断された.

画像の読影

症例1：CTで，舌骨下正中に造影効果を認めない均一な低吸収を示す，境界明瞭な単房性嚢胞性腫瘤を認める（図1-A, B；→）．

症例2：T2強調矢状断像で，舌骨下に深く入り込むように位置する嚢胞性腫瘤を認める（図2；→）．舌盲孔にも多発する嚢胞が認められる（図2；▸）．摘出術が行われ，診断は甲状舌管嚢胞であった．

症例3：造影CT冠状断像で，舌骨下部から甲状舌骨膜を越えて，外側に進展する分葉状の嚢胞性腫瘤を認める（図3；→）．摘出術が行われ，診断は甲状舌管嚢胞であった．

症例4：甲状軟骨左前方の舌骨下筋に入り込むように，T2強調像で高信号を示す腫瘤を認める（図4；→）．傍正中の病変であるが，摘出術で甲状舌管嚢胞と診断された．

一般的知識と画像所見

甲状腺原基は，胎生2～3週に咽頭腸の底部に発生し，舌盲孔から頸部正中線上を下降して胎生7週目までに正常位置に移動する[1]．この下降経路が甲状舌管であり，発生時における甲状舌管の経路（図1-B；-----）は，舌盲孔（図1-B；●）から舌骨の前方に沿って下降し，舌骨後下方でループを形成した後に甲状軟骨前方を下降する[2]．通常は胎生8～10週までに消失するが，一部が残存し嚢胞性病変を形成したものを，甲状舌管嚢胞という．

甲状舌管嚢胞は正中頸嚢胞とも呼ばれ，甲状舌管の経路上のいずれの部位にも発生する．舌骨下に位置するものが65％（症例1, 2），舌骨前面に位置するものが15％と，ほとんどが舌骨周囲に発生する[1]．舌骨より上に位置するものは20％程度である．舌骨より下方に位置するものは，舌骨下筋（胸骨甲状筋と胸骨舌骨筋）の深部に存在することが多く（症例4），傍正中にもしばしば認められる（症例3, 4）．稀ではあるが，正中より外側へ外れて頸動脈鞘や頸静脈外側に位置するものもある[2]．

画像所見 境界明瞭な薄壁の単房性嚢胞であるが，多房性の場合もある．MRIではT2強調像で高信号腫瘤として認められ，T1強調像では内容物の濃度を反映して高信号を示す場合がある．感染を合併すると壁肥厚や不整像が認められ，単純CTでも比較的高い吸収値を示すことがある．内部に充実成分を認めた場合には，異所性甲状腺や腫瘍の合併を疑う．悪性腫瘍の合併は1％以下と少なく，そのうちの80％は乳頭癌である（参考症例）．

鑑別診断のポイント

甲状舌管嚢胞は舌骨付近の正中線上に認められ，嚥下や舌の運動に伴って上下動するという特徴的な臨床像を呈する．頸部正中およびその近傍に発生する嚢胞性腫瘤の鑑別として，類皮嚢胞，類表皮嚢胞，転移性リンパ節腫大，リンパ管腫，気管支原性嚢胞などが挙げられるが，甲状舌管嚢胞は舌骨下筋の深部に入り込んでいることで，通常，診断は容易である．

参考文献

1) Som PM, Curtin HD, et al: Head and neck imaging, 5th ed. Mosby-Year Book, St. Louis, p.1725-1726, 2011.
2) Zander DA, Smoker WR: Imaging of ectopic thyroid tissue and thyroglossal duct cysts. RadioGraphics 34: 37-50, 2014.

9. 舌骨上頸部間隙

血栓性静脈炎
thrombotic phlebitis

藤田晃史

症例1 70歳代,男性.白血病の加療中.中心静脈カテーテルを留置.

図1 造影CT **KEY**

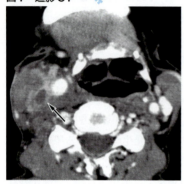

症例2 70歳代,男性.副鼻腔炎からの海綿静脈洞血栓症.左内頸静脈にも血栓あり.

図2-A 造影CT

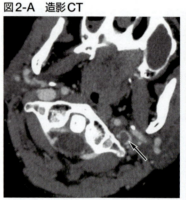

図2-B 造影CT矢状断像

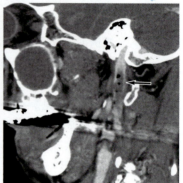

症例3 60歳代,女性.中咽頭癌に対する化学放射線治療中.中心静脈カテーテルを留置.

図3-A T1強調像

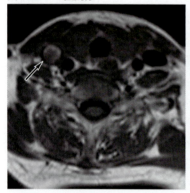

図3-B T2強調像

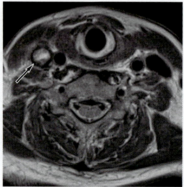

図3-C 拡散強調像の融合画像 **KEY**

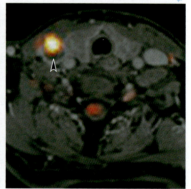

症例4 30歳代,男性.発熱,全身倦怠感,咽頭痛にて来院.

図4-A 造影CT(扁桃レベル) **KEY**　図4-B 造影CT(図4-Aより尾側)　図4-C 胸部造影CT(上肺野レベル) **KEY**

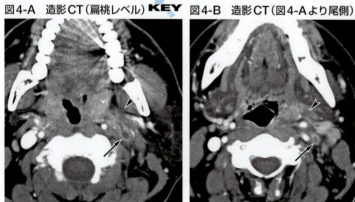
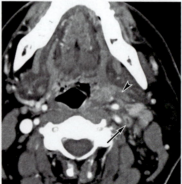
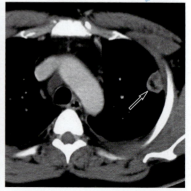

■画像の読影

症例1：造影CTで，右内頸静脈の内腔に増強不良域があり，辺縁に増強効果が認められる（図1；→）．
症例2：造影CTで，左内頸静脈に，空気濃度を伴った内腔中心の増強欠損を認める（図2-A, B；→）．
症例3：T1強調像およびT2強調像で，右内頸静脈のflow voidがともに消失している（図3-A, B；→）．MRIでは，slow flowを反映して静脈の内腔に信号を認めることがあるが，拡散強調像での拡散低下が認められるため，血栓の所見である（図3-C；▶）．
症例4：造影CTで，左内頸静脈の中心部に増強欠損があり（図4-A, B；→），左扁桃深部に脂肪織の濃度上昇がある（図4-A, B；▶）．左肺には内部造影不良な結節があり（図4-C；→），左扁桃周囲炎によるLemierre症候群と診断された．

■一般的知識と画像所見

内頸静脈血栓症／血栓性静脈炎は，中心静脈カテーテル挿入（症例1, 3）や頸部手術後の合併症として発症することが大部分であるが，偶発的に指摘されることもあり，その場合には凝固異常や既往歴などの確認が必要である[1]．また，頭蓋内の静脈洞血栓が内頸静脈に進展することもある（症例2）．臨床的に最も重篤であるのは，頸部感染症後にLemierre症候群（症例4，▶NOTE）に移行する場合で，早期診断による早期治療開始が求められる．

画像所見 血栓性静脈炎の診断は，超音波検査あるいは造影CTでの検索が望ましい．造影剤注入後50〜70秒の撮影でも，両側の内頸静脈はしばしば非対称に増強されて描出されることがあるため[2]，適宜，十分な遅延相を追加する必要がある．造影CTでは，静脈系が拡大して内部の増強欠損として認められ，辺縁部は血流の残存や壁の増強効果を反映して，リング状の増強効果を認める[2]．近年は，ページング法によるモニター診断が一般的であり，静脈との連続性を確認できる．よって，内部壊死したリンパ節腫大や嚢胞変性を伴う神経原性腫瘍などとの鑑別は容易であるが，悪性腫瘍などが原因となっている可能性があるため，その他の要因も含めて確認する必要がある．

MRIにおいて，内頸静脈はしばしばslow flowによるflow voidの消失が認められ，左右非対称な信号を示すことがあり，拡散強調像や造影後のグラディエントエコー法による撮像があると，血栓の指摘は容易である．

■鑑別診断のポイント

血栓性静脈炎の確定診断には造影CTが必須である．また，単純MRIでは血流速度を反映して左右非対称の信号を示すことがしばしばあるため，注意を要する．

> **NOTE Lemierre症候群**
>
> 血栓性静脈炎からの菌血症をLemierre症候群と拡大解釈された報告が散見されるが，本来，Lemierre症候群は頭頸部領域，特に咽喉頭の先行感染後に内頸静脈の血栓性静脈炎を合併し，嫌気性菌による菌血症，肺，椎体や皮膚などの全身に膿瘍形成を来す病態である[3]．抗菌薬の普及により，"forgotten disease"といわれるほど発症頻度は減少したが，近年は咽頭炎に対する抗菌薬使用が制限されているなどの理由により，再び発症が増えているとされる．適切な抗菌薬の使用により現在では致死的となることは少ないが，早期診断が重要である．

⁞⁞⁞ 参考文献 ⁞⁞⁞

1) Albertyn LE, Alcock MK: Diagnosis of internal jugular vein thrombosis. Radiology 162: 505-508, 1987.
2) Sakai O, Nakashima N, Shibayama C, et al: Asymmetrical or heterogeneous enhancement of the internal jugular veins in contrast-enhanced CT of the head and neck. Neuroradiology 39: 292-295, 1997.
3) Weeks DF, Katz DS, Saxon P, et al: Lemierre syndrome: report of five new cases and literature review. Emerg Radiol 17: 323-328, 2010.

脂肪腫および脂肪含有病変
lipoma and fat-containing lesions

藤田晃史

症例1 50歳代，男性．左頸部腫瘤を自覚して来院．

図1　造影CT

症例2 60歳代，男性．左頸部腫瘤を自覚して来院．

図2-A　T2強調像
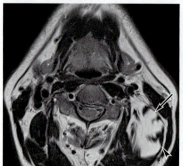

図2-B　脂肪抑制T1強調矢状断像
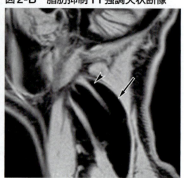

症例3 70歳代，男性．腎癌で経過観察中に，頸部腫瘤を指摘．

図3-A　T2強調像
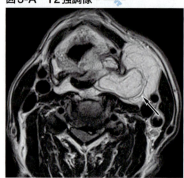

図3-B　脂肪抑制造影T1強調冠状断像
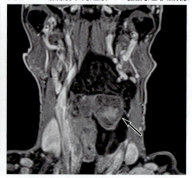

症例4 70歳代，男性．舌癌精査中に頸部腫瘤を指摘された．アルコール依存症あり．

図4-A　造影CT
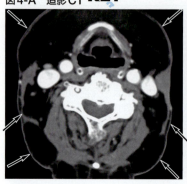

図4-B　造影CT冠状断像
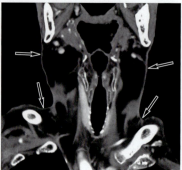

画像の読影

症例1：造影CTで，左頸下部皮下および胸鎖乳突筋深部に，均一な脂肪濃度を示す腫瘤を認める（図1；→）．脂肪腫と診断され，本人の希望で切除した．

症例2：T2強調像で左肩甲挙筋内に均一な高信号を示し，脂肪抑制T1強調矢状断像で均一な低信号の腫瘤を認める（図2-A, B；→）．内部に正常の筋束が認められる（図2-A, B；▶）．増大傾向はなく，脂肪腫として経過観察中である．

症例3：T2強調像および脂肪抑制造影T1強調像で，後咽頭間隙から左頸部に，脂肪信号腫瘤が広範囲に広がっている．隔壁構造があり，不均一な信号を示しており，造影効果を示す部分も認められる（図3-A, B；→）．悪性が疑われたため，摘出術にて高分化型脂肪肉腫と診断された．

症例4：造影CTで，頸部の皮下と深頸部に，びまん性に脂肪濃度の増生が認められる（図4-A, B；→）．造影効果を示す部分はなく，比較的均一な脂肪濃度を示す．Madelung病と考えられた．

一般的知識と画像所見

　脂肪含有腫瘍は，臨床的には最も頻度の高い間葉系の軟部腫瘍であり，全身のあらゆる領域に発生する．頭頸部領域の発生頻度は，他の領域と比較すると稀とされているが，日常臨床において頸部腫瘤を自覚して来院される患者に遭遇する機会は多い[1]．

　脂肪含有腫瘍は，脂肪腫に代表される良性腫瘍，異型脂肪腫あるいは高分化型脂肪肉腫の良悪性中間腫瘍，そして悪性の脂肪肉腫に分類される[1)2)]．良性腫瘍には脂肪腫以外にも様々な組織型があるが，頭頸部領域では後頸部，肩や上背部に発生が多い紡錘細胞/多形脂肪腫および褐色脂肪腫，両側対称性に頸部から上半身に脂肪組織の増生を認めるMadelung病が有名である（▶NOTE）[1)3)]．近年では，様々な遺伝子異常なども報告されている[2]．

　脂肪腫は40〜60歳代の成人に多く，小児の発生は稀である．無痛性の皮下腫瘤として発見されることが大部分であり，頻度は低いが，深部の筋肉内あるいは筋間内に病変を認めることもある[1]．

　画像所見　脂肪腫は，境界明瞭で均一な脂肪濃度（CT）または脂肪信号（MRI）を示し，造影効果は認めない．被膜を伴い造影効果を示すこともあるが，被膜は不完全であることもしばしばである．筋肉内腫瘤は浸潤性に認められることがあるが，内部濃度/信号は均一である[1)2)]．このような場合には脂肪腫の診断は容易であり，通常，生検なども必要なく，審美的な観点から切除を検討する．一方，腫瘍内部に隔壁構造や脂肪以外の濃度または信号を伴う場合には，脂肪肉腫（良悪性中間腫瘍および悪性腫瘍を含む）や特殊な良性脂肪含有腫瘍を考慮し，生検にて確定診断をつける．

　高分化型脂肪肉腫では隔壁や被膜のみの造影効果を示すことが多いが，悪性の脂肪肉腫は充実成分の造影効果を認める．造影効果を示す脂肪含有腫瘍には，良性に分類される紡錘細胞/多形脂肪腫や褐色脂肪腫があり，これらと悪性の脂肪肉腫との鑑別は画像のみでは困難である[1)2)]．

鑑別診断のポイント

　脂肪含有腫瘍の画像診断の役割は，存在診断およびその進展範囲の把握と，脂肪腫とそれ以外の脂肪含有腫瘍との鑑別である．脂肪濃度（CT）および信号（MRI）の検出は容易であるが，充実成分の存在に注意を要する．

> **NOTE　Madelung病（Madelung's disease）**
>
> benign symmetric lipomatosisとも呼ばれている．原因不明の上半身優位に脂肪組織増生を認める病態である[3]．アルコール多飲者に多いと報告されているが，他の内分泌代謝疾患に関連しているともいわれている．頸部の腫脹を主訴に発見されることが大部分で，重篤な症状を呈することはない．対称性の皮下および深頸部脂肪組織のびまん性増生が認められ，CT/MRIでは均一な脂肪濃度/信号を示す．

参考文献

1) de Bree E, Karatzanis A, Hunt JL, et al: Lipomatous tumours of the head and neck: a spectrum of biological behaviour. Eur Arch Otorhinolaryngol 272: 1061-1077, 2015.
2) Gupta P, Potti TA, Wuertzer SD, et al: Spectrum of fat-containing soft-tissue masses at MR imaging: the common, the uncommon, the characteristic, and the sometimes confusing. RadioGraphics 36: 753-766, 2016.
3) Zhang XY, Li NY, Xiao WL: Madelung disease: Manifestations of CT and MR imaging. Oral Surg Oral Med Oral Pathol Oral Radiol Endod 105: e57-e64, 2008.

石灰沈着性頸長筋腱炎
calcific retropharyngeal tendinitis

國友直樹, 藤田晃史

症例1 50歳代, 男性. 昨日から頸部痛・嚥下時痛が出現した. 外傷歴なし.

図1-A 単純CT（軟部条件）　図1-B 単純CT（骨条件）　図1-C 単純CT矢状断像（骨条件）

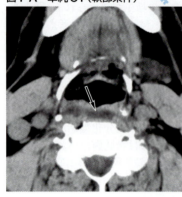
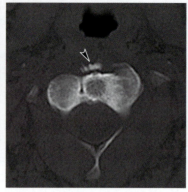
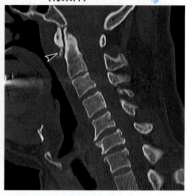

症例2 40歳代, 女性. 今朝から頸部痛・嚥下時痛が出現した. 外傷歴なし.

図2-A T2強調矢状断像　図2-B T2強調像　図2-C 単純CT矢状断像（骨条件）

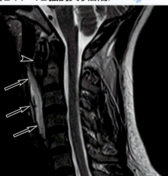
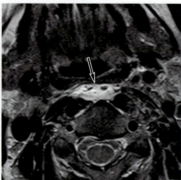
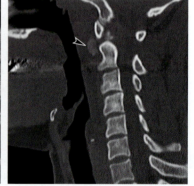

画像の読影

症例1：単純CTにて, 椎前間隙に低吸収を示す液体貯留を認め（図1-A；→）, 環軸椎腹側の頸長筋付着部近傍に石灰化を認める（図1-B, C；▶）. 石灰沈着性頸長筋腱炎と診断され, 局所安静・鎮痛薬内服により約1週間で症状が改善した.

症例2：T2強調像で, 椎前間隙に高信号の液体貯留を認め（図2-A, B；→）, 頭尾方向にC5椎体レベルまで広がっている. 膿瘍を疑う辺縁部の造影効果はなく, 拡散低下は認めない（非提示）. 環軸椎腹側には低信号の構造を認め（図2-A；▶）, CTで同部に淡い石灰化が確認された（図2-C；▶）. 石灰沈着性頸長筋腱炎と診断され, 局所安静・鎮痛薬内服により約1週間で症状が改善した.

一般的知識と画像所見

石灰沈着性頸長筋腱炎は, 頸長筋腱へのハイドロキシアパタイト沈着に伴う炎症である. ハイドロキシアパタイト沈着の原因は不明であり, 繰り返す外傷や腱の変性などが関連していると推測さ

れている．通常，肩関節や股関節などの大関節に多いが，本疾患は頸長筋腱の環椎付着部への沈着である．頸長筋は頸部を前屈させる椎前筋（頭長筋，頸長筋，前および外側頭直筋の総称）のひとつであり，石灰沈着性椎前筋腱炎（calcific prevertebral tendinitis）とも呼ばれる．頸長筋は上斜部，垂直部，下斜部の3つに分かれ，本疾患はC3～5椎体の横突起から起こり，環椎の前結節に付着する上斜部への沈着が主体である（図3；★）[1]．

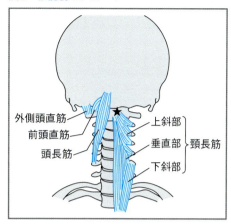

図3　椎前筋のシェーマ

好発年齢は30～60歳代で，特に誘因なく発症する．症状は，急性の頸部痛，咽頭痛，嚥下時痛，微熱，頸部可動域制限である．血液生化学検査で白血球の軽度増加と赤沈亢進，CRPの軽度上昇がみられるため，臨床的に髄膜炎，咽後膿瘍，感染性脊椎炎などの感染症と間違われることがある[1]．治療は，局所安静と非ステロイド系抗炎症薬投与による対症療法で，抗生物質は不要であり，約1～2週間で改善する．

画像所見　単純X線写真で，椎前部の軟部腫脹や環軸椎腹側の石灰化を認める．CTでは，単純X線写真で指摘困難な淡い石灰化でも明瞭に描出され，石灰化の分布が頸長筋腱に沿っていることや，椎前間隙の浮腫や液体貯留も確認できる[2]．本疾患は臨床的に感染性脊椎炎との鑑別を要するため，MRIで発見されることも少なくない．MRIでは石灰化を指摘することは困難であるが，T2強調像やSTIR像で椎前間隙の浮腫や液体貯留が明瞭に描出されるため[1]，液体貯留辺縁部の造影効果や拡散低下を認めない場合には本疾患を疑い，単純X線写真やCTで石灰化を確認することが重要である．病変が進行すると，椎前間隙から咽頭後間隙に浮腫や液体貯留が波及する[1,2]．

鑑別診断のポイント

石灰沈着性頸長筋腱炎は，咽頭後間隙に炎症が波及して浮腫や液体貯留を伴う場合には，外科的処置を要する咽後膿瘍との鑑別が重要である．

咽後膿瘍の画像所見は，膿瘍形成により咽頭後間隙は不整に拡張し，辺縁に造影効果がみられ[2]，MRIの拡散強調像では内部に拡散低下を認める．また，咽後膿瘍は化膿性リンパ節炎からリンパ節被膜が破綻して生じることがほとんどであり，周囲にはリンパ節腫大を伴うことが多い．これに対して石灰沈着性頸長筋腱炎は，膿瘍形成やリンパ節腫大を伴わない[3]．

その他，咽頭後間隙に浮腫や液体貯留を起こしうる疾患として，異物誤飲や感染性脊椎炎による炎症の波及が重要であるが，異物自体や頸椎病変を確認することで鑑別できる[3]．非感染性疾患としては，頸椎骨折に伴う血腫，放射線照射後，アレルギーによる血管性浮腫，上大静脈症候群，血栓性静脈炎が挙がる[1,3]．また，腫瘍性病変によって静脈が高度狭窄または閉塞することで還流が遮断され，咽頭後間隙に浮腫や液体貯留を伴う場合がある[3]．ただし，いずれの病態も環軸椎腹側の石灰化が確認できれば，臨床情報とも併せて石灰沈着性頸長筋腱炎の診断に困ることは少ない．

参考文献

1) Paik NC, Lim CS, Jang HS: Tendinitis of longus colli: computed tomography, magnetic resonance imaging, and clinical spectra of 9 cases. J Comput Assist Tomogr 36: 755-761, 2012.
2) Eastwood JD, Hudgins PA, Malone D: Retropharyngeal effusion in acute calcific prevertebral tendinitis: diagnosis with CT and MR imaging. AJNR 19: 1789-1792, 1998.
3) Tomita H, Yamashiro T, Ikeda H, et al: Fluid collection in the retropharyngeal space: a wide spectrum of various emergency diseases. Eur J Radiol 85: 1247-1256, 2016.

10章

甲状腺・副甲状腺

検査法のポイント／正常解剖と解剖のKey
甲状腺・副甲状腺総論

齋藤尚子

●●● 検査法のポイント

超音波検査

　甲状腺，副甲状腺疾患の画像検査法には，超音波検査，CT，MRI，核医学検査がある．超音波検査は侵襲がなく，リアルタイムの画像を簡便に得られるのが大きな利点である．甲状腺，副甲状腺疾患の画像診断では，超音波検査が第1選択となる．ドプラ機能付きの中心周波数12MHzの高周波デジタルリニアプローブを用いる．Bモードでの形態・形状の評価や，カラードプラでの血流の把握が主体である．

CT

　甲状腺疾患のCT検査は原則として，頭蓋底から気管分岐部レベルの縦隔までを撮影する．multiplanar reconstruction (MPR) による多断面での評価が有用である．造影CT検査が基本であるが，ヨード造影剤の使用後に甲状腺クリーゼを来した報告があり，甲状腺機能がコントロール不良の場合は，造影剤投与を避ける．また，ヨード造影剤の使用後は放射性ヨウ素(^{131}I) による治療が6週間できないため，検査前に主治医と治療計画について検討する必要がある[1]．

　副甲状腺疾患のCT検査では原則として，異所性副甲状腺の存在を念頭に置き，頸動脈分岐部レベルから大動脈肺動脈窓までを撮影範囲に入れた造影CTを行う．造影CTには，造影遅延相のみの通常CTの他に，副甲状腺腺腫検出を目的としたダイナミックCTがある．さらに，ダイナミックCTでの灌流評価に，MPRによる多断面での位置評価を加えた"4DCT (4-dimensional CT)"検査がある[2]．4DCTの長所は，腫瘤の血液灌流が評価できること，上・下甲状腺動脈などの流入血管が同定できること，造影パターンの違いからリンパ節や甲状腺結節との鑑別が可能であることが挙げられる．一方，4DCTの欠点は被ばく量増加で，適切な被ばく軽減対策をとって行う必要がある．

MRI

　甲状腺，副甲状腺のMRI検査は，T1強調像，T2強調像，脂肪抑制T2強調像，脂肪抑制造影T1強調像が基本で，スライス厚は3〜4mm，スライス間隔は0.5〜1mmで撮像する．MRI検査には被ばくがなく，ヨード造影剤を使用しないという長所がある．また，MRIはCTと比較し，組織コントラスト分解能が高いため，腫瘍の気管や食道などへの直接浸潤の評価に優れている．しかし，嚥下や呼吸，体動による動きのアーチファクトや，空気，金属などによる磁化率アーチファクトの影響を強く受けるのが欠点である．

　MRI検査では，腫瘍内の出血，コロイド，壊死などにより，T1強調像，T2強調像で様々な信号を示す．石灰化病変はT1強調像，T2強調像ともに無信号として描出されるが，その検出能はCTと比較して劣る．MRIの信号強度のみでは甲状腺腫瘍の良悪性の鑑別は困難であるが，拡散強調像での見かけの拡散係数 (apparent diffusion coefficient；ADC) を用いた甲状腺腫瘍の良悪性の鑑別を検討した研究が複数報告されている．

核医学検査（シンチグラフィ，PET）

　甲状腺シンチグラフィには，放射性ヨウ素(^{123}I，^{131}I) と^{99m}TcO$_4^-$がある．甲状腺機能亢進症の原因検索に使用され，放射線ヨウ素を使用する際には1週間以上のヨウ素制限が必要である．

全身性のシンチグラフィでは^{131}Iが用いられ，甲状腺全摘後の甲状腺分化癌の転移検索や，^{131}I内服療法治療後の効果判定に使用される[3]．また，^{67}Gaシンチグラフィは悪性リンパ腫や甲状腺未分化癌に，FDG-PETは悪性リンパ腫や甲状腺分化癌，未分化癌の遠隔転移検索，病期診断に使用される[3]．

副甲状腺検査では，^{99m}Tc-MIBIシンチグラフィが腺腫や過形成の診断に利用される．核医学検査の欠点として空間分解能が低いことが挙げられるが，SPECTやSPECT/CTあるいはCTとのfusion画像により改善される．

●●● 正常解剖と解剖の Key

1. 甲状腺

甲状腺はHまたはU型で，左右の側葉と正中部の峡部からなり（図1, 2），甲状舌管の走行に沿って峡部から頭側に伸びる錐体葉が，50〜70%の人に認められる[1]．甲状腺は臓側間隙に位置し，この間隙は舌骨から縦隔までの深頸筋膜中葉に囲まれる間隙である．臓側間隙内には，甲状腺以外に下咽頭，食道，喉頭，気管，副甲状腺，反回神経，リンパ節がある．甲状腺は，前甲状腺提靱帯により輪状軟骨と甲状軟骨に，後甲状腺提靱帯（Berry靱帯）により輪状軟骨と第1, 2気管軟骨に固定されているため，嚥下運動とともに上下に移動する．甲状腺は上・下甲状腺動脈から栄養さ

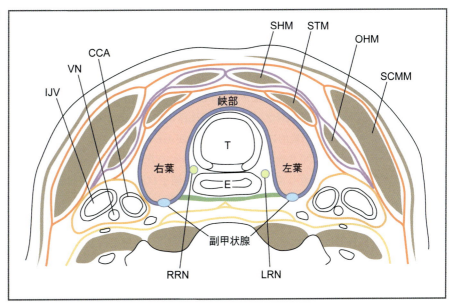

図1 甲状腺・副甲状腺のシェーマ

解剖名		
CCA	総頸動脈	common carotid artery
E	食道	esophagus
IJV	内頸静脈	internal jugular vein
LRN	左反回神経	left recurrent laryngeal nerve
OHM	肩甲舌骨筋	omohyoid muscle
RRN	右反回神経	right recurrent laryngeal nerve
SCMM	胸鎖乳突筋	sternocleidomastoid muscle
SHM	胸骨舌骨筋	sternohyoid muscle
STM	胸骨甲状筋	sternothyroid muscle
T	気管	trachea
VN	迷走神経	vagus nerve

図2　正常甲状腺

図2-A　造影CT

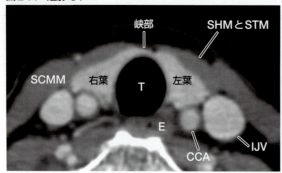

図2-B　T2強調像

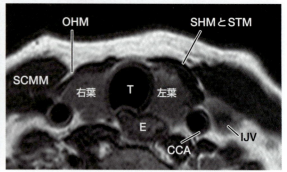

れ，上甲状腺動脈は外頸動脈から，下甲状腺動脈は鎖骨下動脈の甲状頸幹から分岐する．そして，上・中甲状腺静脈は内頸静脈へ，下甲状腺静脈は無名静脈へ流入する[1]．

正常の甲状腺重量は15〜35gで，葉横径1〜2cm，葉長径4〜5cm，葉短径1〜2cmである．個人差が非常に大きく，体重や年齢，性別により異なる．女性では，月経や妊娠中に甲状腺が腫大することが知られている．甲状腺はヨードを含有しているため単純CTで高吸収を示し，正常甲状腺のCT値は70〜120HUである[1]．

2. 副甲状腺

副甲状腺は通常，左右2腺ずつあるが（図1），3腺以下と5腺以上あることがそれぞれ約3%に存在する[1]．上副甲状腺は上甲状腺動脈から，下副甲状腺は下甲状腺動脈から主として栄養され，甲状腺静脈へ流出する．正常副甲状腺は，CT，MRIにて同定できないことがほとんどで，サイズは縦径4〜6mm，横径2〜4mm，前後径0.5〜2mm，平均重量は約30mgで，体重や年齢，性別により異なる．一般的に，副甲状腺重量が40〜50mg以上を腫大とされている[2]．

上副甲状腺は甲状腺の上・中2/3レベルの背側に，下副甲状腺は甲状腺の下1/3レベルの背側または側方に位置している[1,2]．異所性副甲状腺とは，副甲状腺が甲状腺レベルより上方または下方，縦隔内，咽頭や食道より後方に位置するものをいう[1,2]．

3. 反回神経

反回神経は，甲状腺，副甲状腺の近傍を走行し，腫瘍浸潤の評価（T因子）や外科手術の際に，注意しなくてはならない重要な神経である．反回神経は迷走神経から分枝し，右側は右鎖骨下動脈，左側は大動脈弓を前方から後方へ回り（反回し），食道枝，気管枝，下心臓枝を出し，さらに気管食道溝を頭側へ走行し，最終的に下喉頭神経となって喉頭へ至る[1]．

鎖骨下動脈起始異常の血管破格が認められた場合は，非反回神経の存在を疑う．右第4鰓弓（腕頭動脈から鎖骨下動脈）が退行した場合，本来，第4鰓弓を反回する右下喉頭神経は上方へ移動し，迷走神経から直接喉頭に分布する非反回神経となる．右第4弓が退行した結果，腕頭動脈は欠損し，右鎖骨下動脈は左鎖骨下動脈分岐後の遠位大動脈弓から起始する（図3）．

術中の予期せぬ合併症を防ぐため，この血管破格の存在を術前に把握しておくことは重要である．頻度は右非反回神経で0.3〜1.6%，左非反回神経で0.04%と非常に稀である[4]．左非反回神経は，右胸心，内臓逆位，左鎖骨下動脈起始異常などと関連した右側大動脈弓が存在する場合に生じることがある．

図3 右鎖骨下動脈起始異常（60歳代，女性）

図3-A 造影CT

図3-B 3D CTA

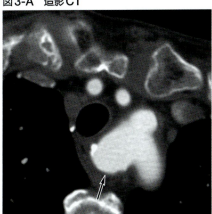
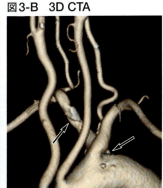

→：遠位大動脈弓から起始した右鎖骨下動脈

NOTE　Zuckerkandl結節（Zuckerkandl tubercle）[5]

　Zuckerkandl結節は，Emil Zuckerkandlにより報告された，Berry靱帯領域の甲状腺の後外側部が後方へ突出したものである．Zuckerkandl結節は甲状腺組織の一部で，その内側を反回神経が走行することが多く，反回神経同定の目安になっている．また，Zuckerkandl結節の頭側やその周囲に上副甲状腺が位置するため，甲状腺や副甲状腺手術の際の重要なランドマークとして知られている．結節状を示すZuckerkandl結節は，副甲状腺腺腫やリンパ節と類似した画像所見を示すため，注意しなくてはならない．

図4-A 単純CT　　　　図4-B 造影CT

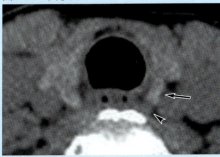
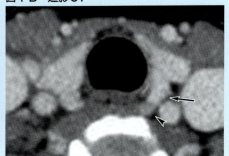

60歳代，男性．副甲状腺機能亢進症で精査．甲状腺左葉中部レベルに後方へ突出する甲状腺組織と等吸収を示し，同様の造影効果を示す結節を認める（図4-A，B：→）．Zuckerkandl結節の所見である．その後方に単純CTで低吸収を示し，造影CTで増強効果を伴う小結節を認め（図4-A，B：▶），左上の副甲状腺腺腫であった．

::: 参考文献 :::

1) Loevner LA: Anatomy and pathology of the thyroid and parathyroid glands. *In* Som PM, Curtin HD (eds); Head and neck imaging, 5th ed. Mosby, St Louis, p.2611-2677, 2011.
2) Reddy SM, Mian A, Nadgir R, et al: Finding a needle in a haystack: review of imaging to identify parathyroid adenoma. Neurographics 1: 96-104, 2011.
3) 日本甲状腺学会（編）；II. 結節性病変に対する具体的な診断の進め方 4. その他の画像診断．甲状腺結節取扱い診療ガイドライン 2013．南江堂, p.99-116, 2016.
4) Toniato A, Mazzarotto R, Piotto A, et al: Identification of the nonrecurrent laryngeal nerve during thyroid surgery: 20-year experience. World J Surg 28: 659-661, 2004.
5) Lee TC, Selvarajan SK, Curtin HD, et al: Zuckerkandl Tubercle of the Thyroid: A Common Imaging Finding That May Mimic Pathology. AJNR 33: 1134-8, 2012.

びまん性甲状腺腫 －Basedow病（Graves病），橋本病（慢性甲状腺炎），無痛性甲状腺炎－
diffuse goiter（Basedow disease, Hashimoto disease, silent thyroiditis）

松浦紘一郎，齋藤尚子

症例1 20歳代，女性．甲状腺機能亢進症で精査．

図1-A 単純CT　　　　　　　　　　　図1-B 超音波カラードプラ

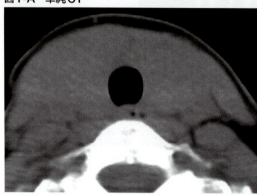
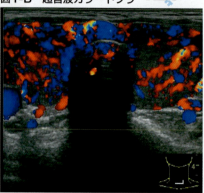

症例2 60歳代，女性．甲状腺機能低下症で精査．

図2-A 単純CT　　　　　　　　　　　図2-B 造影CT冠状断像

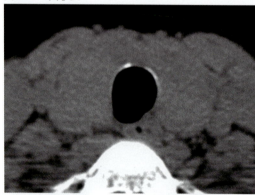
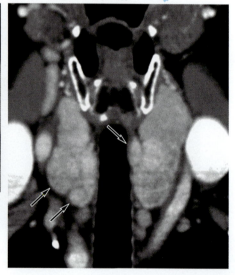

画像の読影

症例1：単純CT（図1-A）で，甲状腺両葉はびまん性に腫大し，内部濃度は低吸収となっている．明らかな石灰化や腫瘤性病変はみられない．超音波カラードプラ（図1-B）で，両葉に著明な血流増加を認める．Basedow病と診断された．

症例2：単純CT（図2-A）で，甲状腺両葉はびまん性に腫大し，内部濃度は低吸収となっている．均一な造影効果を示し，明らかな腫瘤性病変は認められない．甲状腺辺縁の一部は結節状で（図2-B；→），偽結節（橋本結節）をみていると思われる．橋本病（慢性甲状腺炎）と診断された．

症例3：$^{99m}TcO_4^-$甲状腺シンチグラム（図3）で，甲状腺摂取率は0.49％（正常範囲0.5〜5％）と低下しており，無痛性甲状腺炎と診断された．

症例3 50歳代，女性．甲状腺機能亢進症で精査．

図3　$^{99m}TcO_4^-$ 甲状腺シンチグラム

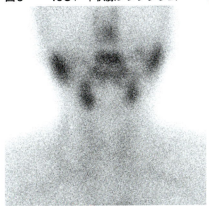

一般的知識と画像所見

　甲状腺病変はその形態から，全体が腫大するびまん性甲状腺腫と，腫瘤を形成する結節状甲状腺腫に大別される．びまん性甲状腺腫としては，Basedow病と橋本病，無痛性甲状腺炎が代表的である．その他に，病変が両葉に及ぶ悪性リンパ腫や腺腫様甲状腺腫，甲状腺癌，甲状腺転移などがある．Basedow病，橋本病，無痛性甲状腺炎では，甲状腺が非特異的にびまん性に腫大するため，CTやMRIのみでの鑑別は，ほぼ不可能である．症状や血液検査など臨床所見を併せて診断することが大切である．

1) Basedow病（Graves病）

　Basedow病は，甲状腺機能亢進症を呈する臓器特異性の自己免疫性疾患である．最近の報告では，Epstein-Barrウイルスが再活性化する際に，B細胞からTSH（thyroid stimulating hormone；甲状腺刺激ホルモン）受容体に対する自己抗体（抗TSHレセプター抗体；TRAb）が分泌され，甲状腺が過剰に刺激されることで甲状腺はびまん性に腫大し，甲状腺ホルモンの分泌過剰を来すといわれている（▶NOTE）[1]．20〜30歳代の女性に好発し，男女比はおよそ1：4である．

　古典的には，甲状腺腫大，眼球突出，頻脈（Merseburg三徴）が特徴的な症状である．その他に甲状腺機能亢進症として，低カリウム血症や甲状腺クリーゼ，高血圧，頻拍，発汗過多などの症状がみられる．血液検査では，TSH低値，fT3およびfT4の高値，TRAbもしくは抗TSH受容体刺激抗体（TSAb）陽性から診断することができる．

　画像所見　^{123}I甲状腺シンチグラフィではびまん性の集積を認め，24時間摂取率が30％以上でBasedow病と診断される．カラードプラ超音波検査では，腫大した甲状腺内に血流増加（火焔状，thyroid inferno）と血管拡張像を認める．

2) 橋本病（慢性甲状腺炎）

　橋本病も臓器特異性の自己免疫性疾患で，甲状腺機能低下症の原因の大部分を占める．抗甲状腺ペルオキシダーゼ抗体（TPOAb），抗サイログロブリン抗体（TgAb）が陽性となる．中年〜高齢女性に多く，男性の10〜20倍の頻度で発症する．慢性の炎症により甲状腺濾胞細胞が変性，萎縮し，機能が低下する．血液検査では，TSH高値，fT3およびfT4低値を示すが，TSHのみ軽度上昇する潜在性甲状腺機能低下症も認められる．甲状腺機能低下による症状として，全身倦怠感や食欲低下，便秘，粘液水腫，うつ症状などがある．

> **NOTE** 甲状腺機能亢進症と胸腺過形成
>
> 甲状腺機能亢進症の約30～60%に胸腺過形成（**参考症例❶**）を合併する[2]．原因は不明であるが，甲状腺機能亢進症では胸腺内にTSHレセプターが発現していることが報告されており，過剰な甲状腺ホルモンと免疫異常による2次性変化と考えられている[2]．

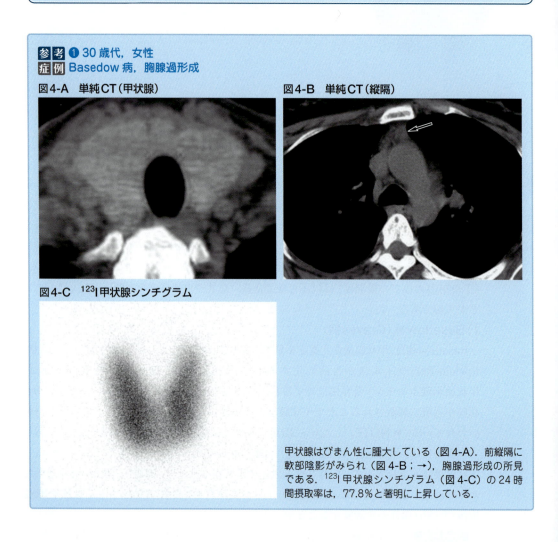

参考症例❶ 30歳代，女性
Basedow病，胸腺過形成

図4-A 単純CT（甲状腺）　　図4-B 単純CT（縦隔）

図4-C ^{123}I甲状腺シンチグラム

甲状腺はびまん性に腫大している（図4-A）．前縦隔に軟部陰影がみられ（図4-B；→），胸腺過形成の所見である．^{123}I甲状腺シンチグラム（図4-C）の24時間摂取率は，77.8%と著明に上昇している．

画像所見 橋本病に結節を認めた場合，破壊された甲状腺組織が再生する際に結節を形成し，腫瘍のようにみえる偽結節（橋本結節）であることが多いが，橋本病では，橋本病でない場合と比較して，甲状腺癌，特に乳頭癌の併存率が高い（**参考症例❷**）[3]．一方，Basedow病に合併した結節は，Basedow病でない場合と比較し，甲状腺癌の併存率に有意差はみられない[3]．橋本病，Basedow病ともに，甲状腺はびまん性に腫大しており，触診では結節が同定できないことがほとんどであるため，超音波検査での注意深い経過観察が必要である．また，甲状腺に発生する悪性リンパ腫は，橋本病を発生母地とすることが多い．

3）無痛性甲状腺炎

無痛性甲状腺炎は，橋本病やBasedow病などを基礎疾患として甲状腺濾胞が破壊され，貯蓄さ

参考症例 ❷ 50歳代，女性　橋本病，乳頭癌合併

図5-A　単純CT

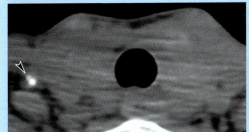

図5-B　造影CT

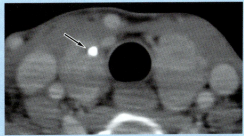

甲状腺両葉はびまん性に腫大し，単純CT（図5-A）で，低吸収となっている．右葉に石灰化結節（図5-B；→）と右内深頸リンパ節に石灰化を認めた（図5-A；▻）．橋本病に合併した乳頭癌と，そのリンパ節転移であった．

れていた甲状腺ホルモンが血液中に漏出し，甲状腺中毒症状（甲状腺機能亢進）が生じる疾患である．濾胞の破壊で甲状腺ホルモンが枯渇すると甲状腺機能は低下し，数か月で自然に回復する．原因は不明であるが，誘因としてインターフェロンやアミオダロン，分子標的薬などの薬剤や，出産などがある．

画像所見　甲状腺シンチグラフィで，甲状腺摂取率が低値（24時間摂取率が5.0％未満）を示す．超音波カラードプラでは，腫大した甲状腺内の血流は乏しい．

鑑別診断のポイント

Basedow病では，超音波カラードプラ法で腫大した甲状腺全体に血流の増加を認める．この所見は，橋本病や無痛性甲状腺炎との鑑別に有用である．甲状腺機能亢進症状を呈するBasedow病と無痛性甲状腺炎の鑑別では，甲状腺（^{123}I，^{131}I，^{99m}TcO$_4^-$）シンチグラフィが有用で，Basedow病はびまん性に高集積を示すのに対し，無痛性甲状腺炎は摂取率が低値を示す．

参考文献

1) Nagata K, Kumata K, Nakayama Y, et al: Epstein-Barr virus lytic reactivation activates B cells polyclonally and induces activation-induced cytidine deaminase expression: a mechanism underlying autoimmunity and its contribution to Graves' disease. Viral Immunol 30: 240-249, 2017.
2) Murakami M, Hosoi Y, Negishi T, et al: Thymic hyperplasia in patients with Graves' disease. Identification of thyrotropin receptors in human thymus. J Clin Invest 98: 2228-2234, 1996.
3) 日本甲状腺学会（編）; V. 特論 4. バセドウ病，橋本病に合併した結節性病変．甲状腺結節取扱い診療ガイドライン 2013．南江堂，p.205-226, 2013.

亜急性甲状腺炎
subacute thyroiditis

松浦紘一郎，齋藤尚子

症例 50歳代，女性．発熱と咽頭痛，頸部痛を主訴に来院された．血液検査で，軽度白血球数上昇，CRP上昇の他，TSH低値，fT3およびfT4高値．

図1-A　頸部超音波像（Bモード）　　図1-B　頸部超音波カラードプラ

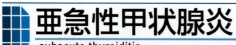
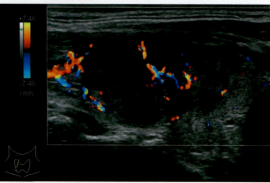

図1-C　単純CT　　　　　　　　　図1-D　造影CT

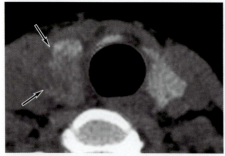
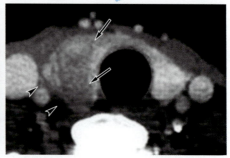

図1-E　造影CT冠状断像

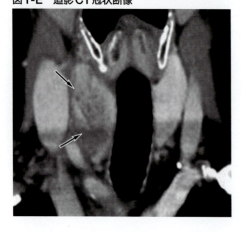

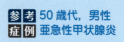

参考症例 50歳代，男性　亜急性甲状腺炎

図2　$^{99m}TcO_4^-$甲状腺シンチグラム

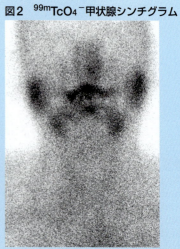

頸部違和感，全身倦怠感，微熱を主訴に来院．診察上，甲状腺全体に圧痛を認めた．血液検査で，fT3およびfT4高値を認めた．甲状腺摂取率は0.27％（正常範囲0.5〜4％）と低下している（図2）．

画像の読影

　超音波像で，甲状腺右葉に境界不明瞭で，不均質な低エコー領域を認める（図1-A；→）．この部位は圧痛部に一致する．カラードプラ法（図1-B）では，この病変内の血流は乏しい．CTで，甲状腺右葉には境界不明瞭で不均一な低吸収域を認め，造影効果も不良である（図1-C〜E；→）．また，周囲の脂肪織濃度がわずかに上昇している（図1-D；▶）．

　亜急性甲状腺炎と診断され，ステロイド治療が施行された．

一般的知識と画像所見

　亜急性甲状腺炎はしばしば上気道感染に続発し，頸部痛，発熱，甲状腺腫大を引き起こす[1]．好発年齢は30歳以上で，女性に多くみられる．ウイルス感染が原因と考えられる甲状腺の炎症性疾患であるが，起因ウイルスはいまだ特定されていない．甲状腺の炎症により濾胞が破壊され，甲状腺ホルモンが血中に流入することにより，短期間の甲状腺中毒症を呈する．

　甲状腺片側に，非常に強い痛みを伴う硬い腫瘤が出現し，痛みは下顎から耳介に放散する．しばしば経過中に病変が対側に移動するクリーピング現象がみられる[1]．また，発熱や筋肉痛，倦怠感などの全身症状を呈することもある．甲状腺中毒症として動悸，息切れ，発汗過多，体重減少などが認められるが，症状は一過性で放置しても数週間で正常に回復することが多く，再発は稀である[1]．

　亜急性甲状腺炎の治療は，疼痛，発熱に対する対症療法としてNSAIDs（non-steroidal anti-inflammatory drugs；非ステロイド性抗炎症薬）を投与する．重症の場合にはステロイドが奏効する[1]．甲状腺中毒症に対してはβ遮断薬が有効である[1]．

　画像所見　超音波検査で，疼痛部に一致した境界不明瞭な低エコー領域を認める．CTで，病変部の甲状腺に軽度腫大と境界不明瞭な低吸収病変を認め，不均一な軽度造影効果を示す．甲状腺周囲脂肪織の濃度上昇も伴うことがある[2]．甲状腺片葉の他，両葉に認めることもある．甲状腺シンチグラフィでは，甲状腺摂取率は低下する（参考症例）[1]．

　臨床症状に加え，血液データ上の炎症所見や甲状腺機能亢進，超音波所見から診断がなされる．中毒期には病変部の血流が低下しており，Basedow病との鑑別に有用である．低エコー領域には結節性病変が描出されず，悪性病変の合併を見落とす可能性があり，また病変が限局する場合には，悪性の結節性病変に類似するため注意が必要となる．

鑑別診断のポイント

　甲状腺腫大や圧痛を伴う甲状腺疾患の鑑別疾患として，Basedow病，橋本病の急性増悪，急性化膿性甲状腺炎や未分化癌が挙げられる．急性期には病変部の内部血流が低下しており，超音波カラードプラ法でBasedow病との鑑別ができる．また，甲状腺シンチグラフィもBasedow病の鑑別に有用である．

::: 参考文献 :::

1) 渡邊奈津子：第4章 特殊な甲状腺疾患をどう診るか 1. 亜急性甲状腺炎．伊藤公一, 杉野公則（編）；伊藤病院 甲状腺疾患を極める．新興医学出版, p.154-157, 2018.
2) Loevner LA: Anatomy and pathology of the thyroid and parathyroid glands. *In* Som PM, Curtin HD (eds)；Head and neck imaging, 5th ed. Mosby, St Louis, p.2611-2677, 2011.

急性化膿性甲状腺炎
acute suppurative thyroiditis

齋藤尚子

症例1 60歳代，男性．左頸部痛と発熱を主訴に来院された．血液検査で白血球数，CRPの上昇．

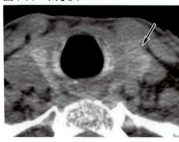
図1-A 単純CT

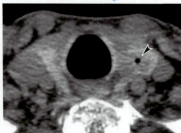
図1-B 単純CT

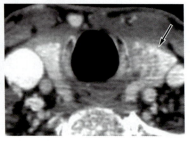
図1-C 造影CT

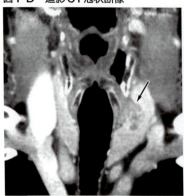
図1-D 造影CT冠状断像

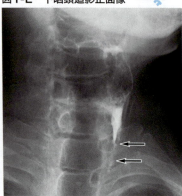
図1-E 下咽頭造影正面像

症例2 4歳，男児．左頸部腫脹，疼痛，発熱．

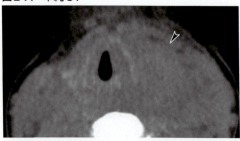
図2-A 単純CT

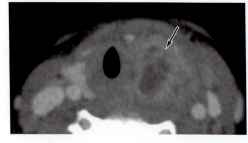
図2-B 造影CT

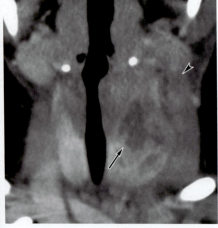
図2-C 造影CT冠状断像

画像の読影

症例1：単純CTで，甲状腺左葉上極に軽度腫大を認め，境界不明瞭な低吸収を示している（図1-A；→）．内部に微量な迷入空気を伴っている（図1-B；►）．造影後，不均一な増強効果の不良部位がみられる（図1-C, D；→）．下咽頭造影では，左梨状窩から下方への瘻孔形成が認められる（図1-E；→）．

症例2：単純CTで左側頸部は腫脹し，甲状腺左葉上極を中心とした著明な腫大を認める（図2-A；►）．甲状腺左葉は低吸収を示し，造影CTで不均一な増強効果がみられ，膿瘍形成が疑われる（図2-B, C；→）．また，周囲脂肪織の濃度上昇も認められ（図2-C；►），炎症の波及をみていると思われる．

症例1, 2ともに梨状窩瘻による急性化膿性甲状腺炎と診断され，炎症消退後に瘻孔切除術が施行された．

一般的知識と画像所見

急性化膿性甲状腺炎の原因は，第3, 第4鰓器官由来の発生異常である梨状窩瘻による細菌感染がほとんどであり[1]，左側優位に発生する．初発は10歳以下に多いが，幼児から高齢者まで幅広い年代に認められる[1)2)]．

症状は，繰り返す甲状腺部の腫脹，発赤，疼痛である．上気道症状が先行することもあり，発熱，嚥下痛などを伴うことがある．甲状腺機能は正常のことが多いが，破壊性甲状腺炎により甲状腺機能亢進症状を呈することもある[2]．

治療は，膿瘍に対しては切開排膿によるドレナージと抗菌薬投与が行われる．化膿性甲状腺炎は再発するため，根治的治療として瘻孔切除術を施行する[2]．

 CT, MRIでは，病変部の甲状腺は限局性に腫大し，不均一なCTでの低吸収，MRIでの信号延長を示す．造影後では不均一な増強効果を示し，膿瘍形成を認めることがある[3]．周囲脂肪織の濃度上昇，信号延長も認められ，周囲への炎症波及，蜂窩織炎などの所見も伴うことがある[3]．CTで，病変内の空気の存在により梨状窩瘻自体の同定が行える場合もあるが，梨状窩瘻の存在確認は下咽頭造影で行う．炎症の強い急性期に咽頭造影検査を行うと，浮腫や分泌物により瘻孔内部へ造影剤が流入できず，瘻孔を描出できないことが多い．そのため，消炎後に検査を行うことが重要である．

鑑別診断のポイント

甲状腺部の腫脹，疼痛を主症状とするため，亜急性甲状腺炎が鑑別に挙げられる．左葉上極に好発することや，膿瘍や迷入空気など瘻孔形成を疑う画像所見を認めることから，急性化膿性甲状腺炎と診断することは容易と思われる．

参考文献

1) Som PM, Smoker WRK, Curtin HD, et al: Congenital lesions of the neck. *In* Som PM, Curtin HD (eds); Head and neck imaging, 5th ed. Mosby, St Louis, p.2235-2285, 2011.
2) 大宜見由奈，宇留野 隆：第4章 特殊な甲状腺疾患をどう診るか 2. 急性化膿性甲状腺炎．伊藤公一，杉野公則（編）；伊藤病院 甲状腺疾患を極める．新興医学出版，p.158-160, 2018.
3) Loevner LA: Anatomy and pathology of the thyroid and parathyroid glands. *In* Som PM, Curtin HD (eds); Head and neck imaging, 5th ed. Mosby, St Louis, p.2611-2677, 2011.

腺腫様甲状腺腫
adenomatous goiter

齋藤尚子

症例 40歳代，女性．以前より右頸部腫瘤を自覚．

図1-A　造影CT

図1-B　造影CT冠状断像

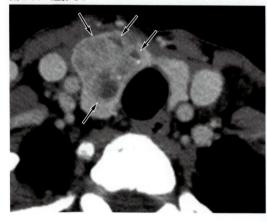
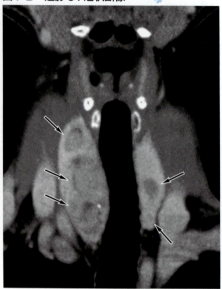

参考症例 50歳代，男性
縦隔内甲状腺腫

図2-A　造影CT

図2-B　造影CT冠状断像

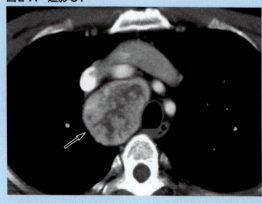
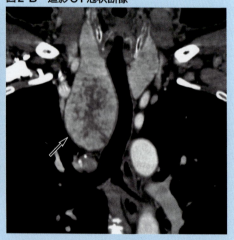

造影CTで，右葉優位で両葉は腫大し，右葉下極に内部不均一な増強効果を示す巨大な腫瘤を認める（図2-A, B；→）．腫瘤は，気管分岐部直上レベルの縦隔内に伸展している．気管は圧排され，偏位している．

■画像の読影■

造影CTでは，右葉優位で甲状腺両葉は腫大しており，多発する結節が認められる（図1-A, B；→）．結節には造影効果と小石灰化を認める．

穿刺吸引細胞診（fine needle aspiration；FNA）が施行され，腺腫様甲状腺腫と診断された．

■一般的知識と画像所見■

腺腫様甲状腺腫は，甲状腺腫瘍の組織分類では腫瘍様病変に分類され，甲状腺内に結節が多発する過形成性病変である．腺腫様甲状腺腫は病理組織学的診断名であるため，細胞診などが施行される前は"多結節性甲状腺腫"を使用すべきとされている[1]．

腺腫様甲状腺腫は男性よりも女性に5～10倍多く認められる[1]．発生原因としては，ヨウ素摂取量がそのひとつといわれているが，その他，環境因子や遺伝因子などが関与していると考えられている[1]．

腺腫様甲状腺腫は良性病変であるが，年齢とともに甲状腺腫が大きくなり，結節が形成され，機能性多結節性甲状腺腫（中毒性多結節性甲状腺腫）になる傾向にある．また，甲状腺癌を約10％に合併する[1]．甲状腺腫は緩徐な増大傾向を示すため，症状が出現することが稀で，他検査目的で偶然発見されることが多い．そのため，経過観察が選択されることがほとんどである．多結節性甲状腺腫が経過観察中に手術が必要となるのは，超音波検査やFNAなどで悪性や悪性疑いと診断された場合や，圧迫症状などの臨床症状がみられた場合，縦隔内甲状腺腫，機能性結節などの場合である（表）[1]．

画像所見 CT，MRIでは，両葉に一部辺縁不明瞭な結節が多発して認められることが多い．囊胞変性や粗大石灰化，辺縁に石灰化を伴う場合が多い[2]．甲状腺腫が下方へ進展し縦隔内へ及ぶものを，胸骨下甲状腺腫や縦隔内甲状腺腫（参考症例）という[1,2]．結節が縦隔内に進展し胸郭入口部を塞ぐと，上大静脈症候群の症状を示すことがある．

■鑑別診断のポイント■

Basedow病や橋本病に伴う結節性甲状腺腫が鑑別に挙げられる．CT，MRIでは鑑別が困難で，血液検査と超音波検査を施行する．

表　良性甲状腺結節に対する手術基準

1	大きな結節（4cmを超えるもの）
2	明らかな増大傾向，特に急速に増大してくる結節
3	結節に起因する局所症状（圧迫その他）あり
4	美容的に問題がある
5	縦隔内へ進展している
6	^{131}I内用療法，エタノール注入療法など，他の治療法を希望しない機能性結節
7	血清Tg値が異常高値（>1,000ng/ml）
8	経過観察中に超音波検査上，悪性を疑う所見が現れた場合

（文献1）より許諾を得て抜粋し転載）

⋮ 参考文献 ⋮

1) 日本甲状腺学会（編）；V. 特論 1. 腺腫様甲状腺腫．甲状腺結節取扱い診療ガイドライン 2013. 南江堂, p.151, 2013.
2) Loevner LA: Anatomy and pathology of the thyroid and parathyroid glands. *In* Som PM, Curtin HD (eds)；Head and neck imaging, 5th ed. Mosby, St Louis, p.2611-2677, 2011.

機能性甲状腺結節
autonomously functioning thyroid nodule

齋藤尚子

症例 60歳代，男性．甲状腺機能亢進症と診断され，超音波検査で甲状腺右葉に腫瘤を指摘．

図1-A 造影CT

図1-B ⁹⁹ᵐTcO₄⁻甲状腺シンチグラム

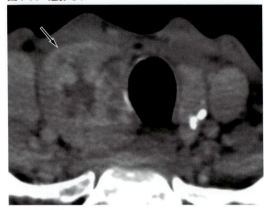
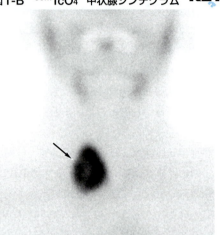

参考症例 ❶ 20歳代，女性
機能性単結節性甲状腺腫

図2-A T1強調像

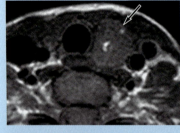

図2-B T2強調像

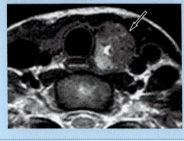

図2-C 造影T1強調冠状断像

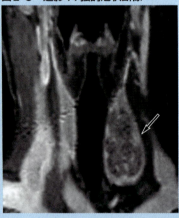

図2-D ⁹⁹ᵐTcO₄⁻甲状腺シンチグラム

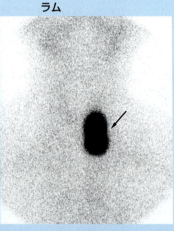

甲状腺左葉は腫大し，内部にT1強調像で不均一な低信号（図2-A；→），T2強調像で不均一な高信号と低信号を示す腫瘤を認める（図2-B；→）．造影T1強調像で，不均一な増強効果がみられる（図2-C；→）．甲状腺シンチグラムで腫瘤に一致した集積を認める（図2-D；→）．

参考文献

1) 日本甲状腺学会（編）; V. 特論 3. 機能性甲状腺結節．甲状腺結節取扱い診療ガイドライン 2013．南江堂，p.198-204, 2013.
2) Loevner LA: Anatomy and pathology of the thyroid and parathyroid glands. *In* Som PM, Curtin HD (eds); Head and neck imaging, 5th ed. Mosby, St Louis, p.2611-2677, 2011.

参考症例❷ 20歳代，女性　機能性多結節性甲状腺腫

図3-A　単純CT冠状断像

図3-B　$^{99m}TcO_4^-$甲状腺シンチグラム

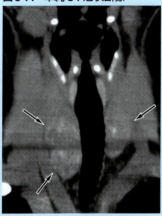
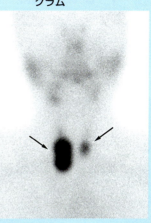

甲状腺機能亢進症．甲状腺両葉の腫大を指摘された．
単純CTで，右葉優位で両葉は腫大し，多発する低吸収腫瘤を認める（図3-A；→）．右葉腫瘤に一致した集積の他，左葉の石灰化を伴う結節にも集積を認めた（図3-B；→）．
FNAで腺腫様甲状腺腫を認め，機能性多結節性甲状腺腫と診断された．

画像の読影

　造影CTで，甲状腺右葉は腫大し，不均一な増強効果を示す腫瘤を認める（図1-A；→）．甲状腺シンチグラムで，腫瘤に一致した集積を認める（図1-B；→）．
　機能性甲状腺結節と診断された．治療は右葉切除術が施行され，濾胞腺腫由来の中毒性腺腫であった．

一般的知識と画像所見

　甲状腺結節の分類法のひとつに，甲状腺ホルモンの産生の有無で分けるものがある．甲状腺ホルモンを産生する甲状腺結節を機能性甲状腺結節，産生しないものを非機能性甲状腺結節という．わが国では機能性甲状腺結節は稀で，甲状腺中毒症の0.3%，結節性甲状腺腫の0.7%を占めると報告されている[1]．機能性甲状腺結節の頻度は，ヨウ素摂取量に依存していると考えられている[1]．
　機能性甲状腺結節は，機能性単結節性甲状腺腫［Plummer病や中毒性腺腫，自律性機能性甲状腺結節（AFTN）などと呼ばれる．参考症例❶］と，機能性多結節性甲状腺腫（中毒性多結節性甲状腺腫とも呼ばれる．参考症例❷），機能性甲状腺癌に分類される．機能性甲状腺結節は良性であることがほとんどで，悪性である確率は約0.1～11.8%と稀である[1]．
　治療には，手術や^{131}I内用療法，PEIT（エタノール注入療法）がある．抗甲状腺薬では寛解が得られることがほとんどなく，根治的治療ではないとされている[1]．
　画像所見　機能性単結節性甲状腺腫の原因は濾胞腺腫や，稀だが癌もあり，機能性多結節性甲状腺腫の原因は腺腫様甲状腺腫である．このため，機能性甲状腺結節の超音波検査，CT，MRI所見は，濾胞腺腫や腺腫様甲状腺腫などと同じである[2]．甲状腺結節にTSH低下を伴った場合，^{123}Iや^{131}I，$^{99m}TcO_4^-$甲状腺シンチグラフィを施行する[2]．甲状腺シンチグラフィで結節に一致した集積（hot nodule）を認めれば，機能性甲状腺結節と診断できる．

鑑別診断のポイント

　甲状腺機能亢進症に伴う甲状腺結節が鑑別に挙げられる．この場合，超音波検査でも鑑別は困難で，甲状腺シンチグラフィを施行する．結節に一致した集積を認めれば，機能性甲状腺結節と診断でき，甲状腺にびまん性の集積を認めた場合はBasedow病と診断される．
　また，甲状腺結節の鑑別としては，濾胞腺腫や腺腫様甲状腺腫，悪性腫瘍が挙げられる．血液検査でTSH低下，fT3およびfT4上昇，TRAb陰性が認められれば，甲状腺シンチグラフィを施行し，機能性甲状腺結節と確定診断できる．

甲状腺癌 －TNM分類－
thyroid cancer: TNM classification

齋藤尚子

症例1 70歳代，女性．甲状腺乳頭癌 T3b，Ex 1．

図1 造影CT KEY

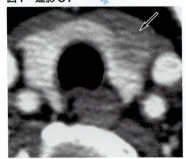

症例2 60歳代，男性．甲状腺乳頭癌 T4a，Ex 2．反回神経浸潤．

図2-A 造影CT（甲状腺レベル） KEY

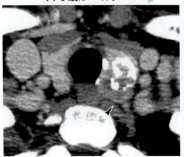

図2-B 造影CT（声門レベル）

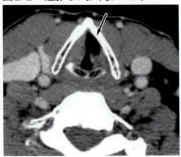

症例3 70歳代，女性．甲状腺乳頭癌 T4a，Ex 2．気管浸潤．

図3 T2強調像 KEY

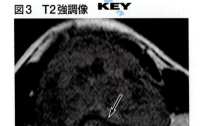

症例4 60歳代，女性．甲状腺乳頭癌 T4a，Ex 2．食道浸潤．

図4 T2強調像 KEY

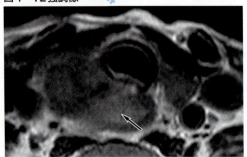

症例5 70歳代，女性．甲状腺乳頭癌 T4b，Ex 2．総頸動脈浸潤．

図5-A T2強調像

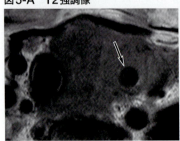

図5-B 造影T1強調像 KEY

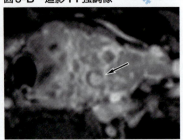

::: 参考文献 :::

1) Brierley JD, Gospodarowicz MK, Wittekind C（編著），UICC日本委員会 TNM委員会（訳）；頭頸部腫瘍 甲状腺．TNM悪性腫瘍の分類，第8版，日本語版．金原出版，p.50-53, 2017.
2) Wang JC, Takashima S, Takayama F, et al: Tracheal invasion by thyroid carcinoma: prediction using MR imaging. AJR 177: 929-936, 2001.
3) Wang JC, Takashima S, Matsushita T, et al: Esophageal invasion by thyroid carcinomas: prediction using magnetic resonance imaging. J Comput Assist Tomogr 27: 18-25, 2003.

画像の読影

症例1：造影CTで，左葉の腫瘍は前方へ突出し，胸骨甲状筋内へ浸潤している（図1；→）．

症例2：造影CTで，左葉に石灰化を伴う不整形腫瘤を認める．腫瘤後部で被膜外浸潤を認め，気管食道溝に浸潤している（図2-A；▶）．腫瘍浸潤による左反回神経麻痺に伴った左喉頭室の拡大を認める（図2-B；→）．

症例3：T2強調像で，峡部から両葉にかけて巨大な腫瘍を認め，気管は前方から圧排され，気管軟骨の低信号域が一部で断裂している（図3；→）．その直下の気管粘膜と粘膜下組織に，T2強調像で腫瘍浸潤による低信号域がみられる（図3；▶）．

症例4：T2強調像で，右葉の不整形腫瘍は食道と広く接し，食道右側壁外層の低信号域が浸潤により不明瞭化している（図4；→）．

症例5：左葉に境界不明瞭な造影効果を示す不整形腫瘍を認める．左総頸動脈は，腫瘍により全周性に取り囲まれている（図5-A, B；→）．

一般的知識と画像所見

甲状腺癌の予後予測因子として，TNM分類（表）が便利であるとされている．乳頭癌と濾胞癌の予後不良因子には甲状腺外進展，N1b，M1，年齢（55歳以上）がある[1]．

画像所見　甲状腺癌取扱い規約の甲状腺腫瘍の肉眼的腺外浸潤によるEx 1は，前頸筋群（胸骨舌骨筋，胸骨甲状筋，肩甲舌骨筋）あるいは脂肪織に留まる浸潤で，TNM分類ではT3bに分類される[1]．CT，MRIで，腫瘍と隣接する脂肪織が消失し，腫瘍と前頸筋群との境界が不明瞭で筋肉内に腫瘍が入り込んでいる像を認める．Ex 2は，皮下軟部組織，喉頭，気管，食道，反回神経，椎前筋膜，縦隔血管，頸動脈に腫瘍が浸潤しているものをいう．TNM分類ではT4a，T4bに分類され，予後不良因子である（表）[1]．

気管浸潤は，腫瘍が気管と180°以上接した場合，腫瘍と接した部位での気管内腔の変形，気管粘膜の不整な肥厚，内腔に突出する腫瘍を認めた場合に診断される[2]．MRIで，正常気管軟骨はT1強調像，T2強調像で低信号，気管粘膜と粘膜下組織はT1強調像で低信号，T2強調像で高信号に描出される．気管浸潤は，T2強調像で気管軟骨の低信号域の断裂，造影検査で気管軟骨内に増強効果を伴う腫瘍として認められる[2]．

食道浸潤は，気管と同様に腫瘍が180°以上接した場合や，正常食道壁構造が不明瞭となっている場合に疑われる．MRIで，正常食道壁はT2強調像で高信号を示す内層と，低信号を示す外層の2層に区別され，組織学的に内層は粘膜や粘膜下組織から，外層は筋層と外膜からなる[3]．食道壁外層への浸潤は，T2強調像で低信号を示す外層内に腫瘍が入り込んでいる像を認める[3]．

反回神経浸潤は，反回神経が走行する甲状腺背側の気管食道溝への腫瘍の後方浸潤として認められる．その他，反回神経浸潤の間接的所見に患側声帯の萎縮，傍正中位偏位，喉頭室の拡大，後輪状披裂筋の萎縮，梨状陥凹の拡大がある．

血管浸潤は，血管が全周性に取り囲まれた場合や，血管内腔が変形，狭小化した場合に診断される．気管や食道浸潤と同様に，腫瘍が180°以上で接した場合に浸潤が疑われる．

表　甲状腺癌のTNM分類

T	原発腫瘍	N	リンパ節転移
T1	2cm以下，甲状腺に限局（Ex 0）	N0	領域リンパ節転移なし
	T1a：1cm以下，T1b：1〜2cm	N1	領域リンパ節転移あり
T2	2〜4cm，甲状腺に限局（Ex 0）		N1a：気管前，気管傍，喉頭前リンパ節，上縦隔リンパ節
T3	T3a：4cm以上，甲状腺に限局（Ex 0）		
	T3b：サイズに関係なく，前頸筋群（胸骨舌骨筋・胸骨甲状筋・肩甲舌骨筋）に浸潤する（Ex 1）		N1b：その他の同側頸部リンパ節，両側もしくは対側の頸部リンパ節または咽頭後リンパ節
T4a	甲状腺被膜を越え，皮下軟部組織，喉頭，気管，食道，反回神経のいずれかに浸潤（Ex 2）	M	遠隔転移
		M0	遠隔転移なし
T4b	甲状腺被膜を越え，椎前筋膜，縦隔内血管に浸潤，または頸動脈を全周性に取り囲む（Ex 2）	M1	遠隔転移あり

乳頭癌，濾胞癌，低分化癌，Hurthle細胞癌，未分化癌を含む．（文献1）より改変して転載）

甲状腺乳頭癌
papillary carcinoma

齋藤尚子

症例1 50歳代，女性．健診の胸部単純X線写真で胸部異常陰影を指摘された．精査の胸部CT検査で，甲状腺腫瘍を指摘．

図1-A 単純CT　　　図1-B 単純CT（左葉下極直下レベル）　　　図1-C 胸部単純CT（肺野条件）

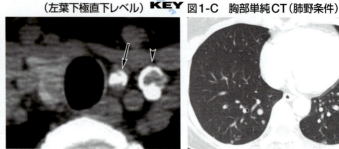

症例2 30歳代，女性．右頸部腫瘤．

図2-A T1強調像　　　図2-B T2強調冠状断像　　　図2-C 脂肪抑制造影T1強調像

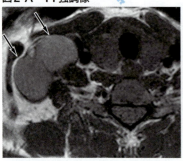
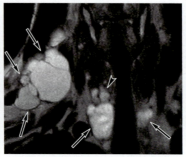
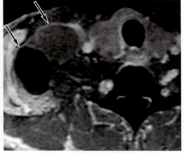

症例3 40歳代，男性．胸部異常陰影の精査で偶然指摘．

図3 造影CT

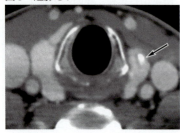

> **NOTE　甲状腺腫瘍が悪性である可能性を高める因子**
>
> 画像所見以外の因子として，頸部への放射線被ばく，甲状腺腫瘍の合併または既往，体重増加［BMI 5kg/身長$(m)^2$増加］，甲状腺疾患の家族歴，症状・理学所見（結節の周囲組織への固定，リンパ節腫脹，声帯麻痺，4cm以上の結節，呼吸困難，嚥下困難，咳嗽）がある[5]．

参考文献

1) 日本甲状腺外科学会（編）；V. 甲状腺腫瘍の病理診断．甲状腺癌取扱い規約，第7版．金原出版，p.13-25, 2015.
2) 加藤良平：甲状腺癌の遺伝子診断は有用か？ 日内分泌・甲状腺外会誌 34: 88-92, 2017.
3) 日本内分泌外科学会，日本甲状腺外科学会（編）；3-a. 乳頭癌．甲状腺腫瘍診療ガイドライン2010年版．金原出版，p.72-90, 2014.
4) Loevner LA: Anatomy and pathology of the thyroid and parathyroid glands. In Som PM, Curtin HD (eds); Head and neck imaging, 5th ed. Mosby, St Louis, p.2611-2677, 2011.
5) 日本内分泌外科学会，日本甲状腺外科学会（編）；2. 診断・非手術的管理．甲状腺腫瘍診療ガイドライン2010年版．金原出版，p.30-34, 2014.

■画像の読影■

症例1：単純CTで，甲状腺左葉に石灰化腫瘍を認める（図1-A；→）．左気管傍（図1-B；→），下内深頸リンパ節（図1-B；▶）に石灰化を認める．また，胸部単純CT（図1-C）では，両側肺に多発する転移を認める．甲状腺乳頭癌とリンパ節転移，肺転移（T1bN1bM1）と診断される．

甲状腺乳頭癌が疑われ，穿刺吸引細胞診が施行された．乳頭癌と診断され，甲状腺全摘出術，頸部郭清術が施行され，術後に^{131}I内用療法によるアブレーション治療が施行された．

症例2：右下内深頸リンパ節や両側気管傍リンパ節が多数腫大している（図2-A〜C；→）．リンパ節はT1強調像（図2-A, C）で淡い低信号，T2強調像（図2-B）で高信号を示し，リンパ節被膜に造影効果を認め，著明な囊胞変性を伴った多数のリンパ節転移の所見である．甲状腺右葉下極に小さな結節を認め（図2-B；▶），生検にて乳頭癌と囊胞状リンパ節転移（T1aN1b）であった．

症例3：造影CTで，甲状腺左葉上極に約5mm大の石灰化を伴う結節を認める（図3；→）．リンパ節転移は認められない．微小乳頭癌（T1aN0）と診断された．

■一般的知識と画像所見■

乳頭癌は，甲状腺癌の約90%を占める組織型である．若年から高齢者まで幅広い年齢層に認められる（▶NOTE）．濾胞上皮由来で，病理組織診断は微細顆粒状クロマチンや核溝，核内細胞質封入体といった核所見により行われる[1]．近年の遺伝子診断の発達により，乳頭癌発生には*BRAF*遺伝子変異と*RET*遺伝子再構成が関連しているといわれている[2]．

乳頭癌の治療は，甲状腺切除術（葉切除術から全摘出術），頸部郭清術（気管周囲リンパ節から内深頸リンパ節）が選択される．甲状腺全摘出術後には，^{131}I内用療法によるアブレーションを行う．乳頭癌の生命予後はきわめて良好であるが，ステージが進むと予後不良になる．

微小乳頭癌（micropapillary cancer）は，直径1cm以下の乳頭癌をいう．腫瘍径が10mm以下で腺外浸潤やリンパ節転移，遠隔転移を伴わない場合は，手術を行わずに年1〜2回の定期的経過観察を行うことが推奨されている[3]．定期的な超音波検査で，腫瘍径3mm以上の増大やリンパ節転移が出現した場合には手術を行う[3]．

画像所見 乳頭癌の特徴的な超音波所見は，形状不整で境界不明瞭な充実性結節で，内部低エコー，内部不均質，微細石灰化，境界部低エコー帯の不整または欠如である[3]．

CTやMRIで，甲状腺腫瘍の良悪性の判断や組織型の診断は困難である．乳頭癌は単純CTで低吸収を示し，造影CTで増強効果を伴う非特異的な腫瘍として描出される．石灰化を伴うことが多く，石灰化を伴う悪性甲状腺腫瘍の大部分は乳頭癌である．しかし，石灰化を伴う良性病変もあり，石灰化のみでは良悪性の鑑別はできない．MRIでは，T1強調像で軽度低信号，T2強調像で高信号，造影検査では増強効果を伴う[4]．

乳頭癌はリンパ節転移を来すことが多く，遠隔転移部位は肺が最も多い．初診時の約50%にリンパ節転移を認め，転移リンパ節は石灰化や中心壊死，囊胞変性を伴うものなど様々な画像所見を示す[4]．このうち，充実性部分がない囊胞状リンパ節転移は，20〜30歳代で認められることが多い．囊胞変性は，急速な増大に伴う出血や液状壊死によると考えられており，CT, MRIで様々な濃度・信号強度を示し，囊胞内容液中にTg（サイログロブリン）が検出される．囊胞変性を伴うリンパ節転移は，HPV（human papillomavirus）陽性扁平上皮癌の転移の他，鰓裂囊胞やリンパ管奇形などの良性囊胞性腫瘍と類似した画像所見を示すため，読影には十分な注意が必要である．

■鑑別診断のポイント■

甲状腺の良性結節，その他の甲状腺癌が鑑別に挙げられる．CTやMRIで良悪性や組織型を診断する確定的所見はほとんどなく，超音波検査を施行する．

濾胞性腫瘍（濾胞腺腫，濾胞癌）
follicular tumor（follicular adenoma, follicular carcinoma）

齋藤尚子

症例1 50歳代，男性．数年前から左頸部腫瘤を自覚するも放置していた．健診にて甲状腺腫瘍を指摘．

図1-A　単純CT　　　　図1-B　造影CT

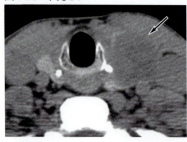
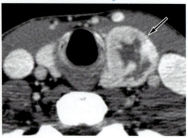

症例2 30歳代，女性．右頸部腫瘤．

図2-A　単純CT　　　　図2-B　造影CT冠状断像

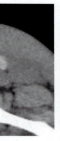
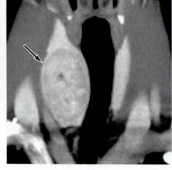

表　濾胞癌の分類

浸潤様式から みた分類	・微少浸潤型濾胞癌 ・広汎浸潤型濾胞癌
特殊型	・好酸性細胞型濾胞癌 ・明細胞型濾胞癌

症例3 60歳代，女性．巨大な右頸部腫瘤，嚥下困難．

図3-A　T2強調像　　　図3-B　造影T1強調冠状断像　　　図3-C　骨盤部造影CT

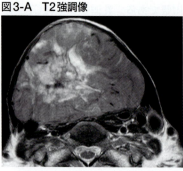
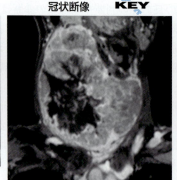
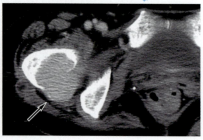

::: 参考文献 :::
1) 日本甲状腺外科学会（編）; V. 甲状腺腫瘍の病理診断．甲状腺癌取扱い規約，第7版．金原出版，p.13-25, 2015.
2) 日本内分泌外科学会，日本甲状腺外科学会（編）; 3-b. 濾胞性腫瘍．甲状腺腫瘍診療ガイドライン2010年版．金原出版，p.91-101, 2014.
3) 日本甲状腺学会（編）; II. 結節性病変に対する具体的な診断の進め方 5. 血中および分子マーカー．甲状腺結節取扱い診療ガイドライン2013．南江堂，p.117-138, 2013.
4) Nakahira M, Saito N, Murata S, et al: Quantitative diffusion-weighted magnetic resonance imaging as a powerful adjunct to fine needle aspiration cytology for assessment of thyroid nodules. Am J Otolaryngol 33: 408-416, 2012.

▌画像の読影▐

症例1：単純CTで，甲状腺左葉に境界明瞭な低吸収腫瘍を認める（図1-A；→）．造影CTで，腫瘍には辺縁優位の増強効果が認められる（図1-B；→）．穿刺吸引細胞診（FNA）が施行され，濾胞性腫瘍が疑われた．左葉切除術が施行され，病理で濾胞腺腫と診断された．

症例2：単純CTで，甲状腺右葉に境界明瞭な低吸収腫瘍を認める（図2-A；→）．造影CTで，腫瘍内部には，やや不均一な増強効果を認める（図2-B；→）．石灰化は認められない．FNAが施行され，濾胞性腫瘍が疑われた．右葉切除術が施行され，病理で微少浸潤型濾胞癌と診断された．

症例3：甲状腺右葉を中心とした比較的境界明瞭な巨大な腫瘍を認め，T2強調像で不均一な高信号（図3-A），造影T1強調像で辺縁優位の増強効果を認める（図3-B）．中心部にはT2強調像で高信号を示し，造影T1強調像で増強効果のない不整形部分を伴っている．骨盤部造影CTで，右大腿骨に腫瘍形成性の骨転移を認める（図3-C；→）．

▌一般的知識と画像所見▐

濾胞性腫瘍は，良性腫瘍である濾胞腺腫と，悪性腫瘍である濾胞癌を併せたものをいう．濾胞腺腫は良性甲状腺腫瘍のほとんどを占める．濾胞腺腫以外の良性腫瘍はとても稀で，奇形腫や異所性胸腺腫などがある．濾胞癌は乳頭癌に次いで多い甲状腺癌だが，その頻度は約5％と少ない．

濾胞性腫瘍は，濾胞状構造を基本とする濾胞上皮由来の腫瘍である．濾胞癌は腫瘍細胞の被膜浸潤，脈管浸潤，甲状腺外への転移，のいずれかが組織学的に証明されると診断される[1]．浸潤様式から微少浸潤型と広汎浸潤型に分類される（表）[1]．微少浸潤型は，肉眼的には腫瘍被膜がよく保たれており，組織学的に被膜浸潤や脈管浸潤を確認することで診断される．一方，広汎浸潤型は，甲状腺周囲組織や脈管内に広範囲に浸潤するもので，肉眼的に診断可能なことがある[1]．広汎浸潤型は微少浸潤型と比較して予後が不良で，特に脈管浸潤の程度が有意に予後と相関するとの報告がある[2]．遺伝子異常では，濾胞性腫瘍は*RAS*遺伝子変異と*PAX8/PPARγ*遺伝子再構成が関連しているといわれている[3]．

症状は，頸部腫瘤として認められる．濾胞性腫瘍では血清Tg値が高くなり，特に異常高値（Tg値1,000ng/m*l*以上）では，濾胞癌や遠隔転移の可能性がある[3]．FNAで濾胞性腫瘍を疑うことはできるが，濾胞腺腫と濾胞癌の鑑別は困難で，術前に濾胞癌と診断するのはほぼ不可能である．

FNAで濾胞性腫瘍と診断された場合，超音波所見やTg値などを参考にして，良性の可能性が高い場合は6～12か月ごとの経過観察とし，悪性の可能性が高い場合には外科的治療が選択される[2,3]．濾胞性腫瘍の疑いで切除術が施行され，病理診断で濾胞癌，特に広汎浸潤型や低分化成分が多い癌と診断された場合には，甲状腺補完全摘が行われる．そして，^{131}I内用療法によるアブレーションとTSH抑制療法を行うことが勧められている[2]．

画像所見 CT，MRIでは，濾胞性腫瘍は比較的境界明瞭な腫瘍として認められることが多い．腫瘍は辺縁優位の造影効果を示す充実性腫瘍で，中心部にはCTで低吸収，T1強調像で低信号，T2強調像で高信号を示す造影効果のない部分を伴うことが多い．石灰化の頻度は少ない．上述のとおり濾胞癌の診断は組織学的に行われるため，濾胞腺腫と微少浸潤型濾胞癌の鑑別は，画像上では不可能である．リンパ節転移は少ないが，肺や骨への血行性転移を示すことが多く，腫瘍のサイズが大きい場合には，遠隔転移に注意して評価する．

▌鑑別診断のポイント▐

鑑別疾患としては，その他の甲状腺原発腫瘍が挙げられる．甲状腺悪性腫瘍のADC値は良性腫瘍のADC値と比較して，有意に低いとする報告が大部分で，他部位の腫瘍と同様に悪性腫瘍の高い細胞密度により，ADC値が低下すると考えられている[4]．

髄様癌
medullary carcinoma

齋藤尚子

症例 60歳代，女性．健診の胸部単純X線写真で上縦隔腫瘍を指摘された．超音波検査で甲状腺腫瘍と頸部リンパ節腫大を指摘．

図1-A 造影CT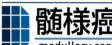

図1-B 造影CT冠状断像

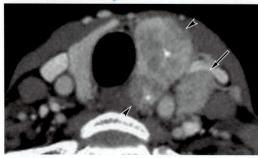

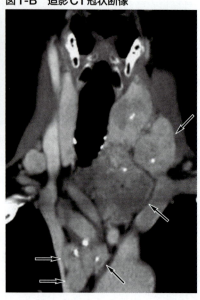

表 多発性内分泌腫瘍症（MEN）2型

MEN 2A 型	MEN 2B 型
甲状腺髄様癌	甲状腺髄様癌
副腎褐色細胞腫	副腎褐色細胞腫
副甲状腺過形成	粘膜神経腫
	Marfan 様体型
	大腸憩室
	巨大結腸

参考症例 50歳代，男性 MEN 2A 型 副腎褐色細胞腫

図2-A T2強調像

図2-C ¹²³I-MIBGシンチグラム

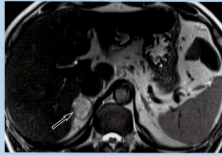

図2-B T2強調像

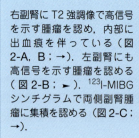
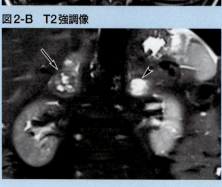
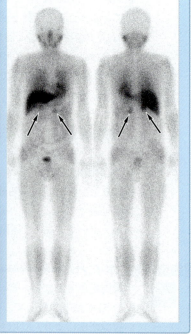

右副腎にT2強調像で高信号を示す腫瘤を認め，内部に出血痕を伴っている（図2-A, B；→）．左副腎にも高信号を示す腫瘤を認める（図2-B；▶）．¹²³I-MIBGシンチグラムで両側副腎腫瘤に集積を認める（図2-C；→）．

■画像の読影

造影CTで，甲状腺左葉に石灰化を伴い，増強効果を示す充実性腫瘤を2個認める（図1-A；▶）．左下内深頸，気管前，左気管傍リンパ節が複数腫大している（図1-A, B；→）．腫大したリンパ節内には石灰化がみられ，転移性リンパ節の所見である．

FNAが施行され，髄様癌が疑われた．血液検査でCEA（carcinoembryonic antigen；癌胎児性抗原），カルシトニンの高値が認められた．遺伝子検査で*RET*遺伝子陽性であった．

■一般的知識と画像所見

髄様癌は甲状腺C細胞から発生する癌で，甲状腺悪性腫瘍の約1〜2%と非常に稀な腫瘍である．C細胞は甲状腺上極側に多く分布しているため，髄様癌は両葉の上極側に好発する[1]．腫瘍マーカーはカルシトニンとCEAである[2]．

散発型と遺伝型があり，約1/3〜1/4が遺伝型で，遺伝型の場合は多発性内分泌腫瘍症（multiple endocrine neoplasia；MEN）2A型，2B型（表，▶NOTE）あるいは家族性甲状腺髄様癌で，常染色体優性遺伝形式を示す．原因遺伝子は*RET*遺伝子である[1,2]．40〜60歳代に好発し，女性にやや多くみられる．遺伝型では，散発型と比べて発症年齢が低い[3]．

髄様癌の治療は外科的治療が行われる．術式の決定には遺伝子検査が必須で，遺伝型の場合は甲状腺全摘出術が施行される．褐色細胞腫がある場合には，褐色細胞腫の摘出術を先行して行う．

画像所見 CT, MRI所見は非特異的で，大小様々な充実性腫瘤として描出される．乳頭癌より大きな点状や粗大石灰化を伴う場合がある[3]．また，遺伝型の髄様癌では，散発型に比べて両側性で多発することが多い[3]．約60%にリンパ節転移を伴い，リンパ節転移がある場合や血清カルシトニン値が高値の場合では，遠隔転移のリスクが高くなり，全身評価が必要である．遠隔転移の部位としては，肝（49〜62%），肺や縦隔（33〜35%），骨（40〜74%）が多い[3]．^{123}I-MIBGシンチグラフィで髄様癌は集積を認めることがあり，遠隔転移の検索に役立つ．また，褐色細胞腫に集積するため，MENの診断にも有用である（参考症例）．

■鑑別診断のポイント

鑑別疾患として，その他の甲状腺原発腫瘍が挙げられるが，非特異的な画像所見を呈し，稀であるため，画像のみでの診断は困難である．カルシトニンとCEAは鋭敏な腫瘍マーカーである．遺伝型の場合，家族歴の聴取が重要である．

> **NOTE 多発性内分泌腫瘍症（MEN）と髄様癌**[3]
>
> MEN 2A型の80%に髄様癌を認め，褐色細胞腫は約10〜50%，副甲状腺機能亢進症は約10〜30%に認める．褐色細胞腫は多発性，両側性であることが多い．
> MEN 2B型では，ほぼ全例に髄様癌を認める．MEN 2B型の髄様癌は，2A型のものと比較してリンパ節転移や遠隔転移を認めるものが多い．

参考文献

1) 内野眞也，榎本圭佑，野口志郎：甲状腺髄様癌と*RET*遺伝子．JOHNS 27: 977-980, 2011.
2) 日本甲状腺学会（編）；II. 結節性病変に対する具体的な診断の進め方 5. 血中および分子マーカー．甲状腺結節取扱い診療ガイドライン 2013. 南江堂，p.117-138, 2013.
3) Ganeshan D, Paulson E, Duran C, et al: Current update on medullary thyroid carcinoma. AJR 201: W867-W876, 2013.

甲状腺未分化癌
undifferentiated (anaplastic) carcinoma

齋藤尚子

症例1 80歳代，男性．急速に増大する右前頸部腫瘤を主訴に近医を受診し，超音波検査にて甲状腺腫瘍を指摘．

図1-A 造影CT

図1-B 造影CT冠状断像

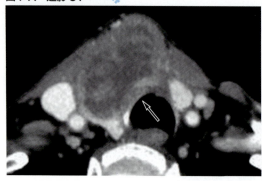
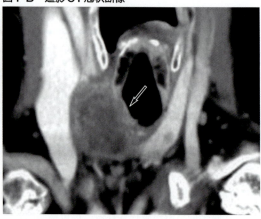

症例2 60歳代，男性．急速に増大する左頸部腫瘤，嗄声．

図2-A 造影CT

図2-B 造影CT

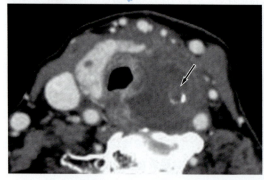
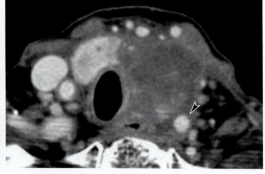

表　甲状腺癌の治療に期待される分子標的薬

薬剤名	適応
ソラフェニブ	根治切除不能な分化型甲状腺癌
レンバチニブ	根治切除不能な甲状腺癌，未分化癌を含む
バンデタニブ	根治切除不能な甲状腺髄様癌

参考文献

1) 日本甲状腺外科学会（編）; V. 甲状腺腫瘍の病理診断．甲状腺癌取扱い規約，第7版．金原出版, p.13-25, 2015.
2) 加藤良平：甲状腺癌の遺伝子診断は有用か？　日内分泌・甲状腺外会誌 34: 88-92, 2017.
3) Ahmed S, Ghazarian MP, Cabanillas ME, et al: Imaging of anaplastic thyroid carcinoma. AJNR 2017 Dec 14. doi: 10.3174/ajnr.A5407.
4) 宇留野 隆：第3章 8. 甲状腺癌の治療 ⑤未分化癌．伊藤公一, 杉野公則（編）; 伊藤病院 甲状腺疾患を極める．新興医学出版, p.135-141, 2018.
5) Brierley JD, Gospodarowicz MK, Wittekind C（編著）, UICC日本委員会 TNM委員会（訳）; 頭頸部腫瘍 甲状腺．TNM悪性腫瘍の分類，第8版，日本語版．金原出版, p.50-53, 2017.

画像の読影

症例1：甲状腺右葉に辺縁不整な腫瘤を認め，前側に突出し前頸筋群へ浸潤している．腫瘍内部には造影効果の不良な不整形の低吸収域を伴い，壊死をみていると思われる．腫瘤は気管と広く接しており，気管壁はやや不整で，浸潤が疑われる（図1-A，B；→）．

組織生検で，未分化癌と診断された．

症例2：造影CTで，左葉に境界不明瞭な腫瘤を認め，内部にリング状石灰化（図2-A；→）と増強効果不良域を伴っている．造影CTで，広範な被膜外浸潤を認め，左総頸動脈は腫瘤に180°以上取り囲まれ，浸潤が疑われる（図2-B；▶）．左気管食道溝は消失しており，左反回神経浸潤も認める．また，気管，食道ともに広く接しており，浸潤が疑われる．組織生検で，未分化癌と診断された．

一般的知識と画像所見

未分化癌は高悪性度の腫瘍で，分化した配列（濾胞構造や乳頭状構造）を欠く未分化上皮性腫瘍細胞が組織学的に証明できるものとされている[1]．未分化癌は甲状腺癌の約1〜2%を占め，60〜70歳代の高齢者に好発する．男女比は1：1.5で，女性にやや多く認められる．発生形式は，*de novo*型より長年にわたる乳頭癌や濾胞癌を有していることがほとんどで，先行病変から未分化転化して発生する．未分化癌の発生には，*BRAF*遺伝子変異と*RET*遺伝子再構成に加え，*p53*遺伝子変異，*CTN-NBI*遺伝子変異，*TERT*遺伝子変異などが報告されている[2]．

急速に増大する前頸部腫瘤や頸部の疼痛，発熱を主訴とすることが多い．初診時に局所浸潤を来す場合では，嚥下障害や嗄声，呼吸困難などを訴えることがある．進行が速く，予後不良である．未分化癌が疑われた場合には，迅速な検査，診断が重要となる．穿刺吸引細胞診のみでは，悪性リンパ腫や低分化癌との鑑別が困難なことがあり，針生検などによる組織診を行う．

未分化癌の治療には，現在のところ有効な根治的治療法がない．そのため，外科的治療，放射線治療，化学療法を組み合わせた集学的治療が行われる．切除術施行例と切除術非施行例との比較では，切除術を施行した方が有意に予後良好であったとの報告がある[3,4]．最近では，分子標的薬（レンバチニブ）の有用性が報告されている（表）[4]．

画像所見 CTでは，石灰化や壊死を伴う巨大な不整形腫瘤として認められ，しばしば卵殻状石灰化を呈する．初診時から，気管，食道，反回神経，血管など周囲への浸潤傾向が強く認められ，リンパ節転移や遠隔転移も40%以上と高率に認める．リンパ節転移では約60%にリンパ節内壊死を認める[3]．遠隔転移の好発部位は肺が最も多く，次いで副腎，肝，脳である[3]．

未分化癌は他の甲状腺癌（乳頭癌や濾胞癌，髄様癌）と違い，全例Stage IVと分類される[5]．甲状腺に限局し（T1〜T3a）リンパ節転移がないものはStage IV A，甲状腺に限局しリンパ節転移があるものや甲状腺外（T3b，T4a，T4b）に進展するものはStage IV B，T因子に関係なく遠隔転移を伴うものをStage IV Cとしている[5]．

鑑別診断のポイント

急速に増大する甲状腺腫瘤として未分化癌の他，甲状腺原発悪性リンパ腫が鑑別に挙げられる．甲状腺悪性リンパ腫は内部均一な低吸収腫瘤で，均一な造影効果を示す．一方で未分化癌は，内部に石灰化や壊死，不均一な造影効果を認めるため，鑑別が可能であると思われる．また，未分化癌のリンパ節転移ではリンパ節内壊死を伴うことが多く，悪性リンパ腫では均一な造影効果を示す．リンパ節内壊死と鑑別が必要なものとして，乳頭癌で認める嚢胞変性を伴うリンパ節転移がある．

甲状腺原発悪性リンパ腫
primary thyroid lymphoma

齋藤尚子

症例1 70歳代，女性．右側前頸部が急速に増大したため受診した．以前から橋本病と診断されていた．

図1-A 単純CT

図1-B 造影CT

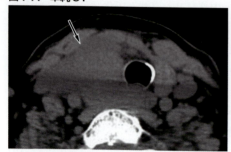
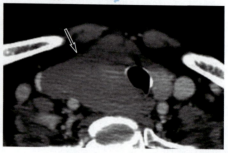

図1-C 造影CT冠状断像

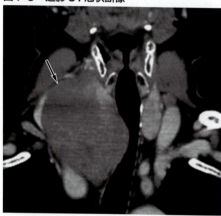

症例3 60歳代，女性．DLBCL．

図3-A 造影CT

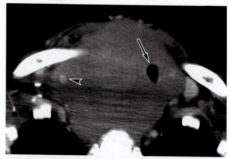

図3-B FDG-PET CT冠状断像

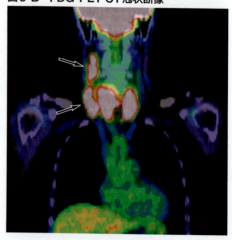

症例2 70歳代，女性．MALTリンパ腫．

図2 造影CT

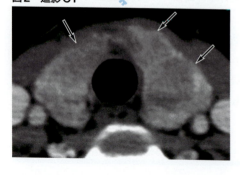

表 甲状腺悪性リンパ腫の病期分類

Stage I E	病変が甲状腺内に限局
Stage II E	病変が甲状腺内と横隔膜上リンパ節に限局
Stage III E	病変が甲状腺と横隔膜上下両方のリンパ節にある，または脾に病変がある
Stage IV E	病変が甲状腺とリンパ節以外の臓器にある

（文献1）より改変して転載）

画像の読影

症例1：甲状腺右葉は著明に腫大し，単純CTで，均一な低吸収を示す巨大な腫瘤を認める（図1-A；→）．造影CTで，腫瘤の増強効果は軽度である（図1-B, C；→）．腫瘤内部に石灰化はみられない．腫瘤により，気管や食道は左側へ強く圧排されているが，浸潤はみられない．

超音波検査にて悪性リンパ腫が疑われた（非提示）．針生検が施行され，悪性リンパ腫（diffuse large B-cell lymphoma；DLBCL）と診断された．化学療法と放射線治療が施行された．

症例2：造影CTで，甲状腺両葉に多結節状の軽度増強効果を示す低吸収腫瘤を認める（図2；→）．甲状腺悪性リンパ腫（MALTリンパ腫）と診断された．

症例3：造影CTで，右葉優位で甲状腺両葉は増強効果の乏しい巨大な低吸収腫瘤により，ほぼ置換されている．気管（図3-A；→）や右総頸動脈（図3-A；▶）は，全周性に取り囲まれている．気管内腔は狭小化している．FDG-PET/CTで，甲状腺病変と右側頸部リンパ節に高度集積を認め（図3-B；→），甲状腺悪性リンパ腫（DLBCL）Stage IIEと診断された．

一般的知識と画像所見

甲状腺原発悪性リンパ腫は，節外性悪性リンパ腫の約3～7%，甲状腺悪性腫瘍の約1～5%を占める稀な疾患である[1)2)]．60歳以上の女性に好発し，急速な増大傾向を示す前頸部腫瘤として認められることが多い．橋本病患者では，橋本病でない患者と比較して，悪性リンパ腫の発生率が40～80倍高くなる[1)3)]．病理学的には，びまん性大細胞型B細胞性リンパ腫（DLBCL）または節外性辺縁帯B細胞リンパ腫（MALTリンパ腫）が大部分を占める[1)～3)]．

病期分類（表）[1)]があり，病期診断にはCTとともに，FDG-PETやGaシンチグラフィを行う[1)]．病理型や病期により治療法が選択される．MALTリンパ腫のIE, IIE期では，放射線治療単独が行われる．DLBCLのIE, IIE期は，放射線治療と化学療法の併用療法が行われる．CHOP療法が主体だが，CD20に対する抗体陽性を認めた場合は，リツキシマブを用いたRCHOP療法が行われる．予後は，IE, IIE期の限局症例で5年生存率は80%である．MALTリンパ腫では約90%で，特に予後が良好である[1)]．

画像所見 単純CTでは，単発または多発する均一な低吸収腫瘤として描出され，造影効果は軽度で石灰化や壊死は認められない．MRIでは，T1強調像，T2強調像で腫瘤は低信号，拡散強調像ではADC値の著明な低下を伴う高信号を示す[2)3)]．結節状病変の他に，両葉にびまん性に広がる病変として認めることもあり，この場合は石灰化や壊死を伴うことも稀にある．気管を取り囲むように病変が存在すると，その形状から"ドーナツサイン"や"the hollow fist sign"と呼ばれる[2)3)]．気管や食道，血管など周囲へ浸潤するものもあり，DLBCLで被膜外浸潤が多く認められる[2)3)]．

鑑別診断のポイント

急速に増大する甲状腺腫瘍の鑑別疾患として，悪性リンパ腫の他に未分化癌が挙げられる．悪性リンパ腫では橋本病に関連するため，既往歴の聴取が大切である．未分化癌では腫瘍内に石灰化や壊死を伴うことが多く，鑑別点に挙げられる．

参考文献

1) 渡邊奈津子：第4章 特殊な甲状腺疾患をどう診るか 5.甲状腺原発悪性リンパ腫．伊藤公一，杉野公則（編）；伊藤病院 甲状腺疾患を極める．新興医学出版，p.170-173, 2018.
2) Loevner LA: Anatomy and pathology of the thyroid and parathyroid glands. In Som PM, Curtin HD (eds); Head and neck imaging, 5th ed. Mosby, St Louis, p.2611-2677, 2011.
3) Li L, Wáng YXJ, Shi L, et al: Primary thyroid lymphoma: CT findings of a rare malignant tumor with pathologic correlations. Transl Cancer Res 6: 578-587, 2017.

転移性甲状腺腫瘍
metastatic thyroid gland tumors

齋藤尚子

症例 60歳代，男性．徐々に増大する左頸部腫瘤を自覚．20年前に右腎癌にて手術の既往あり．

図1-A　単純CT
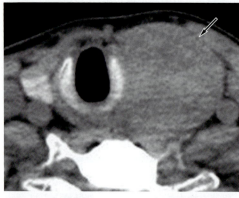

図1-B　造影CT
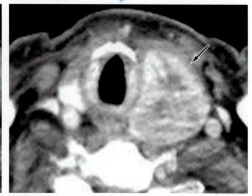

図1-C　T1強調像
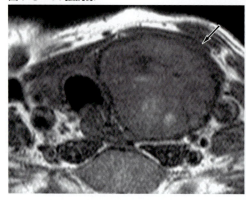

図1-D　T2強調冠状断像
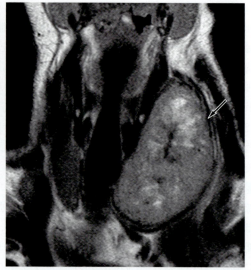

参考症例 50歳代，女性
肺癌からの転移性甲状腺腫瘍

図2　造影CT
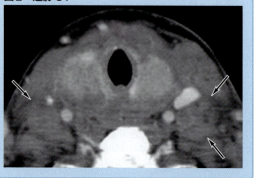

肺癌（腺癌）の脳転移に対して放射線治療後，化学療法中．頸部の腫脹を自覚．
造影CTで，甲状腺両葉はびまん性に腫大し，増強効果が不良な病変により置換されている．両側内深頸リンパ節が複数腫大している（図2；→）．

画像の読影

単純CTで，甲状腺左葉に腫大と低吸収腫瘤を認める（図1-A；→）．造影CTで，左葉に比較的境界明瞭で，不均一な増強効果を示す充実性腫瘤を認める（図1-B；→）．腫瘤は，T1強調像では低信号で，内部に高信号域が散在している（図1-C；→）．T2強調像では淡い低信号を示し，内部に低信号域と高信号域が混在している（図1-D；→）．

甲状腺左葉切除術が施行され，病理にて淡明腎細胞癌が認められた．既往の腎癌からの転移と診断された．

一般的知識と画像所見

甲状腺への転移性腫瘍は稀である．臨床的には腎癌からの転移が最も多く，剖検での報告では肺癌からの転移が最も多い[1]（参考症例）．その他に，乳癌や大腸癌，皮膚癌などからの転移も報告されている．初回の病期診断やフォローアップの画像検査の際など，発見されるタイミングは様々であるが，約80％は異時性転移である[1]．転移が発見される平均期間は，頭頸部癌で2.3年，乳癌で4.0年，腎癌で9.4年，腸管NET（neuroendocrine tumor；神経内分泌腫瘍）で21年との報告がある[2]．

頸部腫瘤として発見されることがほとんどで，CTやPETなどで偶然発見されることも少なくない．甲状腺機能低下症を呈することもあるが，稀である．

甲状腺転移のみでは予後不良因子にならない．甲状腺転移発見時には他部位にも転移が認められるため，これらが予後を決定することが多い．治療には外科的切除が行われ，切除することにより平均生存期間の延長を認めたとの報告もあるが，確立したものはない．

 単発性や多発性の充実性腫瘤として描出されることが大部分である[1)2)]．非特異的な腫瘤として認めるため，甲状腺原発腫瘍との鑑別は困難である．稀に，びまん性の転移（参考症例）を示すことがある．

鑑別診断のポイント

腫瘤形成性の転移性甲状腺腫瘍では，甲状腺原発腫瘍が鑑別に挙げられる．びまん性の転移性甲状腺腫瘍では，慢性甲状腺炎や亜急性甲状腺炎，悪性リンパ腫など，びまん性に進展する疾患が鑑別に挙げられる．いずれも画像のみでは鑑別が困難で，臨床経過や既往歴の聴取が重要である．また，転移性甲状腺腫瘍の発見時には他部位にも転移していることが約35～80％に認められ[1]，診断の手がかりになりやすい．

参考文献

1) Nixon IJ, Coca-Pelaz A, Kaleva AI, et al: Metastasis to the thyroid gland: a critical review. Ann Surg Oncol 24: 1533-1539, 2017.
2) Plonczak AM, DiMarco AN, Dina R, et al: Breast cancer metastases to the thyroid gland-an uncommon sentinel for diffuse metastatic disease: a case report and review of the literature. J Med Case Rep 11: 269, 2017.

副甲状腺腺腫
parathyroid adenoma

齋藤尚子

症例 60歳代，女性．嘔吐，めまいを主訴に近医受診し，血液検査で高カルシウム血症（Ca 11.5mg/dl）を指摘された．追加で測定されたi-PTHは高値（217pg/ml）で，副甲状腺機能亢進症と診断．

図1-A 単純CT　　図1-B 造影CT　　図1-C 99mTc-MIBIシンチグラム（後期像）

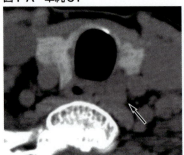
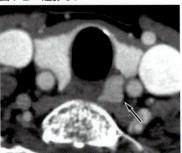
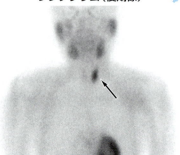

参考症例 ❶ 70歳代，男性
副甲状腺腺腫

図2-A T1強調像　　図2-B 脂肪抑制T2強調像　　図2-C 脂肪抑制造影T1強調矢状断像

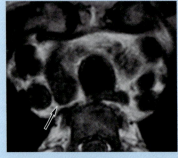
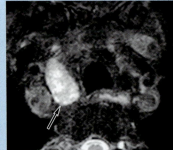
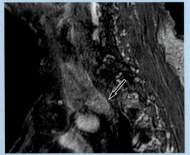

甲状腺右葉下極背側に接して，T1強調像で低信号，脂肪抑制T2強調像で高信号を示し，脂肪抑制造影T1強調像で増強効果を伴う腫瘤を認める（図2-A〜C；→）．

参考症例 ❷ 50歳代，男性
異所性副甲状腺腺腫

図3-A 単純CT　　図3-B 99mTc-MIBIシンチグラム（後期像）

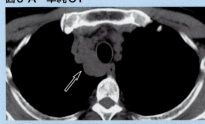
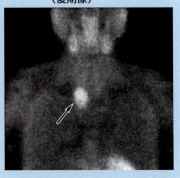

単純CTで，上縦隔レベルの気管背側から右側に接した均一な低吸収腫瘤を認める（図3-A：→）．99mTc-MIBIシンチグラム後期像で，腫瘤に一致した集積を認め（図3-B：→），異所性の副甲状腺腺腫と診断された．

■画像の読影

甲状腺左葉下極レベルの甲状腺背側に接して，単純CTで甲状腺より低吸収，造影CTで均一な増強効果を示す腫瘤を認める（図1-A, B；→）．^{99m}Tc-MIBIシンチグラム後期像で，腫瘤に一致した集積を認める（図1-C；→）．

手術にて左下副甲状腺の摘出術が施行され，副甲状腺腺腫であった．術後，血清Ca, i-PTHはともに正常値に戻った．

■一般的知識と画像所見

原発性副甲状腺機能亢進症は，病的な副甲状腺が自律的に副甲状腺ホルモン（parathyroid hormone；PTH）を分泌する疾患である．原発性副甲状腺機能亢進症の原因は単一腺腫が90%と大部分を占め，その他に2つの腺腫（4%），複数の腺過形成（6%），癌（1%未満）がある[1]．

副甲状腺機能亢進症患者の75～80%は無症状で，血液検査でのCa高値により発見されることが多い．高カルシウム血症が長期間にわたると，易疲労感や脱力，口渇，多尿，悪心などの症状が出現する．その他に，骨病変や腎結石なども生じる[2]．男女比は1：2で，閉経後の女性に多い[1]．

副甲状腺腺腫の大きさは約5～26mmで，腺腫が大きくなると内部に壊死や梗塞，出血などを伴うことがある[2]．嚢胞変性を伴う副甲状腺腺腫は1～4%[2]に認められ，これは腺腫内の嚢胞形成や出血によると考えられている．

症状のある副甲状腺腺腫の治療は，摘出術が第1選択である．以前は両側頸部検索が行われていたが，画像診断精度の向上により術前に腺腫の正確な局在診断が可能となり，現在では，腫大腺のみ摘出する侵襲性の小さい術式が主流となっている．

画像所見 典型的な副甲状腺腺腫は，単純CTで甲状腺組織より低吸収を示し，比較的均一な造影効果を伴う腫瘤として認められる[1]．ダイナミックCTまたは4DCTでは，造影早期相で強い増強効果を示し，遅延相でwashoutを認め，甲状腺組織より低吸収となる[1)2)]．この特徴的な造影パターンにより，通常の造影CTでは鑑別困難なリンパ節や甲状腺結節との鑑別が容易になる．また，動脈相から上・下甲状腺動脈を描出でき，術前に必要な情報を得ることができる．嚢胞変性を伴う副甲状腺腺腫の4DCTでは，充実性部分の早期相での造影効果と遅延相でのwashoutが，いずれも典型的な腺腫より軽度である．

MRIでは，副甲状腺腺腫はT1強調像で甲状腺と等～低信号，T2強調像で高信号を示す[2]．しかし，腺腫内の細胞密度，嚢胞変性や出血の有無，線維組織濃度により，T1強調像，T2強調像にて様々な信号を示す．造影T1強調像で増強効果を認め，造影パターンはCTと同様である．

^{99m}Tc-MIBIシンチグラフィでは，副甲状腺腺腫は早期像で集積し，後期像においてもwashoutがみられずに集積が残存する．嚢胞変性を伴う副甲状腺腺腫では，^{99m}Tc-MIBIシンチグラフィにて集積を認めないことがあり，注意しなくてはならない[1)2)]．

■鑑別診断のポイント

副甲状腺機能亢進症を来す病変として，副甲状腺腺腫の他に，過形成や癌が挙げられる．副甲状腺過形成は複数の腺が腫大していることが多く，臨床所見の聴取が重要である．副甲状腺癌は腺腫よりも大きく，被膜外へ浸潤する傾向にあるが，小さい場合は腺腫との鑑別は困難である．

参考文献

1) Loevner LA: Anatomy and pathology of the thyroid and parathyroid glands. *In* Som PM, Curtin HD (eds); Head and neck imaging, 5th ed. Mosby, St Louis, p.2611-2677, 2011.
2) Reddy SM, Mian A, Nadgir R, et al: Finding a needle in a haystack: review of imaging to identify parathyroid adenoma. Neurographics 1: 96-104, 2011.

副甲状腺過形成
parathyroid hyperplasia

齋藤尚子

症例1 40歳代，男性．慢性腎不全のため血液透析療法を長期間にわたり施行されている．血液検査でi-PTHの異常高値（1200pg/mℓ）．超音波検査を施行したところ，両側副甲状腺の腫大を指摘．

図1-A　T1強調像

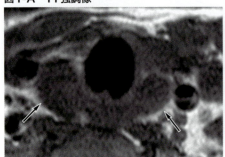

図1-B　T2強調像

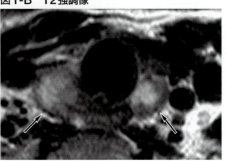

図1-C　T2強調冠状断像

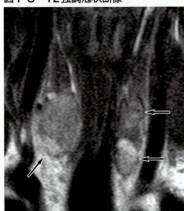

図1-D　^{99m}Tc-MIBIシンチグラム

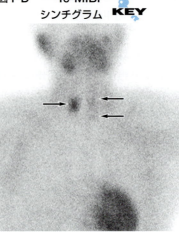

症例2 40歳代，男性．多発性内分泌腫瘍症（MEN 1型）．

図2-A　造影CT（副甲状腺レベル）

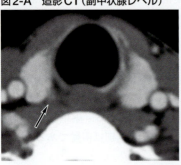

図2-B　造影T1強調冠状断像（下垂体）

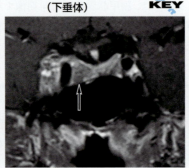

図2-C　造影CT（動脈相，膵レベル）

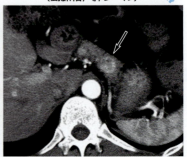

画像の読影

症例1：甲状腺両葉下極と左葉上極の背側に，T1強調像で低信号（図1-A；→），T2強調像で高信号を示す腫瘤を認める（図1-B, C；→）．^{99m}Tc-MIBIシンチグラムで，腫瘤に一致した集積を認める（図1-D；→）．

長期慢性腎不全による2次性副甲状腺機能亢進症と診断され，両側副甲状腺（3腺）摘出術が施行された．

症例2：造影CTで，甲状腺右葉上極レベルの背側に，増強効果を示す小腫瘤を認める（図2-A；→）．造影T1強調冠状断像では，下垂体前葉右側に腫瘤を認める（図2-B；→）．造影CT動脈相にて，膵体尾部に辺縁優位に強い増強効果を伴う腫瘤を認める（図2-C；→）．膵腫瘍切除術が行われ，神経内分泌腫瘍であった．

一般的知識と画像所見

原発性副甲状腺機能亢進症の約6%が腺過形成によるものであり[1]，家族性副甲状腺過形成や多発性内分泌腫瘍症(MEN)，続発性副甲状腺機能亢進症に認められる[1]．

MENは常染色体優性遺伝疾患で，2つまたはそれ以上の機能亢進を示す内分泌腫瘍を有する．MENの中で副甲状腺病変を示すものは，MEN 1型と2A型である（表）．MEN 1型の原因遺伝子は*MEN1*遺伝子で，原発性副甲状腺機能亢進症，膵神経内分泌腫瘍，下垂体腺腫を有する特徴がある．この中で副甲状腺機能亢進症は最もよく認める症状で，複数の腺過形成によることが多い[1]．MEN 2A型は*RET*癌遺伝子が原因で，褐色細胞腫，甲状腺髄様癌，副甲状腺機能亢進症を特徴とする．MEN 2A型も複数の腺過形成によるが，MEN 1型の方が症状の程度が重い[1]．

続発性副甲状腺機能亢進症は，副甲状腺以外の病変が原因となり低カルシウム血症が生じることにより，PTHの過剰分泌が起こる疾患である．PTHの過剰分泌が長期に持続すると，副甲状腺はびまん性過形成，さらには結節性過形成を生じる．長期透析患者に伴う合併症が最多原因である[1]．

画像所見 副甲状腺過形成の典型例は，4腺すべてが影響を受け対称性に腫大するが，非対称性のこともある[2]．副甲状腺は，びまん性または結節状に腫大するが，過形成は腺腫と比較して小さいことが多く，いずれの検査法でも検出困難なことが多い[1,2]．副甲状腺過形成の診断の感度は，通常のCTやMRIでは30〜70%，^{99m}Tc-MIBIシンチグラフィでは50〜75%と低い[1]．

鑑別診断のポイント

副甲状腺機能亢進症を来す病変として，副甲状腺腺腫が鑑別に挙げられる．腺腫は単一腺腫であることがほとんどで，過形成では複数の腺が腫大する．腎不全の病歴やMENの家族歴の聴取が非常に重要である．

表　副甲状腺疾患を伴う多発性内分泌腫瘍症（MEN）

MEN 1型	MEN 2A型
下垂体腺腫	甲状腺髄様癌
膵神経内分泌腫瘍	副腎褐色細胞腫
副甲状腺過形成	副甲状腺過形成

::: 参考文献 :::

1) Loevner LA: Anatomy and pathology of the thyroid and parathyroid glands. *In* Som PM, Curtin HD (eds); Head and neck imaging, 5th ed. Mosby, St Louis, p.2611-2677, 2011.
2) Reddy SM, Mian A, Nadgir R, et al: Finding a needle in a haystack: review of imaging to identify parathyroid adenoma. Neurographics 1: 96-104, 2011.

副甲状腺嚢胞
parathyroid cyst

齋藤尚子

症例1 70歳代，女性．2年前頃から嚥下時の違和感があり，徐々に症状が強くなってきたため来院．CT検査を施行．

図1-A 造影CT

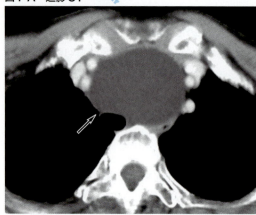

図1-B 造影CT冠状断像

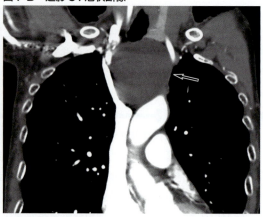

症例2 60歳代，女性．血液検査で，高カルシウム血症とi-PTH高値．

図2-A 造影CT

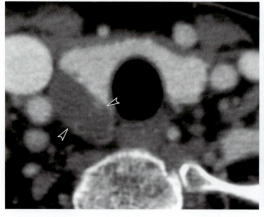

図2-B ^{99m}Tc-MIBIシンチグラフィと造影CTのfusion画像

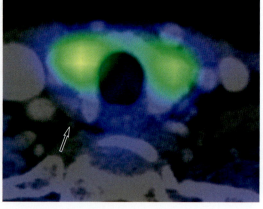

画像の読影

症例1：造影CTで，甲状腺直下レベルから上縦隔にかけて，境界明瞭な囊胞性腫瘤を認める（図1-A, B；►）．腫瘤内に充実性部分は認められない．

腫瘤摘出術が施行され，囊胞内のi-PTHが高値を示し，非機能性副甲状腺囊胞と診断された．

症例2：造影CTで，甲状腺右葉下極レベルの背側から外側に接して囊胞性腫瘤を認める．腫瘤には，わずかな造影効果を有する充実性部分がみられる（図2-A；►）．^{99m}Tc-MIBIシンチグラフィと造影CTのfusion画像では，腫瘤への集積はみられない（図2-B；►）．機能性副甲状腺囊胞（囊胞変性した副甲状腺腺腫）と診断された．

一般的知識と画像所見

副甲状腺囊胞は，副甲状腺機能亢進を伴う機能性と，伴わない非機能性とに分類されることが多い．副甲状腺囊胞の成因には諸説あり，①副甲状腺腺腫や過形成の出血や囊胞変性，②副甲状腺組織からの分泌物が溜まり形成される貯留囊胞，③第3，4鰓囊，鰓裂の遺残囊胞，④微小囊胞の癒合による囊胞形成，が挙げられている[1)2)]．機能性副甲状腺囊胞は①で，副甲状腺腺腫のうちで囊胞変性を示す腺腫は約1～4%と少ない[3)]．非機能性副甲状腺囊胞は②～④と考えられている．非機能性が大部分を占め，機能性は11.5～30%に認める[1)]．40～50歳代に好発し，非機能性は男性に，機能性は女性に多いとされる[1)]．

副甲状腺囊胞の発見動機としては，気管，食道，反回神経の圧排症状や，機能性では副甲状腺機能亢進症があるが，無症状のことも多い．大きさでは非機能性の方がやや大きく，これは機能性では副甲状腺機能亢進症状で発見されることが多く，非機能性に比べて早期に発見されるためと考えられている．

確定診断は，囊胞内容液のi-PTH測定による．機能性，非機能性ともに囊胞内のi-PTHが高値である．手術の適応は，機能性症例，有症状症例，穿刺後の再発症例が挙げられている[2)]．

画像所見 非機能性副甲状腺囊胞は，単房性の囊胞性腫瘤として認められる．囊胞変性した副甲状腺腺腫では，わずかな充実性部分を認める．囊胞内はCTで低吸収，T1強調像で低信号，T2強調像で高信号を示すことが多いが，蛋白濃度や粘稠度，出血の存在により様々な信号を呈する[1)3)]．機能性副甲状腺囊胞では，^{99m}Tc-MIBIシンチグラフィで集積を認めるものから認めないものまである[3)]．画像のみでは副甲状腺由来を診断することが困難なこともあり，副甲状腺囊胞の画像診断では，鑑別診断に挙げることが重要であると考える．

鑑別診断のポイント

鑑別疾患は，甲状腺・副甲状腺領域やその近傍の囊胞性疾患が挙げられ，囊胞性甲状腺腫，胸腺囊胞，囊胞変性や中心壊死を伴う転移性リンパ節などがある．副甲状腺囊胞では甲状腺の背側に位置し，サイズが大きくなると支持組織がないため下降することがある．

参考文献

1) Loevner LA: Anatomy and pathology of the thyroid and parathyroid glands. *In* Som PM, Curtin HD (eds)；Head and neck imaging, 5th ed. Mosby, St Louis, p.2611-2677, 2011.
2) 新関浩人，北上英彦，山本高正・他：高カルシウム血症を伴う縦隔内副甲状腺囊胞を胸腔鏡下に切除した1例．日呼外会誌 24: 864-867, 2010.
3) Johnson NA, Yip L, Tublin ME: Cystic parathyroid adenoma: sonographic features and correlation with ^{99m}Tc-sestamibi SPECT findings. AJR 195: 1385-1390, 2010.

11章

リンパ節

検査法のポイント／正常解剖と解剖のKey
リンパ節総論

加藤博基

●●● 検査法のポイント

　頸部リンパ節の評価はCTや超音波検査で行われることが多く，MRIが第1選択となる機会は少ないが，頸部リンパ節転移の診断には造影CTとMRIがほぼ同等の診断能を有する[1]ため，施設ごとに異なる状況を勘案して，検査法を選択すればよい．

CT
　CTは，空間分解能が高く，頸部リンパ節のサイズや形態を評価するのに優れた検査法である．スライス厚が3mm以下の横断像を基本とし，冠状断の再構成像を作成して多断面で評価することが望ましい．単純CTは組織コントラストが低く，リンパ節と周囲の血管や筋肉を正確に分離できないため，腎機能障害，造影剤アレルギー，喘息などの禁忌事項がない限り，造影CTでこれらを分離して評価することが推奨される．また，造影CTは中心壊死を示唆する造影不良域の有無を観察するのに有用である．CTはリンパ節周囲脂肪織の変化も鋭敏に検出できるため，炎症波及や腫瘍浸潤による周囲脂肪織の吸収値上昇を注意深く観察する必要がある（表1）．

MRI
　MRIは，CTに比べて歯科金属補綴物に伴う金属アーチファクトによる影響が少ないため，CTで高度な金属アーチファクトを認める症例には，MRIを施行する価値がある．特に，咽頭後リンパ節はCTで金属アーチファクトの影響を受ける頻度が高く，MRIはCTに比べて咽頭後リンパ節の評価に有用である[2]．MRIによるリンパ節の評価もCTと同様に形態診断が中心になるが，拡散強調像は，リンパ節の検出や質的診断に関連する情報が追加される場合がある（表2）．

表1　CTルーチンの撮影法

	series 1	series 2	series 3	series 4
撮影法	単純CT	単純CT	造影CT	造影CT
表示法	軟部組織条件	軟部組織条件	軟部組織条件	軟部組織条件
撮影面	横断	再構成冠状断	横断	再構成冠状断

表2　MRIルーチンの撮像法

	series 1	series 2	series 3	series 4	series 5	series 6	series 7
パルス系列	T1強調像	T2強調像	拡散強調像	T1強調像	STIR像 or 脂肪抑制T2強調像	脂肪抑制造影T1強調像	脂肪抑制造影T1強調像
撮像面	横断	横断	横断	冠状断	冠状断	横断	冠状断

●●● 正常解剖と解剖のKey

　リンパ節は，リンパ門と呼ばれる陥凹部を有するソラマメ状の形態を示し，表面は線維性被膜で包まれている．リンパ節はリンパ液の濾過装置であり，リンパ節の被膜を貫いて皮質から輸入リンパ管が流入し，リンパ門から輸出リンパ管が流出する．動脈はリンパ門から流入し，静脈はリンパ門から流出する．

　頭頸部におけるリンパ節解剖は，Rouvièreによる分類が基本となるが，現在では頭頸部癌取扱

表3 頸部リンパ節の分類

AJCC 8th ed.（レベル分類）		頭頸部癌取扱い規約 第6版
I	IA（オトガイ下リンパ節）	オトガイ下リンパ節
	IB（顎下リンパ節）	顎下リンパ節 腺前リンパ節 血管前リンパ節 血管後リンパ節 腺後リンパ節
II（上内深頸リンパ節；広義）	IIA（上内深頸リンパ節；狭義）	上内深頸リンパ節
	IIB（副神経リンパ節；最上部）	
III（中内深頸リンパ節）		中内深頸リンパ節
IV（下内深頸リンパ節）		下内深頸リンパ節
V（副神経リンパ節）	VA（上部）	副神経リンパ節
	VB（下部）	
VI（臓側リンパ節）		前頸部リンパ節 前頸静脈リンパ節 喉頭前リンパ節 甲状腺前リンパ節 気管前リンパ節 気管傍リンパ節 咽頭周囲リンパ節
VII（上縦隔リンパ節）		
その他 　後頭下リンパ節 　咽頭後リンパ節 　傍咽頭リンパ節 　頰筋（顔面）リンパ節 　耳介前リンパ節 　耳下腺周囲（耳下腺内）リンパ節		その他 　浅頸リンパ節 　鎖骨上窩リンパ節 　耳下腺リンパ節 　　耳介前リンパ節 　　耳下リンパ節 　　耳下腺内リンパ節

（文献3）4）より改変して転載）

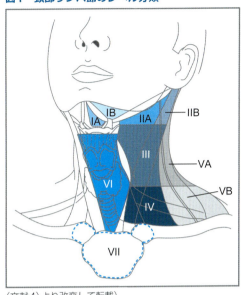

図1 頸部リンパ節のレベル分類

（文献4）より改変して転載）

い規約[3]やAJCC（American Joint Committee on Cancer）の分類[4]が広く用いられている（表3）．リンパ節のレベル分類[4,5]について図1，図2に示す．

IA（オトガイ下リンパ節）

上方境界は顎舌骨筋，下方境界は舌骨，左右の顎二腹筋前腹の間に位置する．口腔底，舌の前部，下顎歯槽堤の前部，下唇の癌が転移する危険性がある．

IB（顎下リンパ節）

上方境界は顎舌骨筋，下方境界は舌骨，内側境界は顎二腹筋前腹の内側縁，外側境界は下顎骨の内側縁または広頸筋，後方境界は顎下腺の後縁である．口腔，鼻腔の前部，皮膚，顔面中央の軟部組織，顎下腺の癌が転移する危険性がある．

II（上内深頸リンパ節；広義）

上方境界は頭蓋底，下方境界は舌骨体部の下縁，前方境界は顎下腺の後縁，後方境界は胸鎖乳突筋の後縁，内側境界は内頸動脈または総頸動脈の内側縁，外側境界は胸鎖乳突筋の内側縁である．頭蓋底から2cm以内の領域は，頸動脈鞘の前方・外側・後方が上内深頸リンパ節（II），内頸動脈の内側が咽頭後リンパ節に属する．口腔，鼻腔，上咽頭，中咽頭，下咽頭，喉頭，耳下腺の癌が転移

図2 造影CTにおけるレベル分類（50歳代，男性　悪性リンパ腫）

図2-A　口腔底レベル
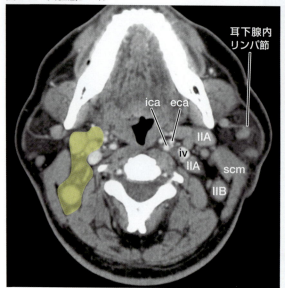

図2-B　舌骨レベル
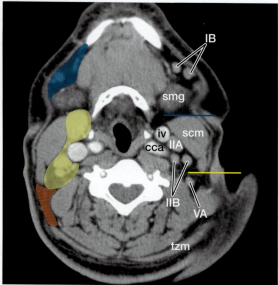

図2-C　甲状軟骨（舌骨下）レベル
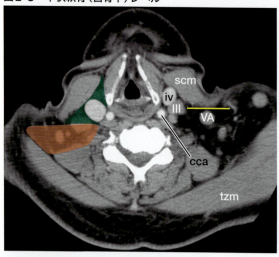

図2-D　甲状腺（輪状軟骨下）レベル
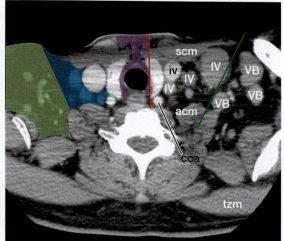

解剖名		
acm	前斜角筋	anterior scalene muscle
cca	総頸動脈	common carotid artery
eca	外頸動脈	external carotid artery
ica	内頸動脈	internal carotid artery
iv	内頸静脈	internal jugular vein
scm	胸鎖乳突筋	sternocleidomastoid muscle
smg	顎下腺	submandibular gland
tzm	僧帽筋	trapezius muscle

色線
青線：顎下腺の後縁
黄線：胸鎖乳突筋の後縁
赤線：総頸動脈の内側縁
緑線：胸鎖乳突筋の後縁と前斜角筋の後外側縁を結ぶ斜線

色で囲んだ領域
水色：IB
黄色：II
緑色：III
青色：IV
橙色：VA
黄緑色：VB
紫色：VI

する危険性がある.

　IIA（上内深頸リンパ節；狭義）：内頸静脈の内側・前方・外側に位置するか，内頸静脈に接して内頸静脈の後方に位置する.

　IIB（副神経リンパ節；最上部）：内頸静脈に接することなく，内頸静脈の後方に位置する.

III（中内深頸リンパ節）

　上方境界は舌骨体部の下縁，下方境界は輪状軟骨の下縁，前方境界は胸骨舌骨筋の外側縁，後方境界は胸鎖乳突筋の後縁，内側境界は総頸動脈の内側縁，外側境界は胸鎖乳突筋の内側縁である．口腔，上咽頭，中咽頭，下咽頭，喉頭の癌が転移する危険性がある．

IV（下内深頸リンパ節）

　上方境界は輪状軟骨の下縁，下方境界は鎖骨，内側境界は総頸動脈の内側縁である．胸鎖乳突筋の後縁と前斜角筋の後外側縁を結ぶ斜線の前内側，胸鎖乳突筋の後内側である．下咽頭，甲状腺，頸部食道，喉頭の癌が転移する危険性がある．

V（副神経リンパ節）

　上方境界は頭蓋底で胸鎖乳突筋付着部の後縁，下方境界は鎖骨，前方境界は胸鎖乳突筋の後縁，後方境界は僧帽筋の前縁である．上咽頭，中咽頭，後方の頭皮や頸部の癌が転移する危険性がある．

　VA（副神経リンパ節；上部）：上方境界は頭蓋底，下方境界は輪状軟骨の下縁である．

　VB（副神経リンパ節；下部）：上方境界は輪状軟骨の下縁，下方境界は鎖骨である．胸鎖乳突筋の後縁と前斜角筋の後外側縁を結ぶ斜線の後外側である．

VI（臓側リンパ節）

　上方境界は舌骨体部の下縁，下方境界は胸骨柄の上縁，前方境界は皮膚または広頸筋，後方境界は気管と食道の間である．左右の内頸動脈または総頸動脈の内側縁の間に位置する．甲状腺，声帯や声門下の喉頭，梨状陥凹の尖部，頸部食道の癌が転移する危険性がある．

VII（上縦隔リンパ節）

　上方境界は胸骨柄の上縁，下方境界は腕頭静脈である．左右の総頸動脈の内側縁の間に位置する．

咽頭後リンパ節

　頭蓋底より2cm以内で内頸動脈の内側である．内側群と外側群（Rouvièreリンパ節）に分類され，外側咽頭後リンパ節は頸長筋の前外側，内頸動脈の内側である．上咽頭癌で転移する頻度が高いが，進行癌では中下咽頭癌などでもしばしば転移する．

耳下腺周囲（耳下腺内）リンパ節

　大唾液腺の被膜形成（被包化）の時期は耳下腺で最も遅いため，耳下腺のみが実質内にリンパ節を含む．顔面の上中部に発生した皮膚癌（扁平上皮癌，悪性黒色腫）で転移する頻度が高い．

参考文献

1) Wu LM, Xu JR, Liu MJ, et al: Value of magnetic resonance imaging for nodal staging in patients with head and neck squamous cell carcinoma: a meta-analysis. Acad Radiol 19: 331-340, 2012.
2) Kato H, Kanematsu M, Watanabe H, et al: Metastatic retropharyngeal lymph nodes: comparison of CT and MR imaging for diagnostic accuracy. Eur J Radiol 83: 1157-1162, 2014.
3) 日本頭頸部癌学会（編）；頭頸部癌取扱い規約，第6版．金原出版，p.4-7, 2018.
4) Amin MB, Edge SB, Greene FL, et al(eds); AJCC Cancer Staging Manual, 8th ed. Springer, New York, p.58-72, 2017.
5) Som PM, Curtin HD, Mancuso AA: Imaging-based nodal classification for evaluation of neck metastatic adenopathy. AJR 174: 837-844, 2000.

転移リンパ節
metastatic lymph node

加藤博基

症例1 50歳代，男性．左下咽頭癌．病期診断目的の造影CTで，右顎下リンパ節を指摘．

図1　造影CT

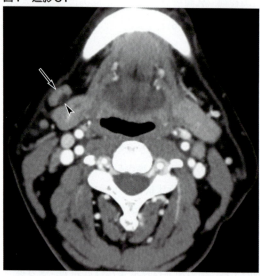

症例3 50歳代，男性．左中咽頭癌（HPV陰性）．病期診断目的の造影CTで，左上内深頸リンパ節を指摘．

図3　造影CT **KEY**

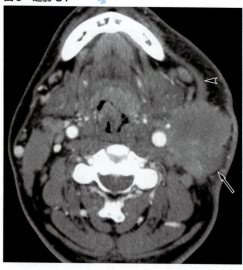

症例2 60歳代，男性．右舌癌．化学放射線治療の治療効果判定目的の造影CTで，右上内深頸リンパ節が出現．

図2-A　造影CT **KEY**

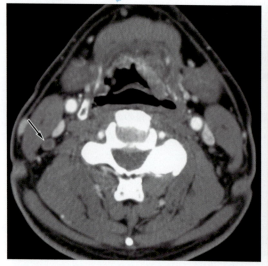

図2-B　脂肪抑制造影T1強調像

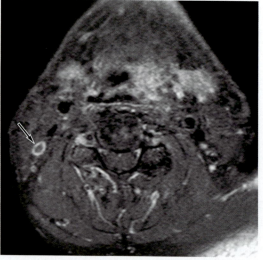

画像の読影

症例1：造影CTで，右顎下リンパ節（図1；→）のリンパ門（図1；▶）が明瞭に確認できる．
化学放射線治療後に経過観察されているが，経時的変化はない．反応性腫大である．

症例2：造影CTと脂肪抑制造影T1強調像にて，右上内深頸リンパ節に中心壊死を示す造影不良域を認め，リング状に造影される（図2-A, B；→）．
右頸部郭清術が施行され，病理学的にリンパ節転移と診断された．

症例3：造影CTで，不明瞭な辺縁の左上内深頸リンパ節を認め（図3；→），隣接する広頸筋が肥厚している（図3；▶）．被膜外浸潤を伴うリンパ節転移である．
化学放射線治療でリンパ節は著明に縮小し，治療後1年以上，縮小を維持している．

一般的知識と画像所見

リンパ節転移の診断にはリンパ流を意識することが重要であり，口腔癌（I～III）と咽喉頭癌（II～V）では，リンパ節転移の好発部位が異なる．リンパ節の形態診断では大きさ，形状，内部性状，辺縁性状を評価する．

大きさによるリンパ節転移の診断は，長径より短径を基準とした方が高い診断能を示すとされており，上内深頸リンパ節で短径11mm，その他のリンパ節で短径10mmを基準とすることが多いが[1]，大きさだけの評価では十分な診断能が得られず，微小転移に起因する低い感度（偽陰性）が問題となる．形状で注目すべき部位はリンパ門であり，転移リンパ節ではリンパ門を示す陥凹部が消失することが多いが，微小転移の場合はリンパ門が保たれることがある．

画像所見 CTでは，リンパ門に入り込む脂肪の吸収値が検出できれば，リンパ門が存在していると判断できるが，脂肪の吸収値を中心壊死と誤認すると偽陽性になるため，診断精度を上げるためには，できるだけ薄いスライス厚（少なくとも3mm以下）の画像で評価する．

内部性状で注目すべき所見は中心壊死であり，リンパ節内の中心壊死は，腫瘍浸潤による血液供給不足やリンパ流閉塞の結果として生じる．特に，頭頸部扁平上皮癌のリンパ節転移診断において，中心壊死は転移と診断できる信頼性の高い所見であるため，造影CTまたは造影MRIで，リンパ節内部の増強不良を正確に評価する必要がある．また，辺縁性状として注目すべき所見は被膜外浸潤（節外浸潤）であり，造影CTで被膜外浸潤を示す所見として，不明瞭な辺縁，リンパ節被膜の不整な増強効果，隣接する脂肪/筋への浸潤などが挙げられる[2]．

鑑別診断のポイント

既に原発巣が判明している場合は鑑別診断に迷うことはないため，可能な限り臨床情報を収集してから画像診断に臨む．中心壊死を伴う場合は，化膿性リンパ節炎や結核性リンパ節炎との鑑別診断が重要となるが，化膿性リンパ節炎や結核性リンパ節炎の壊死領域よりリンパ節転移の壊死領域の方が，拡散強調像のADC値が高い．

参考文献

1) van den Brekel MW, Stel HV, Castelijns JA, et al: Cervical lymph node metastasis: assessment of radiologic criteria. Radiology 177: 379-384, 1990.
2) Prabhu RS, Magliocca KR, Hanasoge S, et al: Accuracy of computed tomography for predicting pathologic nodal extracapsular extension in patients with head-and-neck cancer undergoing initial surgical resection. Int J Radiat Oncol Biol Phys 88: 122-129, 2014.

転移リンパ節（扁平上皮癌HPV陰性）
metastatic lymph node（squamous cell carcinoma HPV-negative）

加藤博基

症例1 70歳代，男性．右中咽頭癌（HPV陰性）．病期診断目的の造影CTで，右上内深頸リンパ節を指摘．

図1-A 造影CT

図1-B 脂肪抑制造影T1強調像

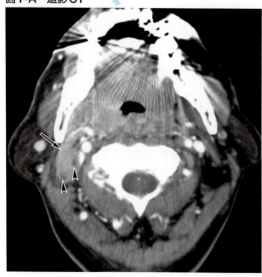
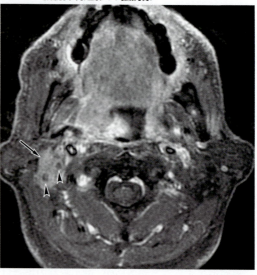

症例2 60歳代，男性．左中咽頭癌（HPV陰性）．病期診断目的の造影CTで，左上内深頸リンパ節を指摘．

図2-A 造影CT

図2-B 脂肪抑制造影T1強調像

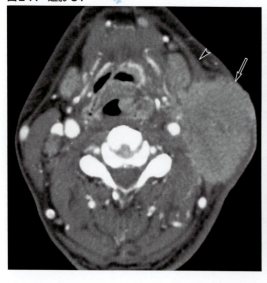
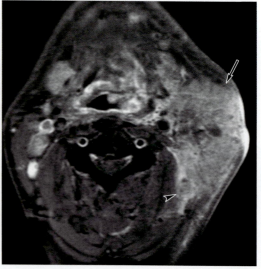

画像の読影

症例1：造影CTと脂肪抑制造影T1強調像で，右上内深頸リンパ節の大部分には増強効果を認めるが（図1-A, B；→），内部に中心壊死を示す，小さな造影不良域が散見される（図1-A, B；▶）．化学放射線治療後に右頸部郭清術が施行され，病理学的にリンパ節転移と診断された．

症例2：造影CTと脂肪抑制造影T1強調像で，不明瞭な辺縁の左上内深頸リンパ節を認める（図2-A, B；→）．隣接する広頸筋が肥厚し（図2-A；▶），リンパ節周囲に境界不明瞭な造影効果を認め（図2-B；▶），被膜外浸潤と診断できる所見である．化学療法後にセツキシマブ併用放射線治療が施行されたが，腫瘍の増大を制御できず，初診から約1年で永眠された．

一般的知識と画像所見

ヒトパピローマウイルス（human papillomavirus；HPV）陰性中咽頭癌は，喫煙・飲酒が危険因子となり，高齢男性に好発し，中咽頭のあらゆる部位に発生する．HPV陰性中咽頭癌はHPV陽性中咽頭癌と比べて予後不良であり，リンパ節転移の数・部位・サイズによって予後が異なるため，N因子が詳細に分類されている（表）[1]．

HPV陰性中咽頭癌のリンパ節転移において，被膜外浸潤（節外浸潤）は局所制御，遠隔転移，生存率などに関連する重要な予後不良因子とされており，術後に放射線治療や化学放射線治療を追加する判断基準にもなる[2,3]．HPV陰性中咽頭癌のリンパ節転移は，被膜外浸潤が陽性であればリンパ節転移の数，部位，サイズにかかわらずN3bとなるため（表）[1]，原発巣がHPV陰性中咽頭癌と診断されていれば，リンパ節転移の被膜外浸潤の有無を詳細に評価する必要がある．

画像所見 前項「転移リンパ節」の記述に準ずる．

鑑別診断のポイント

HPV陽性中咽頭癌と比較した場合，HPV陰性中咽頭癌は分化度が高いため，拡散強調像のADC値が高い傾向を示す．

表　HPV陰性中咽頭癌のN因子

N0		所属リンパ節転移なし
N1		同側，単発，3cm以下，被膜外浸潤なし
N2	N2a	同側，単発，3〜6cm，被膜外浸潤なし
	N2b	同側，多発，6cm以下，被膜外浸潤なし
	N2c	両側/対側，6cm以下，被膜外浸潤なし
N3	N3a	6cm以上，被膜外浸潤なし
	N3b	単発または多発，被膜外浸潤あり

（文献1）より改変して転載）

参考文献

1) Amin MB, Edge SB, Greene FL, et al (eds)；AJCC Cancer Staging Manual, 8th ed. Springer, New York, p.129, 2017.
2) Iyer NG, Dogan S, Palmer F, et al: Detailed analysis of clinicopathologic factors demonstrate distinct difference in outcome and prognostic factors between surgically treated HPV-positive and negative oropharyngeal cancer. Ann Surg Oncol 22: 4411-4421, 2015.
3) Mermod M, Tolstonog G, Simon C, et al: Extracapsular spread in head and neck squamous cell carcinoma: a systematic review and meta-analysis. Oral Oncol 62: 60-71, 2016.

転移リンパ節（扁平上皮癌HPV陽性）
metastatic lymph node（squamous cell carcinoma HPV-positive）

加藤博基

症例1 70歳代，女性．左中咽頭癌（HPV陽性）．病期診断目的の造影CTで，左上内深頸領域に嚢胞性病変を指摘．

図1-A　造影CT

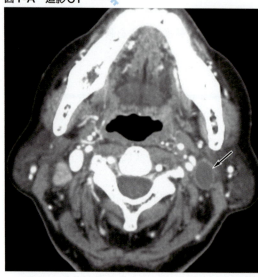

図1-B　脂肪抑制造影T1強調像

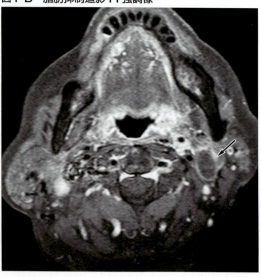

症例2 60歳代，男性．左中咽頭癌（HPV陽性）．前立腺癌に対してFDG-PETを施行したところ，左中咽頭と左上内深頸リンパ節に集積亢進を指摘．

図2-A　造影CT

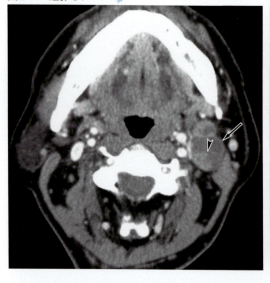

図2-B　脂肪抑制造影T1強調像

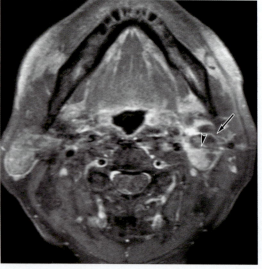

画像の読影

症例1：造影CTと脂肪抑制造影T1強調像で，左上内深頸領域に薄壁の単房性嚢胞性病変を認める（図1-A, B；→）．嚢胞壁は全周性に薄く，リング状に淡く造影される．

化学療法後にセツキシマブ併用放射線治療が施行され，いったんは原発巣およびリンパ節転移が著明に縮小したが，局所再発および肺転移が出現し，初診から約1年で永眠された．

症例2：造影CTと脂肪抑制造影T1強調像で，左上内深頸領域に多房性嚢胞性病変を認め（図2-A, B；→），内部には増強効果を示す乳頭状の充実成分を認める（図2-A, B；▶）．

化学放射線治療により，リンパ節は著明に縮小した．左頸部郭清術が施行されたが，化学放射線治療が奏効し，病理組織診断で悪性像は認めなかった．

一般的知識と画像所見

HPVは，女性の外陰部をはじめ，男性の亀頭や陰茎，陰嚢，肛門周囲などの皮膚や粘膜に存在し，中咽頭癌・子宮頸癌・腟癌・肛門管癌・陰茎癌の危険因子となる．HPVは単層上皮である扁桃陰窩に到達しやすく，HPV陽性中咽頭癌は口蓋扁桃・舌根扁桃に好発する．

一般的に，HPV陽性中咽頭癌はHPV陰性中咽頭癌と比べてN因子が進行していることが多いが，化学放射線治療が奏効する頻度が高く，再発率が低くて予後は良好である[2]．HPV陽性中咽頭癌のリンパ節転移は被膜外浸潤（節外浸潤）の有無で予後に差がないため，原発巣がHPV陽性中咽頭癌と診断されていれば，リンパ節転移における被膜外浸潤を評価する必要はない（表）[1]．

画像所見 HPV陽性中咽頭癌のリンパ節転移は，増強される2mm以下の薄い被膜を伴う単房性または多房性の嚢胞状リンパ節として認められることが多い[3,4]．嚢胞内には乳頭状の充実成分を認めることがある．

鑑別診断のポイント

上頸部に嚢胞性病変を認めた場合には，第2鰓裂嚢胞やリンパ管腫（リンパ管奇形）の他に，HPV陽性中咽頭癌のリンパ節転移を鑑別に挙げる必要がある．第2鰓裂嚢胞は単房性の場合が多いのに対し，リンパ管腫（リンパ管奇形）は多房性の場合が多い．第2鰓裂嚢胞やリンパ管腫（リンパ管奇形）は感染を合併すると壁肥厚を示すが，これらは一般的に充実成分を伴わないため，上頸部の嚢胞性病変に乳頭状の充実成分を認める場合は，HPV陽性中咽頭癌のリンパ節転移を疑う．

表 HPV陽性中咽頭癌のN因子

N0	所属リンパ節転移なし
N1	同側，6cm以下
N2	両側／対側，6cm以下
N3	6cm以上

（文献1）より改変して転載）

参考文献

1) Amin MB, Edge SB, Greene FL, et al (eds); AJCC Cancer Staging Manual, 8th ed. Springer, New York, p.120, 2017.
2) Fujita A, Buch K, Truong MT, et al: Imaging characteristics of metastatic nodes and outcomes by HPV status in head and neck cancers. Laryngoscope 126: 392-398, 2016.
3) Cantrell SC, Peck BW, Li G, et al: Differences in imaging characteristics of HPV-positive and HPV-negative oropharyngeal cancers: a blinded matched-pair analysis. AJNR 34: 2005-2009, 2013.
4) Morani AC, Eisbruch A, Carey TE, et al: Intranodal cystic changes: a potential radiologic signature/biomarker to assess the human papillomavirus status of cases with oropharyngeal malignancies. J Comput Assist Tomogr 37: 343-345, 2013.

転移リンパ節（甲状腺癌）
metastatic lymph node (thyroid cancer)

加藤博基

症例1 40歳代，男性．右頸部に可動性のある腫瘤を触知．

図1　単純CT

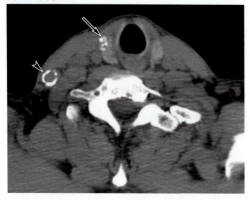

症例2 30歳代，女性．感冒で近医を受診した際に左頸部腫瘤を指摘．

図2-A　造影CT　　　　図2-B　T2強調像　　　　図2-C　T1強調像　**KEY**

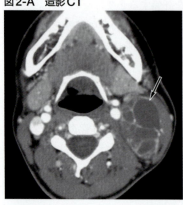 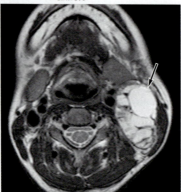 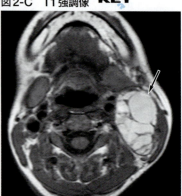

症例3 70歳代，女性．検診で左頸部リンパ節腫大を指摘．

図3　造影CT

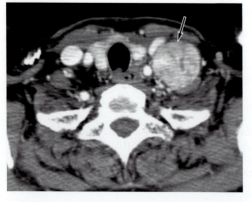

症例4 40歳代，女性．2週間前に右頸部腫瘤を自覚．

図4　造影CT　**KEY**

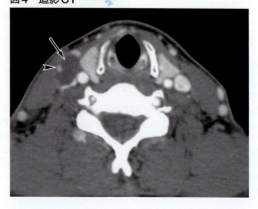

画像の読影

症例1：単純CTで，甲状腺右葉結節（図1；→）と右副神経リンパ節（図1；▶）に石灰化を認める．
甲状腺右葉切除術，右頸部郭清術が施行され，甲状腺乳頭癌のリンパ節転移と診断された．

症例2：左上内深頸領域に多房性嚢胞性病変を認め（図2-A〜C；→），内容液がT1強調像で高信号を示す（図2-C；→）．甲状腺左葉に，石灰化を伴う充実性腫瘍を認めた（非提示）．
甲状腺全摘術，左頸部郭清術が施行され，甲状腺乳頭癌のリンパ節転移と診断された．

症例3：造影CTで，不均一に強く増強される左副神経リンパ節を認める（図3；→）．甲状腺左葉に，石灰化を伴う充実性腫瘍を認めた（非提示）．
甲状腺左峡葉切除術，左頸部郭清術が施行され，甲状腺乳頭癌のリンパ節転移と診断された．

症例4：造影CTで，嚢胞性の右中内深頸リンパ節（図4；→）に強く増強される壁在結節（図4；▶）を認める．CTで甲状腺に異常を認めなかったが，超音波検査で右葉に小結節を認めた．
甲状腺右葉切除術，右頸部郭清術が施行され，甲状腺乳頭癌のリンパ節転移と診断された．

一般的知識と画像所見

甲状腺癌のリンパ節転移は，central neckと呼ばれるレベルⅥ（臓側リンパ節），Ⅶ（上縦隔リンパ節）に転移しやすく，レベルⅥの中でも甲状腺近傍に好発する．lateral neckと呼ばれるレベルⅡ（上内深頸リンパ節：ⅡA＞ⅡB），Ⅲ（中内深頸リンパ節），Ⅳ（下内深頸リンパ節），Ⅴ（副神経リンパ節，特に鎖骨上窩リンパ節）にも転移するが，レベルⅠに転移することは少ない．

CTで甲状腺癌のリンパ節転移を検索する場合は，所属リンパ節を意識して気管分岐部まで撮影範囲に含める必要がある．また，甲状腺癌のリンパ節転移は小さいことも多く，短径10mmを基準にすると偽陰性が増えるため，長径5mmを基準とする報告もある[1]．

画像所見 甲状腺癌のリンパ節転移は，多彩な画像所見を示すことが知られている[2,3]．一般的に頸部リンパ節に石灰化を伴う頻度は低いが，甲状腺癌のリンパ節転移には，しばしば石灰化を伴う．また，壊死または嚢胞変性を伴うことが多く，その領域がリンパ節の大部分を占めると，薄壁嚢胞として認められることがある．同領域には出血やサイログロブリンを含むため，T1強調像で高信号を示すことが特徴的である．

甲状腺癌は多血性であるため，リンパ節転移の充実成分が甲状腺実質に類似した強い造影効果を示すことがあるが，造影効果が乏しい場合もある．また，リンパ節転移が先に発見された後に，甲状腺の微小病変が発見されるオカルト癌の場合があるため，若年者で甲状腺近傍のリンパ節が上記の画像所見を示した場合は，甲状腺癌を疑って甲状腺を精査する必要がある．

鑑別診断のポイント

甲状腺癌のリンパ節転移は甲状腺近傍の下頸部，HPV陽性中咽頭癌のリンパ節転移は上頸部に好発するため，局在から嚢胞性リンパ節転移の原発巣を推測できる．甲状腺癌のリンパ節転移は壊死領域がT1強調像で高信号を示すことが多く，他の嚢胞性病変との鑑別に有用な所見である．

参考文献

1) Ahn JE, Lee JH, Yi JS, et al: Diagnostic accuracy of CT and ultrasonography for evaluating metastatic cervical lymph nodes in patients with thyroid cancer. World J Surg 32: 1552-1558, 2008.
2) Som PM, Brandwein M, Lidov M, et al: The varied presentations of papillary thyroid carcinoma cervical nodal disease: CT and MR findings. AJNR 15: 1123-1128, 1994.
3) Saindane AM: Pitfalls in the staging of cancer of thyroid. Neuroimaging Clin N Am 23: 123-145, 2013.

悪性リンパ腫
malignant lymphoma

加藤博基

症例1 60歳代，男性．2週間前に左耳下部の腫瘤を自覚．

図1-A　造影CT

図1-B　T2強調像

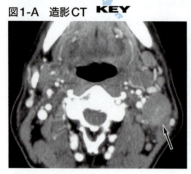
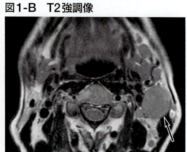

図1-C　拡散強調像（b＝1000s/mm²）

図1-D　ADC map

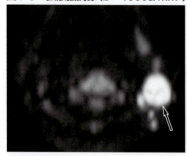
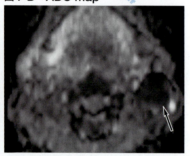

症例2 60歳代，女性．3か月前から右頸部腫脹を自覚．

図2-A　造影CT

図2-B　T2強調像

図2-C　脂肪抑制造影T1強調像

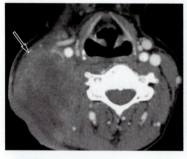
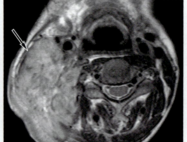
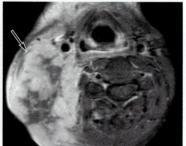

症例3 40歳代，男性．半年前から咽頭の違和感と痛みを自覚．

図3-A　単純CT（治療前）

図3-B　単純CT（治療後）

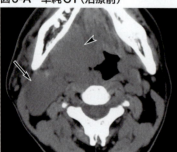
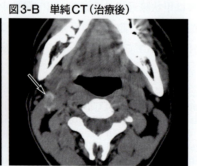

画像の読影

症例1：造影CTおよびT2強調像で，内部が均一な左上内深頸リンパ節を認め（図1-A, B；→），拡散強調像で強い高信号を示し（図1-C；→），ADC値が著明に低下している（図1-D；→）．

リンパ節生検により，びまん性大細胞型リンパ腫と診断された．化学放射線治療で完全寛解となったが，2年半後に右頸部に再発した．

症例2：右上内深頸領域に塊状の腫瘤を認め（図2-A〜C；→），中心壊死や被膜外浸潤を伴っている．

リンパ節生検により，びまん性大細胞型リンパ腫と診断された．化学放射線治療で完全寛解となり，治療後6年以上を無再発で経過している．

症例3：単純CTで，治療前の右上内深頸リンパ節（図3-A；→）と右中咽頭〜舌根部の腫瘤（図3-A；▶）は均一な低吸収を示すが，治療後の縮小した右上内深頸リンパ節（図3-B；→）に石灰化を認める．

中咽頭生検により，びまん性大細胞型リンパ腫と診断された．化学放射線治療で完全寛解となり，治療後10年以上を無再発で経過している．

一般的知識と画像所見

悪性リンパ腫は，Hodgkinリンパ腫（Hodgkin's lymphoma）と非Hodgkinリンパ腫（non-Hodgkin's lymphoma）に二分され，わが国では約95％が非Hodgkinリンパ腫である．非Hodgkinリンパ腫はB細胞性とT/NK細胞性に大別され，さらに多くの組織型に細分化されている．わが国では，B細胞性が約80％，T/NK細胞性が約15％を占め，びまん性大細胞型リンパ腫（diffuse large B-cell lymphoma）が最多の組織型である．それぞれの組織型は，低悪性度（indolent），中悪性度（aggressive），高悪性度（highly aggressive）に分類される．

また発生部位により，リンパ節に発生する節性，リンパ節以外の臓器に発生する節外性に分類される．頸部節性リンパ腫は無痛性であり，リンパ節が存在するあらゆる部位に発生する．数や分布は片側単発から両側多発まで様々だが，複数のレベルに及ぶ多発病変を形成することが多い．

画像所見 一般的には境界明瞭・辺縁平滑であるが，隣接する腫大リンパ節が癒合傾向を示すことがあり，高悪性度リンパ腫では被膜外浸潤がしばしば認められる[1)2)]．治療前の節性リンパ腫の多くは，均一な吸収値・信号強度・造影効果を示す充実性の腫瘤であるが，高悪性度リンパ腫では内部に壊死や囊胞変性を伴う傾向がある[1)2)]．超音波検査では，内部に取り残された小血管が確認できることがある．治療前に石灰化を伴うことはほとんどないが，治療後には石灰化を認めることがある[1)2)]．

鑑別診断のポイント

3cm以上に腫大した頸部リンパ節に壊死を認めない場合は，悪性リンパ腫を疑う．充実成分は細胞密度が高いことを反映して，拡散強調像のADC値が著明に低下するため，頸部リンパ節腫大を来す他の疾患との鑑別に有用である．

参考文献

1) Weber AL, Rahemtullah A, Ferry JA: Hodgkin and non-Hodgkin lymphoma of the head and neck: clinical, pathologic, and imaging evaluation. Neuroimaging Clin N Am 13: 371-392, 2003.
2) Aiken AH, Glastonbury C: Imaging Hodgkin and non-Hodgkin lymphoma in the head and neck. Radiol Clin North Am 46: 363-378, 2008.

ウイルス性リンパ節炎
viral lymphadenitis

加藤博基

症例1 10歳以下，男児．1か月前に発熱と咳嗽があり，いったん改善していたが，1週間前から38℃台の発熱が続くようになり，両側頸部に腫脹・圧痛が出現．

図1-A　T2強調像　**KEY**

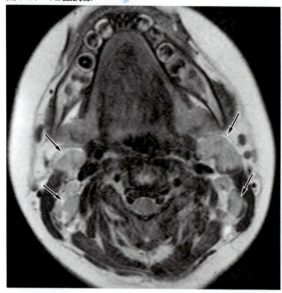

図1-B　脂肪抑制T2強調冠状断像　**KEY**

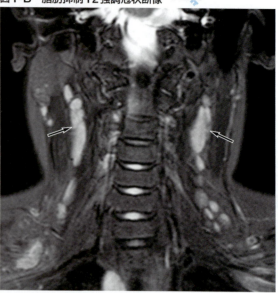

症例2 10歳代，女性．4日前から39℃台の発熱があり，摂水障害と呼吸困難を認めた．近医で，扁桃の腫脹・発赤と両側頸部のリンパ節腫大を指摘．

図2-A　造影CT

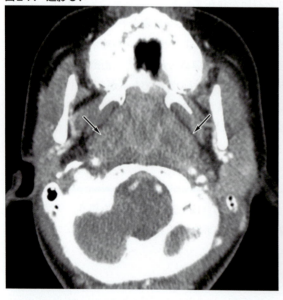

図2-B　造影CT

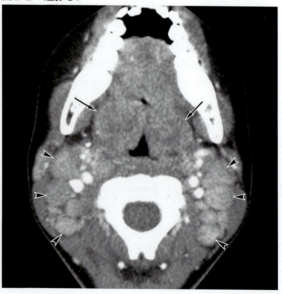

■画像の読影

症例1：T2強調像で，両側上内深頸領域に内部が均一なリンパ節が，左右対称性に多発している（図1-A, B；→）．中心壊死やリンパ節周囲の脂肪織混濁は認めない．

血液検査では，パルボウイルスの抗体価が上昇していた．パルボウイルス感染症に血球貪食症候群を合併していたが，保存的治療でリンパ節は縮小した．

症例2：造影CTで，咽頭扁桃（図2-A；→）および両側口蓋扁桃（図2-B；→）が著明に腫脹しており，中心壊死を伴わない両側上内深頸リンパ節が，左右対称性に多発している（図2-B；►）．

腹部CT（非提示）では肝脾腫を認めた．血液検査では肝機能障害を認め，異型リンパ球が増加し，EB（Epstein-Barr）ウイルスの抗体価が上昇していた．伝染性単核球症と診断され，保存的治療でリンパ節は縮小した．

■一般的知識と画像所見

ウイルス性リンパ節炎は，頸部における反応性リンパ節腫大の原因として最多であり，特に小児において頻度の高い病態である．急性ウイルス性リンパ節炎は，上気道感染に引き続いて頸部リンパ節腫大を生じることが多く，原因ウイルスにはインフルエンザウイルス，パラインフルエンザウイルス，RS（respiratory syncytial）ウイルス，コロナウイルス，アデノウイルスなどがある[1]．頸部リンパ節腫大を生じるその他の原因ウイルスとしては，EBウイルス，サイトメガロウイルスが挙げられ，これらは発疹や肝脾腫などの全身症状を伴うことがある．単純ヘルペスウイルス，風疹ウイルス，水痘・帯状疱疹ウイルス，麻疹ウイルス，HIV（human immunodeficiency virus）なども頸部リンパ節腫大の原因となる．

触診上は弾性軟であり，圧痛を欠くことが多く，周囲組織とは癒着しないために可動性は良好である．保存的治療により，短期経過で自然消退することが多い．病理学的には，リンパ節の内部構造やリンパ門の血管は保たれる．

画像所見 画像上は，両側頸部に（左右対称性に）リンパ節腫大が多発する．サイズは，正常範囲内または軽度腫大を示すことが多い．内部は均一な吸収値・信号を示し，中心壊死は認めない．内部は均一に造影され，造影効果の程度は軽度である．一般的に，リンパ節周囲には炎症波及を認めない．

■鑑別診断のポイント

ウイルス性リンパ節炎は両側頸部に小さなリンパ節が多発するため，頸部リンパ節腫大を来す他の疾患と鑑別できることが多い．EBウイルス感染による伝染性単核球症では，頸部リンパ節腫大の他に咽頭扁桃や口蓋扁桃の腫大を伴うことが多く，診断の一助となる[2]．HIV感染では，頸部リンパ節腫大の他に，咽頭扁桃の腫大や耳下腺のリンパ上皮性病変を伴うことが特徴的である．

参考文献

1) Leung AK, Robson WL: Childhood cervical lymphadenopathy. J Pediatr Health Care 18: 3-7, 2004.
2) Ludwig BJ, Wang J, Nadgir RN, et al: Imaging of cervical lymphadenopathy in children and young adults. AJR 199: 1105-1113, 2012.

化膿性リンパ節炎
purulent lymphadenitis

加藤博基

症例1 70歳代，女性．1週間前から37℃台の発熱と，左頸部の腫脹・圧痛あり．

図1-A　造影CT

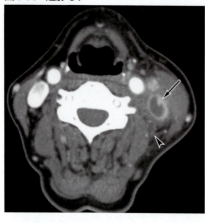

図1-B　造影CT

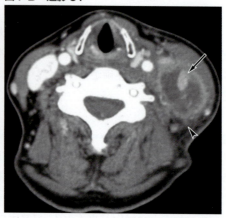

症例2 10歳以下，男児．1週間前から39℃台の発熱を認め，昨日から右頸部の腫脹が出現．

図2-A　T2強調像

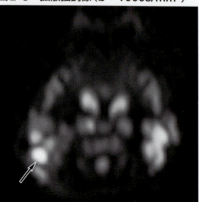

図2-B　脂肪抑制造影T1強調像

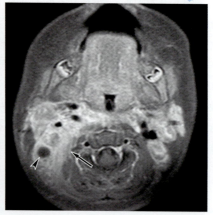

図2-C　拡散強調像（b＝1000s/mm²）

図2-D　ADC map

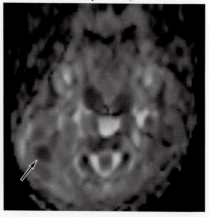

■画像の読影■

症例1：造影CTで，左中内深頸リンパ節に広範な中心壊死を認め（図1-A, B；→），リング状の増強効果とリンパ節周囲脂肪織の吸収値上昇を認める（図1-A, B；▻）．

超音波ガイド下で穿刺排膿し，膿汁の細菌培養で*Klebsiella pneumoniae*が検出された．抗菌薬投与による保存的治療で改善した．

症例2：T2強調像と脂肪抑制造影T1強調像で，右上内深頸領域に多結節癒合状のリンパ節を認め（図2-A, B；→），内部に中心壊死を示す造影不良域を認める（図2-B；▻）．壊死領域は拡散強調像で高信号を示し（図2-C；→），ADC値が低下している（図2-D；→）．不明瞭な辺縁性状であり，被膜が破綻してリンパ節周囲脂肪織へ炎症が波及した所見である．

炎症反応が著明高値（CRP 19.41mg/d*l*，白血球数30510/μ*l*）であり，咽頭分泌物培養で*Klebsiella species*が検出された．抗菌薬投与による保存的治療で改善した．

■一般的知識と画像所見■

急性化膿性リンパ節炎は細菌感染によるリンパ節炎であり，特に1〜4歳の小児で頻度が高い．原因となる細菌は黄色ブドウ球菌，A群レンサ球菌が多いが，あらゆる細菌が化膿性リンパ節炎の原因となりうる[1]．急性化膿性リンパ節炎も上気道炎が先行することが多く，黄色ブドウ球菌，A群レンサ球菌，ジフテリアが咽頭炎や扁桃炎を引き起こした後，細菌がリンパ行性に頸部リンパ節に到達する[2]．嫌気性菌は上気道や口腔の常在菌であり，う歯や歯周病を契機として，化膿性リンパ節炎を生じることがある[2]．

触診上は有痛性であり，通常は圧痛を伴う．皮膚の紅斑，熱感は炎症波及を示す所見であり，膿瘍が形成されると波動を触れる場合がある．経過が速く，急速増大を示すことが多い．

リンパ節の被膜が破綻すると周囲に膿瘍を形成するが，咽頭後リンパ節の化膿性リンパ節炎から咽後膿瘍に移行すると，治療に難渋することが多い．

画像所見 画像上は，2〜3cm以上の大きな腫大リンパ節を認める．化膿性リンパ節炎は片側性に生じることが多く，片側性の頸部リンパ節腫大の半数以上が化膿性リンパ節炎とする報告もある．初期はリンパ節全体に造影効果を認め，中心壊死を伴わない．進行すると中心壊死が出現し，造影される不整で厚い縁取りが認められる[1]．強い炎症を反映してリンパ節周囲に炎症が波及するため，脂肪織混濁（蜂窩織炎），広頸筋などの筋肥厚，皮膚肥厚などを伴うことがある．

■鑑別診断のポイント■

腫大した頸部リンパ節の周囲に高度な炎症波及を認める場合は，化膿性リンパ節炎を疑う．中心壊死はリンパ節内膿瘍を示す所見であるため，拡散強調像で化膿性リンパ節炎の壊死領域は拡散制限が強く（ADC値が低く），中心壊死を伴うリンパ節転移や悪性リンパ腫との鑑別に役立つ[3]．

∷ 参考文献 ∷

1) Ludwig BJ, Wang J, Nadgir RN, et al: Imaging of cervical lymphadenopathy in children and young adults. AJR 199: 1105-1113, 2012.
2) Leung AK, Robson WL: Childhood cervical lymphadenopathy. J Pediatr Health Care 18: 3-7, 2004.
3) Kato H, Kanematsu M, Kato Z, et al: Necrotic cervical nodes: usefulness of diffusion-weighted MR imaging in the differentiation of suppurative lymphadenitis from malignancy. Eur J Radiol 82: e28-e35, 2013.

結核性リンパ節炎
tuberculous lymphadenitis

加藤博基

症例1 80歳代，女性．2か月前から微熱を認めており，同時期から右頸部に腫瘤を触知．

図1-A 造影CT **KEY**　　図1-B 造影CT **KEY**

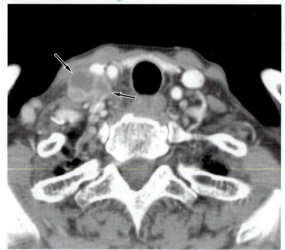
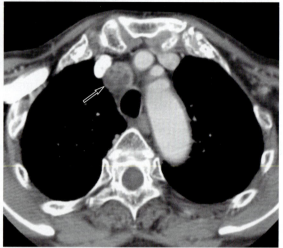

症例2 30歳代，女性．3か月前から有痛性の右頸部腫脹を自覚し，徐々に増大してきた．フィリピン人で，3年前に父が肺結核に罹患．

図2-A T2強調像　　図2-B 脂肪抑制T2強調冠状断像

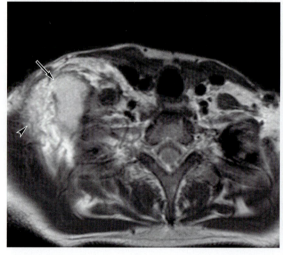
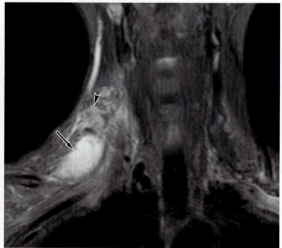

参考文献

1) Moon WK, Han MH, Chang KH, et al: CT and MR imaging of head and neck tuberculosis. RadioGraphics 17: 391-402, 1997.
2) De Backer AI, Mortelé KJ, Van Den Heuvel E, et al: Tuberculous adenitis: comparison of CT and MRI findings with histopathological features. Eur Radiol 17: 1111-1117, 2007.
3) Vaid S, Lee YY, Rawat S, et al: Tuberculosis in the head and neck a forgotten differential diagnosis. Clin Radiol 65: 73-81, 2010.

画像の読影

症例1：造影CTで，中心壊死を示唆する増強不良域を伴う，右下内深頸リンパ節（図1-A；→），および上縦隔リンパ節（図1-B；→）を認めるが，いずれもリンパ節周囲脂肪織には明らかな吸収値上昇を認めない．

　胸部CT（非提示）で認めた，右上葉の肺結節に対する気管支擦過・気管支洗浄では診断がつかず，頸部リンパ節生検で結核と診断された．抗結核薬投与により治療され，リンパ節は縮小した．

症例2：T2強調像で，緊満感がやや消失した右副神経リンパ節に広範な中心壊死を認め（図2-A, B；→），リンパ節周囲に脂肪織混濁を伴っている（図2-A, B；▶）．

　リンパ節内の膿汁から結核菌が検出され，リンパ節生検で乾酪壊死を伴った肉芽腫を認めた．抗結核薬投与により治療され，リンパ節は縮小した．

一般的知識と画像所見

　わが国の結核罹患率は人口10万：13.6（2016年）と減少傾向にあるが，いまだに低蔓延国の上限値である10を上回り，中等度蔓延国である．結核罹患率は東南アジアおよびサハラ以南のアフリカ諸国で高い．頸部結核性リンパ節炎は，肺外結核の中で結核性胸膜炎に次いで2番目に頻度が高く，耳鼻咽喉科領域の結核感染では最多である．肺結核が男性に多いのに比べ，頸部結核性リンパ節炎は女性に多い．

　初感染後，肺門リンパ節や縦隔リンパ節からリンパ行性または血行性に，あるいは扁桃などから侵入した結核菌がリンパ行性に播種して，頸部結核性リンパ節炎を発症する．初期は無痛性で臨床症状に乏しく，1個または複数個のリンパ節が腫大する．進行してリンパ節周囲炎が生じると，周囲と癒着して可動性に乏しくなり，自発痛や圧痛を伴うようになる．やがて弾力性を失い硬くなり，中心壊死（乾酪壊死）を生じて膿瘍化する．浅在型の場合は発赤を示すことがあり，リンパ節被膜が破綻すると膿瘍が自潰し，潰瘍や瘻孔を形成する．

　画像所見　画像上は，3cm以下の腫大リンパ節を片側頸部に認めることが多い．レベルⅡ〜Ⅴに発生するが，特に後頸三角（レベルⅤ：副神経リンパ節）に好発する．リンパ節周囲への炎症波及は最小限であり，ほとんどないか，ごく軽度である．初期は内部が均一に造影されるが，進行すると中心壊死が出現して不均一に造影され，中心壊死が広範になると辺縁部のみにリング状の造影効果を認める[1)〜3)]．これらの造影される充実成分は，肉芽腫を反映してT2強調像で低信号を示す．リンパ節被膜が破綻すると，周囲脂肪織に炎症波及を示す．陳旧化すると内部は線維化と石灰化が主体となるため，造影効果が乏しくなり，CTでも石灰化を認めることがある．

鑑別診断のポイント

　化膿性リンパ節炎と比較した場合，結核性リンパ節炎はリンパ節周囲への炎症波及に乏しい．後頸三角に好発するリンパ管腫（特に感染を合併したリンパ管腫）と画像所見が類似することがあるが，リンパ管腫の90％は2歳までに発症する．甲状腺癌のリンパ節転移と鑑別を要することがあるが，壊死領域のADC値が低く，壊死領域がT1強調像で高信号を示さない場合は結核性リンパ節炎を疑う．

組織球性壊死性リンパ節炎（菊池病）
histiocytic necrotizing lymphadenitis（Kikuchi's disease）

加藤博基

症例1 20歳代，女性．1週間前から39℃台の発熱と全身倦怠感を認め，右頸部に高度の圧痛を伴うリンパ節腫大を自覚．

図1-A 造影CT　　　図1-B 造影CT

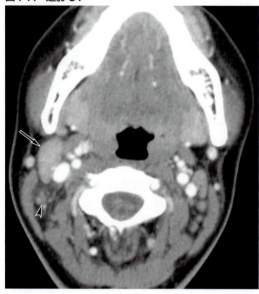
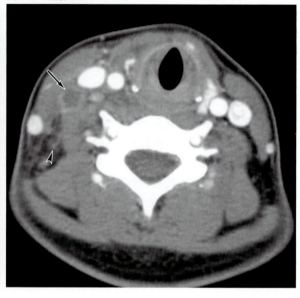

症例2 10歳代，女性．4日前から39℃台の発熱と圧痛を伴う左頸部の腫脹を認めた．近医で抗菌薬と解熱薬を処方されたが，症状の改善なし．

図2-A T2強調像　　　図2-B 脂肪抑制造影T1強調像

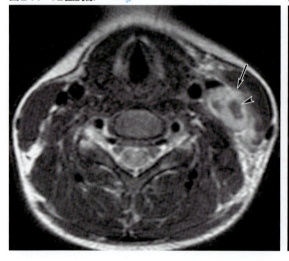
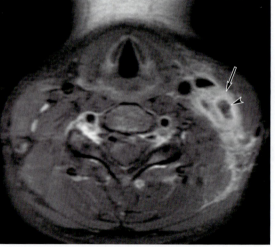

画像の読影

症例1：造影CTで，右上中内深頸リンパ節が片側性に多発し，中心壊死を伴わないリンパ節（図1-A；→）と，中心壊死を伴うリンパ節（図1-B；→）が混在している．リンパ節が小さい割に，リンパ節周囲脂肪織には吸収値上昇が目立つ（図1-A，B；▶）．

リンパ節生検で組織球性壊死性リンパ節炎と診断され，保存的治療でリンパ節は縮小した．

症例2：左中内深頸リンパ節（図2-A，B；→）の内部は，T2強調像では低信号を示し（図2-A；▶），脂肪抑制造影T1強調像では増強効果が不良の領域を認め（図2-B；▶），凝固壊死領域を反映した所見である．リンパ節周囲脂肪織には，広範な炎症波及を認める．

画像所見・臨床所見から組織球性壊死性リンパ節炎と診断され，保存的治療でリンパ節は縮小した．

一般的知識と画像所見

組織球性壊死性リンパ節炎は，菊池病，菊池・藤本病，亜急性壊死性リンパ節炎とも呼ばれる．アジア人の中でも日本人に多く発症し，白人や黒人には稀である．10〜30歳代（ピークは20歳代）の若年女性に多く，女性は男性の約2倍多い．既知のウイルスやトキソプラズマが感染源として疑われてきたが，いまだに原因は不明である．

感冒様の症状が先行し，38℃以上の発熱を伴うことが多く，解熱後に頸部リンパ節が腫大する．リンパ節腫大は頸部に限局することが多いが，全身のリンパ節が腫大することがある．血液検査では白血球数減少（4000/μl以下），異型リンパ球の出現，赤沈亢進，AST/ALT/LDH/CRP値の上昇を認める．多くは1〜2か月の経過で自然治癒するが，数か月〜数年後に再発する症例もある．

画像所見 頸部リンパ節腫大は片側頸部に高頻度で多発し，3cm以上の大きな腫大リンパ節を認めることは稀である[1)2)]．レベルⅡ〜Ⅴに好発するが，レベルⅡ（上内深頸リンパ節）の発生頻度が最多である[1)2)]．リンパ節周囲への炎症波及が高頻度でみられ，CTでは80%以上にリンパ節周囲脂肪織の吸収値上昇を認める[1)2)]．CTで内部壊死が認められる頻度は20%以下であり，80%以上でリンパ節が均一に造影される[1)]．MRIでもリンパ節周囲への炎症波及を反映して，脂肪抑制T2強調像や脂肪抑制造影T1強調像で，リンパ節周囲脂肪織に信号上昇を認める．

鑑別診断のポイント

10〜30歳代の若年者の片側頸部に小さなリンパ節が多発し，リンパ節周囲に炎症波及を認める場合は組織球性壊死性リンパ節炎を疑う．リンパ節内に生じる凝固壊死は皮質近傍に分布することが多く，凝固壊死領域では蛋白濃度が上昇しているため，T2強調像ではリンパ節内の辺縁部に低信号域を認めることがある[3)]．このMRI所見は本疾患に特徴的であり，他の疾患との鑑別に役立つ．

参考文献

1) Kwon SY, Kim TK, Kim YS, et al: CT findings in Kikuchi disease: analysis of 96 cases. AJNR 25: 1099-1102, 2004.
2) Shim EJ, Lee KM, Kim EJ, et al: CT pattern analysis of necrotizing and nonnecrotizing lymph nodes in Kikuchi disease. PLoS One 12: e0181169, 2017.
3) Kato H, Kanematsu M, Kato Z, et al: MR imaging findings of cervical lymphadenopathy in patients with Kikuchi disease. Eur J Radiol 80: e576-e581, 2011.

サルコイドーシス
sarcoidosis

加藤博基

症例1 60歳代，女性．ぶどう膜炎を契機に診断されたサルコイドーシスの精査目的のガリウムシンチグラフィで，右頸部リンパ節に集積亢進．

図1　造影CT

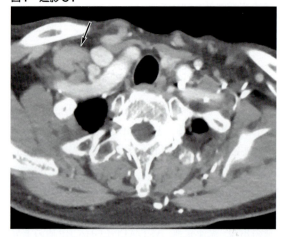

症例3 40歳代，女性．1か月前から体幹の痛みを自覚し，4日前から左顔面神経麻痺あり．

図3　骨シンチグラム KEY

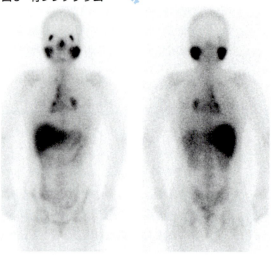

症例2 50歳代，男性．近医の胸部単純X線写真で，両側肺野異常陰影と両側肺門リンパ節腫大を指摘された．両側涙腺に無痛性の腫脹あり．

図2-A　T2強調像

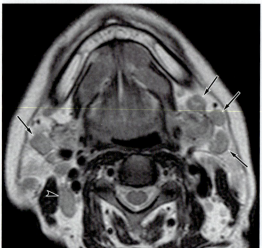

図2-B　T2強調像 KEY

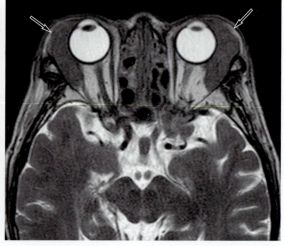

参考文献
1) Koyama T, Ueda H, Togashi K, et al: Radiologic manifestations of sarcoidosis in various organs. RadioGraphics 24: 87-104, 2004.
2) Kaji AV, Mohuchy T, Swartz JD: Imaging of cervical lymphadenopathy. Semin Ultrasound CT MR 18: 220-249, 1997.
3) Chapman MN, Fujita A, Sung EK, et al: Sarcoidosis in the Head and Neck: An Illustrative Review of Clinical Presentations and Imaging Findings. AJR 208: 66-75, 2017.

画像の読影

症例1：造影CTで，右副神経リンパ節が均一に増強されている（図1；→）．リンパ節生検でサルコイドーシスと診断され，経過観察されている．

症例2：T2強調像で，両側顎下リンパ節（図2-A；→）と右上内深頸リンパ節（図2-A；▶）が腫大しており，内部は均一である．両側涙腺が，左右対称性に著明に腫大している（図2-B；→）．

血液データ（高ACE，高リゾチーム）と画像所見から，臨床的にサルコイドーシスと診断され，ステロイド治療でリンパ節と涙腺は縮小した．

症例3：骨シンチグラム（図3）で，頸部ではパンダサイン，肺門縦隔ではλ（ラムダ）サインを示す集積亢進を認める．

縦隔リンパ節腫大に対して超音波内視鏡下穿刺吸引法（EUS-FNA）が施行され，サルコイドーシス（不完全型のHeerfordt症候群）と診断された．ステロイド治療で症状は改善した．

一般的知識と画像所見

サルコイドーシスは，乾酪壊死を認めない類上皮細胞肉芽腫を全身諸臓器に形成する多臓器疾患・肉芽腫性疾患である．抗原（アクネ菌などの微生物）によるTh1型細胞免疫反応（IV型アレルギー反応），およびヒト白血球抗原（*HLA*）遺伝子などの遺伝的要因が原因とされている．男女ともに20歳代に発症のピークがあるが，女性には50歳代に2峰性のピークがある．北欧や北米，わが国では北海道や東北地方など寒冷地に多い．肺門縦隔リンパ節，肺，眼，皮膚に発症する頻度が高いが，神経，筋，心臓，腎，骨，消化器などのあらゆる臓器に発症する．

病理組織診断で，非乾酪性類上皮細胞肉芽腫の存在を証明することがサルコイドーシスの診断に重要であるが，肉芽腫はサルコイドーシス以外の多くの疾患で認められるため，その性状や分布様式に基づく鑑別が重要である．サルコイドーシスの肉芽腫は自然退縮することが多いが，慢性または進行性の線維化病変を形成する場合がある．

サルコイドーシスの約1/3で，末梢リンパ節（頸部，腋窩，鼠径部リンパ節）を触知する．腫大リンパ節はそれぞれ孤立性で，可動性があり，圧痛はない．

画像所見 サルコイドーシスによる頸部リンパ節腫大の画像所見は非特異的であるが，多発することが多く，前頸三角よりも後頸三角に好発する[1)2)]．内部は均一な吸収値，信号，造影効果を示す[3)]．サルコイドーシスでは耳下腺や涙腺が腫大することがあり，ガリウムシンチグラフィにおける両側耳下腺および涙腺への集積亢進と上咽頭への正常集積を，パンダサインと呼ぶ[1)]．Heerfordt症候群は，ぶどう膜炎，耳下腺腫脹，顔面神経麻痺の3徴候に微熱を伴う症候群であり，サルコイドーシスの1亜型として知られている[1)2)]．

鑑別診断のポイント

サルコイドーシスの頸部リンパ節腫大は疾患特異性に乏しいため，リンパ節の所見だけでは他の疾患との鑑別が難しい．肺門縦隔リンパ節腫大や涙腺腫大などとの組み合わせから，サルコイドーシスを疑うことが重要である．

Castleman病
Castleman disease

加藤博基, 藤田晃史

症例1 40歳代, 男性. 数年前から右顎下部に腫瘤を自覚しており, 経過中に緩徐に増大.

図1-A　T2強調像

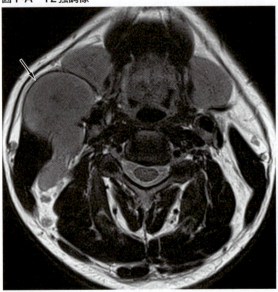

図1-B　ダイナミック造影T1強調冠状断像（動脈相）

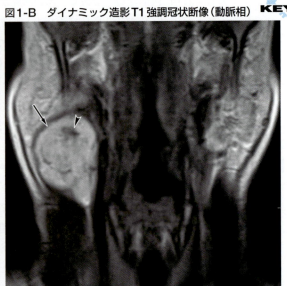

症例2 60歳代, 女性. 2か月前から左頸部に腫瘤を自覚しており, 理学所見で左頸部に, 弾性軟・無痛性で小豆大のリンパ節を5～6個触知.

図2-A　単純CT

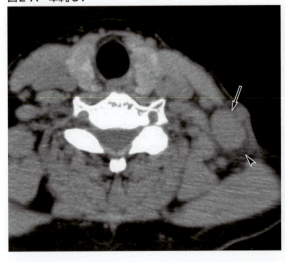

図2-B　単純CT

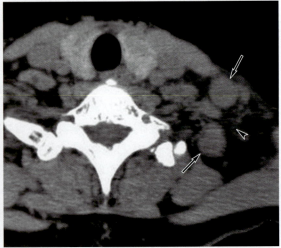

参考文献

1) Bonekamp D, Horton KM, Hruban RH, et al: Castleman disease: the great mimic. RadioGraphics 31: 1793-1807, 2011.
2) Jiang XH, Song HM, Liu QY, et al: Castleman disease of the neck: CT and MR imaging findings. Eur J Radiol 83: 2041-2050, 2014.

画像の読影

症例1：T2強調像で，右顎下腺の後方に均一な中等度信号を示す上内深頸リンパ節が腫大している（図1-A；→）．ダイナミック造影T1強調冠状断像（動脈相）にて，腫大リンパ節は強く濃染し（図1-B；→），内部にflow voidを認め（図1-B；▶），多血性病変であることが示唆される．

リンパ節が摘出され，病理学的に硝子血管型Castleman病と診断された．術後の経過中に再発は認めていない．

症例2：単純CTでは，内部が均一な左副神経リンパ節が多発して腫大している（図2-A，B；→）．リンパ節周囲脂肪織には，軽度の吸収値上昇を伴っている（図2-A，B；▶）．

リンパ節生検で，病理学的に形質細胞型Castleman病と診断された．全身症状に乏しいため，無治療で経過観察中である．

一般的知識と画像所見

Castleman病は，稀なリンパ増殖性疾患である．病理組織像から，胚中心の萎縮と胚中心に向かって濾胞を貫通する硝子化した毛細血管を特徴とする"硝子血管型（hyaline vascular type）"と，濾胞間領域にシート状に形質細胞が増殖する"形質細胞型（plasma cell type）"に分類され，硝子血管型が約90%を占める．

一方，臨床像により，単発の病変を形成する"限局型（単中心性）"と，全身性のリンパ節腫大に全身症状を伴う"全身型（多中心性）"に分類される．限局型の多くは硝子血管型であり，全身型の多くは形質細胞型である．全身型は，腫大リンパ節からサイトカインのインターロイキン-6（IL-6）が過剰に産生されることが原因とされている．限局型の大部分は無症状であるが，全身型では全身症状（発熱，全身倦怠感，食欲不振，体重減少，発疹）や検査値異常（貧血，CRP高値，低アルブミン血症，高ガンマグロブリン血症）を伴うことが多い．Castleman病のリンパ節病変は，70%が胸部，15%が頸部，15%が腹部・骨盤部に形成される．

画像所見 画像上，硝子血管型は境界明瞭な孤発性のリンパ節腫大を示し，変性や壊死を伴う頻度が少ないため，単純CTでは均一な内部性状を示す[1)2)]．単純CTで，約10%に樹枝状の石灰化を認める[1)]．リンパ節腫大はレベルⅠ～Ⅲに好発するが，レベルⅡ（上内深頸リンパ節）の発生頻度が最多である[2)]．豊富な血流を反映して中等度～高度の造影効果を示し，ダイナミック造影CTの動脈相で不均一，静脈相で均一になる傾向がある[2)]．T1強調像では筋肉と同程度の低信号，T2強調像では中等度高信号を示す[2)]．形質細胞型はリンパ節腫大が多発するが，硝子血管型に比べて造影効果は軽度である[1)]．

鑑別診断のポイント

硝子血管型Castleman病は多血性であるため，多血性腫瘍である甲状腺癌のリンパ節転移，傍神経節腫，孤立性線維性腫瘍（solitary fibrous tumor）などが鑑別診断となる．形質細胞型Castleman病はリンパ節腫大が多発するため，悪性リンパ腫，リンパ節転移，リンパ節炎，TAFRO（thrombocytopenia, anasarca, fever, reticulin fibrosis, organomegaly）症候群などが鑑別診断となる．

猫ひっかき病
cat scratch disease

加藤博基

症例1 10歳代，男性．発熱と左腋窩部の腫脹・疼痛を主訴に来院．猫を飼っており，日常的に猫から受傷．

図1-A　脂肪抑制T2強調像

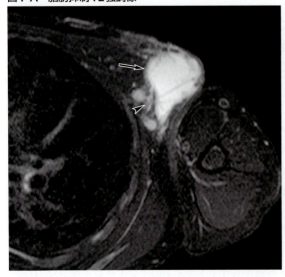

図1-B　脂肪抑制造影T1強調像

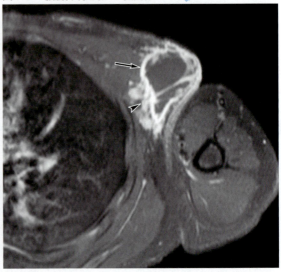

症例2 10歳代，男性．1週間前から右腋窩に有痛性の腫瘤を自覚した．発赤や熱感なし．
（長良医療センター 舩戸道徳先生のご厚意による）

図2-A　脂肪抑制T2強調像

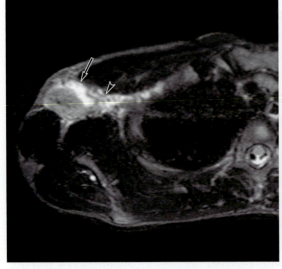

図2-B　脂肪抑制T2強調冠状断像

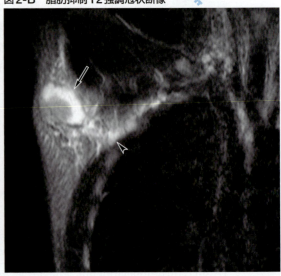

■画像の読影

症例1：T2強調像およびT1強調像で，左腋窩リンパ節（図1-A, B；→）の内部に中心壊死を示す広範な液体成分を認め，辺縁部はリング状に造影される（図1-B；→）．リンパ節周囲脂肪織に，浮腫や炎症波及を示す高信号域を認める（図1-A, B；▶）．

猫ひっかき病を疑って，膿汁をPCR（polymerase chain reaction）法で遺伝子分析したところ，*Bartonella henselae*のDNAが検出された．

症例2：T2強調像で，右腋窩リンパ節（図2-A, B；→）の内部に偏心性に分布する液体成分を認める．リンパ節周囲脂肪織に，浮腫や炎症波及を示す広範な高信号域を認める（図2-A, B；▶）．

問診により猫と生活していることが判明し，猫に時々ひっかかれていることがわかった．*Bartonella henselae*の血清抗体価が上昇しており，猫ひっかき病の診断が確定した．

■一般的知識と画像所見

Bartonella henselae（リケッチア属）は，猫ひっかき病の起炎菌の大多数を占め，ノミの媒介によって，猫の約1割が保菌している．猫ひっかき病は全年齢層に発症するが，20歳以下の若年者に多い．ノミから猫に感染するのが夏から秋であるため，猫ひっかき病の発症は秋から冬に多い．

典型的には，猫（特に子猫，稀に犬）との接触後，数日～2週間の潜伏期間を経て，発疹などの皮膚症状，局所リンパ節腫大，発熱を認める．受傷部位または接触部位のリンパ流領域のリンパ節炎で発症することが多いが，リンパ節腫大を伴わずに不明熱として発症することもある．リンパ節炎は，頸部，腋窩，肘，鼠径部に好発し，組織学的には膿瘍を伴う肉芽腫を形成する．細菌が血行性に播種すると，急性脳症，心内膜炎，肉芽腫性肝障害，肝膿瘍，骨髄炎，視神経網膜炎，末梢性顔面神経麻痺などを生じることがある．

自然経過で治癒することが多いが，長期の発熱やリンパ節腫大が高度な場合は，抗菌薬治療が考慮される．膿瘍を形成した場合は穿刺排膿も有効である．抗体価測定により確定診断に至るまで時間がかかるため，画像所見から本疾患を疑うことが重要である．

画像所見 画像上は，5cm以下の境界不明瞭なリンパ節腫大を認める．リンパ節腫大は単発または多発のいずれの場合もあるが，多発する場合は，同じリンパ流領域に集簇または近接することが多い．膿瘍を形成する前段階のリンパ節は，均一な充実性の内部性状を示すが，膿瘍を形成すると内部に液体成分を示す造影不良域を認める[1]．ほとんどの症例で，腫大リンパ節周囲のリンパ流領域に，浮腫や炎症波及を示唆する高度な脂肪織混濁を伴う[1)2)]．

■鑑別診断のポイント

猫ひっかき病は化膿性リンパ節炎の一種であり，化膿性リンパ節炎と画像所見が類似する．頸部，腋窩，肘などに化膿性リンパ節炎を疑う所見をみた場合は，動物の飼育歴や受傷歴を詳細に聴取することが重要である．

参考文献

1) Gielen J, Wang XL, Vanhoenacker F, et al: Lymphadenopathy at the medial epitrochlear region in cat-scratch disease. Eur Radiol 13: 1363-1369, 2003.
2) Dong PR, Seeger LL, Yao L, et al: Uncomplicated cat-scratch disease: findings at CT, MR imaging, and radiography. Radiology 195: 837-839, 1995.

12章

小児

検査法のポイント
小児総論

古川理恵子

●●● 検査法のポイント

　小児の頭頸部病変の検査は，成人とは異なった部分がいくつかある．悪性腫瘍は少なく，炎症や外傷を対象とすることが多い．さらに，発達過程の構造や先天奇形に関連した病変があるため，小児の正常解剖を知らなければ，異常かどうかの判断に迷うこともある．このため，成人で行っているルーチンの検査だけでは病変の評価が難しい．また，CTやMRIだけではなく，超音波検査も重要なモダリティである．さらに，小児では検査時に鎮静を要することも多く，検査中の患者のモニタリングも考慮すべき問題である．
　ここでは，各検査モダリティについて，成人との違いや注意点を述べる．

単純X線検査

　単純X線検査は炎症や外傷，異物誤飲の評価として用いられる．炎症については，アデノイドや副鼻腔炎の補助診断として用いられることがある．アデノイド（咽頭扁桃の腫大）は3～6歳がピークであり，上咽頭気腔は正常でも狭くみえる（図1）．8歳を過ぎると咽頭扁桃は徐々に縮小していく[1]．
　副鼻腔は小児では発達段階であり，6歳頃までは正常でも上顎洞に粘膜肥厚が認められることが多い．このため米国小児科学会のガイドラインでは，6歳以下では副鼻腔の単純X線撮影は推奨していない[2]．新生児期は，小さな上顎洞と篩骨洞が確認できる程度で，副鼻腔が成人のようなサイズになるのは，篩骨洞では12歳頃，上顎洞は15～18歳頃，蝶形骨洞は10歳頃である．前頭洞の発達は最も遅く，2～8歳頃に始まり，10歳代後半まで続く[3]．
　また，吸気性喘鳴を呈する児の気道評価には，頸部側面像が用いられる．その際，乳幼児はもともと咽頭後壁の軟部組織が厚くみえる上（図2-A），年長児であっても呼気時には咽頭後壁の軟部組織が肥厚してみえるため（図2-B, C），咽後膿瘍との鑑別が難しいことがある．
　乳児では，呼気時に気管の前方・右方への彎曲が強くなり，正面像でこれをとらえたものは"tracheal buckling"と呼ばれる（図3）．このような呼吸に伴う気管の右方偏位は生理的なものであり，気管内腔の狭小化は認めない．逆に，内腔が狭小化したり左方に偏位している場合には，腫瘤や異常血管などの別の要因を考慮する．

超音波検査

　鎮静の必要がある乳幼児のCTやMRIに対して，リアルタイムに病変を確認できる超音波検査は大変有用である．その病変が充実性

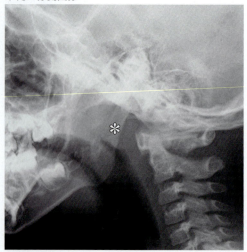

図1　5歳，咽頭扁桃
単純X線側面像

咽頭扁桃（図1；＊）はやや腫大し，咽頭扁桃と軟口蓋との間の気腔は狭くなっているが，この児は特に症状はない．

図2 吸気性喘鳴を呈する児の気道評価

図2-A　単純X線側面像（2か月）

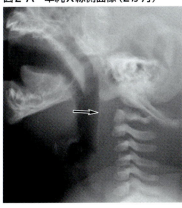

図2-B　単純X線側面像（1歳，吸気時）

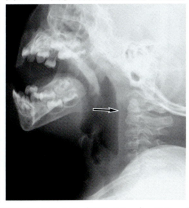

図2-C　単純X線側面像（1歳，呼気時）

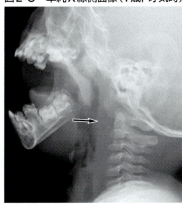

2か月の乳幼児期では，咽頭後壁の軟部組織が厚くみえる（図2-A；→）．また，別症例（1歳）では，吸気時に比べて（図2-B；→），呼気時では，咽頭後壁の軟部組織が厚くみえる（図2-C；→）．

図3　2歳，tracheal buckling
単純X線正面像（呼気位）

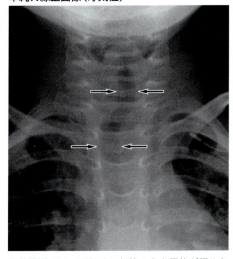

乳幼児期では，呼気時に気管の右方偏位が認められる（図3；→）．

図4　1歳，甲状舌管嚢胞
超音波矢状断像

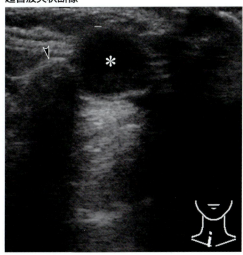

検査中，児の嚥下の動きに応じて，低エコー腫瘤（図4；*）が舌骨（図4；▶）とともに上下に動く様子が確認できれば，甲状舌管嚢胞の診断に近づくことができる．

か嚢胞性か，石灰化や液面形成がないかを確認することで，鑑別をかなり絞ることができる．リンパ節については，カラードプラで血流パターンを確認できる利点は大きい．

　リアルタイムという点では，例えば甲状舌管嚢胞では，舌骨に隣接する腫瘤が嚥下運動によって舌骨とともに動く様子が確認できれば，確定診断に近づける（図4）．また，CTやMRIでは，隔壁が確認できず非特異的な嚢胞性腫瘤のようにみえてしまうものでも，高周波探触子を用いれば隔壁が描出され，リンパ管奇形と診断できることがある（図5）．さらに，解剖学的な位置を同定するだけではなく，検査中に浅層にある腫瘤の弾力性を確認することもできる．一見，充実性のようにみえる腫瘤でも探触子で圧迫することで，内部の液体の流動性（例えば血腫などの場合）が確認できれば嚢胞性と診断できる．このように，超音波検査は小児の頸部腫瘤評価にとって非常に有用

図5 新生児，リンパ管奇形

図5-A 超音波像

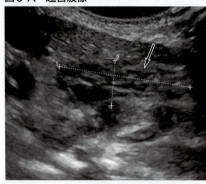

図5-B 超音波像

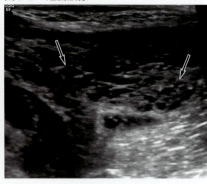

10MHzのマイクロコンベックスで観察したが，囊胞の構造ははっきりせず不均一なテクスチャである（図5-A；→）．15MHzのリニア探触子では壁の薄い多房性の構造が確認でき（図5-B；→），リンパ管奇形と診断できる．

図6 下顎挙上により水晶体被ばくを避ける撮影法

図6-A CT位置決め像

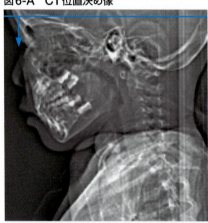

図6-B CT位置決め像

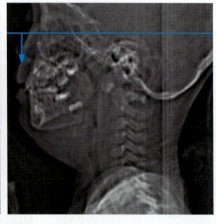

耳介よりも下方を撮影野とする場合，顎を引いた状態（図6-A）に比べて下顎を挙上させると（図6-B），水晶体を外すことができる．

なモダリティであり，第1選択となるものである．

CT

病変の進展範囲や骨の評価には，CTが有用であることはいうまでもない．しかし，小児では常に被ばくのリスクと，検査によるベネフィットを考慮して撮影を行うべきである．

頸部に限局した検査の場合，当院では水晶体被ばくを避けるため，なるべく顎を挙上させて撮影している（図6）．例えば，耳介よりも下方を撮影野に設定する場合，顎を引いた状態（図6-A）に比べて下顎を挙上させると（図6-B），水晶体を外すことができるため有効である．

「単純X線検査」の項でも述べたように，年少児の副鼻腔炎を画像のみで診断することは不可能である．また，副鼻腔の発達は個人差があり，学童期では粘膜肥厚があっても画像のみでは副鼻腔炎の診断は困難である．乳突蜂巣についても，出生後から2歳頃までに含気化が進むため，乳幼児期の中耳炎の診断は臨床的になされることになる．中耳の構造は思春期頃まで成長が続く．一方で，内耳構造については，出生時には既に成人と同様の形態・サイズに達している[4]．

MRI

組織コントラストが高いMRIは，頸部領域の評価に有用である．ただし，患児の年齢や疾患によってシーケンスを工夫する必要がある．年少児では対象となる構造が小さく，成人と同じFOV（撮像範囲）やスライス厚では描出が難しい．しかし，FOVを小さくしたりスライス厚を薄くする

表　鎮静前の経口摂取の制限

MRI検査時の鎮静に関する共同提言　第Ⅵ章　鎮静前の経口摂取の制限
要旨
鎮静薬による鎮静は，通常の睡眠とは違い，気道の反射が抑制されるため，誤嚥の危険性が生じる．このため，鎮静下で検査を行う際には，検査前一定時間，経口摂取を制限する．具体的には，清澄水は2時間，母乳は4時間，人工乳あるいは固形物は6時間前から行う．患者の病態によっては，さらに慎重な評価が必要となる場合がある．経口摂取制限は検査終了後，覚醒するまで継続する．また，緊急検査は経口摂取の制限ができないので，特に検査の必要性・利益と，鎮静による誤嚥の危険性とのバランスを考慮して実施の可否を判断する．

（文献5）より転載）

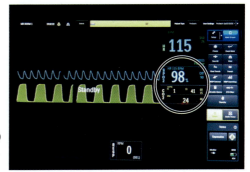

図7　パルスオキシメータおよびカプノメータによる呼吸状態のモニタリング

検査中はSpO$_2$（経皮的動脈血酸素飽和度）およびETCO$_2$（呼気中のCO$_2$分圧）を，常に監視することが望ましい（図7；○）．

と，S/N（信号雑音比）が低下するため画質が悪化することを念頭に置く必要がある．また，S/N低下に対処するため信号加算回数を増やすと，撮像時間が長くなってしまう．

　検査時間が長くなることは，小児の検査では問題である．鎮静を必要としない小児でも，検査の途中で飽きてしまい，体動が抑制できないことがしばしば起こる．また，鎮静下で検査を行う場合でも，検査時間の延長は薬剤の追加投与を要するため，なるべく短時間で検査を終了させることが望ましい．このため，小児の検査では，病変の局在，性状を把握できる必要最小限のシーケンスを早めに撮像できるように，撮像プロトコルを設定する必要がある．各施設での成人ルーチンを漫然と行うのではなく，小児に対しては，ぜひテーラーメイドの検査をお願いしたい．

　また，2013年に日本小児科学会，日本小児麻酔学会，日本小児放射線学会による「MRI検査時の鎮静に関する共同提言」が出されており，MRIという特殊な環境の中，鎮静下で安全に検査を行うための方向性が示されている[5]．主な内容として，MRI検査の適応とリスクに関する説明と同意，患者の評価，緊急時のためのバックアップ体制，鎮静前の経口摂取の制限（表）[5]，患者のモニタリング（図7），検査終了後のケアと覚醒の確認について記載されており，各施設の現状と照らし合わせて参考にしてほしい．

参考文献

1) Wetmore RF: Tonsils and adenoids. *In* Kliegman RM, Stanton BM, Geme JS, et al (eds)；Nelson textbook of pediatrics, 20th. Elsevier, Philadelphia, p.2023-2026, 2015.
2) American Academy of Pediatrics: Clinical practice guideline: management of sinusitis. Pediatrics 108: 798-808, 2001.
3) Rodriguez DP: Nose and sinonasal cavities. *In* Coley BD (ed)；Caffey's pediatric diagnostic imaging, 12th. Elsevier, Philadelphia, p.69-86, 2013.
4) Robson CD, Kim FM, Barnes PD: Head and neck. *In* Kirks DR, Griscom NT (eds)；Practical pediatric imaging: diagnostic radiology of infants and children, 3rd. Lippincott-Raven, Philadelphia, p.201-258, 1998.
5) 日本小児科学会，日本小児麻酔学会，日本小児放射線学会：MRI検査時の鎮静に関する共同提言．2015年一部修正（http://www.jpeds.or.jp/uploads/files/20150129.pdfまたはhttp://www.ped-anesth.com/data_sheet/MRI_20150129.pdf または http://www.jspr-net.jp/information/gijiroku/MRI_20150129.pdf）

コロボーマ，朝顔症候群
coloboma, morning glory syndrome

古川理恵子

症例1 1か月，男児．眼裂狭小があり，生下時より左眼瞼が開きにくい．眼科を受診し，小眼症，水晶体の下方偏位，視神経乳頭欠損，虹彩下方欠損，脈絡膜下方欠損と診断．

図1-A　CISS像　**KEY**

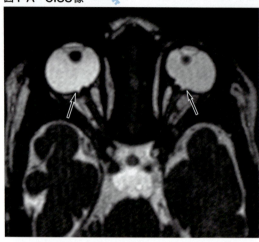

図1-B　CISS斜矢状断像（右眼）

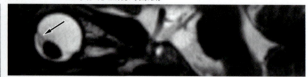

図1-C　CISS斜矢状断像（左眼）

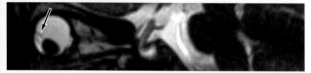

症例2 20歳代，男性．生下時より右眼の視力喪失．

図2-A　T2強調像

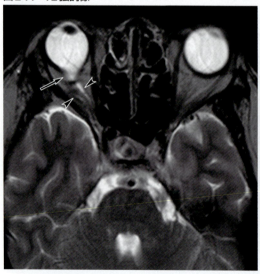

図2-B　脂肪抑制T1強調像

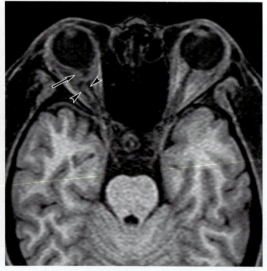

> **NOTE　CHARGE症候群**
>
> <u>C</u>oloboma（コロボーマ），<u>H</u>eart disease（心疾患），<u>A</u>tresia of choanae（後鼻孔閉鎖），<u>R</u>etarded growth and development（発達遅滞），<u>G</u>enital abnormalities（性器低形成），<u>E</u>ar anomalies（耳介変形と難聴）の頭文字から命名され，これらの症状を特徴とする．発生頻度は2〜3万人に1人程度である．

画像の読影

症例1：CISS（constructive interference in steady-state）像では，両側の眼球後極に不整な突出を認める（図1-A；→）．CISS斜矢状断像では，水晶体の上方には虹彩と考えられる線状構造を認めるが（図1-B，C；→），この構造は下方にはなく，水晶体は下方に位置している．虹彩欠損を反映していると考えられる．口唇口蓋裂，心疾患の合併があり，CHARGE症候群（▶NOTE）の症例である．

症例2：T2強調像および脂肪抑制T1強調像で，右眼球後極に漏斗状の突出を認め（図2-A，B；→），視神経は，やや腫大している（図2-A，B；▶）．左側には異常を認めない．朝顔症候群と診断されている．

一般的知識と画像所見

1）コロボーマ：ギリシア語のkoloboma（欠損，消失を意味する）に由来し，眼とその周囲組織の欠損を表している．完全なコロボーマは，ぶどう膜（虹彩，脈絡膜），眼瞼，水晶体，視神経すべての欠損／低形成を指すが，"虹彩コロボーマ"のように，一部組織の欠損に対してもコロボーマと呼んでいる．

初期眼球が発生し，器官形成が始まる胎生3〜8週は，子宮内感染，薬物，アルコールなどの影響によって先天異常を生じやすい．また，初期発生に関与する遺伝子の異常によって，無眼球，小眼球などの先天異常も生じる[1]．

視覚器の形成は，胎生3週に神経溝周囲の前脳部に眼溝（視溝）と呼ばれる溝が出現することから始まる．神経溝が深まるとともに眼溝は眼小窩となって外側に突出していき，胎生4週の初めに前脳の左右側面で眼胞となる．眼胞と前脳の間は，くびれて眼柄（眼茎ともいう）が形成される．眼胞は，その増大過程で近傍の表皮外胚葉に作用して水晶体板を誘導するが，眼胞の遠位端が表皮外胚葉に到達すると，直ちに中枢側に向かって陥凹し，眼杯となる．この時，眼柄の腹側部には眼杯裂と呼ばれる溝が形成され，眼杯裂は水晶体を栄養する硝子体血管の通り道となる．胎生7週頃に眼杯裂の縁が癒合し閉鎖するが，正常に閉鎖しなかった場合に視覚器の形成異常が起こり，コロボーマとなる[1)2)]．

2）朝顔症候群：視神経乳頭の先天性形成異常である．眼底を観察すると，大きく陥凹した視神経乳頭の中央部が明るくみえ（隆起性白色組織），乳頭周囲には小さな色素斑が散在している．また，網膜中心血管が乳頭中央から放射状に広がっている様子が，ちょうど"朝顔の花弁"のようにみえるため，このように呼ばれている．通常は片側性である．発生機序はまだ解明されておらず，頭蓋底の脳瘤の合併を伴うことがある．また，もやもや病を合併する頻度が高いという報告もある[3]．

鑑別診断のポイント

視神経コロボーマと朝顔症候群は，ともに視神経乳頭部が漏斗状に突出しており，CT/MRIでは同様の所見を示す．CT/MRIの役割は，眼球の形態と周囲構造の評価，および合併する頭蓋内病変の検索である．近年では，胎児MRIでコロボーマが発見されることもある．なお，眼球の大きさについては，成人では直径22mm未満，新生児では17mm未満の場合に小眼球と診断している[3]．

参考文献

1) 東 範行：眼の発生．大鹿哲郎（編）；眼科プラクティス6 眼科臨床に必要な解剖生理．文光堂，p.306-313, 2005.
2) Schoenwolf GC（編著），仲村春和，大谷浩（監訳）；ラーセン人体発生学，第4版．西村書店，p.493-523, 2013.
3) Cunnane ME, Sepahdari A, Gardiner M: Pathology of the eye and orbit. *In* Som PM, Curtin HD (eds); Head and neck imaging, 5th. Elsevier, Philadelphia, p.591-756, 2011.

網膜芽細胞腫
retinoblastoma

古川理恵子

症例 2か月,男児.1か月前より,右目の瞳孔領が透明にみえることに気がつき,近医眼科を受診.眼底検査で,右眼に白色隆起性病変を認めたため紹介.（国立成育医療研究センター放射線診療部　宮嵜　治先生のご厚意による）

図1-A　単純CT

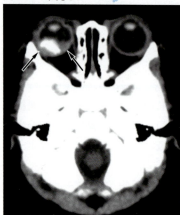

図1-B　T2強調斜矢状断像

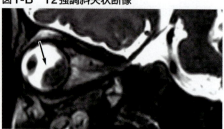

図1-C　脂肪抑制造影T1強調像

図1-D　拡散強調像（b＝1000s/mm^2）

図1-E　ADC map

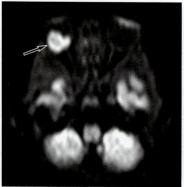
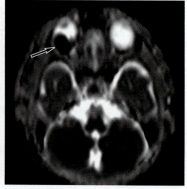

画像の読影

単純CTでは,右眼球後方に石灰化を伴う腫瘤性病変を認める（図1-A；→）.MRIでも,右眼球後壁に沿った分葉状の腫瘤が認められ,T2強調像では低信号（図1-B；→）,脂肪抑制造影T1強調像では不均一な増強効果を呈している（図1-C；→）.拡散強調像では病変部は高信号を示し（図1-D；→）,ADC値は低下している（図1-E；→）.右眼球摘出が行われ,病理組織像では,小型類円形核をもつ高N/C比の腫瘍細胞がシート状に増殖しており,網膜芽細胞腫と診断された.

一般的知識と画像所見

網膜芽細胞腫は網膜から生じる悪性腫瘍で,小児の眼球内悪性腫瘍としては最も頻度が高い.幼若な網膜芽細胞が癌化することで発症すると考えられている.13番染色体長腕に座位するRB1遺伝子（癌抑制遺伝子）の異常が原因である（▶NOTE）.乳幼児に多く,5歳までに95％が発見さ

れている．60％は片側性で診断時の平均年齢は24か月，残りの40％は両側性で平均15か月で診断されている．米国では家族性の網膜芽細胞腫が40〜50％程度あり，これらは常染色体優性遺伝形式をとり，両側性に発症することが多い．

白色瞳孔を生じる疾患であり，家族が気づいて受診することが多い．また，斜視，充血などの症状が初発症状となることもある．眼底検査で，血管に富む白色隆起病変をみた場合には診断は容易だが，混濁や網膜剥離などで眼底が透見できないことが多く，その場合はCTや超音波検査，MRIで評価することになる[1)2)]．

家族性の網膜芽細胞腫では，網膜芽細胞腫以外の癌の合併率も高い．さらに，放射線による2次癌発生のリスクが高いため，なるべく被ばくを伴う検査は避けるべきである．

画像所見 網膜芽細胞腫は石灰化を伴う頻度が高く，CTでは90％以上の症例に石灰化を認める[3)]．石灰化は，小さいものから粗大でいびつなもの，単発のものもあれば多発しているものもあり様々である．石灰化は，超音波検査やMRIのグラジエントエコー・シーケンスでも検出できることがある．石灰化以外の腫瘍組織は，周囲の硝子体と比較してT1強調像でやや高信号，T2強調像では低信号を示す．中等度以上の造影効果を呈し，拡散は低下する[3)4)]．

画像検査では腫瘍の進展範囲，つまり眼球内での位置，視神経や眼球外への浸潤，頭蓋内転移の有無をチェックする．腫瘍が増大すると，眼窩蜂巣炎，眼内出血を生じることもある．また，両側性の網膜芽細胞腫では頭蓋内腫瘍を合併することもあり，これをtrilateral retinoblastoma（三側性網膜芽細胞腫）と呼ぶ[2)3)]．頭蓋内病変は松果体部やテント上の正中線上に生じ，特に松果体芽腫が多い．画像検査では，頭蓋内の腫瘤についても注意を払う必要がある．

■鑑別診断のポイント■

3歳未満の小児の眼球内石灰化は，網膜芽細胞腫を強く疑う所見である．その他の病態，例えば小眼球やコロボーマに伴う囊胞性腫瘤がある場合を除いて，石灰化を伴う病態はほとんどない[3)]．3歳を過ぎると，未熟児網膜症，結節性硬化症に伴う網膜過誤腫，眼トキソカラ症（toxocariasis；回虫症），視神経乳頭部のドルーゼンなどが，石灰化を来すため鑑別となる[2)]．

> **NOTE 2ヒット説**
>
> 網膜芽細胞腫は，癌抑制遺伝子*RB1*の変異によって生じる．ひとつの癌抑制遺伝子に変異が生じても，相同染色体上の同じ遺伝子座にある対立遺伝子が正常であれば癌化は起こらないが，対立遺伝子の両方が変異あるいは欠失などにより機能を失うと，抑制不能となり癌が発生する．これが2ヒット説であり，1971年にKnudsonにより提唱され，*RB1*の発見によって証明された．*RB1*は癌抑制遺伝子として同定された最初の遺伝子である．

⁝ 参考文献 ⁝

1) 鈴木茂伸：網膜芽細胞腫と白色瞳孔．樋田哲夫（編）；眼科プラクティス20 小児眼科診療．文光堂, p.219-225, 2008.
2) Lohmann DR, Gallie BL: Retinoblastoma. GeneReviews (https://www.ncbi.nlm.nih.gov/books/NBK1452/)
3) Cunnane ME, Sepahdari A, Gardiner M: Pathology of the eye and orbit. *In* Som PM, Curtin HD (eds); Head and neck imaging, 5th. Elsevier, Philadelphia, p.591-756, 2011.
4) Cui Y, Luo R, Wang R, et al: Correlation between conventional MR imaging combined with diffusion-weighted imaging and histopathologic findings in eyes primarily enucleated for advanced retinoblastoma: a retrospective study. Eur Radiol 28: 620-629, 2018.

横紋筋肉腫
rhabdomyosarcoma

古川理恵子

症例 2歳，男児．1か月ほど前より右眼脂が増加．鼻汁も多くなってきたため耳鼻科を受診．鼻腔を狭窄するような腫瘤を指摘．

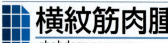

図1-A　単純CT冠状断像 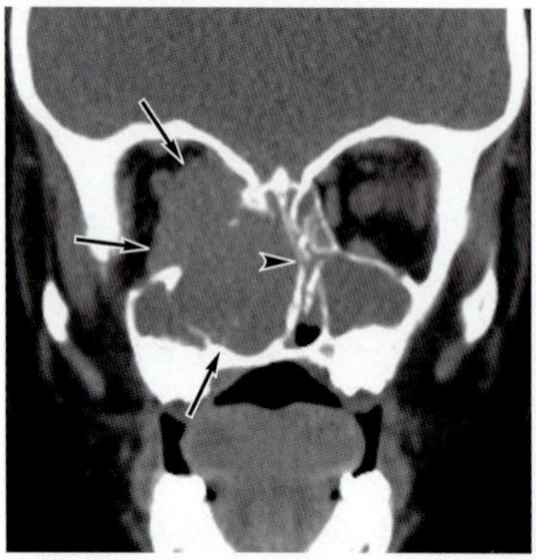
図1-B　T1強調像 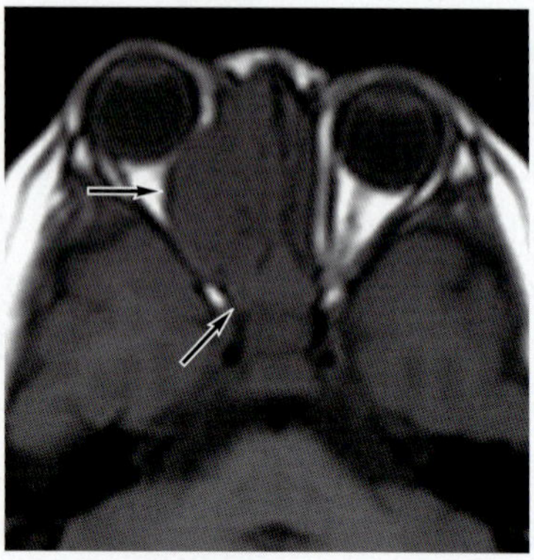
図1-C　T2強調像 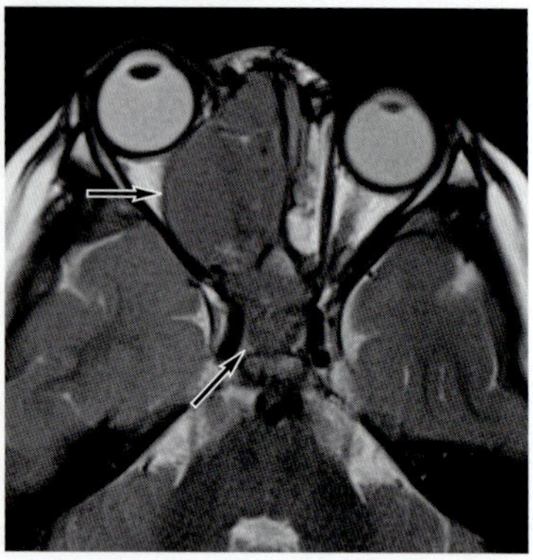
図1-D　造影T1強調像 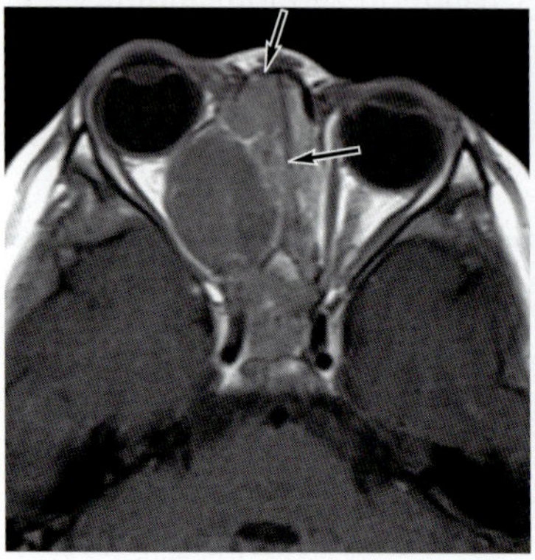
図1-E　拡散強調像（b＝1000s/mm²）
図1-F　ADC map

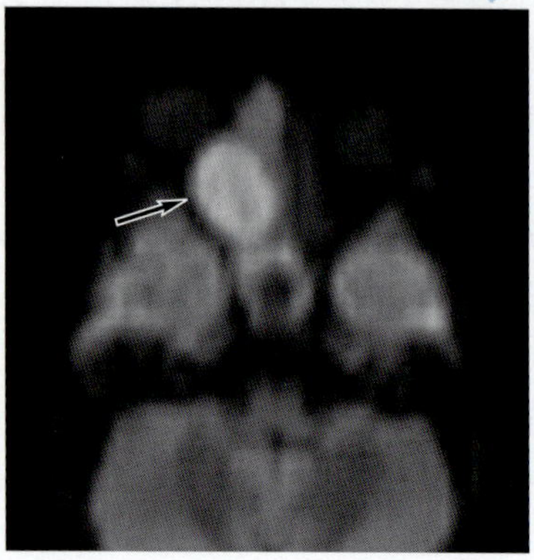

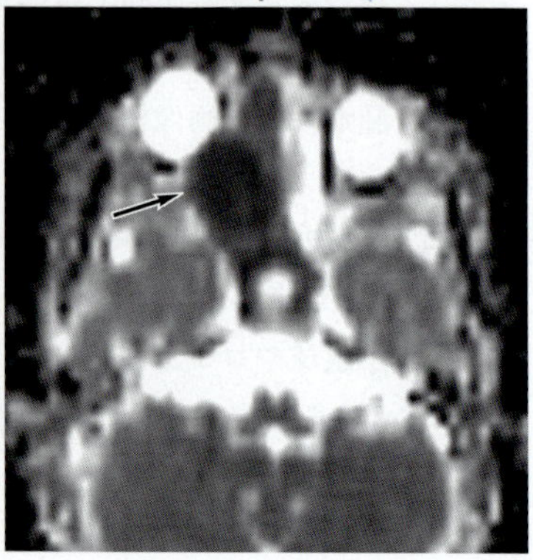

::: 参考文献 :::

1) 日本小児がん学会，現：日本小児血液・がん学会（編）；横紋筋肉腫．小児がん診療ガイドライン 2011 年版．金原出版，p.255-297, 2011.
2) Huh WW, Fitzgerald N, Mahajan A, et al: Pediatric sarcomas and related tumors of the head and neck. Cancer Treat Rev 37: 431-439, 2011.
3) 宮地 充，土屋邦彦，細井 創：横紋筋肉腫．小児疾患診療のための病態生理3，改訂5版．東京医学社，p.1008-1013, 2016.
4) Freling NJ, Merks JH, Saeed P, et al: Imaging findings in craniofacial childhood rhabdomyosarcoma. Pediatr Radiol 40: 1723-1738, 2010.
5) Wesolowski JR, Mukherji SK: Pathology of the pharynx. In Som PM, Curtin HD (eds); Head and neck imaging, 5th. Elsevier, Philadelphia, p.1749-1809, 2011.

■画像の読影■

単純CTでは，右鼻腔を占拠し，眼窩内に伸展する軟部腫瘤を認める（図1-A；→）．腫瘤は骨格筋とほぼ同等の吸収値を呈し，鼻中隔を左方に圧排している（図1-A；▶）．MRIでも，右鼻腔から眼窩内および蝶形骨洞に突出する腫瘤を認める（図1-B，C；→）．眼窩内では視神経や内側直筋を圧排し，右眼球は前方に突出している．腫瘤は，T1強調像では筋とほぼ等信号，T2強調像では筋よりもやや高信号を呈する．造影T1強調像では，増強効果は不均一で，鼻腔内に強い増強効果を認めるが（図1-D；→），眼窩内へ伸展している部分の増強効果は弱い．拡散強調像では不均一な高信号（図1-E；→），ADC mapでは低信号であり（図1-F；→），細胞密度の高さを反映していると考えられる．

■一般的知識と画像所見■

横紋筋肉腫は，骨格筋に分化する過程の未熟な細胞から発生する悪性軟部腫瘍である．稀な腫瘍だが，小児の肉腫では最も多い．わが国においては，小児悪性腫瘍全体の約3％を占める．発症年齢では，6歳以下が全体の2/3を占める[1]．

組織学的には胎児型（embryonal），胞巣型（alveolar）の2つがほとんどであり，その他に多形型／退形成型，混合型，紡錘細胞型などがある．小児の横紋筋肉腫の1/3は頭頸部領域に発生するとされており，そのうちの25％が眼窩に発生する．頭頸部領域での発生部位は3つに分けられ，眼窩（眼瞼を含む），傍髄膜（中耳，鼻腔，鼻咽喉，副鼻腔，中頭蓋窩下方，翼突口蓋，傍咽頭領域），傍髄膜以外（頭蓋，耳介，耳下腺，中咽頭や下咽頭）である[2)3)]．

頭頸部や泌尿生殖器原発例では胎児型が多い．Wilms腫瘍，肝芽腫などの胎児性腫瘍と同様，胎児型では*IGF2*遺伝子の過剰発現が発生に関連していると推測されている．一方，胞巣型は四肢や会陰部原発例に多く，t(2;13)(p35;q14) およびt(1;13)(p36;q14) の転座による*PAX3-FOXO1*キメラ遺伝子および*PAX7-FOXO1*キメラ遺伝子が，腫瘍発生にかかわっていると考えられている．

画像所見 腫瘤は，CTでは骨格筋と類似した吸収値を呈し，造影効果は様々である．骨への浸潤がみられることが多いが，すべての例にみられるわけではない．T1強調像では骨格筋と同等，T2強調像では筋よりもやや高信号のことが多い．MRIでも造影効果は様々である．半数の例で頭蓋に進展するとされており，MRIは腫瘍の広がりを評価するために有用である．

PET-CTは，代謝亢進を示している場合には集積がみられるため，遠隔転移の検出には有用とされる（ただし，骨転移についてはCT/MRIとほぼ同等という報告もある）[4]．横紋筋肉腫では，転移の有無と外科的切除の効果が予後に大きく影響を及ぼす．

■鑑別診断のポイント■

鑑別となるのは，悪性リンパ腫，神経芽腫の転移，白血病に伴う骨髄肉腫，若年性鼻咽腔血管線維腫などである．悪性リンパ腫も小児の頭頸部領域に発生する悪性腫瘍として頻度が高く，両者の鑑別は時に困難である．

いくつかの疾患で横紋筋肉腫の合併が報告されている．例えば，Noonan症候群，神経線維腫症1型，Rubinstein-Taybi症候群，Beckwith-Wiedemann症候群，Costello症候群，Li-Fraumeni症候群，Gorlin症候群などである[5]．また，放射線治療後の2次癌として発生することが知られており，治療歴の聴取が重要である．

第1次硝子体過形成遺残
persistent hyperplastic primary vitreous（PHPV）/persistent fetal vasculature（PFV）　坂本敦子，古川理恵子

症例 日齢1（修正37週7日），女児．胎生期から大動脈離断，脳梁欠損が疑われ，生後精査を施行．

図1-A　単純CT（3日齢）
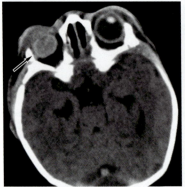

図1-B　T1強調像（1日齢）
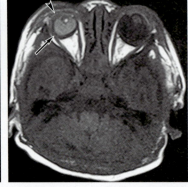

図1-C　T2強調像（1日齢）
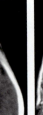

図1-D　超音波像（1日齢）
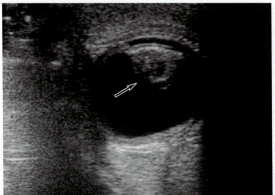

図1-E　超音波像（1日齢）
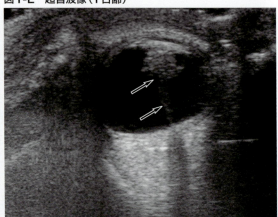

図1-F　超音波カラードプラ（1日齢）
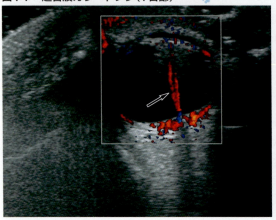

図1-G　T1強調矢状断像（29日齢）
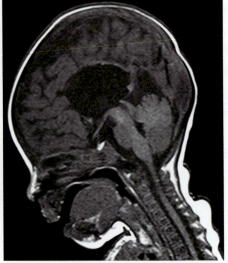

画像の読影

　右眼球は小眼球を示し（図1-A），前房が小さい（図1-B；▶）．眼球内は単純CTで高吸収，T1強調像で高信号を示し，出血を疑う（図1-A, B；→）．明らかな石灰化は指摘できない．T2強調像で，水晶体後面に索状構造があるようにみえ（図1-C；→），超音波像で，水晶体後面から始まり眼球後面に頂点をもつ円錐状の軟部構造（図1-D；→），および円錐状構造の先端～視神経乳頭にかけて索状構造が連続し（図1-E；→），カラードプラで索状構造に血流信号を認める（図1-F；→）．
　円錐構造は，第1次硝子体遺残あるいは剥離した網膜，およびその両者が考えられ，硝子体動脈が遺残している．PHPV/PFVと考えられる．
　これとは別に，T1強調像にて脳梁欠損があり（図1-G），CTやMRIでは，Aicardi症候群も考えられる．超音波像での遺残硝子体と硝子体動脈の確認が，鑑別に有用であった．

一般的知識と画像所見

　第1次硝子体過形成遺残は，在胎5週～出生までに生じる眼球の脈管構造異常で，硝子体システム（第1次硝子体，硝子体動脈，vasa hyaloidea propria，後水晶体血管膜，iridohyaloid vessels，前水晶体血管膜）が遺残する．水晶体後面の一部ないし全体を覆う線維血管組織塊形成と，硝子体動脈，網膜ヒダ，剥離した網膜，Cloquet管／硝子体管を認める．70～90％は片側性である．小眼球，網膜や視神経の発達異常を伴うことがあり，約10％に他臓器の奇形を伴う．本病態を表す用語としてPHPVよりも，広範な場所に起こる障害を含むPFVが，より包括的とする意見がある[1]．
　線維血管組織塊からの繰り返す硝子体内出血，組織塊による網膜の牽引と網膜剥離，これに伴う硝子体下・網膜下液体貯留，白内障，レンズの肥厚による2次性緑内障を来す場合があり，視神経と黄斑の障害程度により視神経機能予後が左右される．障害が強い場合，眼球癆となる．なお，植村により，遺残構造位置での前部型・後部型に分類されている[2]．前部型（57.3％，片側を主とする）は，水晶体後面に線維血管組織塊を認めるタイプで，後部型より優位に小眼球，小角膜，白色瞳孔を示す．後部型（39.3％，片側57％，両側43％）は，周辺部にわずかに組織塊が残存，あるいは全く認められないタイプで，網膜が牽引されやすく，網膜ヒダや網膜剥離を来し，視力予後が悪い．

画像所見 画像検査では，小眼球や水晶体後面から硝子体内を眼球後方に走行する索状構造を認める．繰り返される出血を背景として，硝子体が単純CTで正常より高吸収，MRIのT1強調像・T2強調像で高信号を示す．石灰化は伴わない．造影後，線維血管組織塊がよく増強される．超音波検査でも水晶体後面～眼球後方に走行する索状構造として認められ，血流信号を伴う．

鑑別診断のポイント

　白色瞳孔や網膜ヒダを認めることから，臨床的に未熟児網膜症，家族性滲出性硝子体網膜症，網膜芽細胞腫，Coats病が鑑別となる．網膜芽細胞腫は，眼内石灰化を伴う腫瘤を確認することで鑑別される．両側性の場合は先天性疾患が考慮され，Norrie病，Walker-Warburg病が鑑別となる．

参考文献

1) Goldberg MF: Persistent fetal vasculature (PFV): an integrated interpretation of signs and symptoms associated with persistent hyperplastic primary vitreous (PHPV). LIV Edward Jackson Memorial Lecture. Am J Ophthalmol 124: 587-626, 1997.
2) 植村恭夫：網膜・硝子体の発育期における特殊性．日眼会誌 90: 1-24, 1986.

Langerhans細胞組織球症
Langerhans cell histiocytosis（LCH）

古川理恵子

症例1 2歳，男児．1か月ほど前より微熱が続き，頸部リンパ節が腫大してきた．リンパ節を触ると痛みがあり，当初は感染によるものを疑っていたが，経過観察中，右後頭部に弾性硬の腫瘤を触知．

図1-A　3D-CT

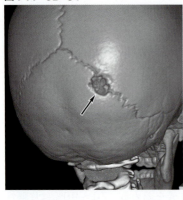

図1-B　単純CT（骨条件）

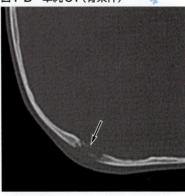

症例2 3歳，女児．1か月前に鉄棒で右前額部を打撲した．皮下組織が腫脹したため血腫によるものと思っていたが，1か月経過しても腫れがひかず，以前より腫脹が強くなってきたため受診．

図2-A　T2強調冠状断像

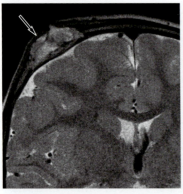

図2-B　造影T1強調冠状断像

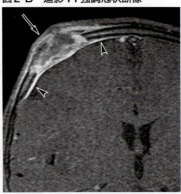

症例4 3歳，男児．数か月前から頸部を気にする仕草が増え，触ると痛がるようになったため受診．

図4　頸椎単純X線側面像

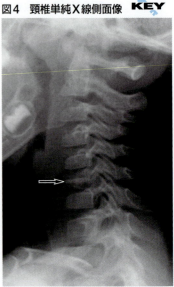

症例3 7歳，男児．2か月ほど前より多飲多尿があり，尿崩症疑い．

図3-A　脂肪抑制
　　　T1強調矢状断像

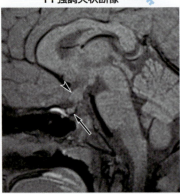

図3-B　造影T1強調矢状断像

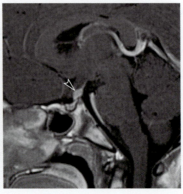

画像の読影

症例1：3D-CTでは，後頭部の右人字縫合に骨欠損を認め（図1-A；→），皮下軟部組織が肥厚している．単純CT（骨条件）では，欠損部の骨辺縁は不整であり，いわゆるbeveled edgeと呼ばれる状態である（図1-B；→）．

症例2：右頭頂骨の内板・外板を貫いて，骨外に広がる腫瘤を認める．T2強調像で全体的には高信号だが，不均一である（図2-A；→）．造影T1強調像にて，腫瘤には不均一な増強効果を認め（図2-B；→），腫瘤と接する硬膜にも強い増強効果があり，肥厚している（図2-B；▶）．さらに，腫瘤外側の皮下組織および骨膜にも造影効果が及んでいる．生検によって，LCHと診断された．

症例3：脂肪抑制T1強調矢状断像では，下垂体後葉の高信号が同定できない（図3-A；→）．一方で，下垂体柄が腫大している（図3-A；▶）．造影T1強調像にて，下垂体前葉および腫大した下垂体柄が，強い増強効果を呈している（図3-B；▶）．この後，生検が行われ，LCHと診断された．

症例4：第6頸椎に著しい扁平化を認める（図4；→）．LCHに特徴的なCalvéの扁平椎である．

一般的知識と画像所見

Langerhans細胞組織球症（LCH）は，骨髄由来の抗原提示細胞であるLangerhans細胞の異常増殖によって，様々な臓器に炎症や組織破壊を来す病態である．10万人当たり0.2〜2.0人の罹患率とされ，15歳未満に多い．成人での発症頻度は不明である[1]．単一の臓器のみに病変がみられる単一系統型LCHと，複数の臓器に病変が及ぶ多系統型LCHがある．乳幼児に多いが（初発時平均年齢30か月），全年齢に発症しうる．単一系統型では骨病変が多いが，皮膚病変やリンパ節腫大のこともある．骨病変の半数を頭蓋骨が占め，頭部打撲部位に発症することもある[2]．その他，顔面頭蓋では蝶形骨，篩骨，頬骨などに多い．下顎骨に浸潤すると歯の動揺を来し，floating teethと呼ばれることがある．また，椎体への浸潤が起こると扁平椎を来し，Calvéの扁平椎と呼ばれる．

画像所見 頭蓋骨病変は，単純X線写真で頭蓋冠に透亮像として認められる．腫瘍の増殖期は辺縁が不明瞭であるが，慢性期になると辺縁に骨硬化像が現れる．CTでは，増殖期の骨病変は内板と外板を不整に侵食し，beveled edge（刃で削ぎ落とされたような辺縁）と呼ばれる．

多系統型では，骨以外に骨髄，リンパ節，肝，脾，肺，胸腺，下垂体，中枢神経，皮膚や口腔粘膜，耳下腺，甲状腺，腸管など，様々な臓器に病変が及ぶ．下垂体柄や視床下部に浸潤すると下垂体後葉ホルモン分泌不全，つまり尿崩症を生じ，T1強調像で下垂体後葉の高信号が消失する．

胸腺への浸潤により胸腺の腫大を来し，気道を圧排することもある．その他，肺病変では小結節や嚢胞が多発し，進行すると線維化や肺気腫による呼吸不全を来す．なお，成人では肺病変のみの単一系統型LCHもあるが，小児での報告はない[2]．

鑑別診断のポイント

頭蓋骨の病変の鑑別となるのは，頻度の高いものとして類表皮嚢胞や神経芽腫の転移，その他の悪性腫瘍である．類表皮嚢胞は緩徐に増大するため，辺縁に硬化像を伴うことが多い．稀な病変だが類似した所見を呈するものに，頭蓋の結節性筋膜炎（cranial fasciitis）がある[3]．

参考文献

1) Prayer D, Grois N, Prosch H, et al: MR imaging presentation of intracranial disease associated with Langerhans cell histiocytosis. AJNR 25: 880-891, 2004.
2) 森本 哲, 翁由紀子, 川原勇太・他：ランゲルハンス細胞組織球症．小児疾患診療のための病態生理3, 改訂5版．東京医学社, p.974-977, 2016.
3) Keyserling HF, Castillo M, Smith JK: Cranial fasciitis of childhood. AJNR 24: 1465-1467, 2003.

血管腫
hemangioma

古川理恵子

症例1 2か月, 男児. 2週間ほど前から上口唇が腫脹し, 徐々に発赤も強くなってきたため受診.

図1-A　T2強調矢状断像　KEY

図1-B　T1強調矢状断像

図1-C　T2強調像

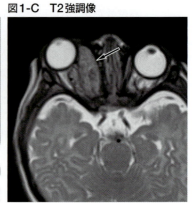

図1-D　造影MRA矢状断再構成像

図1-E　口唇部超音波像

図1-F　超音波カラードプラ　KEY

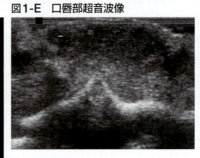

症例2 3か月, 女児. Dandy-Walker奇形とFallot四徴症でフォロー中. 右頬部が徐々に腫脹.

図2-A　T2強調矢状断像

図2-B　造影CT

図2-C　造影CT冠状断像

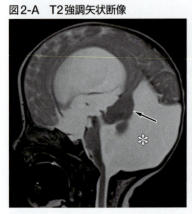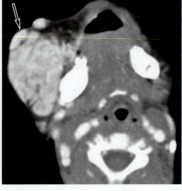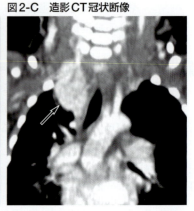

■画像の読影■

症例1：T2強調像では，鼻下から前方に突出するような腫瘤を認め，全体的に高信号を呈する（図1-A；→）．T1強調像では，筋とほぼ等信号である（図1-B；→）．右眼窩内側にも，口唇と同様の信号値を有する腫瘤を認める（図1-C；→）．造影剤注入によるMRAでは，早期より口唇・眼窩の腫瘤に強い増強効果が認められた（図1-D；→）．超音波像では，腫瘤は不均一な高エコーを呈し（図1-E），カラードプラでは，腫瘤全体に網状の血流信号が分布している（図1-F）．臨床経過・所見からも，乳児血管腫と考えられた．

症例2：T2強調像で，第四脳室の拡大（図2-A；＊）と小脳虫部の低形成があり（図2-A；→），Dandy-Walker奇形の症例である．造影CTで，右頰部に強い増強効果を示す腫瘤があり（図2-B；→），右肺尖部にも同様の腫瘤を認める（図2-C；→）．患児はFallot四徴症も合併しており，PHACES症候群（Posterior fossa malformations, Hemangiomas, Arterial anomalies, Cardiac anomalies, Eye anomalies, Sternal cleft）と診断された．このように，頭頸部の血管腫に合併症をみた場合，PHACES症候群を想定して他の病態がないか確認することが重要である．

■一般的知識と画像所見■

乳児血管腫は，いわゆる苺状血管腫と呼ばれるもので，血管内皮細胞の増殖を来す良性腫瘍である．典型的な乳児血管腫は，生後数週間ほど経過してから発見され，数か月の間に増大し，1歳を過ぎると，その後は学童期にかけてゆっくりと消退していく[1]．女児に多く，全身のあらゆる部位に出現するが，特に頭頸部領域に多い（60%）．

皮内に限局する場合は臨床的に診断されるため，画像検査が依頼されることは少ないが，深部に存在する場合には性状や広がりの評価が必要となる．例えば，喉頭血管腫は増殖早期から，嗄声や呼吸困難，喀血などの症状を呈する病態である．内視鏡で腫瘤が目視できれば診断はつくが，粘膜下の広がりの評価や内視鏡で観察しにくい声門下の病変に対しては，MRIやCTが有用である[2]．

乳児血管腫は90%が自然退縮するため（大部分は7～10歳頃までに退縮する），経過観察されることが多いが，上気道に生じ呼吸器症状を来す場合は，治療の適応となる．近年では，β遮断薬（プロプラノロール）投与による縮小効果が報告され，標準治療として広がりつつある[3]．

画像所見 MRIではT2強調像で高信号，T1強調像では筋とほぼ等信号の分葉状の腫瘤として認められ，全体的に強い造影効果を示す．超音波検査所見は内部不均一で，非特異的である．カラードプラでは強い血流信号を認める．

■鑑別診断のポイント■

先天性血管腫，静脈奇形，さらに線維肉腫や横紋筋肉腫などの悪性軟部腫瘍も類似した画像所見を示すことがある．先天性血管腫は生下時（胎児期）から存在しており，稀な腫瘍である．生後数週間～数か月で急速に退縮するもの（rapidly involuting congenital hemangioma；RICH）と，ほとんど退縮しないもの（non-involuting congenital hemangioma；NICH）があるが，画像的に乳児血管腫と鑑別することは難しく，臨床経過で診断される．静脈奇形は，カラードプラでみると血管腫よりも血流が乏しく，静脈石があれば鑑別できる．なお，乳児血管腫は血管内皮のGLUT-1（gulcose transporter-1）免疫染色が陽性であるのに対して，その他の血管奇形では陰性である．臨床的な診断が困難な場合には生検が行われることもあるが，出血のリスクなどを考慮すべきである．

乳児血管腫は，退縮過程では徐々に脂肪成分に置換されていくため，脂肪を含む他の腫瘍が鑑別となることもあるが，臨床経過を確認することが重要である．

::: 参考文献 :::

1) Feygin T: Prenatal, congenital, and neonatal abnormalities. *In* Coley BD (ed); Caffey's pediatric diagnostic imaging, 12th. Elsevier, Philadelphia, p.125-128, 2013.
2) 中井麻佐子：喉頭血管腫．日本小児耳鼻咽喉科学会（編）；小児耳鼻咽喉科，第2版．金原出版，p.262-266, 2017.
3) Flors L, Leiva-Salinas C, Maged IM, et al: MR imaging of soft-tissue vascular malformations: diagnosis, classification, and therapy follow-up. RadioGraphics 31: 1321-1340, 2011.

血管奇形
vascular malformation

古川理恵子

症例 5歳，女児．出生後より左頬部に腫脹あり．最近になって増大してきたため受診．痛みなし．

図1-A 左頬部超音波像

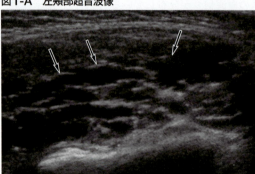

図1-B パワードプラ

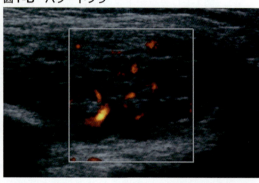

図1-C T2強調像 KEY

図1-D STIR冠状断像 KEY

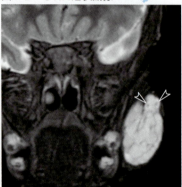

図1-E 脂肪抑制T1強調像

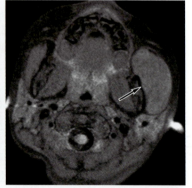

図1-F ダイナミック造影（30秒後）

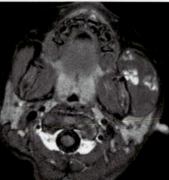

図1-G ダイナミック造影（3分後）

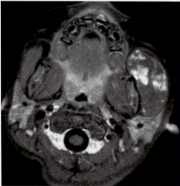

図1-H ダイナミック造影（10分後）

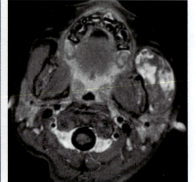

参考文献

1) International Society for the Study of Vascular Anomalies: ISSVA classification for vascular anomalies. (http://www.issva.org/classification)
2) 大須賀慶悟, 波多祐紀, 上原秀一郎：血管腫・血管奇形の臨床診断と画像診断．画像診断 32: 994-1003, 2012.
3) Elsayes KM, Menias CO, Dillman JR, et al: Vascular malformation and hemangiomatosis syndromes: spectrum of imaging manifestations. AJR 190: 1291-1299, 2008.

画像の読影

超音波像では，左頬部皮下に数mm程度の細かい囊胞が集簇した腫瘤を認める（図1-A；→）．パワードプラでは，一部に血流信号を認めるのみである（図1-B）．T2強調像では，左咬筋内に高信号の境界明瞭な多房性腫瘤を認める（図1-C；→）．STIR冠状断像では，静脈石と思われる低信号域を散見する（図1-D；▶）．脂肪抑制T1強調像では，腫瘤内部は全体的に筋とほぼ等信号である（図1-E；→）．造影剤注入後のダイナミック撮像（30秒後，3分後，10分後，図1-F～H）では，腫瘤の腹側から全体にかけてゆっくりと増強効果が広がる．slow-flow typeの血管奇形と考えられる．この後，硬化療法を繰り返し，縮小が得られた．

一般的知識と画像所見

血管腫・脈管奇形のISSVA分類では，小児の苺状血管腫は乳児血管腫となり，これまで海綿状血管腫や毛細血管腫と呼ばれていた"血管腫"は，静脈奇形・毛細血管奇形のように"血管奇形"としてまとめられた[1]．なお，血管奇形は，slow-flow typeの静脈奇形，リンパ管奇形，毛細血管奇形と，fast-flow typeの動静脈奇形に分類されている．

血管奇形は生下時に既に存在しており，児の成長に合わせて大きくなっていく．乳児期を過ぎてから気づかれることも多く，思春期や妊娠に伴うホルモンの影響や，感染や外傷による増大が発見の契機となることもある（▶NOTE）．

画像所見 静脈奇形は血管平滑筋が菲薄化し，過剰伸展した静脈腔に血液が貯留する病態である．超音波検査では，低エコーの海綿状・多房性の腫瘤として認められ，浅層にある場合は探触子で圧迫すると容易に変形する．カラードプラでは，管腔構造内に血流信号が認められることもあるが，パルスドプラでは静脈波形となる．

MRIでは，多房性でブドウの房のような形態から，筋層内や皮下組織にびまん性に広がるものまで多様な形態を示す．典型的には，T1強調像では筋と等信号，T2強調像では著明な高信号を呈するが，内部に出血を来すとT1強調像で信号が上昇し，液面形成を認めることもある．T2強調像で，腫瘤の内部に点状の低信号域をみた場合には静脈石と考えられ，血管腫との鑑別に有用である．造影MRIは，腫瘤に流入する微小動脈の分布にもよるが，通常は不均一に非常にゆっくりと増強効果が広がっていく．動脈成分が多いと，充実性腫瘍との鑑別が問題となることがある[2]．

鑑別診断のポイント

血管腫や動静脈奇形との鑑別は，超音波検査のカラードプラやパルスドプラによる血流の評価が有用である．リンパ管奇形とは血流信号の有無で鑑別する．静脈石は，slow-flowを反映した静脈奇形の特徴的な所見であるが，唾液腺内の静脈奇形では唾石との鑑別が問題となることもある．ただし，唾石は小児では稀であり，問題となるのはおそらく成人の場合である[3]．

> **NOTE 血管奇形を合併する症候群**
>
> 血管奇形を合併する症候群はいくつかあるが，主なものとして以下のものがある[3]．
> - Klippel-Trénaunay-Weber症候群：四肢の血管奇形と患肢の肥大・過成長を特徴とする．静脈奇形やリンパ管奇形を主とするものをKlippel-Trénaunay症候群，動静脈奇形を主とするものをParkes-Weber症候群としているが，両者を厳密に分けることは小児例では困難である．
> - Maffucci症候群：多発内軟骨腫に皮膚や内臓の脈管奇形（静脈奇形，毛細血管奇形やリンパ管奇形）を伴う．
> - 青色ゴムまり様母斑症候群（blue rubber bleb nevus syndrome）：静脈奇形が多臓器（特に皮膚と消化管）に多発する．
> - Proteus症候群：複数組織の過誤腫性異常増殖，骨化過剰症，結合織母斑や表皮母斑の他，血管奇形も合併する．

506　12. 小児

リンパ管奇形
lymphatic malformation

古川理恵子

症例 日齢1，男児．胎児期より，右頸部に多房性腫瘤を指摘．

図1-A　胎児MRI（胎生29週）

図1-B　頸部超音波像
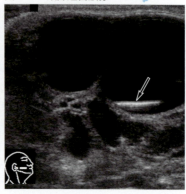

図1-C　STIR冠状断像

図1-D　T2強調像

図1-E　脂肪抑制造影T1強調像
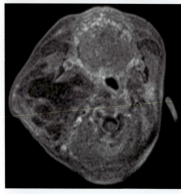

図1-F　脂肪抑制造影T1強調像
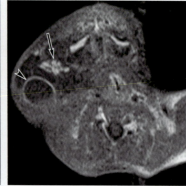

図1-G　造影CT冠状断像
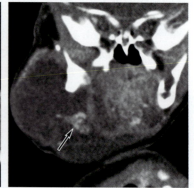

画像の読影

　　胎生29週の胎児MRIで，右頸部に多房性の腫瘤を認める（図1-A；→）．リンパ管奇形が疑われた．出生後，超音波像でも右頰部の皮下に多房性腫瘤を確認した．一部の嚢胞内には液面形成があり（図1-B；→），出血成分の存在が疑われる．出生後のMRIでも，胎児MRIと同様に，右頸部に巨

大な多房性腫瘤を認める（図1-C；→）．腫瘤は右咽頭後間隙まで進展しており（図1-D；▶），気道が軽度圧排されている．造影後，囊胞内には増強効果は認めず（図1-E），一部の囊胞壁には増強効果を認める（図1-F；▶）．なお，腫瘤内部に結節状の造影効果を認めたが（図1-F；→），造影CTにて，この結節構造は，腫瘤によって変形した顎下腺をみていると考えられた（図1-G；→）．

■一般的知識と画像所見■

　リンパ管奇形は，胎生期の未熟リンパ組織がリンパ管に接合できずに孤立し，囊腫状に拡張した病変と考えられている．頸部での発生頻度が高く（70～80%），特に後頸部に多い[1)2)]．macrocystic typeとmicrocystic typeに分けられ，後者は2mm未満の多発囊胞からなり，前者はそれよりも大きめの様々なサイズの囊胞から構成される．胎児の後頸部に生じるリンパ管奇形は，cystic hygromaと呼ばれることもある．軟らかい腫瘤であり無症状であることが多いが，出血や感染を契機に腫大や痛みで発見されることもある．

　小児のリンパ管奇形の治療は，部位・サイズによって手術や硬化療法などが選択される．病変が広範囲に及ぶ場合には全摘は難しく，硬化療法後に再発することもあるため，治療に難渋する．

　画像所見　超音波検査では，薄い隔壁に隔てられた多数の囊胞の集簇を認める．通常，囊胞内は無エコーだが，出血を来すと高輝度となり，液面形成を伴うこともある．MRIでも同様であり，T1強調像では囊胞内は低信号，T2強調像では高信号だが，出血や感染によって信号値が変化する．造影後，microcystic typeでは増強効果は認めないが，macrocystic typeでは辺縁や隔壁に増強効果が認められる[3)]．

■鑑別診断のポイント■

　囊胞内に出血を来すと充実成分のようにみえ，囊胞成分の多い奇形腫との鑑別が問題になることがある．また，リンパ管奇形は静脈奇形と合併することがあり，この場合はびまん性に造影効果を呈することがある[2)]．

　全身性のリンパ管奇形は稀な病態であるが，lymphangiomatosisとGorham病が鑑別に挙がる．lymphangiomatosisはリンパ管腫症と訳され，多臓器のリンパ管奇形や溶骨性変化，乳糜胸水・腹水などのリンパ漏など，多彩な臨床症状を発生する病態である．リンパ管奇形は脳以外のあらゆる臓器に生じるが，特に頸部や縦隔，腋窩，後腹膜，四肢に多い．小児から若年成人にみられ，性差はない[4)]．また，Gorham病はvanishing（disappearing）bone diseaseと呼ばれ，著明な骨融解を特徴とする．融解した骨組織が血管やリンパ管組織に置換される病態であり，これも小児期から若年成人期に発症する[5)]．

⋮⋮ 参考文献 ⋮⋮

1) 三村秀文，松井裕輔，藤原寛康・他：ISSVA分類とその臨床的意義．画像診断 32: 974-985, 2012.
2) Flors L, Leiva-Salinas C, Maged IM, et al: MR imaging of soft-tissue vascular malformations: diagnosis, classification, and therapy follow-up. RadioGraphics 31: 1321-1340, 2011.
3) Feygin T: Prenatal, congenital, and neonatal abnormalities. In Coley BD (ed); Caffey's pediatric diagnostic imaging, 12th. Elsevier, Philadelphia, p.125-128, 2013.
4) Herruela-Suffee C, Warin M, Castier-Amouyel M, et al: Whole-body MRI in generalized cystic lymphangiomatosis in the pediatric population: diagnosis, differential diagnoses, and follow-up. Skeletal Radiol 45: 177-185, 2016.
5) Lachman RS (ed); Gorham syndrome. Taybi and Lachman's radiology of syndromes, metabolic disorders and skeletal dysplasias, 5th. Mosby, Elsevier, Philadelphia, p.315-316, 2007.

梨状窩瘻
pyriform sinus fistula

古川理恵子

症例1 10歳代前半，男性．4年前より左頸部に膿瘍が繰り返し出現．

図1-A 造影CT **KEY**　　　　　図1-B 嚥下造影 **KEY**

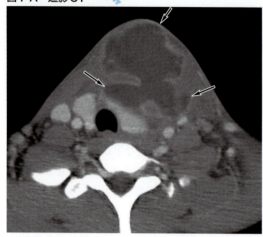
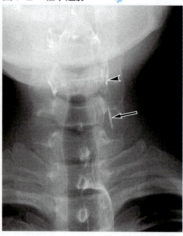

症例2 1か月，女児．数日前より機嫌が悪く，発熱と頸部リンパ節の腫大を認め入院．その後，頸部の腫脹が顕著となり呼吸障害を来したため，気管内挿管．

図2-A 造影CT　　　　　図2-B 造影T1強調冠状断像

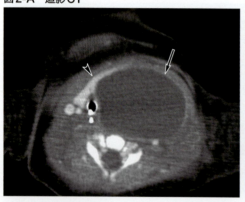
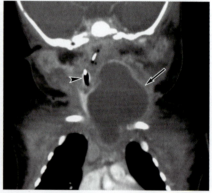

図2-C 頸部超音波像　　　　　図2-D 瘻孔造影

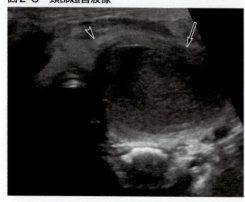
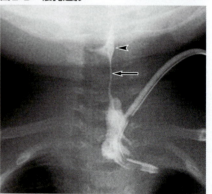

画像の読影

症例1：造影CTでは，甲状腺左葉を前方から取り巻くように膿瘍が広がっている（図1-A；→）．バリウムで嚥下造影を行ったところ，左梨状窩（図1-B；▶）から連続する細い管腔構造を認め（図1-B；→），梨状窩瘻が確認された．

症例2：造影CTで，甲状腺左葉（図2-A；▶）の背側に巨大な膿瘍を認める（図2-A；→）．造影T1強調像で，膿瘍は下咽頭レベルから上縦隔まで広がり（図2-B；→），気管は右方に圧排されている（図2-B；▶）．超音波像では，CTと同様に甲状腺左葉（図2-C；▶）を前方に圧排する低エコー腫瘤を認める（図2-C；→）．この後，膿瘍のドレナージが行われ，ドレナージチューブから造影剤を注入したところ，左梨状窩（図2-D；▶）に向かって細い瘻孔が描出された（図2-D；→）．これより，左梨状窩瘻と診断された．

一般的知識と画像所見

下咽頭梨状窩瘻は，第4咽頭嚢（第3，第5咽頭嚢という説もある）の遺残によって生じた先天性の瘻孔と考えられている．典型的には梨状窩尖部から下行し，甲状腺近傍まで連続する瘻孔である．瘻孔は感染を生じやすく，甲状腺近傍の頸部膿瘍を繰り返す場合には，梨状窩瘻の存在を疑うべきである[1]．また，小児の急性化膿性甲状腺炎の原因にもなる．

梨状窩瘻は左側がほとんどである．これについては，発生過程での大動脈弓消失の左右差が関与しているとされる説，鰓後体（第5咽頭嚢由来とされている）の残存に関連した説など，様々な要因が提唱されているが，現時点ではまだはっきりしていない[2]．また，梨状窩瘻は再発率が高く，治療に難渋することも多い．

画像所見 瘻孔に炎症を生じると，超音波検査では甲状腺左葉の頭側あるいは背側に，境界不明瞭な低エコーの軟部組織が認められる．急性期は，甲状腺および軟部組織の血流信号が亢進しているが，膿瘍化すると軟部組織の内部血流が消失する．造影CTやMRIは，炎症の広がりの評価に有用である．さらに，瘻孔内に存在する空気を認めることがあり，梨状窩瘻の存在を疑う所見のひとつとなる[3]．

瘻孔の診断には，バリウムを用いた嚥下造影が行われる．嚥下によって梨状窩尖部からバリウムが入り，瘻孔が描出される．ただし，炎症がある間は，膿の貯留や組織の浮腫により瘻孔が描出されにくいため，1回の検査で瘻孔が確認できなかった場合は，時期をおいて再検が必要である．

鑑別診断のポイント

急性化膿性甲状腺炎自体が小児では稀であるため，これをみた場合に梨状窩瘻の存在を考える．また，甲状腺領域の腫大は，成人であれば甲状腺の悪性腫瘍を鑑別に挙げるが，これも小児では稀である．先天性嚢胞性腫瘤では，側頸嚢胞が感染を契機に発見されることがあるが，側頸嚢胞のうち最も多いタイプは，顎下腺の後方，胸鎖乳突筋の前縁に沿って頸動脈鞘に隣接した位置にあり，解剖構造を丁寧に観察することで鑑別できる．

参考文献

1) Park SW, Han MH, Sung MH, et al: Neck infection associated with pyriform sinus fistula: imaging findings. AJNR 21: 817-822, 2000.
2) 氷見徹夫：下咽頭梨状窩瘻の発生起源．JOHNS 10: 1713-1717, 1994.
3) Wang HK, Tiu CM, Chou YH, et al: Imaging studies of pyriform sinus fistula. Pediatr Radiol 33: 328-333, 2003.

クループ, 急性喉頭蓋炎
croup, acute epiglottitis

古川理恵子

症例1 1歳, 女児. 臨床的にクループ疑い.

図1-A　頸部単純X線正面像 **KEY**

図1-B　頸部単純X線側面像 **KEY**

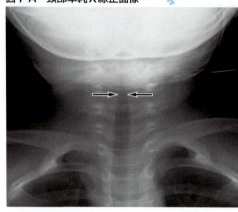
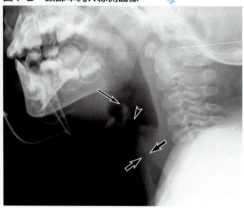

症例2 1歳, 女児. 発熱, 呼吸困難で受診. 吸気性喘鳴が強く, 急性喉頭蓋炎疑い.

図2-A　頸部単純X線側面像

図2-B　頸部単純X線側面像

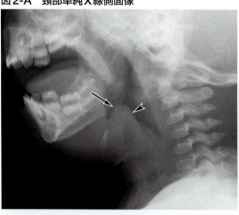
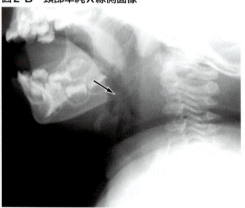

参考症例 2か月, 女児
正常例

図3　頸部単純X線正面像

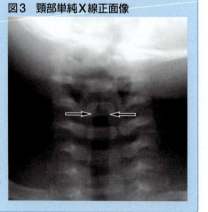

正常では声門下腔が広がっており, 肩のようにみえることから, subglottic shoulder と呼ばれる（図3；→）.

画像の読影

症例1：頸部単純X線正面像では，subglottic shoulderが消失し，声門下腔が狭小化している（図1-A；→）．側面像でも，声門下の気道はやや狭くなっており（図1-B；→），下咽頭腔は拡大している．喉頭蓋（図1-B；→）および披裂喉頭蓋ヒダ（図1-B；▶）に腫大は認めず，咽頭後隙の軟部組織の肥厚もない．クループとして矛盾しない．

症例2：頸部単純X線側面像では，喉頭蓋（図2-A；→）および披裂喉頭蓋ヒダ（図2-A；▶）の著明な腫大を認め，急性喉頭蓋炎と診断された．直ちに喉頭ファイバー下で気管内挿管を行い，ファイバースコープでも喉頭蓋の著しい腫大を認めた．抗菌薬治療により症状は軽快し，4日後の頸部側面像では喉頭蓋（図2-B；→）の腫大は軽減した．

一般的知識と画像所見

1）クループ：ウイルスや細菌感染に起因した上気道の炎症によって，気道狭窄や咳嗽を来す病態であり，急性咽頭喉頭気管支炎を指す（▶NOTE）．6か月〜3歳頃に多い．

画像所見 クループ自体は臨床的に診断されるものであり，画像診断の目的は，急性喉頭蓋炎のような緊急処置を要する病態を鑑別することである．典型的なクループの頸部単純X線正面像は，喉頭粘膜の浮腫によって声門下腔が対称性に狭小化しており，この所見は"steeple（尖塔）"や"pencil-tip"と呼ばれる[1)2)]．正常例では声門下腔は広がっており，これをsubglottic shoulderと呼んでいる（参考症例）．

2）急性喉頭蓋炎：喉頭蓋とその周囲組織の急速な浮腫による，気道狭窄を来す病態である．急速に気道狭窄が進行するため，臨床的に疑う場合は画像診断よりも，まず気管内挿管などの気道確保を行うべきである．かつて，急性喉頭蓋炎は*Haemophilus influenzae*感染が主たる原因であったが，近年では，Hibワクチンの普及により発症頻度は激減している．

画像所見 画像診断は，臨床的に急性喉頭蓋炎の診断が確定できず，比較的呼吸が安定している場合に適応となる．この時，撮影するのは頸部単純X線側面像のみで，立位あるいは座位で行う（臥位になると，気道狭窄が増悪することがあるため）．

鑑別診断のポイント

頸部単純X線側面像で，喉頭蓋および披裂喉頭蓋ヒダの腫大がなければクループ，腫大を認めた場合には急性喉頭蓋炎を疑う．しかし，喘鳴を呈する乳幼児の側面像を撮影することは難しく，姿勢や動きにより喉頭蓋の辺縁がはっきりしないこともあるため，あくまで臨床診断が重要である．また，側面像では咽頭後隙の肥厚（咽後膿瘍の有無）もチェックしておくとよい．

> **NOTE** croup の語源
>
> クループ（croup）は"しゃがれた声で鳴く"状態を表す古い言葉で，スコットランドの一部の地方で使われていた呼び名だった．これを，エジンバラの医師Francisが著書に記載して広めたとされている[3)]．

参考文献

1) Donnelly LF: Airway. *In* Donnelly LF (ed); Fundamentals of pediatric imaging, 2nd ed. Elsevier, Philadelphia, p.8-25, 2016.
2) Ludwig BJ, Foster BR, Saito N, et al: Diagnostic imaging in nontraumatic pediatric head and neck emergencies. RadioGraphics 30: 781-799, 2010.
3) Feldmann H: Diagnosis and therapy of laryngeal diseases in the history of medicine. I: The pre-laryngoscopic era. Laryngorhinootologie 80: 283-289, 2001.

頸部線維腫症
fibromatosis colli

古川理恵子

症例 2か月，男児．生下時より右側を向くことが多い．1か月ほど前に左頸部の腫脹に気づく．その後徐々に増大し，頸部に硬い腫瘤を触れるようになったため受診．

図1-A　左頸部超音波斜矢状断像
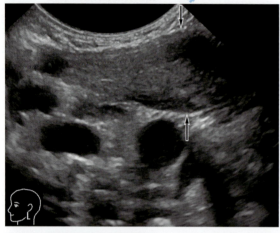

図1-B　右頸部超音波斜矢状断像
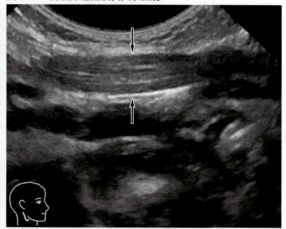

図1-C　左頸部超音波斜横断像
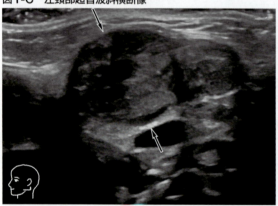

図1-D　超音波カラードプラ
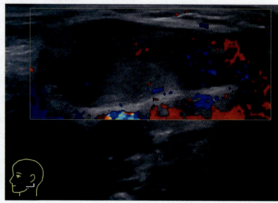

■画像の読影

　左頸部超音波像では，左胸鎖乳突筋に結節状の腫大を認める（図1-A；→）．右頸部超音波像では，右胸鎖乳突筋には明らかな腫大は認めない（図1-B；→）．左頸部超音波斜横断像では，腫大した左胸鎖乳突筋は，内部が不均一なエコー輝度を呈している（図1-C；→）．カラードプラ（図1-D）では，筋内の血流信号はそれほど強くなかった．臨床的にも頸部線維腫症と診断されており，矛盾しない所見である．

■一般的知識と画像所見

　頸部線維腫症は，胸鎖乳突筋に起こる良性の線維芽細胞の増殖疾患である．生後1～2か月頃に頸部腫瘤や斜頸として発見される．ほとんどが片側性であり，患児は顔を健側に向け，頭部は患側に倒すような姿勢となる．原因としては，分娩外傷や胎内での姿勢による頸部の静脈圧迫が指摘されており，血流障害によって，胸鎖乳突筋の変性や線維化を生じるためではないかと考えられている[1]．

　通常は無治療で，半年ほど経過観察していると徐々に縮小していく．しかし，斜頸が強いまま放置されていると頭蓋の変形を来すことがあるため，適切なフォローが必要である[2]．

　画像所見　通常は臨床的に診断されるため，画像検査が行われることは少ないが，非典型的な症状を来している場合には，超音波検査が行われることがある．超音波像所見は，片側の胸鎖乳突筋の結節状，あるいはびまん性腫大である．腫大した筋は様々なエコー輝度を示し，カラードプラでは，腫大した筋に強い血流信号を認めることがある．

　MRIでは，腫大した胸鎖乳突筋は様々な信号値を呈する．造影MRIでは，患側の胸鎖乳突筋に強い増強効果を認めることがあり，この疾患を知らないと悪性腫瘍が疑われてしまうことがある．

■鑑別診断のポイント

　画像検査では，左右の胸鎖乳突筋をしっかりと同定することが重要である．臨床的に非典型的な経過をたどる例では，悪性腫瘍との鑑別が問題となる．頸部線維腫症は胸鎖乳突筋のみの腫大であり，筋層外への進展，リンパ節腫大，気道の圧排，血管や骨への浸潤，頭蓋内や脊柱管内の病変は認めないはずである．また，乳児の斜頸の原因として，頸部線維腫症の他に斜視や椎体の奇形などの頻度が高いことも覚えておくべきであろう．

::: 参考文献 :::

1) Haque S, Bilal Shafi BB, Kaleem M: Imaging of torticollis in children. RadioGraphics 32: 557-571, 2012.
2) Sargar KM, Sheybani EF, Shenoy A, et al: Pediatric fibroblastic and myofibroblastic tumors: a pictorial review. RadioGraphics 36: 1195-1214, 2016.

神経芽腫の転移
metastases of neuroblastoma

古川理恵子

症例1 2歳，男児．2週間ほど前から，左眼の外下方に2cmほどの腫瘤を触れるようになった．発赤はなく，弾性硬で可動性低下．

図1-A　T2強調冠状断像
図1-B　単純CT（骨条件）
図1-C　MIBGシンチグラム

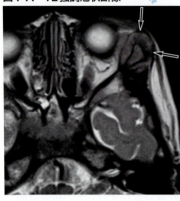
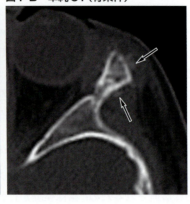
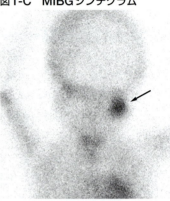

症例2 1歳，男児．2か月ほど前より，発熱と歩行障害が繰り返し起こるようになり，発熱精査のため行った腹部造影CTで，左副腎に腫瘤を認めたため転院．

図2-A　MIBGシンチグラム
図2-B　脂肪抑制T1強調冠状断像
図2-C　脂肪抑制T1強調矢状断像

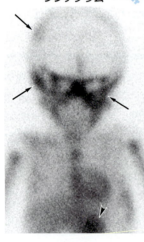
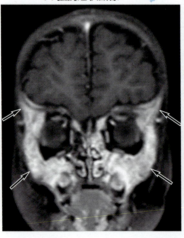
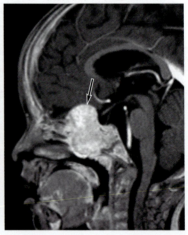

画像の読影

症例1：T2強調像では，筋よりも高信号の腫瘤が左頬骨を取り囲むように形成され（図1-A；→），造影後は，腫瘤全体に強い増強効果を認めた（非提示）．単純CTでは，骨皮質の不整と骨膜反応が認められる（図1-B；→）．尿中VMA，HVAが高値であり，MIBGシンチグラムでは，左眼窩（図1-C；→）と右後腹膜に集積を認めたことから，神経芽腫と診断した．

症例2：副腎の腫瘤（非提示）があったことから神経芽腫が疑われ，MIBGシンチグラムを行ったところ，副腎の原発巣（図2-A；▶）の他に，頭蓋冠，頭蓋底，眼窩周囲に強い集積を認めた（図2-A；→）．造影MRIでは，MIBGの集積部位に一致して眼窩周囲に強い増強効果を認めた（図2-B；→）．また，矢状断像では頭蓋底から前頭蓋窩に突出する腫瘤が形成され，強い造影効果を

示している（図2-C；→）．多発骨転移を伴う神経芽腫と診断された．

一般的知識と画像所見

　　神経芽腫は，副腎や交感神経に分化する過程の神経堤（neural crest）細胞などから発生する腫瘍であり，脳腫瘍以外の乳児固形腫瘍で最も多い．ほとんどは1〜5歳頃に発見され，ピークは2歳前後である．頸部から骨盤までの交感神経節や副腎から発生し，頻度は副腎髄質（35％），後腹膜（30〜35％），後縦隔（20％），頸部（1〜5％），骨盤（2〜3％）である[1]．カテコラミン産生能を有し，尿中VMA（vanillylmandelic acid），HVA（homovanillic acid）は75〜90％の症例で上昇する．血清NSE（neuron-specific enolase）は80％程度の症例で上昇する．

　　骨，リンパ節，肝，頭蓋内（硬膜），肺などに転移するが，特に骨転移では眼窩周囲や頭蓋冠に多い．眼窩への転移は10〜20％程度に認められ，眼球突出や眼窩周囲の出血斑（raccoon eyesと呼ばれる）が現れる[2]．また，眼症状として有名なものに，オプソクローヌス-ミオクローヌスとHorner症候群がある（▶NOTE）．オプソクローヌス-ミオクローヌスは，眼窩や頭蓋への腫瘍浸潤が原因ではなく，腫瘍に対する自己免疫機序が関与していると考えられている（傍腫瘍症候群）[3]．Horner症候群は，縮瞳，眼瞼下垂，眼球陥凹（眼球後退）を3徴とするが，これは頸部や縦隔の交感神経節が腫瘍によって障害されるために生じる[1]．

　　画像所見 眼窩に転移した神経芽腫は，典型的には眼窩の側壁から外側に突出するような腫瘤を形成し，強い骨膜反応を呈する．CTでは，筋よりもやや高吸収値で，小さな石灰化を含むことがある[3]．MRIでは，T1強調像では筋よりも低信号，T2強調像では筋よりも高信号であるが，内部の変性や出血により不均一であることが多い．また，造影効果も不均一となる．

　　核医学検査では，原発巣および転移巣に^{123}I-MIBGが集積する．MIBGはカテコラミン産生腫瘍である神経芽腫だけではなく，神経節芽腫や神経節腫，褐色細胞腫などにも集積する．MIBGの分子構造はノルアドレナリンに類似しているため，腫瘍のカテコラミン貯蔵顆粒に集積し，検出感度は88％，特異度は99％程度である．しかし，神経芽腫や神経節芽腫の約30％ではMIBGの集積がみられないこともあり，MIBGが陰性でも神経芽腫を完全に除外することはできない[1]．

鑑別診断のポイント

　　眼窩に発生した横紋筋肉腫は急速な増大を示し，神経芽腫の転移と類似した所見を示す．CT上は，神経芽腫の方が横紋筋肉腫よりも，やや高吸収を示すとされている．また，神経芽腫は眼窩の外側壁に発生するが，横紋筋肉腫は前眼部に多い．

　　なお，小児での眼窩への転移は，神経芽腫，Ewing肉腫，Wilms腫瘍に多くみられる[3]．

> **NOTE　神経芽腫の主な症状**
>
> 　　神経芽腫は，上記に挙げたようなraccoon eyes，Horner症候群，オプソクローヌス-ミオクローヌスの他にも，次のような症状が有名である．
> - 歩行障害・下肢痛：脊柱管内への進展，骨転移による．
> - 下痢：腫瘍が産生するVIP（vasoactive intestinal peptide；血管作動性腸管ペプチド）による．
>   その他，発熱，倦怠感，背部痛，貧血など，様々な非特異的症状も呈する．

参考文献

1) Lonergan GJ, Schwab CM, Suarez ES, et al: Neuroblastoma, ganglioneuroblastoma, and ganglioneuroma: radiologic-pathologic correlation. RadioGraphics 22: 911-934, 2002.
2) Chung EM, Murphey MD, Specht CS, et al: From the archives of the AFIP. Pediatric orbit tumors and tumorlike lesions: osseous lesions of the orbit. RadioGraphics 28: 1193-1214, 2008.
3) Rothenberg AB, Berdon WE, D'Angio GJ, et al: The association between neuroblastoma and opsoclonus-myoclonus syndrome: a historical review. Pediatr Radiol 39: 723-726, 2009.

516　12. 小児

白血病
leukemia

古川理恵子

症例1 8歳，女児．1か月前より左頬部の腫瘤を自覚．左耳介の前方皮下に，2cm程度の弾性硬の腫瘤を指摘．

図1-A　超音波カラードプラ
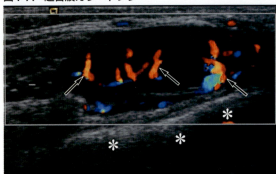

図1-B　T2強調冠状断像
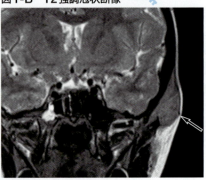

図1-C　T1強調像
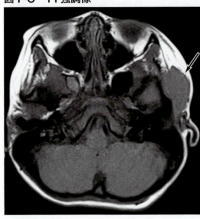

図1-D　脂肪抑制造影T1強調像
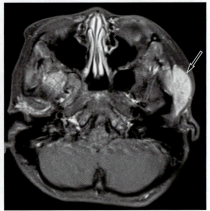

症例2 6歳，女児．1年前に白血病の維持療法が終了し，外来フォロー中であった．1か月ほど前より，微熱と膝関節痛が続き，MRIで大腿骨遠位骨髄信号の異常が指摘され，再発と診断．治療開始前のスクリーニングで頭部MRIを撮像．神経学的症状はないが，軽度の鼻汁あり．

図2-A　T2強調像
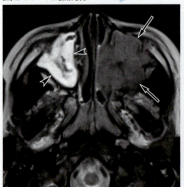

図2-B　拡散強調像（b＝1000s/mm²）
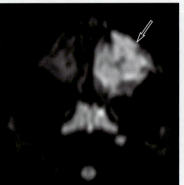

図2-C　ADC map
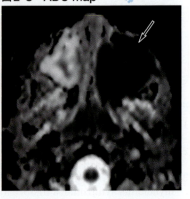

画像の読影

症例1：カラードプラでは，頬骨弓（図1-A；＊）の外側に低エコー腫瘤を認め，複数の血管が腫瘤内部に向かって流入している（図1-A；→）．T2強調像では，灰白質と同程度の高信号（図1-B；→），T1強調像で筋より高い信号であり（図1-C；→），全体的に強い造影効果を認める（図1-D；→）．汎血球減少があり，骨髄検査で急性骨髄性白血病と診断された．

症例2：T2強調像で，右上顎洞には粘膜腫脹が認められ，副鼻腔炎が疑われる（図2-A；▶）．一方，左上顎洞内には右側よりも低信号の軟部組織が充満し（図2-A；→），拡散強調像およびADC mapでは，著しい拡散低下を示している（図2-B，C；→）．大腿骨（非提示）に加えて，上顎洞病変も白血病再発による腫瘤形成と考えられた．

一般的知識と画像所見

白血病では，本来骨髄内で増殖すべき骨髄芽球が髄外で増殖し，腫瘤を形成することがある．以前は，granulocytic sarcoma（顆粒球肉腫），chloroma（緑色腫），extramedullary myeloblastoma（骨髄芽球腫）などと呼ばれていたが，2008年のWHO分類により，myeloid sarcoma（骨髄肉腫）の名称も用いられるようになってきた．

顆粒球肉腫は，1811年Burnsらによる眼窩に発生した腫瘍の報告が最初であり，その後1853年Kingらは，腫瘍が緑色にみえることから緑色腫と呼んだ．これは，腫瘍中に含まれるミエロペルオキシダーゼが空気に曝されて，緑色を呈するためとされている．しかし，腫瘍が常に緑色にみえるわけではなく，未熟な顆粒球で構成された肉腫様の腫瘍であることから，1966年にRappaportらが顆粒球肉腫と呼び，以降，この名称が用いられるようになっている[1)2)]．急性骨髄性白血病患者の2.5〜9.1%にみられるが，慢性骨髄性白血病では稀である．小児患者に多く，60%は15歳未満である[1)]．

眼窩や皮下組織に生じることが多いが，副鼻腔，リンパ節，骨，硬膜外や脳，胸膜や胸腔内，乳房，甲状腺，唾液腺，小腸など，全身のあらゆる部位に発生する[1)]．また，顆粒球肉腫は骨髄性白血病だけではなく，急性リンパ性白血病や他の骨髄増殖性疾患，骨髄異形成症候群のいずれもの前駆症状や再発時にも認められることがある[3)]．眼窩に発生する顆粒球肉腫の多くは外側壁の骨膜下に発生し，側頭窩に進展する．内側壁に発生したものは篩骨蜂巣や篩板に進展し，前頭蓋窩に達することがある．

画像所見 CTでは筋よりもやや低信号，T1強調像やT2強調像では骨髄に近い信号値を呈するとされるが，他の悪性腫瘍との鑑別は困難であり，画像検査の目的は腫瘍の進展範囲の評価である．

鑑別診断のポイント

鑑別となるのは，横紋筋肉腫，Langerhans細胞組織球症の他，神経芽腫や悪性リンパ腫，Ewing肉腫などの転移である．また，眼窩には骨膜下膿瘍や炎症性偽腫瘍のような炎症性病変もあり，臨床経過も含めて検討すべきである．

参考文献

1) Guermazi A, Feger C, Rousselot P, et al: Granulocytic sarcoma (chloroma): imaging findings in adults and children. AJR 178: 319-325, 2002.
2) 廣瀬由紀, 田渕経司, 飛田忠道・他：顔面神経麻痺を呈した顆粒球肉腫の2症例．Otol Jpn 21: 36-42, 2011.
3) Arber DA, Orazi A, Hasserjian R, et al: The 2016 revision to the World Health Organization classification of myeloid neoplasms and acute leukemia. Blood 127: 2391-2405, 2016.

悪性リンパ腫
malignant lymphoma

古川理恵子

症例1 7歳，男児．1か月前より徐々に右頸部が腫脹してきた．圧痛はなく熱感もない．右顎下部胸鎖乳突筋内側に，2〜3cm大の腫瘤が一塊となって触知．

図1-A 超音波像

図1-B 超音波カラードプラ

図1-C 単純CT

図1-D 造影CT

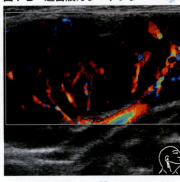

図1-E PET-CT

症例2 10歳，女児．胆道閉鎖症に対して，半年前に生体肝移植．数日前から左頸部の腫脹と疼痛が出現．

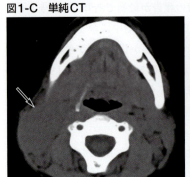

図2-A 造影CT

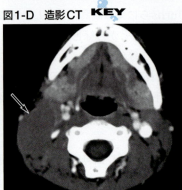

図2-B 造影CT

参考文献
1) Robson CD: Neoplasia. *In* Coley BD (ed); Caffey's pediatric diagnostic imaging, 12th. Elsevier, Philadelphia, p.143-149, 2013.
2) Loevner LA, Karpati RL, Kumar P, et al: Posttransplantion lymphoproliferative disorder of the head and neck: imaging features in seven adults. Radiology 216: 363-369, 2000.

画像の読影

症例1：超音波像では，境界明瞭な低エコー腫瘤を認める（図1-A；*）．短径は2cm，長軸は4cmを超えており，カラードプラ（図1-B）では，腫瘤の辺縁から内部に向かって網状の血流信号が認められ，通常の反応性リンパ節の血流パターンと異なっている．単純CTでは，右胸鎖乳突筋の内側に，筋とほぼ同程度の吸収値を呈する腫瘤を認める（図1-C；→）．造影CTでは，増強効果も筋とほぼ同等で，比較的均一である（図1-D；→）．明らかな囊胞成分や石灰化は認めない．PET-CTでは，複数の右副神経リンパ節に強い集積を認めた（図1-E；→）．生検の結果，Hodgkinリンパ腫と診断された．

症例2：造影CTで，左上咽頭に腫大があり，軟部組織が不均一に増強されている（図2-A；→）．また，左副神経領域に腫大したリンパ節を認める（図2-B；→）．生検の結果，びまん性大細胞型B細胞性リンパ腫と診断された．

一般的知識と画像所見

わが国において悪性リンパ腫は，Hodgkinリンパ腫に対して非Hodgkinリンパ腫の頻度が高く，これは小児でも同様である．病型分類としては，①Hodgkinリンパ腫（古典的Hodgkinリンパ腫，結節性リンパ球優位型Hodgkinリンパ腫），②成熟B細胞性リンパ腫（Birkittリンパ腫，びまん性大細胞型B細胞性リンパ腫），③リンパ芽球性リンパ腫，④未分化大細胞型リンパ腫の4つの群に分けられる．

Hodgkinリンパ腫は，片側性の無痛性頸部リンパ節腫脹で発見されることが多いが，稀に両側性のリンパ節腫脹もある．40%に縦隔病変の合併があり，頸部リンパ節腫脹を来したHodgkinリンパ腫の80%に，頭頸部以外の病変も合併しているとされる[1]．非Hodgkinリンパ腫も，無痛性の片側性のリンパ節腫脹で発見されることが多い．さらに，咽頭や胸腺腫大も特徴的であり，気道狭窄や上大静脈症候群を来すことがある．その他，頭頸部では甲状腺，眼窩にも腫瘤を形成する．

なお，症例2は移植後リンパ増殖性疾患（posttransplantion lymphoproliferative disorder；PTLD）の例である．PTLDは，臓器移植後や造血幹細胞移植後の重篤な合併症である．80%が免疫抑制状態でのEB（Epstein-Barr）ウイルス感染を契機としたB細胞の異常増殖であるが，稀にT細胞性のものもある．20%ではEBウイルスは検出されない．移植後のPTLDの発症頻度は1〜10%程度で，小児の肝移植では発症頻度は4〜15%である．小児は術前にEBウイルス未感染の場合が多いため，成人よりもPTLDを発症する頻度が高いとされている[2]．

画像所見 超音波検査は，リンパ節に分布する血流の評価に有用であり，辺縁から血流が流入するパターンは悪性を示唆するとされている（反応性のリンパ節では，血流はリンパ門から入って内部に扇状に広がるパターンを示す）．また，リンパ節の長径・短径比が1に近い場合も，悪性の可能性を指摘すべきである．CTでは，炎症性リンパ節に比べて腫瘍性リンパ節の造影効果は，それほど強くない．リンパ節および節外病変の検索も含めて，全身のスクリーニングおよび病期診断にはFDG-PETが有用である[1]．

鑑別診断のポイント

小児の頸部リンパ節腫大を来す病態は，感染に伴うリンパ節腫大や川崎病，肉芽腫性疾患（木村病やサルコイドーシス），腫瘍の転移など多岐にわたる．腫瘍性であっても，急激な増大を来し痛みを伴うことがあるため，臨床経過や他部位の所見も併せて評価する必要がある．

川崎病
Kawasaki disease / mucocutaneous lymph node syndrome（MCLS）

古川理恵子

症例1 3歳，女児．発熱と咽頭痛で前医受診．扁桃周囲炎の疑いで紹介．

図1-A 造影CT冠状断像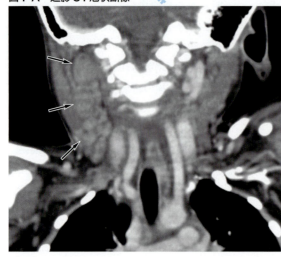

図1-B 造影CT矢状断像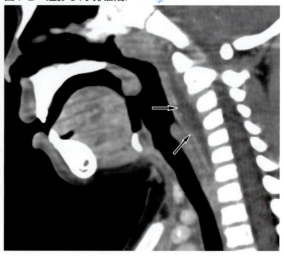

症例2 3歳，女児．2日前より発熱と頸部リンパ節腫脹がみられる．激しい頸部痛があり，化膿性リンパ節炎の疑いで紹介．

図2-A 造影CT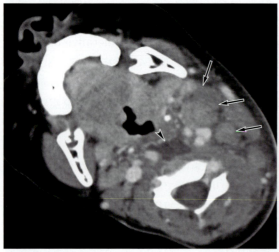

図2-B 造影CT矢状断像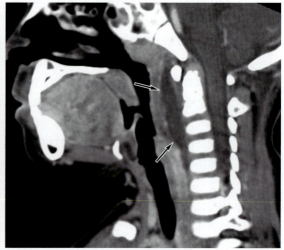

画像の読影

症例1：造影CTでは，右副神経領域のリンパ節が腫大している（図1-A；→）．CTを矢状断像で再構成すると，咽頭後間隙の軟部組織が肥厚し，脂肪織の吸収値が上昇している（図1-B；→）．しかし，辺縁を縁取るような造影効果はなく，咽後膿瘍を疑う所見ではない．この後，不定形発疹や眼球結膜の充血，手足の硬性浮腫が出現し，川崎病と診断された．

症例2：造影CTでは，左副神経領域に多数の腫大リンパ節を認めるが，内部にも増強効果があり，膿瘍を疑う所見はない（図2-A；→）．咽頭後間隙の軟部組織が肥厚しているが（図2-A；▸），辺縁を縁取るような造影効果はない．矢状断像では，紡錘状の低吸収腫瘤を認める（図2-B；→）．この後，主要症状が出現し，川崎病と診断された．

一般的知識と画像所見

　川崎病は，急性熱性皮膚粘膜リンパ節症候群（mucocutaneous lymph node syndrome；MCLS）とも呼ばれ，1967年に川崎富作が"指趾の特異的落屑を伴う小児の急性熱性皮膚粘膜淋巴腺（リンパ節）症候群"として報告したのが最初である．乳幼児に好発する急性熱性疾患であり，中小動脈を主体とした汎血管炎を来す．多彩な症状を呈するが，発熱（5日以上），発疹，眼球結膜の充血，いちご舌，手足の硬性浮腫とそれに続く指先からの落屑，非化膿性頸部リンパ節腫脹が主要症状である．いまだに原因が不明であり，治療法も確立されていない．5歳未満に多く，発症のピークは乳児後期（6～11か月）である[1]．

　川崎病の重要な合併症は，冠動脈病変である．主な所見は冠動脈径の拡大や動脈瘤形成であり，一般的には急性期を過ぎ，第10病日以降の亜急性期に出現する．現在は，川崎病の発症早期に免疫グロブリンを投与し，急性期の炎症を可能な限り抑えることが，冠動脈病変の予防に有効とされている[2]．これが早期診断が重要な理由であるが，症状のそろわない不全型では診断が難しい．

　川崎病の本態は血管炎に起因するため，多彩な症状を示すことが知られている．症例1，2のような咽頭後間隙の浮腫の他，BCG部位の発赤，胆嚢腫大，麻痺性イレウス（腹痛，下痢，嘔吐），関節炎などの非特異的な症状も多い．抗菌薬治療に反応せず発熱が遷延する小児の画像読影では，川崎病を念頭に置き非特異的な所見にも留意することが重要である[3]．

　画像所見　頸部の画像診断は，主要症状がそろわない段階で，激しい痛みを伴う頸部リンパ節炎の鑑別としてなされることがある．通常は片側性で硬く，波動は伴わない．川崎病の頸部病変では，リンパ節腫大の他に，咽頭後間隙の軟部組織の肥厚を認めることが知られており，しばしば咽後膿瘍との鑑別が問題となる．咽頭後間隙の軟部組織の肥厚は浮腫を反映したものであり，厳密な機序はわかっていないが，血管炎による微小血管の透過性亢進が関与していると考えられている[4]．

鑑別診断のポイント

　咽頭後壁の軟部組織は，正常でも呼気時に厚くみえることがあるため，注意が必要である．

　咽後膿瘍の好発年齢は4歳未満で川崎病と類似しており，症状がそろわず非典型的な川崎病の場合に問題となる．咽後膿瘍では辺縁に造影効果を伴うが，川崎病による咽頭後間隙の浮腫では，辺縁に造影効果を伴わない点が鑑別となる[4]．

参考文献

1) 中村好一：川崎病疫学とその変遷．日本臨牀 72: 1536-1541, 2014.
2) 日本小児循環器学会 川崎病急性期治療のガイドライン作成委員会：川崎病急性期治療のガイドライン（平成24年改訂版）．(http://minds4.jcqhc.or.jp/minds/kawasaki/kawasakiguideline2012.pdf)
3) Newburger JW, Takahashi M, Gerber MA, et al: Diagnosis, treatment, and long-term management of Kawasaki disease: a statement for health professionals from the Committee on Rheumatic Fever, Endocarditis and Kawasaki Disease, Council on Cardiovascular Disease in the Young, American Heart Association. Circulation 110: 2747-2771, 2004.
4) Nomura O, Hashimoto N, Ishiguro A, et al: Comparison of patients with Kawasaki disease with retropharyngeal edema and patients with retropharyngeal abscess. Eur J Pediatr 173: 381-386, 2014.

INDEX

ページ番号の**太字**は症例写真の掲載ページおよび詳述ページを示す.

●記号・数字●

^{123}I シンチグラフィ ……………427
^{123}I-MIBG シンチグラフィ ………443
^{131}I シンチグラフィ ……………427
2ヒット説 …………………………**495**
^{99m}Tc-MIBI シンチグラフィ
　………………………421, 451, 453
^{99m}TcO$_4^-$ シンチグラフィ … 216, 427

●欧文索引●

A

aberrant internal carotid artery
　…………………………………… **34**
abnormal bone marrow signal … **108**
acinic cell carcinoma …………**220**
acoustic schwannoma …………**70**
acquired cholesteatoma ………**44**
acute epiglottitis…………………**510**
acute otitis media …………… **38**
acute suppurative thyroiditis（急性化膿性甲状腺炎）………**430**, 509
ADC map …………………………**269**
adenoid cystic carcinoma
　………………………**178**, **218**, **318**
adenoid cystic carcinoma of the floor of the mouth ……………**318**
adenoid hyperplasia……………**296**
adenomatous goiter（腺腫様甲状腺腫）……………………**432**, 435
AJCC Cancer Staging System…**315**
amelanotic melanoma …………**183**
ameloblastoma …………………**348**
amyloidosis ……………………**302**
ancient schwannoma … 231, **393**
angiolymphoid hyperplasia with eosinophilia（ALHE）…………**237**
angiomatous polyp …… 173, **193**
angle of mandible ………………311
anterior belly of digastric muscle
　……………………………………311
anti-resorptive agents-related osteonecrosis of the jaw（ARONJ）……………………**378**
　――の経過 ……………………381
antrochoanal polyp ……………**172**
apparent diffusion coefficient（ADC）……………………………249

apple tree appearance …………239
arterial spin labeling（ASL） …216
arteriovenous malformation（AVM）……………………………**403**
autonomously functioning thyroid nodule …………………………**434**

B

Barrow 分類 ………………………151
Basedow 病 ……………**424**, 426
base of tongue ……………………311
Bell 麻痺……………………………75
benign masseteric hypertrophy
　…………………………………**406**
beveled edge ……………………501
Bezold 膿瘍（Bezold's abscess）
　……………………………………**38**
Birkitt リンパ腫……………………519
black geode sign ………………391
blowout fracture ………………**152**
branchial cleft cyst ……………**408**
Bruch 膜…………………………116
buccal mucosa ……………311, 313
buccinator muscle………………311

C

calcific retropharyngeal tendinitis
　…………………………………**416**
calcium pyrophosphate dihydrate（CPPD）結晶 …………………375
calcium pyrophosphate dihydrate crystal deposition（CPPD）disease …………………………**374**
Caldwell-Luc 手術 ………………168
capillary malformation（CM；毛細血管奇形）…………… 403, 505
carcinoma ex pleomorphic adenoma ………………………210
carotid artery aneurysm………**398**
carotid blowout syndrome ……399
carotid body tumor ……………**394**
carotid-cavernous sinus fistula（CCF）…………………………150
Castleman 病 ……………………**482**
cat scratch disease ……………**484**
cavernous hemangioma ………**138**
cemento-osseous dysplasia …356
cephalocele ………………………94

cerebellopontine angle meningioma ……………………………**72**
CHARGE 症候群 ………………**492**
cholesterol granuloma…………**48**
chondroid chordoma …………99
chondrosarcoma ………………**96**
chordoma ………………………**98**
choroidal metastasis …………**146**
cochlear aplasia………………65, **67**
cochlear cleft ……………… 50, **51**
coloboma（コロボーマ）… 116, **492**
complications of cholesteatoma … **46**
concha bullosa …………………**158**
congenital cholesteatoma ……**42**
Conn's arc ………………………204
crescent-shaped compression
　…………………………………213
croup ……………………………**510**
cystic hygroma …………………507

D

denervation atrophy……………**322**
dentigerous cyst…………………**346**
depth of invasion（DOI）………315
dermoid cyst …… **140**, **330**, 331
dermoid cyst in the floor of the mouths ………………………**330**
diffuse goiter ……………………**424**
diffuse large B-cell lymphoma（DLBCL；びまん性大細胞型B細胞性リンパ腫）
　…181, 261, 269, 447, 471, 519
dislocation of ossicles ………**60**
don't touch lesion ……………197
Dorello 管 …………………………91
dual energy CT（DECT）…250, 273
dural tail sign ………………… 72, 73
dystrophic ossification … 290, **291**

E

EB（Epstein-Barr）ウイルス
　………………………257, 473, 519
ELPS/ESD（内視鏡的咽喉頭手術）
　…………………………………271
encephalocele（脳瘤）……… 37, **94**
endoscopic sinus surgery（ESS）
　…………………………………156
enlarged vestibular aqueduct syndrome……………………**62**

eosinophilic sinusitis ……………**166**	HIV感染症による多発リンパ節腫大 ………………………………**244**	Kimura disease ………………**236**
epidermoid cyst（類表皮嚢胞） ………………**78**, 141, 331	HIVに関連する耳下腺リンパ上皮性病変（HIV-related parotid lymphoepithelial lesion）………**244**	Krouse病期分類 ………………188
esthesioneuroblastoma ………**184**		Küttner腫瘍 …………………241
F	HIV脳症 ………………………245	**L**
facial nerve schwannoma ……**76**	Hodgkinリンパ腫 ……………519	labyrinthitis …………………**66**
fat-containing lesions …………**414**	Horner症候群 …………………515	lacrimal gland tumor …………**142**
fibromatosis colli ……………**512**	HPV関連（p16陽性）中咽頭癌［HPV-related oropharyngeal cancer（p16 positive）］………**262**	Langerhans細胞組織球症（Langerhans cell histiocytosis；LCH）………………………**56**, **500**
fibrous dysplasia［線維性骨異形成（症）］……**104**, **196**, 199		
floating teeth …………………501	HPV関連鼻副鼻腔癌（HPV-related carcinoma with adenoid cystic features）……………………**179**	laryngeal cancer …**278**, **280**, **282**
floor of mouth ……………311, 313		laryngeal chondrosarcoma …**284**
flow void ………………………191		laryngeal trauma ……………**290**
fluid-fluid level ………………405	human epidermal growth factor receptor 2（HER2）………**225**	laryngocele …………………**288**
FN line ………………………**204**		laryngopyocele ………………**289**
follicular adenoma ……………**440**	human immunodeficiency virus（HIV）…………………**245**, 467	larynx hemangioma …………**306**
follicular carcinoma …………**440**		leave me alone lesion …………101
follicular tumor ………………**440**	human papillomavirus（HPV）………**252**, **263**, **465**, 467	Lemierre症候群 ………………413
fungal rhinosinusitis …………**170**		leukemia ……………………**516**
fungus ball ……………………171	hyoglossus muscle ……………311	lingual septum ………………311
G	hypopharyngeal cancer ………………**270**, **272**, **276**	lingual thyroid ………………**326**
Gardner症候群 ………………359		lingual tonsil …………………311
genioglossus muscle …………311	**I**	lipoma ………………**232**, **414**
geniohyoid muscle …………311	idiopathic orbital inflammation ……………………………**122**	lower gingiva …………………311
giant cell granuloma …………**350**		Luc膿瘍 ………………………39
gingiva …………………311, 313	IgG4関連眼疾患（IgG4-related ophthalmic disease）………**124**	lymphangioma ………………**324**
glomus jugulare ………………395		lymphatic malformation（LM） ……………**324**, **402**, **403**, **506**
Glomus jugulare tumor（鼓室型Glomus腫瘍）………………**80**	IgG4関連疾患（IgG4-related disease）………………………**240**	
		M
glomus tympanicum …………395	incomplete partition type II …**65**	macrocystic type ………………507
Glomus tympanicum tumor ……………………**52**, **77**	International Society for the Study of Vascular Anomalies（ISSVA）………………**139**, **325**, **403**	Madelung病 …………………**415**
		Maffucci症候群 ………………**97**
glomus vagale ………**395**, **396**, 397		malignant lymphoma ………**136**, **180**, **226**, **470**, **518**
glottic cancer ………………**280**	intralabyrinthine schwannoma ………………………………**68**	
Gorham-Stout病 ……………**404**		malignant lymphoma of oropharynx …………………**268**
gout …………………………**376**	intraparotid facial nerve schwannoma ………………………**230**	
Gradenigo症候群 ……………101		malignant melanoma …**144**, **182**
granulocytic sarcoma …………517	ISSVA分類 …………**139**, **403**, 505	malignant mixed tumor ………211
Graves病 ……………**424**, 425	**J**	malignant peripheral nerve sheath tumor（MPNST）……**390**, **392**
ground-glass appearance ……**197**	joint effusion …………………367	
gulcose transporter-1（GLUT-1）免疫染色 ……………………503	jugular bulb variants …………**36**	malleus bar …………………**32**
	juvenile nasopharyngeal angiofibroma ……………………**190**	MALTリンパ腫 ………………447
H		mandibular bone（下顎骨） ………………………311, 317
Haller cell ……………………161	**K**	
hard palate ……………311, 313	Kadish分類 …………………184	mandibular canal ……………311
Hashimoto disease ……………**424**	Kallmann症候群 ……………**110**	mandibular fracture …………**382**
Heerfordt症候群 ………243, **481**	Kawasaki disease ……………**520**	mandibular osteomyelitis ……**362**
hemangioma（血管腫）…193, **502**	Kikuchi's disease ……………**478**	masseter muscle ……………311
histiocytic necrotizing lymphadenitis …………………**478**	Killian-Jamieson憩室 …………301	maxillary sinus（上顎洞） ……………………160, 311
	Killianポリープ ………………173	
HIV感染 ………………………473		maxillary teeth ………………311
		Mazabraud症候群 ………105, **197**

McCune-Albright症候群 … 105, 197
Meckel腔 … 91
Meckel症候群 … 95
medial pterygoid muscle … 311
medullary carcinoma … **442**
Ménière病 … 84
meningocele（髄膜瘤） … 37, **94**
metastatic benign pleomorphic adenoma … 211
metastatic lymph node … **462, 464, 466, 468**
metastatic thyroid gland tumors … **448**
microcystic type … 507
micropapillary cancer … 439
Mikulicz病 … 241
Milgramの分類 … 373
missing muscle syndrome … 153
Mondini奇形（Mondini malformation） … **64**
Morgagni洞 … 251
morning glory syndrome … **492**
MR sialography … 203, 235
mucocele … **168**
mucocutaneous lymph node syndrome（MCLS） … **520**, 521
mucoepidermoid carcinoma … **222**, 320
mucosal melanoma … 183
multiple endocrine neoplasia（MEN；多発性内分泌腫瘍症） … **443**, 453
myeloid sarcoma … 517
mylohyoid muscle（顎舌骨筋） … 311, 313

N
nasal cavity（鼻腔） … 158, 311
nasal cavity cancers … **174**
nasal cycle … 158
nasopharyngeal carcinoma … **256**
nasopharyngeal malignant lymphoma … **260**
neural crest … 515
neurenteric cyst … 79
neuroblastoma … **514**
neurofibromatosis type 1（NF1） … 131, 390
neurogenic tumor … **390**
NK/T細胞リンパ腫 … 137, 181
nonepithelial tumor … **232**

O
odontogenic abscess … **332**
odontogenic keratocyst … **344**
odontoma … **354**
OK-432（picibanil®） … 328, 329
olfactory neuroblastoma … **184**
Ollier病 … 96
Onodi cell … 161
optic nerve glioma … **130**
optic nerve sheath meningioma … **132**
optic neuritis … **128**
optic perineuritis … **126**
optic strut … 115
oral tongue … 311, 313
oral tongue squamous cell carcinoma … **314**
orbital metastasis … **148**
ossicular malformation … 30
ossifying fibroma … **198**
osteoma … **194**, 358
osteoradionecrosis … **360**
ostiomeatal unit（OMU） … 160
otosclerosis … **50**

P
p16 … 263, 267
Paget disease of bone … **106**
panda sign … 203, 243
pannus … 371
papillary carcinoma … **438**
paraganglioma … 53, **394**, 396
paraglottic space（傍声帯間隙） … 255, 281
paranasal sinus cancers … **174**
parapharyngeal space tumor … **400**
parathyroid adenoma … **450**
parathyroid cyst … **454**
parathyroid hyperplasia … **452**
parotid gland in the metastatic lymph nodes … **228**
partial absence of internal carotid artery … **34**
perineural invasion … 103, 319
perineural spread（PNS；神経周囲進展） … **102**, 219, 317, 318, 319
peripheral facial nerve palsy … **74**
persistent fetal vasculature（PFV；第1次硝子体過形成遺残） … 118, **498**
persistent hyperplastic primary vitreous（PHPV；第1次硝子体過形成遺残） … 118, **498**

petrous apicitis … **100**
pharynx hemangioma … **306**
phlebolith（静脈石） … 233, 405, 505
pleomorphic adenoma（多形腺腫） … **208**, 212, **400**, 401
Plummer病 … **435**
Pöschl像 … 22, 83
postcricoid and posterior wall cancer … **276**
post-irradiation changes … **292**
postoperative maxillary cyst（POMC） … 168
posttransplantion lymphoproliferative disorder（PTLD） … 519
Potsic分類 … 43
Pott's puffy tumor … 165
preepiglottic space（前喉頭蓋間隙） … 255, 279
prevertebral fascia invasion … 277
primary thyroid lymphoma … **446**
Prussak腔 … 25
pseudogout … **374**
*PTCH*遺伝子 … 345
purulent lymphadenitis … **474**
pyriform sinus cancer … **270**, 272
pyriform sinus fistula（梨状窩瘻） … 431, **508**

R
raccoon eyes … 515
radicular cyst … **342**
Ramsay Hunt症候群 … 75
ranula … **328**
ranulocytic sarcoma … 517
*RB1*遺伝子 … 494
*RET*遺伝子 … 443
retinoblastoma … **494**
retromolar trigone … 311, 313
retropharyngeal abscess（咽後膿瘍） … **294**, 417, 475
rhabdomyosarcoma（横紋筋肉腫） … 57, **186**, 496
rheumatoid arthritis of the temporomandibular joint … **370**
rhinosinusitis … **162**
Rosenmüller窩 … 251, 258

S
S状静脈洞血栓症（thrombosis of sigmoid sinus） … 38
sack of marbles … 331
salivary duct carcinoma … **224**

salt and pepper appearance 81, 239, 395	temporal bone fracture 58	white-eyed blowout fracture (WEBF) 153
sarcoidosis **242**, 480	temporomandibular joint disc derangement with reduction **364**, 366	
schwannoma（神経鞘腫）... **134**, 392		**Z**
Schwannoma of the larynx ... **304**		Zenker 憩室（Zenker's diverticulum）................ **300**
scirrhous reaction 149	temporomandibular joint disorder **364**, 366, 368	
secretory carcinoma **221**	Tenon 鞘 117	●和文索引●
Sennaroglu 分類 65	thrombosis of sigmoid sinus ... 38	**あ**
sialolipoma **233**	thrombotic phlebitis（血栓性静脈炎）............ **412**, 413	亜急性壊死性リンパ節炎 479
sialolithiasis **234**		亜急性甲状腺炎（subacute thyroiditis）............ **428**
silent sinus syndrome 160	thyroglossal duct cyst（甲状舌管嚢胞）............ 289, **410**, 489	悪性黒色腫（malignant melanoma）............ **144**, 182
silent thyroiditis（無痛性甲状腺炎）............ **424**, 426	thyroid-associated orbitopathy **120**	悪性視神経膠腫 131
single energy metal artifact reduction（SEMAR）............ 249	thyroid cancer **436**, 468	悪性末梢神経鞘腫（瘍）（malignant peripheral nerve sheath tumor；MPNST）........ 135, 390, 392
sinonasal inverted papilloma **188**	tip of tongue 311	
	TNM 分類（TNM classification） ... 183, 258, 264, 272, **436**, 437	悪性リンパ腫（malignant lymphoma）... **136**, 180, 226, 470, 518
sinonasal organized hematoma（血瘤腫）............ 173, **192**	Tolosa-Hunt 症候群 123	朝顔症候群（morning glory syndrome）............ **492**
Sjögren 症候群 **238**	Tornwaldt 嚢胞（Tornwaldt's cyst）................ **298**	アデノイド 488
squamous cell carcinoma 174		アデノイド増殖症（adenoid hyperplasia）............ **296**
squamous cell carcinoma HPV-negative **464**	tracheal buckling 488	
	tram-track sign 127	アブミ骨手術 19
squamous cell carcinoma HPV-positive **466**	transverse muscle 311	アミロイドーシス（amyloidosis）................ **302**
	trap-door type 153	
squamous cell carcinoma of oropharynx (p16 negative) ... **266**	trilateral retinoblastoma 495	アレルギー性真菌性鼻副鼻腔炎 ... 171
	tuberculous lymphadenitis **476**	**い**
squamous cell carcinoma of the lower gingiva **316**	tympanoplasty 18	遺残アブミ骨動脈 34
	tympanosclerosis 40	移植後リンパ増殖性疾患（posttransplantion lymphoproliferative disorder；PTLD）............ 519
Stafne 骨空洞（Stafne bone cavity）............ **352**	**U**	
	undifferentiated (anaplastic) carcinoma **444**	異所性甲状腺 327
static bone cavity 352		異所性内頸動脈（aberrant internal carotid artery）............ 34
Stenver 像 22, 83	upper gingiva 311	
styloglossus muscle 311	Utrecht line 204	苺状血管腫 503
stylomandibular tunnel 387, 401	**V**	咽後膿瘍（retropharyngeal abscess）........ **294**, 417, 475
	vascular malformation 232, **504**	
subacute thyroiditis **428**		咽頭血管腫（larynx hemangioma）................ **306**
subglottic cancer **282**	vasoactive intestinal peptide（VIP）............ 515	
subglottic extension **282**		咽頭後間隙 **388**
subglottic shoulder 511	venous malformation（VM；静脈奇形）........ 139, **402**, 403, 505	── の軟部組織の肥厚 521
sublingual gland 205, 311		咽頭後リンパ節 461
submandibular gland 311	vestibule-lateral semicircular canal dysplasia 65	咽頭頭底筋膜 251
submandibular gland tumor ... **212**		咽頭嚢 299
superior canal dehiscence syndrome **82**	vestibulofacial anastomosis ... 75	喉頭膿瘤（laryngopyocele）...... 289
	viral lymphadenitis **472**	**う**
superior longitudinal muscle ... 311	vocal cord paralysis **286**	ウイルス性リンパ節炎（viral lymphadenitis）............ **472**
supraglottic cancer **278**	**W**	
synovial chondromatosis **372**	Warthin 腫瘍（Warthin's tumor）................ **214**	
T		
tail sign 329	Washout Ratio 202	
target sign 231, 391	white epidermoid 79	

索 引　525

索引

え

エナメル上皮腫（ameloblastoma）
　　　　　　　　　　　　　　　　348

お

横骨折……………………………… 59
横舌筋（transverse muscle）……311
横紋筋肉腫（rhabdomyosarcoma）
　　　　　　　　…… 57, **186**, **496**
オカルト癌………………………469
オトガイ下リンパ節……………459
オトガイ舌筋（genioglossus
　muscle）…………………………311
オトガイ舌骨筋（geniohyoid
　muscle）…………………………311
オプソクローヌス－ミオクローヌス
　……………………………………515

か

外眼筋……………………………117
外眼筋肥大，眼球突出の目安…121
外骨症……………………………359
外傷性神経腫……………………135
海綿状血管腫（cavernous heman-
　gioma）…………………………**138**
海綿静脈洞………………… 91, 115
海綿静脈洞部硬膜動静脈瘻……151
下咽頭……………………………255
下咽頭癌（hypopharyngeal cancer）
　………………… **270**, **272**, **276**
下咽頭後壁癌……………………277
下顎管（mandibular canal）……311
下顎骨（mandibular bone）
　………………………… 311, 337
下顎骨角部（angle of mandible）
　……………………………………311
下顎骨骨髄炎（mandibular osteo-
　myelitis）………………………**362**
下顎骨骨折（mandibular fracture）
　…………………………………**382**
下顎神経…………………………317
下眼窩裂………………………… 91
蝸牛軸…………………………… 26
蝸牛神経………………………… 27
蝸牛神経管……………………… 27
蝸牛水管………………………… 65
顎下間隙…………………………333
顎下腺（submandibular gland）
　………………………… 205, 311
顎下腺腫瘍（submandibular gland
　tumor）…………………………**212**
顎下腺多形腺腫の梗塞…………212
顎下リンパ節……………………459

顎関節……………………………337
顎関節円板転位…………………370
顎関節症（temporomandibular
　joint disorder）… **364**, **366**, **368**
顎骨浸潤…………………………317
顎舌骨筋（mylohyoid muscle）
　………………………… 311, 313
顎二腹筋前腹（anterior belly of
　digastric muscle）……………311
隔膜前組織………………………119
下歯肉（lower gingiva）………311
下歯肉扁平上皮癌（squamous cell
　carcinoma of the lower gingiva）
　…………………………………**316**
仮性動脈瘤破裂（carotid blowout
　syndrome）……………………399
家族性傍神経節腫瘍……………397
褐色細胞腫………………………442
滑膜性軟骨腫症（synovial chondro-
　matosis）………………………**372**
下内深頸リンパ節………………461
化膿性リンパ節炎（purulent lymph-
　adenitis）………………………**474**
がま腫（ranula）………………**328**
　顎下型・潜入性――……………329
　舌下型・単純性――……………329
ガリウムシンチグラフィ………203
顆粒球肉腫（granulocytic sarcoma）
　……………………………………517
川崎病……………………… 295, **520**
　――の咽頭後間隙の浮腫……294
眼窩………………………………114
眼窩神経原性腫瘍………………135
眼窩尖部…………………………114
眼窩嚢胞性病変…………………141
眼窩吹き抜け骨折（blowout frac-
　ture）……………………………152
眼窩蜂窩織炎……………………165
眼球………………………………116
眼球瘻……………………………116
眼瞼………………………………119
含歯性嚢胞（dentigerous cyst）
　…………………………………**346**
関節液貯留（joint effusion）……367
がん対策推進基本計画…………361
眼内リンパ腫……………………137
顔面神経管骨折………………… 58
顔面神経血管腫………………… 77
顔面神経鞘腫（facial nerve schwan-
　noma）……………………………**76**

き

気管浸潤…………………………437
菊池病（Kikuchi's disease）……**478**
危険側頭骨……………………… 18
偽痛風（pseudogout）…………**374**
基底細胞母斑症候群……………344
機能性甲状腺結節（autonomously
　functioning thyroid nodule）…**434**
機能性多結節性甲状腺腫… 433, 435
機能性単結節性甲状腺腫… 434, 435
機能性副甲状腺嚢胞……………455
木村病（Kimura disease）………**236**
嗅窩……………………………… 88
牛眼………………………………116
吸気性喘鳴………………… 488, 489
嗅溝……………………………… 88
臼後三角（retromolar trigone）
　………………………… 311, 313
嗅神経…………………………… 88
嗅神経芽細胞腫［olfactory neuro-
　blastoma（esthesioneuroblas-
　toma）］…………………………**184**
急性化膿性甲状腺炎（acute suppura-
　tive thyroiditis）……… **430**, 509
急性喉頭蓋炎（acute epiglottitis）
　…………………………………**510**
急性散在性脳脊髄炎……………129
急性中耳炎（acute otitis media）…38
急性熱性皮膚粘膜リンパ節症候群
　（mucocutaneous lymph node
　syndrome；MCLS）… **520**, 521
嗅裂……………………………… 88
頬筋（buccinator muscle）……311
胸鎖乳突筋………………………513
胸腺過形成………………………426
胸腺腫大…………………………519
頬粘膜（buccal mucosa）… 311, 313
虚血性視神経症…………………129
巨細胞性病変……………… 350, 351
巨細胞肉芽腫（giant cell granu-
　loma）……………………………**350**
菌球（fungus ball）……………171

く

くも膜嚢胞……………………… 79
クリック音………………………365
クループ（croup）………………**510**
クレピタス………………………369

け

鶏冠……………………………… 88
頸静脈球型 Glomus 腫瘍（Glomus
　jugulare tumor）……………… **80**

頸静脈球憩室……………………… 37
頸静脈球変異（jugular bulb variants）……………………………… 36
頸静脈球裂開……………………… 37
頸静脈糸球傍神経節腫（glomus jugulare）……………………395
頸動脈海綿静脈洞瘻（carotid-cavernous sinus fistula；CCF）
　　　　　　　　　　　　　……150
頸動脈間隙………………………387
頸動脈小体腫瘍（carotid body tumor）……………………394
頸動脈瘤（carotid artery aneurysm）…………………398
茎突下顎トンネル（stylomandibular tunnel）………… 387, 401
茎突舌筋（styloglossus muscle）
　　　　　　　　　　　　　……311
頸部郭清…………………………312
頸部線維腫症（fibromatosis colli）
　　　　　　　　　　　　　……512
結核性リンパ節炎（tuberculous lymphadenitis）……… 244, 476
血管奇形（vascular malformation）
　　　　　　　　　　　　232, 504
──を合併する症候群 ………505
血管作動性腸管ペプチド（vasoactive intestinal peptide；VIP）……515
血管腫（hemangioma）… 193, 502
血管浸潤…………………………437
血栓性静脈炎（thrombotic phlebitis）…………………… 412, 413
血瘤腫（sinonasal organized hematoma）………… 173, 192
原発性副甲状腺機能亢進症
　　　　　　　　　　　　451, 453
原発不明頸部リンパ節転移とp16
　　　　　　　　　　　　　……264

こ

高位頸静脈球……………………… 37
硬化性骨髄炎……………………363
咬筋（masseter muscle）………311
口腔前庭…………………………313
口腔底（floor of mouth）… 311, 313
口腔底腺様嚢胞癌（adenoid cystic carcinoma of the floor of the mouth）……………………318
口腔底類皮嚢胞（dermoid cyst in the floor of the mouths）……330
硬口蓋（hard palate）…… 311, 313
虹彩毛様体転移…………………147

好酸球性副鼻腔炎（eosinophilic sinusitis）……………………166
好酸性肉芽腫……………………353
後床突起………………………… 91
甲状舌管嚢胞（thyroglossal duct cyst）…………… 289, 410, 489
甲状舌管由来癌…………………410
甲状舌骨膜………………………255
甲状腺……………………………421
甲状腺癌（thyroid cancer）…436, 468
甲状腺眼症（thyroid-associated orbitopathy）………………120
甲状腺機能亢進症………………425
──と胸腺過形成 ……………426
甲状腺機能低下症………………425
甲状腺原発悪性リンパ腫（primary thyroid lymphoma）………446
甲状腺視神経症…………………120
甲状腺シンチグラフィ
　　　　　　　　420, 427, 429, 435
甲状腺乳頭癌（papillary carcinoma）
　　　　　　　　　　　　　……438
甲状腺未分化癌［undifferentiated (anaplastic) carcinoma］……444
甲状軟骨…………………………281
──のdystrophic ossification
　　　　　　　　　　　　290, 291
甲状軟骨浸潤の画像評価………275
後天性真珠腫（acquired cholesteatoma）…………………… 44
喉頭外傷（laryngeal trauma）…290
喉頭外軟部組織進展……………273
喉頭癌（laryngeal cancer）
　　　　　　　　　　278, 280, 282
喉頭血管腫（larynx hemangioma）
　　　　　　　　　　　　　……306
喉頭神経鞘腫（Schwannoma of the larynx）……………………304
喉頭軟骨浸潤……………………273
喉頭軟骨肉腫（laryngeal chondrosarcoma）……………………284
喉頭瘤（laryngocele）…………288
高尿酸血症………………………377
後鼻孔ポリープ（antrochoanal polyp）……………………172
後部硝子体剥離…………………118
高分化型脂肪肉腫………………415
国際血管奇形研究学会（International Society for the Study of Vascular Anomalies；ISSVA）
　　　　　　　　　　　　　……325

鼓室型Glomus腫瘍（Glomus tympanicum tumor）…… 52, 77
鼓室形成術（tympanoplasty）… 18
鼓室硬化症（tympanosclerosis）…40
鼓室糸球傍神経節腫（glomus tympanicum）…………………395
鼓室天蓋部骨折………………… 58
骨Paget病（Paget disease of bone）
　　　　　　　　　　　　　……106
骨化性線維腫（ossifying fibroma）
　　　　　　　　　　　　　……198
骨化性迷路炎…………………47, 67
骨吸収抑制薬関連顎骨壊死（anti-resorptive agents-related osteonecrosis of the jaw；ARONJ）
　　　　　　　　　　　　　……378
骨腫（osteoma）………… 194, 358
骨髄肉腫（myeloid sarcoma）…517
骨髄の異常信号（abnormal bone marrow signal）………………108
骨肉腫［咀嚼筋間隙の下顎骨由来の］
　　　　　　　　　　　　　……400
骨片呼吸…………………………383
鼓膜硬化症……………………… 41
固有口腔…………………………313
孤立性線維腫……………………135
コレステリン肉芽腫（cholesterol granuloma）……………… 48
コロボーマ（coloboma）… 116, 492

さ

鎖骨下動脈起始異常……………422
サルコイドーシス（sarcoidosis）
　　　　　　　　　　　　242, 480
三叉神経…………………………317
三側性網膜芽細胞腫（trilateral retinoblastoma）………………495

し

歯牙腫（odontoma）……………354
耳下腺……………………………203
耳下腺周囲（耳下腺内）リンパ節
　　　　　　　　　　　　　……461
耳下腺腺様嚢胞癌………………218
耳下腺内顔面神経………………206
耳下腺内顔面神経鞘腫（intraparotid facial nerve schwannoma）
　　　　　　　　　　　　　……230
耳下腺内転移性リンパ節（parotid gland in the metastatic lymph nodes）……………………228
歯科用CBCT……………………336
軸性近視…………………………116

歯原性角化嚢胞（odontogenic keratocyst）･････････････････344
歯原性膿瘍（odontogenic abscess）
････････････････････････････････332
耳硬化症（otosclerosis）･･････････ 50
　蝸牛型――････････････････････ 51
　窓型――････････････････････････ 51
篩骨洞･･･････････････････････････160
歯根尖部周囲炎････････････････333
歯根嚢胞（radicular cyst）････342
歯根膜腔････････････････････････343
耳小骨奇形（ossicular malformation）････････････････････････ 30
耳小骨脱臼（dislocation of ossicles）
････････････････････････････････ 60
耳小骨離断･････････････････････ 61
視神経･････････････････････････117
視神経炎（optic neuritis）････128
視神経管･････････････････････88, 114
視神経膠腫（optic nerve glioma）
････････････････････････････････130
視神経周囲炎（optic perineuritis）
････････････････････････････････126
視神経腫瘍の鑑別疾患･･････････133
視神経鞘髄膜腫（optic nerve sheath meningioma）････132
歯性感染･･･････････････････････362
歯性上顎洞炎･････････････････････163
歯肉（gingiva）････････311, 313
歯肉癌･･････････････････････････318
歯嚢････････････････････････････347
篩板･･･････････････････････････ 88
耳包を含む骨折････････････････ 58
脂肪含有病変（fat-containing lesions）････････････････････414
脂肪腫（lipoma）････････232, 414
　異型――･････････････････････415
若年性骨化性線維腫･････････････198
若年性鼻咽腔血管線維腫（juvenile nasopharyngeal angiofibroma）
････････････････････････････････190
縦隔内甲状腺腫････････････････433
縦骨折･････････････････････････ 59
術後性上顎嚢胞（postoperative maxillary cyst；POMC）････169
上咽頭･･････････････････････････251
上咽頭悪性リンパ腫（nasopharyngeal malignant lymphoma）
････････････････････････････････260
上咽頭癌（nasopharyngeal carcinoma）････････････････････256

上顎骨･････････････････････････337
上顎歯列（maxillary teeth）･･･311
上顎神経･･･････････････････････317
上顎洞（maxillary sinus）
････････････････････････160, 311
上眼窩裂･････････････････････88, 114
上眼静脈･････････････････････････117
　――が拡張する疾患･････････151
上歯肉（upper gingiva）･･････311
上縦隔リンパ節･･･････････････461
上縦舌筋（superior longitudinal muscle）･････････････････311
上前庭神経-顔面神経吻合（vestibulofacial anastomosis）････ 75
小唾液腺････････････････207, 321
上内深頸リンパ節･････････････459
小脳橋角部･････････････････････ 27
小脳橋角部髄膜腫（cerebellopontine angle meningioma）･･･ 72
上半規管裂隙症候群（superior canal dehiscence syndrome）････ 82
静脈奇形（venous malformation；VM）････139, 402, 403, 505
静脈石（phlebolith）･･･232, 405, 505
食道浸潤･･････････････････････437
歯列････････････････････････････313
鰓裂嚢胞（branchial cleft cyst）
････････････････････････････････408
真菌性鼻副鼻腔炎（fungal rhinosinusitis）･･･････････････････170
神経芽腫（neuroblastoma）･･･514
神経原性腫瘍（neurogenic tumor）
････････････････････････････････390
神経周囲浸潤（perineural invasion）
････････････････････････103, 319
神経周囲進展（perineural spread；PNS）･･･102, 219, 317, 318, 319
神経鞘腫（schwannoma）
･･････････････････････････134, 392
神経線維腫････････････････････392
神経線維腫症1型（neurofibromatosis type 1；NF1）････131, 390
神経線維腫症2型････････････････133
神経堤（neural crest）細胞････515
真珠腫････････････････････････ 42
　緊張部（癒着）型――････････ 45
　弛緩部（上鼓室）型――･･･44, 45
　――の合併症（complications of cholesteatoma）･････････ 46

す
水晶体･････････････････････････117

錐体尖炎（petrous apicitis）･･････**100**
錐体尖の leave me alone lesion
････････････････････････････････101
錐体部を侵す骨折････････････ 58
髄膜脳瘤･･････････････････････37, 95
髄膜瘤（meningocele）････37, **94**
髄様癌（medullary carcinoma）･･･442
頭蓋骨肥厚病変の鑑別疾患･･････104
頭蓋底･････････････････････････ 88
　――の発生･････････････････ 93
頭蓋底骨髄･････････････････････109
すりガラス濃度（ground-glass appearance）･･････････････197

せ
正円孔････････････････････････ 91
静止性骨空洞（static bone cavity）
････････････････････････････････352
声帯麻痺（vocal cord paralysis）
････････････････････････････････286
声門下癌（subglottic cancer）･･･282
声門下進展（subglottic extension）
････････････････････････････････282
声門癌（glottic cancer）･･････280
声門上癌（supraglottic cancer）
････････････････････････････････278
脊索腫（chordoma）････････ 98
脊索由来の腫瘍･･･････････････ 98
舌（oral tongue）･･････311, 313
節外性辺縁帯B細胞リンパ腫
　（MALTリンパ腫）････････447
石灰沈着性頸長筋腱炎（calcific retropharyngeal tendinitis）････**416**
舌下神経･･･････････････････････323
舌下神経管･････････････････････ 91
舌下腺（sublingual gland）
････････････････････････206, 311
舌可動部･･･････････････････････313
石けんの泡状構造･･････････････349
舌甲状腺（lingual thyroid）････**326**
舌骨舌筋（hyoglossus muscle）
････････････････････････････････311
舌根（base of tongue）･･････311
　――の組織層構造････････････253
舌尖（tip of tongue）････････311
舌中隔（lingual septum）････311
舌扁桃（lingual tonsil）･････311
舌扁平上皮癌（oral tongue squamous cell carcinoma）･･････**314**
セメント芽細胞腫･･････････････357
セメント質骨性異形成症（cemento-osseous dysplasia）････････356

線維性骨異形成（症）（fibrous dysplasia）　**104**, **196**, 199
前口蓋弓⋯⋯⋯⋯⋯⋯⋯⋯⋯313
前喉頭蓋間隙（preepiglottic space）⋯⋯⋯⋯⋯⋯ **255**, 279
腺腫様甲状腺腫（adenomatous goiter）⋯⋯⋯⋯⋯ **432**, 435
前床突起⋯⋯⋯⋯⋯⋯⋯⋯ 88
前庭水管拡張症（enlarged vestibular aqueduct syndrome）⋯⋯ **62**
先天性真珠腫（congenital cholesteatoma）⋯⋯⋯⋯ **42**
前頭神経⋯⋯⋯⋯⋯⋯⋯⋯117
前頭洞⋯⋯⋯⋯⋯⋯⋯⋯⋯161
腺房細胞癌（acinic cell carcinoma）⋯⋯⋯⋯⋯⋯ **220**
腺様囊胞癌（adenoid cystic carcinoma）⋯⋯⋯⋯ **178**, **218**, **318**

そ
臓側リンパ節⋯⋯⋯⋯⋯⋯461
側頭下窩⋯⋯⋯⋯⋯⋯⋯⋯ 91
側頭骨骨折（temporal bone fracture）⋯⋯⋯⋯⋯⋯⋯ **58**
続発性副甲状腺機能亢進症⋯⋯453
組織球性壊死性リンパ節炎（histiocytic necrotizing lymphadenitis）⋯⋯⋯⋯⋯⋯⋯⋯ **478**
咀嚼間隙⋯⋯⋯⋯⋯⋯⋯⋯387

た
第 1 次硝子体遺残〔persistent hyperplastic primary vitreous （PHPV）/persistent fetal vasculature（PFV）〕⋯⋯⋯ 118, **498**
第 2 鰓器官⋯⋯⋯⋯⋯⋯⋯409
第 2 鰓裂囊胞⋯⋯⋯⋯⋯⋯409
唾液腺⋯⋯⋯⋯⋯⋯⋯⋯⋯202
── の発生 ⋯⋯⋯⋯⋯⋯229
唾液腺腫瘍⋯⋯ 143, 202, 223, 225
── の梗塞⋯⋯⋯⋯⋯⋯213
唾液腺シンチグラフィ⋯⋯⋯203
唾液腺導管癌（salivary duct carcinoma）⋯⋯⋯⋯⋯⋯ **224**
多形腺腫（pleomorphic adenoma）⋯⋯⋯⋯ **208**, **212**, **400**, **401**
唾石症（sialolithiasis）⋯⋯ **234**
── における MRI の役割 ⋯⋯234
脱神経萎縮（denervation atrophy）⋯⋯⋯⋯⋯⋯⋯⋯ **322**
多発性内分泌腫瘍症（multiple endocrine neoplasia；MEN）⋯⋯⋯⋯⋯⋯⋯ 443, 453

タモシャンター帽⋯⋯⋯⋯⋯107
断端神経腫⋯⋯⋯⋯⋯⋯⋯135

ち
中咽頭⋯⋯⋯⋯⋯⋯⋯⋯⋯252
中咽頭悪性リンパ腫（malignant lymphoma of oropharynx）⋯ **268**
中咽頭扁平上皮癌（p16 陰性）〔squamous cell carcinoma of oropharynx（p16 negative）〕⋯⋯⋯⋯ **266**
中耳⋯⋯⋯⋯⋯⋯⋯⋯⋯ 24
中心壊死⋯⋯⋯⋯⋯⋯ 463, 477
中内深頸リンパ節⋯⋯⋯⋯461
蝶形骨洞⋯⋯⋯⋯⋯⋯⋯⋯161
聴神経腫瘍（acoustic schwannoma）⋯⋯⋯⋯⋯⋯⋯⋯ **70**
蝶錐体裂⋯⋯⋯⋯⋯⋯⋯ 91
鎮静前の経口摂取の制限⋯⋯⋯491

つ
椎周囲・椎前間隙⋯⋯⋯⋯389
椎前筋膜浸潤（prevertebral fascia invasion）⋯⋯⋯⋯⋯⋯ **277**
痛風（gout）⋯⋯⋯⋯⋯ **376**
ツチ骨骨性固着（malleus bar）⋯ **32**

て
デノスマブ⋯⋯⋯⋯⋯⋯⋯379
転移性眼窩腫瘍（orbital metastasis）⋯⋯⋯⋯⋯⋯⋯⋯ **148**
転移性甲状腺腫瘍（metastatic thyroid gland tumors）⋯⋯⋯ **448**
転移性脈絡膜腫瘍（choroidal metastasis）⋯⋯⋯⋯⋯⋯⋯ **146**
転移リンパ節（metastatic lymph node）⋯⋯⋯ **462**, **464**, **466**, **468**

と
導帯管⋯⋯⋯⋯⋯⋯⋯⋯⋯355
頭瘤（cephalocele）⋯⋯⋯ **94**
── の発生部位 ⋯⋯⋯⋯ 94
特発性外眼筋炎⋯⋯⋯⋯⋯123
特発性眼窩炎症（idiopathic orbital inflammation）⋯⋯⋯⋯ **122**
ドルーゼン⋯⋯⋯⋯⋯⋯⋯116
トルコ鞍⋯⋯⋯⋯⋯⋯⋯ 91

な
内頸動脈外方偏位⋯⋯⋯⋯ 35
内頸動脈仮性瘤⋯⋯⋯⋯⋯398
内頸動脈部分欠損（partial absence of internal carotid artery）⋯ **34**
内耳⋯⋯⋯⋯⋯⋯⋯⋯⋯ 26
内視鏡下鼻副鼻腔手術（endoscopic sinus surgery；ESS）⋯⋯⋯⋯⋯⋯ 156, 166, 171

内視鏡的咽喉頭手術（ELPS/ESD）⋯⋯⋯⋯⋯⋯⋯⋯271
内耳道⋯⋯⋯⋯⋯⋯⋯⋯ 27
内側翼突筋（medial pterygoid muscle）⋯⋯⋯⋯⋯⋯⋯311
内軟骨腫症⋯⋯⋯⋯⋯⋯ 96
内反性乳頭腫（sinonasal inverted papilloma）⋯⋯⋯⋯⋯ **188**
内リンパ管・囊拡張症⋯⋯⋯ 63
内リンパ水腫の MRI 撮像条件 ⋯ 85
内リンパ水腫⋯⋯⋯ 24, 65, 85
軟骨性脊索腫（chondroid chordoma）⋯⋯⋯⋯⋯⋯⋯⋯ 99
軟骨肉腫（chondrosarcoma）⋯ 96
軟部肉腫（頭頸部領域）の病期分類⋯⋯⋯⋯⋯⋯⋯⋯⋯187

に
乳児血管腫⋯⋯⋯⋯⋯ 403, 503
尿崩症⋯⋯⋯⋯⋯⋯⋯ 57, 501

ね
猫ひっかき病（cat scratch disease）⋯⋯⋯⋯⋯⋯⋯⋯ **484**
粘液囊胞（mucocele）⋯⋯ **168**
粘表皮癌（mucoepidermoid carcinoma）⋯⋯⋯⋯⋯ **222**, **320**

の
脳動静脈奇形（arteriovenous malformation；AVM）⋯⋯⋯403
囊胞状リンパ節転移⋯⋯⋯⋯439
脳瘤（encephalocele）⋯⋯ 37, **94**

は
白色瞳孔⋯⋯⋯⋯⋯⋯ 495, 499
橋本病⋯⋯⋯⋯⋯ **424**, 425, 427
白血病（leukemia）⋯⋯⋯ **516**
パノラマ 4 分割撮影⋯⋯⋯337
パノラマ X 線写真⋯⋯⋯⋯337
破裂孔⋯⋯⋯⋯⋯⋯⋯⋯ 91
反回神経⋯⋯⋯⋯⋯⋯ 287, 422
反回神経浸潤⋯⋯⋯⋯⋯⋯437
パンダサイン⋯⋯⋯⋯⋯⋯481
パンヌス（pannus）⋯⋯⋯371
反応性リンパ過形成⋯⋯⋯⋯125

ひ
非 Hodgkin リンパ腫 ⋯⋯⋯519
非機能性副甲状腺囊胞⋯⋯⋯455
鼻腔（nasal cavity）⋯⋯ 158, 311
鼻腔癌（nasal cavity cancers）⋯ **174**
鼻腔未分化癌⋯⋯⋯⋯⋯⋯175
微小乳頭癌⋯⋯⋯⋯⋯⋯⋯439
非上皮性腫瘍（nonepithelial tumor）⋯⋯⋯⋯⋯⋯⋯⋯ **232**

ビスホスホネート (BP) 製剤
.... 105, 107, 361, 379
鼻性NK/T細胞リンパ腫 181
ヒトパピローマウイルス (human papillomavirus；HPV)
.... 252, 263, 465, 467
非復位性顎関節円板障害 366
鼻副鼻腔炎 (rhinosinusitis) 162
被膜外浸潤 463, 465, 467
びまん性眼窩骨壁異常を来す疾患
.... 149
びまん性甲状腺腫 (diffuse goiter)
.... 424
びまん性骨髄の高信号 (T1強調像)
消失の鑑別疾患 109
びまん性大細胞型B細胞性リンパ腫
(diffuse large B-cell lymphoma；DLBCL)
... 181, 261, 269, 447, 471, 519
ピロリン酸カルシウム結晶沈着症
[calcium pyrophosphate dihydrate crystal deposition (CPPD) disease] 374

ふ
復位性顎関節円板障害 364
副甲状腺 422
副甲状腺過形成 (parathyroid hyperplasia) 452
副甲状腺腺腫 (parathyroid adenoma) 450
副甲状腺囊胞 (parathyroid cyst)
.... 454
副耳下腺 206
副神経リンパ節 461
副鼻腔 160
副鼻腔CT 160
副鼻腔炎 [小児] 490
副鼻腔癌 (paranasal sinus cancers)
.... 174
ぶどう腫 116
ぶどう膜 116
分子標的薬 445
分泌癌 (secretory carcinoma)
.... 221

へ
閉塞型骨折 (trap-door type) ... 153
変形性顎関節症 368
扁平上皮癌 (squamous cell carcinoma) 174
角化型—— 175
非角化型—— 174

—— HPV陰性 464
—— HPV陽性 466

ほ
傍咽頭間隙 387, 401
傍咽頭間隙腫瘍 (parapharyngeal space tumor) 400
傍気管囊胞 300
放射線性顎骨壊死 (osteoradionecrosis) 360
放射線性軟骨壊死 293
放射線治療後の変化 (post-irradiation changes) 292
帽状腱膜下膿瘍 (Pott's puffy tumor) 165
傍神経節腫 (paraganglioma)
.... 53, 394, 396
傍声帯間隙 (paraglottic space)
.... 255, 281
蜂巣状構造 349

ま
末梢性顔面神経麻痺 (peripheral facial nerve palsy) 74
慢性甲状腺炎 424, 425

み
未分化大細胞型リンパ腫 519
脈絡膜血管腫 145
脈絡膜骨腫 118

む
無痛性甲状腺炎 (silent thyroiditis)
.... 424, 426

め
迷路炎 (labyrinthitis) 66
迷路内出血 69
迷路内神経鞘腫 (intralabyrinthine schwannoma) 68
迷走神経 287
迷走神経糸球傍神経節腫 (glomus vagale) 395, 396, 397
免疫再構築症候群 245

も
盲孔 88
毛細血管奇形 (capillary malformation；CM) 403, 505
網膜芽細胞腫 (retinoblastoma)
.... 494
網膜ヒダ 499

ゆ
有郭乳頭 313

よ
翼口蓋窩 91
翼上顎裂 91

翼突下顎縫線 313
翼突管 91

ら
卵円孔 91
卵円窓欠損 31

り
リウマチ性顎関節炎 (rheumatoid arthritis of the temporomandibular joint) 370
梨状窩瘻 (pyriform sinus fistula)
.... 431, 508
梨状陥凹癌 (pyriform sinus cancer)
.... 270, 272
良性咬筋肥大 (benign masseteric hypertrophy) 406
輪状甲状膜 255, 283
輪状後部癌 277
輪状後部・後壁癌 (postcricoid and posterior wall cancer) 276
リンパ芽球性リンパ腫 519
リンパ管奇形 (lymphatic malformation；LM) 324, 402, 403, 506
リンパ管腫 (lymphangioma) ... 324
リンパ上皮性病変 245
リンパ上皮囊胞 [頸動脈間隙の]
.... 400
リンパ節 458

る
類上皮腫 (epidermoid cyst) 78
涙腺 119
涙腺周囲の神経 142
涙腺腫瘍 (lacrimal gland tumor)
.... 142
涙腺神経 142
涙囊 119
類皮腫 79
類皮囊胞 (dermoid cyst)
.... 140, 330, 331
類表皮囊胞 (epidermoid cyst)
.... 78, 141, 331

ろ
濾胞癌 (follicular carcinoma) ... 440
濾胞性腫瘍 (follicular tumor) ... 440
濾胞性リンパ腫 137
濾胞腺腫 (follicular adenoma)
.... 435, 440

画像診断 別冊 KEY BOOKシリーズ 好評発売中!!

放射線科医，関連各科医師必携

新版 はじめての腹部CT
- ●編著／大友 邦　●定価：4,840円（10%税込）　●B5判・300ページ　eBook

新版 すぐ身につく胸部CT
- ●編著／酒井文和　●定価：4,840円（10%税込）　●B5判・298ページ　eBook

骨軟部疾患の画像診断 第2版
- ●編著／上谷雅孝　●定価：5,940円（10%税込）　●B5判・424ページ　eBook

肝胆膵の画像診断 ―CT・MRIを中心に―
- ●編著／山下康行　●定価：6,160円（10%税込）　●B5判・520ページ　eBook

わかる！役立つ！消化管の画像診断
- ●編著／山下康行　●定価：7,040円（10%税込）　●B5判・392ページ　eBook

これだけは知っておきたい 心臓・血管疾患の画像診断
- ●編著／宇都宮大輔　●定価：6,600円（10%税込）　●B5判・388ページ　eBook

すぐわかる 小児の画像診断 改訂第2版
- ●編著／荒木 力・原 裕子・野坂俊介　●定価：8,360円（10%税込）　●B5判・612ページ　eBook

知っておきたい 顎・歯・口腔の画像診断
- ●監修／山下康行　●編著／金田 隆・中山秀樹・平井俊範・生嶋一朗
- ●定価：8,140円（10%税込）　●B5判・368ページ　eBook

すぐ役立つ 救急のCT・MRI 改訂第2版
- ●編著／井田正博・高木 亮・藤田安彦　●定価：8,140円（10%税込）　●B5判・396ページ　eBook

頭頸部の画像診断 改訂第2版
- ●編著／酒井 修　●定価：8,580円（10%税込）　●B5判・532ページ　eBook

婦人科MRIアトラス 改訂第2版
- ●編著／今岡いずみ・坪山尚寛・田中優美子　●定価：8,250円（10%税込）　●B5判・400ページ　eBook

知っておきたい 泌尿器のCT・MRI 改訂第2版
- ●編著／山下康行　●定価：8,580円（10%税込）　●B5判・624ページ　eBook

困ったときの胸部の画像診断
- ●編著／芦澤和人　●定価：8,140円（10%税込）　●B5判・404ページ　eBook

よくわかる脳MRI 改訂第4版
- ●編著／青木茂樹・相田典子・井田正博・大場 洋
- ●定価：9,900円（10%税込）　●B5判・792ページ

知っておきたい 乳房の画像診断
- ●編著／角田博子・松林（名本）路花　●定価：9,020円（10%税込）　●B5判・424ページ

学研メディカル秀潤社
〒141-8414 東京都品川区西五反田2-11-8
TEL: 03-6431-1234（営業部）　FAX: 03-6431-1790
URL: https://gakken-mesh.jp/

詳しい情報，お買い求めは学研メディカル秀潤社ウェブサイトへどうぞ

『画像診断』別冊 KEY BOOK シリーズ

頭頸部の画像診断 改訂第 2 版

2002 年 8 月 1 日　第 1 版第 1 刷発行
2018 年 10 月 20 日　第 2 版第 1 刷発行
2021 年 6 月 1 日　第 2 版第 2 刷発行

編　著　　酒井 修（さかい おさむ）

発行人　　小袋朋子
編集人　　小林香織
発行所　　株式会社 学研メディカル秀潤社
　　　　　〒 141-8414 東京都品川区西五反田 2-11-8
発売元　　株式会社 学研プラス
　　　　　〒 141-8415 東京都品川区西五反田 2-11-8
印刷所　　株式会社 廣済堂
製本所　　株式会社 難波製本

この本に関する各種お問い合わせ
【電話の場合】●編集内容については Tel. 03-6431-1211（編集部）
●在庫については Tel. 03-6431-1234（営業部）
●不良品（落丁，乱丁）については Tel. 0570-000577（学研業務センター）
　〒 354-0045 埼玉県入間郡三芳町上富 279-1
●上記以外のお問い合わせは学研グループ総合案内 0570-056-710（ナビダイヤル）
【文書の場合】〒 141-8418　東京都品川区西五反田 2-11-8
　学研お客様センター『頭頸部の画像診断 改訂第 2 版』係までお願いいたします．

©2018 by Osamu Sakai
Printed in Japan.
●ショメイ：ガゾウシンダンベッサツキーブックシリーズ　トウケイブノガゾウシンダン　カイテイダイニハン

本書の無断転載，複製，頒布，公衆送信，翻訳，翻案等を禁じます．
本書に掲載する著作物の複製権・翻訳権・上映権・譲渡権・公衆送信権（送信可能化権を含む）は株式会社 学研メディカル秀潤社が管理します．
本書を代行業者等の第三者に依頼してスキャンやデジタル化することは，たとえ個人や家庭内の利用であっても，著作権法上，認められておりません．
学研メディカル秀潤社の書籍・雑誌についての新刊情報・詳細情報は，下記をご覧ください．
　https://gakken-mesh.jp/

本書に記載されている内容は，出版時の最新情報に基づくとともに，臨床例をもとに正確かつ普遍化すべく，著者，編者，監修者，編集委員ならびに出版社それぞれが最善の努力をしております．しかし，本書の記載内容によりトラブルや損害，不測の事故等が生じた場合，著者，編者，監修者，編集委員ならびに出版社は，その責を負いかねます．
また，本書に記載されている医薬品や機器等の使用にあたっては，常に最新の各々の添付文書や取り扱い説明書を参照のうえ，適応や使用方法等をご確認ください．

JCOPY〈出版者著作権管理機構委託出版物〉
本書の無断複写は著作権法上での例外を除き禁じられています．複写される場合は，そのつど事前に，出版者著作権管理機構（電話 03-5244-5088，FAX 03-5244-5089，e-mail: info@jcopy.or.jp）の許諾を得てください．

表紙・本文デザイン　　GRID，麒麟三隻館
DTP/ 図版作成　　　　（有）ブルーインク